国家职业教育医学检验技术专业教学资源库配套教材

高等职业教育医学检验技术专业课－岗－证一体化新形态系列教材

医用化学

主编　张韶虹　李　峰　王　丽

高等教育出版社·北京

内容提要

　　本书是国家职业教育医学检验技术专业教学资源库配套教材,也是高等职业教育医学检验技术专业课-岗-证一体化新形态系列教材之一。

　　全书分无机化学、有机化学、实验指导三篇,共 22 章、16 个实验项目,涵盖无机化学和有机化学的基本理论、基础知识和基本操作技能,注重化学知识与医学专业的联系及应用。

　　本书各章设有"学习目标""思维导图",以"问题导入"引入正文,引导学生学习。正文中穿插有"课堂讨论""知识拓展""化学史话"等模块,以激发学生学习兴趣,增强教材的趣味性和思想性;链接有微课、视频、动画等数字化资源,以帮助学生自主学习。每章后附有课后练习,链接有在线测试,以促使学生强化练习,实现学习方式多元化。本书还配套建设有数字课程,学习者可以登录"智慧职教"网站(www.icve.com.cn)浏览课程资源,详见"智慧职教"服务指南。教师可以发送邮件至编辑邮箱 gaojiaoshegaozhi@163.com 索取教学课件。

　　本书可作为高等职业教育医学检验技术、卫生检验与检疫技术及临床医学、口腔医学、护理等相关医学专业的教学用书,也可作为成人教育相关专业的参考用书及相关社会从业人士的自学用书。

图书在版编目(CIP)数据

　　医用化学 / 张韶虹,李峰,王丽主编. — 北京:高等教育出版社,2022.3

　　ISBN 978-7-04-057138-7

　　Ⅰ. ①医… Ⅱ. ①张… ②李… ③王… Ⅲ. ①医用化学-高等职业教育-教材 Ⅳ. ①R313

　　中国版本图书馆 CIP 数据核字(2021)第 214291 号

医用化学

YI YONG HUA XUE

策划编辑	陈鹏凯	责任编辑	陈鹏凯	封面设计	王　鹏	版式设计	于　婕
插图绘制	李沛蓉	责任校对	高　歌	责任印制	高　峰		

出版发行	高等教育出版社	咨询电话	400-810-0598
社　　址	北京市西城区德外大街 4 号	网　　址	http://www.hep.edu.cn
邮政编码	100120		http://www.hep.com.cn
印　　刷	北京市密东印刷有限公司	网上订购	http://www.hepmall.com.cn
开　　本	787 mm×1092 mm　1/16		http://www.hepmall.com
印　　张	24.75		http://www.hepmall.cn
字　　数	550 千字	版　　次	2022 年 3 月第 1 版
插　　页	1	印　　次	2022 年 3 月第 1 次印刷
购书热线	010-58581118	定　　价	65.00 元

"智慧职教"服务指南

　　"智慧职教"是由高等教育出版社建设和运营的职业教育数字教学资源共建共享平台和在线课程教学服务平台,包括职业教育数字化学习中心平台(www.icve.com.cn)、职教云平台(zjy2.icve.com.cn)和云课堂智慧职教 App。用户在以下任一平台注册账号,均可登录并使用各个平台。

　　• 职业教育数字化学习中心平台(www.icve.com.cn):为学习者提供本教材配套课程及资源的浏览服务。

　　登录中心平台,在首页搜索框中搜索"医用化学",找到对应作者主持的课程,加入课程参加学习,即可浏览课程资源。

　　• 职教云(zjy2.icve.com.cn):帮助任课教师对本教材配套课程进行引用、修改,再发布为个性化课程(SPOC)。

　　1. 登录职教云,在首页单击"申请教材配套课程服务"按钮,在弹出的申请页面填写相关真实信息,申请开通教材配套课程的调用权限。

　　2. 开通权限后,单击"新增课程"按钮,根据提示设置要构建的个性化课程的基本信息。

　　3. 进入个性化课程编辑页面,在"课程设计"中"导入"教材配套课程,并根据教学需要进行修改,再发布为个性化课程。

　　• 云课堂智慧职教 App:帮助任课教师和学生基于新构建的个性化课程开展线上线下混合式、智能化教与学。

　　1. 在安卓或苹果应用市场,搜索"云课堂智慧职教"App,下载安装。

　　2. 登录 App,任课教师指导学生加入个性化课程,并利用 App 提供的各类功能,开展课前、课中、课后的教学互动,构建智慧课堂。

　　"智慧职教"使用帮助及常见问题解答请访问 help.icve.com.cn。

《医用化学》编写人员名单

主　编　张韶虹　李　峰　王　丽

副主编　张　舟　马瑞菊　白　斌

编　者　（以姓氏笔画为序）

于春霞（信阳职业技术学院）

马瑞菊（红河卫生职业学院）

王　丽（重庆医药高等专科学校）

王红波（山东医学高等专科学校）

叶群丽（雅安职业技术学院）

白　斌（襄阳职业技术学院）

刘　超（沧州医学高等专科学校）

李　峰（信阳职业技术学院）

李　薇（宜春职业技术学院）

张　舟（湖北职业技术学院）

张韶虹（襄阳职业技术学院）

袁静静（湖北中医药高等专科学校）

前　言

　　本书是为贯彻落实国务院《国家职业教育改革实施方案》及《国务院办公厅关于深化医教协同进一步推进医学教育改革与发展的意见》的有关精神,进一步应用推广国家职业教育医学检验技术专业教学资源库建设成果,结合高等职业教育医学检验技术及相关医学专业的特点而编写的课-岗-证一体化新形态系列教材。

　　本书编写突出学生主体地位,将知识传授与能力培养相结合,基本内容与拓展内容相结合,专业教学与思想教育相结合,文本内容的科学、严谨、规范性和数字化资源的直观、形象、趣味性相结合。全书分无机化学、有机化学、实验指导三篇,共22章、16个实验项目,涵盖无机化学和有机化学的基本理论、基础知识和基本操作技能,强化理论与实际的联系和应用,各校可根据实际情况对教材内容进行取舍,部分内容可作为学生的阅读材料。本书的知识结构体系体现以问题为导向的学习特点,学习活动围绕生活实践或专业领域的问题展开,更加关注学生认知能力、实际工作能力及批判性思维能力的培养。本书各章开始设有"学习目标""思维导图",以"问题导入"引入正文,引导学生学习。内容中间穿插有"课堂讨论""知识拓展""化学史话"等模块,以激发学生学习兴趣,增强教材的趣味性和思想性;链接有微课、视频、动画等数字化资源以帮助学生自主学习。每章后附有课后练习,链接有在线测试,以促使学生强化练习,实现学习方式多元化。本书在国家职业教育医学检验技术专业教学资源库配套建设有数字课程,内含丰富的教学资源,以期对线上线下混合式教学改革提供支撑。

　　本书的编写分工如下(按照姓氏拼音排序):白斌编写第一章、第三章、第六章、医用化学实验基本知识、实验二;李峰编写第六章、第十章、实验六;李薇编写第十三章;刘超编写第十一章、第十五章、实验十;马瑞菊编写第十二章、第十六章、实验七、实验八、实验十一;王丽编写第四章、第五章;王红波编写第二章、第七章、医用化学实验基本知识、实验一、实验三;于春霞编写第十九章、第二十二章、实验十四、实验十六;袁静静编写第十七章、第十八章、实验十二、实验十三;叶群丽编写第十三章、第二十章、实验十五;张舟编写第八章、第九章、实验四、实验五;张韶虹编写绪论、第十四章、第二十一章、实验九。

　　本书在编写过程中得到了高等教育出版社及各编者所在院校的大力支持,在此致以衷心的感谢,还谨向有关参考文献的作者表示衷心感谢。

对本书的编写我们力求科学、严谨,但由于编者水平有限,难免仍有不妥之处,恳请同行专家和读者批评指正。

编者

2021 年 7 月

目　录

第一篇　无机化学

第二篇　有机化学

第三篇 实 验 指 导

附　录

二维码资源目录

续表

视频序号	资源标题	页码
19	微课:溶液的组成标度	33
20	视频:谁饮入的无水乙醇多	35
21	微课:溶液的渗透压	35
22	动画:扩散	35
23	动画:半透膜	35
24	动画:渗透现象	36
25	动画:渗透压	37
26	视频:生活中常见的渗透现象	37
27	动画:反渗透	37
28	微课:渗透压定律及在医学中的意义	37
29	动画:溶血现象与胞浆分离现象	39
30	视频:跑马拉松的运动员在途中为何要补充食盐	40
31	微课:溶胶的性质	43
32	动画:丁铎尔现象	44
33	动画:布朗运动	44
34	动画:溶胶的电泳	46
35	微课:溶胶的稳定性与聚沉	47
36	动画:胶粒带电荷的原因	47
37	微课:高分子化合物溶液	48
38	微课:化学反应速率	58
39	微课:化学反应速率理论简介	58
40	动画:活化分子和活化能	59
41	微课:影响化学反应速率的因素	60
42	微课:可逆反应和化学平衡	64
43	动画:可逆反应与化学平衡	64

续表

续表

视频序号	资源标题	页码
69	视频:硫酸四氨合铜或铜氨配离子生成	115
70	微课:配合物的组成和结构	116
71	微课:螯合物	118
72	微课:配合物的命名	119
73	微课:配位平衡及平衡常数	121
74	微课:配位平衡移动	122
75	视频:沉淀-溶解平衡与配位平衡相互影响	124
76	视频:氧化还原反应对配位反应的影响	124
77	视频:配位反应的相互影响	125
78	微课:碱金属及其重要化合物	128
79	微课:碱土金属及其重要化合物	130
80	微课:过渡金属1	131
81	微课:过渡金属2	131
82	视频:高锰酸钾在不同介质中的氧化性	133
83	微课:碳族元素及其重要化合物	134
84	微课:氧族元素及其重要化合物	137
85	微课:卤族元素及其重要化合物	138
86	微课:有机化合物的特性	145
87	微课:有机化合物的结构特点	145
88	微课:有机化合物的分类	147
89	微课:烷烃的结构	152
90	动画:乙烷构象	153
91	微课:烷烃的命名	155
92	微课:烷烃的性质	156
93	微课:烯烃的结构、命名	157

续表

续表

绪　　论

学习目标：

1. 掌握化学研究的对象，医用化学的内容和任务。

2. 熟悉化学和医学、生活的关系。

3. 了解化学的发展概况，学习医用化学的方法。

【问题导入】

为什么说化学是 21 世纪的中心科学？

化学是一门中心科学，与人们的衣、食、住、行及社会发展各方面的需要密切相关。化学与其他学科的交叉、渗透、融合对促进科学技术和生产力的发展都发挥着重要作用。化学和医学的关系十分密切，是学习医学的基础。

问题：1. 为什么说化学是 21 世纪的中心科学？

　　　2. 化学在医学、生活中有哪些应用？

一、化学的研究对象和发展概况

化学是一门基础的自然科学，对人们认识和利用物质具有重要的指导作用。物质是人类生存与发展的基础，自然界客观存在的物质分为实物和场两种基本形态。实物具有静止质量，如分子、原子和电子等。场没有静止质量，如磁场、电场等。化学研究的对象是实物，通常把实物也称为物质。化学是在分子和原子水平上研究物质的组成、结构、性质、变化规律及其应用的一门科学。

化学是人类实践活动的产物，和医学等其他学科一样，随着人类社会的发展而发展。古代的炼丹术士是最早运用化学与医学知识的实践先行者，相信物质能够转化，试图在炼丹炉中人工合成长生不老之药，其实验方法为近代化学的产生奠定了基础。16 世纪开始蓬勃兴起的欧洲工业革命，推动了医药化学的创立和发展。19 世纪，化学有了飞跃的发展，道尔顿提出了科学的原子论，门捷列夫发现了元素周期律，维勒第一次用简单无机物合成了有机物尿素，李比希提出了分子结构的概念，加之热力学等物理学理论的引入，化学的理论体系逐渐完善，相继形成了无机化学、有机化学、分析化学、物理化学四大分支学科。20 世纪，随着物理学、数学、计算机科学的发展，化学又衍生出放射化学、核化学、量

1

子化学、计算化学、有机金属化学和生物无机化学等许多分支学科,由宏观向微观、由定性向定量、由经验逐渐上升到理论,不断拓展开创新的研究领域。21世纪,化学向其他学科渗透的趋势更加明显,化学与材料科学、生命科学、环境科学等领域的相互交叉渗透,将在研发新型材料、探索生命起源、保障人类健康、助力绿色环保、促进社会发展等方面发挥更大的作用。现代化学已经渗透到社会生活的各个领域,成为21世纪的中心科学,为促进其他学科的发展作出了重要贡献。

二、化学和医学、生活的关系

视频:感悟
化学之美

(一)化学和医学的关系

化学与医学有着不解之缘。医学的研究对象是人体,人体是由化学元素组成的,人体的一切生命过程都是极其复杂的物质变化过程。人体内各种化学反应每时每刻都在发生,不同的元素在人体内有不同的生理功能,有一定的比例和含量,当体内某一化学平衡被打破时,往往是身体某个部位出现了病变。医学的研究方向就是使人体趋于平衡状态,使人们恢复健康。

医学研究的目的是预防、诊断和治疗疾病,需要广泛使用药物。药物的化学组成、结构、性质决定其作用和疗效。西药的研制与合成、中草药有效成分的提取与鉴定都需要用到化学的原理和方法。一种药物的发现、发明往往要经过无数化学家和药物学家多年的努力。中国科学家屠呦呦于1972年成功发现青蒿素——一种用于治疗疟疾的药物,开创了疟疾治疗的新方法,挽救了全球特别是发展中国家数百万人的生命,获得了2015年诺贝尔生理学或医学奖。

随着医学科学的不断发展,化学对医学研究的促进作用更加重要。用化学的理论观点和方法从分子水平研究生命现象,在分子生物学、分子遗传学等方面不断取得新进展;人造器官、假肢、义齿等生物医学材料在临床上的使用逐渐成熟;放射性同位素在医学中的广泛使用等进一步说明化学与医学的关系更为紧密,化学与医学相互交叉渗透的领域将有更加广阔的发展前景。

(二)化学和生活的关系

化学与生活的关系可以追溯到古代文明,几千年前,人们已经开始了与化学有关的活动,如钻木取火、烧制陶器、冶炼铁器等,古人已自觉或不自觉地在实践中应用了化学的原理。

在现代生活中,化学和人们的衣、食、住、行息息相关,发挥的作用日益明显。合成纤维让衣服的材料更加多样,合成颜料使衣服的色彩更加绚丽,基于绿色化学理念开发出的聚四氟乙烯膜复合服装面料,可根据需要制作成运动服装、特殊恶劣气候专用的防护服装等,已成为许多世界顶级探险队的标准装备。化学一直是解决食物短缺问题的主要学科之一,今天人们不再担心食物匮乏,而是更加注重食品的营养健康。化学使我们的食品更加新鲜、更加丰富,使得食品不仅能提供糖类、脂类、蛋白质和维生素等营养成分,满足人类生存的需要,还能做到营养平衡,对人类生活质量和身体健康起到良好的促进作用。化学使住宿更加舒适、方便,各种化学合成材料改善了人们的居住条件,节能环保材料在家居装修中的广泛应用,有效减少了环境污染,对改善生态环境、保证人体健康具有重要意义。化学使出行更加安全、便捷、高效,为健康生活保驾护航。

【课堂讨论】

结合实际谈谈化学与医学、生活的关系。

三、医用化学的内容和任务

医用化学是一门重要的医学基础课,注重化学与医学的联系及应用,与医学检验技术、临床医学、药学等专业的关系尤为密切,既有理论内容又有实验内容,是一门理论与实践相结合的专业通用能力课程。主要内容包括物质结构、溶液和溶液渗透压、胶体溶液、化学反应速率与化学平衡、电解质溶液、酸碱平衡、沉淀-溶解平衡、氧化还原与电极电势、配位平衡、重要元素与化合物、烃和烃的各类衍生物的结构特点、命名方法、重要的理化性质及应用等知识。

医用化学的任务是以满足专业需求和学生可持续发展为目标,使学生掌握医用化学的基本理论、基础知识和基本操作技能,了解化学知识在医学中的应用,培养综合分析、解决问题和批判性思维能力,为学习后续专业课程奠定良好的理论与实践基础。

四、学习医用化学的方法

学习医用化学,应注重结合课程学习目标,充分利用各种教学资源进行线上线下混合式学习。

(一)采用多种学习方式,奠定坚实基础

1. 自主学习　以各章的学习目标、思维导图为指南,课前通过阅读教材和浏览信息化资源,了解学习的基本内容,形成初步的整体印象,并标记难以理解的内容;课中针对性地听讲,积极参与讨论和练习;课后复习重点和难点知识,完成线上线下测试,并对学习情况进行归纳总结和自我评价。

2. 互助学习　不同学习基础的同学成立学习兴趣小组,小组成员互相帮助,共同完成课堂练习、课堂讨论,尝试自己解决学习重点、难点问题,培养团队意识,养成合作习惯。

3. 研究性学习　对医用化学与专业的联系和生活中的应用进行研究性学习,注意发现问题,探索未知,认真求证,培养科学精神和批判性思维能力。

(二)规范实践过程训练,提升综合技能

化学是以实验为基础的学科,实验对于理论的理解至关重要。在实验课上,应注重规范训练、提升技能。

1. 认真预习,写出预习报告　实验前应认真预习,查阅资料,观看视频,在小组讨论的基础上,完成简明扼要、可操作性强的预习报告后,方可进入实验室进行实验。

2. 报告方案,规范进行实验　在课前预习、充分准备的基础上,各实验小组轮流向全班报告实验方案,教师点评确定后,认真规范完成实验内容,仔细观察实验现象,准确记录实验数据。

3. 及时总结,完成实验报告　根据实验记录、实验结果,及时完成实验报告,根据实际情况进行分析总结,列出注意事项和改进意见。

(三)汲取课程思想内容,培养职业素养

医学生应该具备强烈的社会责任感,神圣的职业使命感,任劳任怨、无私奉献的人道主义精神,刻苦钻研、精益求精的优秀品质。在医用化学的学习中,通过了解科学家进行科学发现的艰辛和苦思冥想的顿悟、化学原理蕴含的哲学内涵、化学物质的千变万化,深刻领会课程的思想性,培养良好的职业素养。

1. 培养执着求真的科学品质　学习化学家不畏艰险、敢于创新的优秀品格,培养执着求真的科学品质。瑞典化学家诺贝尔一生致力于炸药的研究,历经艰险,在硝化甘油的研究上取得了重大成就;门捷列夫经过长期、艰辛的研究发现了元素周期律,揭示了物质世界的秘密,成为近代化学史上的一个创举。

视频:
诺贝尔——
化学家小传

2. 培养无私奉献的人道主义精神　学习化学家不计个人得失、无私奉献的优秀品质,培养无私奉献的人道主义精神。两次获得诺贝尔奖的居里夫人,在提炼镭成功后,放弃申请专利,毫不犹豫地把提炼镭的方法让世界共享。中国化工专家侯德榜留美 8 年,为发展祖国化工事业,放弃了国外优厚待遇,回国后发明了"侯氏制碱法"并公布于众,造福世界人民。

3. 培养规范意识和责任意识　化学是一门以实验为基础的科学,实验教学在整个教学过程中占据较大比重。化学实验强调实验操作的规范性、原始数据的准确性和实验结果的客观性,同时实验操作人员要对实验报告负责,以此逐步培养规范意识和责任意识。

【课堂讨论】
结合个人实际谈谈如何开展医用化学学习。

(张韶虹)

1

第一篇
无机化学

第一章　原子结构

第一章
思维导图

学习目标：

1. 掌握核外电子的运动状态与排布规律，电子层结构与元素周期表的关系。
2. 熟悉四个量子数的意义，元素周期律及元素基本性质的周期性变化。
3. 了解核外电子运动的特殊性。

> **【问题导入】**
>
> 　　钙、镁元素像是一对孪生兄弟，常结伴而行。如天然水中常含有钙、镁离子；对缺钙患者，补钙时常需补镁，这样更有助于钙的吸收。
>
> 　　硫酸亚铁（$FeSO_4$）是一种补铁制剂，可用于治疗缺铁性贫血。在该药片外表必须包一层特制的糖衣，以防止 Fe^{2+} 被空气中的氧气氧化生成 Fe^{3+} 而变质（变质后其无治疗贫血的药效）。
>
> 　　问题：1. 钙、镁是两种不同元素，为什么某些性质很相似？
> 　　　　　2. Fe^{2+}、Fe^{3+} 是同一种元素，为什么某些性质差异很大？

微课：核外电
子的运动状态

　　大自然由物质组成，物质由分子、原子、离子等粒子构成，物质种类繁多、性质各异，其性质与变化规律与物质内部结构密切相关。分子由原子构成，是保持物质性质的最小粒子。原子是化学变化中的最小粒子，在一般化学反应中，原子核保持稳定，发生变化的是核外电子。因此，要认识物质的结构、性质及其变化规律，必须了解原子的组成与结构，特别是核外电子的运动状态及其排布规律。

第一节　核外电子的运动状态

一、核外电子运动的特殊性

　　19 世纪初，英国化学家道尔顿（J. Dalton）提出了原子学说，阐述了一切元素都是由不可再分割的实心球体原子构成，原子是一切化学变化的最小单位，自此化学研究进入了新时代。1897 年，英国物理学家汤姆孙（Thomson）在对阴极射线的研究与实验中，发现了带负电荷的电子，证实了原子可以进一步分割。1911 年，英国物理学家卢瑟福（E. Ruth-

erford)通过 α 粒子散射实验,证实了原子核的存在;随后提出了原子结构的"行星模型",即原子由带正电荷的原子核与带负电荷的核外电子构成,核外电子绕核做高速运动。该模型从经典力学出发,较好地解释了原子的组成与粒子带电荷情况。但后续一系列相关研究与实验表明,像电子这样的微观粒子,质量与体积都很小,运动速度接近光速,根本不可能以行星环绕太阳的方式稳定地绕原子核做圆周运动。核外电子的运动规律与宏观物体的运动规律完全不同,具有特殊性,表现出以下特征。

(一) 量子化特征

1900 年,德国物理学家普朗克(M.Planck)提出能量子假说,认为电磁辐射的能量传递(辐射或吸收)是不连续的,只能是某一个最小能量单位($h\nu$)的整数倍,这个最小的能量单位称为能量子,简称量子。量子的能量 E 和频率 ν 的关系式为:

$$E = h\nu \tag{1-1}$$

式中,h 称为普朗克常量,其数值为 6.626×10^{-34} J・s。

氢原子光谱经实验证实为一系列不连续的线状光谱,表明原子核外电子的能量变化是不连续的,具有量子化特征。

(二) 波粒二象性

1905 年,德国物理学家爱因斯坦(A.Einstein)受普朗克能量子假说的启发,提出光量子假说,成功地解释了光电效应,使人们认识到光波不仅是一种电磁辐射,具有波动性,也是一种微观粒子,具有粒子性,即光具有波粒二象性。

1924 年,法国物理学家德布罗意(L. de Broglie)根据光的波粒二象性,大胆假设包括电子在内的所有微观粒子都具有波粒二象性,都适用于光的波粒二象性的关系式,即:

$$\lambda = \frac{h}{m\nu} \tag{1-2}$$

式中,h 为普朗克常量,λ、m、ν 分别为电子的波长、质量、运动速度。该式把电子的波动性和粒子性通过普朗克常量定量地联系起来。

1927 年,美国物理学家戴维逊(C.Davisson)和革末(L.Germer)通过电子衍射实验,成功得到一系列明暗相间的衍射环纹照片(图 1-1),证实了电子的波动性。

(三) 不确定原理

按照经典力学,宏观物体的任何运动都具有确定的运动轨迹,都能准确测量或计算物体在某一时刻的速度和位置,但这些规律不适用于电子等微观粒子。

1927 年,德国物理学家海森堡(W.Heisenberg)经过研究,提出了著名的不确定原理。该原理指出不可能同时准确测量微观粒子的动量和位置,即如果在某一时刻准确测定了核外电子的运动速度,就不可能同时准确测定其位置。不确定原理是微观粒子运动的固有属性,与测量技术是否精确无关,是区分宏观物体与微观物体运动的重要依据。

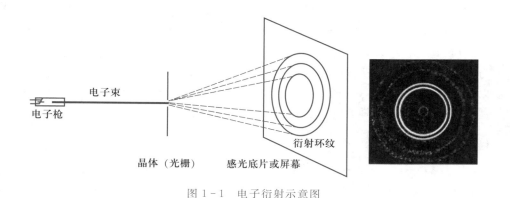

图 1-1　电子衍射示意图

（图中标注：电子束、电子枪、晶体（光栅）、感光底片或屏幕、衍射环纹）

综上所述,核外电子的运动具有能量量子化、波粒二象性、不确定等特征,没有确定的轨迹,不遵循经典力学的规律。但电子的运动并非不可认识和描述,科学家经过长期不懈的探索与研究,创立了量子力学的新理论、新方法,科学描述了核外电子的运动状态与运动规律。

二、核外电子运动状态的描述

（一）电子云

量子力学利用统计学的方法,通过大量重复观察与测量,根据电子在核外空间出现概率密度的大小,引入了电子云的概念,形象地对原子核外电子的运动状态进行了描述。

下面以氢原子核外电子的运动为例进行说明。氢原子只有一个电子,假设用一台特殊的照相机,连续不断给氢原子拍照,每张照片记录核外电子在某一瞬间与原子核之间的相对位置,然后将几万张、甚至几十万张照片叠加起来,进行统计处理,就可以得到一个空间图像,如图 1-2 所示。

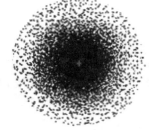

图 1-2　氢原子的电子云（s 电子云）

图 1-2 中,"+"代表原子核,每个小黑点表示电子在某一瞬间与原子核之间的相对位置。小黑点密集的地方,表示电子在该区域出现的概率大,小黑点稀疏的地方,表示电子在该区域出现的概率小。统计结果显示,在原子核附近,小黑点非常密集,说明电子主要在离原子核较近的球形空间里运动,就像一团带负电荷的云雾笼罩在原子核周围,人们形象地称之为电子云。

电子云从统计学角度形象地描述了电子在核外空间各区域出现概率的大小,是电子在核外空间（概率密度）分布的具体图像。电子云密度大的区域,表示电子出现的概率大;电子云密度小的区域,表示电子出现的概率小。

【知识拓展】

波函数 ψ 与量子数

1926 年,奥地利物理学家薛定谔(Schrödinger)根据量子力学原理,从电子具有波粒二象性出发,提出了著名的薛定谔方程。

$$\left(\frac{\partial^2}{\partial x^2}+\frac{\partial^2}{\partial y^2}+\frac{\partial^2}{\partial z^2}\right)\psi+\frac{8\pi^2 m}{h^2}(E-V)\psi=0$$

薛定谔方程的解 ψ 是一个能够描述核外电子运动状态的数学函数,称为波函数,也称为原子轨道。与初等函数类似,方程的解为系列解,有些解是不合理的,要得到合理的解,必须引入符合一定取值要求且不连续变化的三个参数 n、l、m。在量子力学中,把这类特定参数称为量子数。

当 n、l、m 的取值一定时,就有一个波函数 $\psi_{n,l,m}$ 的具体表达式,每一个合理的解对应核外电子不同的运动状态,即不同的原子轨道 $\psi_{n,l,m}$。在统计学上,波函数的平方(ψ^2)具有确切的意义,其图像即电子云,可代表电子在核外空间某点出现的概率密度的大小。

【课堂讨论】

请指出身份证号码前 6 位数字的意义。在描述核外电子的运动状态时,量子数与身份证号码的作用有哪些异同?

(二) 四个量子数

量子力学如何用四个量子数来描述核外电子的运动状态?下面通过介绍四个量子数的意义、取值,以及与核外电子运动状态的关系进行阐述。

1. 主量子数(n) 用于描述电子出现概率最大区域离核的平均距离。同一原子中,主量子数 n 相同的电子可认为在同一区域内运动,该区域也叫电子层。n 的取值为正整数,即 1、2、3、4、5、6、7……。其中每一个 n 对应一个电子层,光谱符号依次为 K、L、M、N、O、P、Q……。n 是决定电子能量高低的主要因素。n 越大,表明电子能量越高,离核的平均距离越远;n 越小,表明电子能量越低,离核的平均距离越近。

2. 角量子数(l) 用于描述电子云或原子轨道的形状。在多电子原子中,处于相同电子层的电子,其运动状态有所不同,能量还略有差别;同一电子层可再划分为若干个能量稍有差别、电子云或原子轨道形状不同的亚层,或叫能级。l 的取值为 0、1、2、3……、$(n-1)$,受 n 的制约,共 n 个整数值,对应的光谱符号依次为 s、p、d、f……;对应的电子云或原子轨道的形状分别为球形(图 1-2)、哑铃形(图 1-3)、花瓣形……。l 是决定电子能量高低的次要因素,同一电子层,l 取值越大,电子能量越高。

例如,当 $n=1$ 时,l 只能取 0,表示 1s 能级;当 $n=2$ 时,l 只能取 0、1,分别表示 2s、2p 能级;当 $n=3$ 时,l 可取 0、1、2,分别表示 3s、3p、3d 能级。以此类推。

3. 磁量子数(m) 用于描述电子云或原子轨道在空间的伸展方向,与能量无关。m

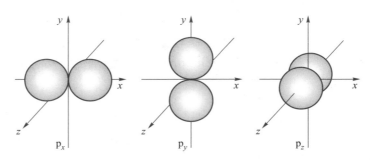

图 1-3 p 电子云的形状和伸展方向

的取值受 l 的制约,只能取 $\pm l$ 之间的整数值 $0、\pm 1、\pm 2、\cdots、\pm l$,共 $2l+1$ 个值。每一个 m 值对应电子云或原子轨道的一种伸展方向。n 和 l 相同、m 不同的轨道,能量相同,伸展方向不同,称为简并轨道或等价轨道,如图 1-3 所示。

例如,当 $l=0$ 时,m 可取值 0,对应的 s 电子云为球形,仅一种伸展方向,一个 s 轨道;当 $l=1$ 时,m 可取值 $+1、0、-1$,对应的 p 电子云为哑铃形,有三种伸展方向,三个相互垂直的简并轨道 $p_x、p_y、p_z$,如图 1-3 所示;当 $l=2$ 时,m 可取值 $+2、+1、0、-1、-2$,对应的 d 电子云有五种伸展方向,五个简并轨道 $d_{xy}、d_{yz}、d_{xz}、d_{z^2}、d_{x^2-y^2}$。

$n、l、m$ 之间的关系及各亚层、各电子层的轨道数见表 1-1 所示。从表 1-1 中各量子数之间的关系可知,每一个电子层中的原子轨道总数为 n^2 个。

表 1-1 $n、l、m$ 之间的关系及各亚层和各电子层的轨道数($n\leqslant 4$)

n	电子层	l	亚层符号	m 的取值(取值 $m\leqslant l$)	各亚层轨道数	各电子层的轨道数
1	K	0	1s	0	1	1
2	L	0	2s	0	1	4
		1	2p	1、0、-1	3	
3	M	0	3s	0	1	9
		1	3p	1、0、-1	3	
		2	3d	0、$\pm$1、$\pm$2	5	
4	N	0	4s	0	1	16
		1	4p	1、0、-1	3	
		2	4d	0、$\pm$1、$\pm$2	5	
		3	4f	0、$\pm$1、$\pm$2、$\pm$3	7	

【课堂讨论】

当 $n=3$ 时,m 的取值为 _____,原子轨道总数为 _____。

4. 自旋量子数(m_s) 电子在绕核运动的同时,还有自旋运动。描述电子自旋运动的量子数称为自旋量子数 m_s,其取值为 $+\dfrac{1}{2}$ 和 $-\dfrac{1}{2}$,分别表示同一轨道中电子的两种自旋状态或方向,常用箭头↑(顺时针)和箭头↓(逆时针)表示。

综上所述,原子中每个核外电子的运动状态都可以用四个量子数(n、l、m、m_s)来描述。n、l 决定了核外电子的能级,n、l、m 决定了核外电子的原子轨道,当四个量子数都确定了,核外电子的运动状态就完全确定了。

第二节 核外电子的排布规律

一、多电子原子的原子轨道能级

多电子原子的原子轨道能量由 n、l 决定,为了表示能量差异,将其按能量由低到高的顺序像台阶一样排列,称为能级。

1932 年,美国化学家鲍林(L.Pauling)根据光谱实验的结果,提出了多电子原子的原子轨道近似能级图,见图 1-4。图中每个小圆圈代表一个原子轨道,小圆圈位置的高低表示能级的高低;处于同一水平高度的几个小圆圈,表示能量相同的等价轨道。

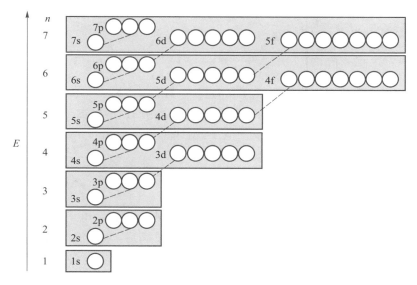

图 1-4 原子轨道近似能级图

鲍林将能量相近的能级划分为一个能级组,一共划分了七个能级组。每一个方框代表一个能级组,同一能级组内各能级之间的能量相近,不同能级组之间各能级的能量相差较大。除第一能级组只有一个 1s 轨道外,每一能级组都是由 ns 轨道开始至 np 轨道结束。

【知识拓展】

能级交错现象

在原子轨道近似能级图中,从第四能级组开始,出现了主量子数小的原子轨道能量高于主量子数大的原子轨道能量的现象,称为能级交错现象。如 $E_{3d} > E_{4s}$、$E_{4f} > E_{6s}$ 等,其原因可用"屏蔽效应"和"钻穿效应"来解释。

在多电子原子中,其他电子对某一电子的排斥作用会抵消部分核电荷,使原子核对该电子的吸引力下降,有效核电荷降低,这种现象称为屏蔽效应。一般电子离核越远,受其他电子的屏蔽作用就越强,受核的吸引力就越小,其能量就越高。屏蔽效应大小为 $ns < np < nd < nf$。同时,外层电子因其波动性也会钻穿到内层空间靠近原子核,从而避开其他电子的屏蔽,有效核电荷增加,电子能量随之降低,这种现象称为钻穿效应。钻穿效应的大小为 $ns > np > nd > nf$。当 $n \geq 4$,因最外层 s 电子的钻穿效应较强,故导致发生能级交错现象。

二、核外电子的排布规则

根据量子力学理论和光谱实验数据,科学家经归纳总结,提出在多电子原子中,核外电子的排布应遵循以下三条规则。

(一)泡利不相容原理

1925 年,奥地利物理学家泡利(E.Pauli)提出:在同一原子中,不可能有运动状态完全相同的两个电子存在,即不可能存在四个量子数完全相同的两个电子。根据该原理,每个原子轨道最多只能容纳两个自旋相反的电子,据此可以推断出每个电子层最多可容纳的电子数为 $2n^2$ 个。

(二)能量最低原理

核外电子的排布遵循自然界能量越低越稳定的普遍规律。电子在排布时,总是优先占据能量最低的原子轨道,只有当能量最低的轨道填满后,才会依次填充能量较高的轨道,称为能量最低原理。

根据能量最低原理与原子轨道近似能级图,可以得到多电子原子中电子填充各能级轨道的先后顺序为:

$$1s \quad 2s2p \quad 3s3p \quad 4s3d4p \quad 5s4d5p \quad 6s4f5d6p \quad 7s5f6d7p$$

(三)洪特规则

1925 年,德国物理学家洪特(H.Hund)指出,核外电子在填充 n 和 l 相同的等价轨道时,总是尽可能先分占不同的等价轨道,且自旋方向相同,以使体系的能量最低。光谱实验还证明,在等价轨道中,电子处于全充满(p^6、d^{10}、f^{14})、半充满(p^3、d^5、f^7)和全空(p^0、d^0、f^0)状态时,体系具有额外的稳定性,称为洪特规则特例。

三、核外电子排布的表示方式

核外电子在原子轨道上的排布反映了原子的电子层结构,称为电子层构型。常用下列三种方式表示原子的电子层构型。

1. 电子排布式　根据核外电子排布的规则,使用原子轨道符号、填充电子数目来表示核外电子排布的式子,称为电子排布式。

例如,$_6$C 的电子排布式为:$1s^2\ 2s^2\ 2p^2$ 或 $1s^2\ 2s^2\ 2p_x^{\ 1}\ 2p_y^{\ 1}$;$_{18}$Ar 的电子排布式为:$1s^2\ 2s^2\ 2p^6 3s^2 3p^6$。

为避免电子排布式过长,通常把内层电子已达到稀有气体结构的部分称作"原子实",用稀有气体元素符号加方括号的形式来表示"原子实"的电子排布,其余部分表示在原子实的右侧。

例如,$_{19}$K 的电子排布式为 $1s^2\ 2s^2\ 2p^6 3s^2 3p^6 4s^1$,其原子实表示式为 $[Ar]\ 4s^1$;$_{26}$Fe 的电子排布式为 $1s^2\ 2s^2\ 2p^6 3s^2 3p^6 3d^6 4s^2$,其原子实排布式为 $[Ar]3d^6 4s^2$。

2. 轨道表示式　使用方框表示原子轨道,在其上方标注相应的原子轨道符号,在方框内用上下箭头表示填充电子的自旋方向和数目的式子,称为轨道表示式。

例如,$_6$C、$_{26}$Fe 的轨道表示式如图 1-5 所示。

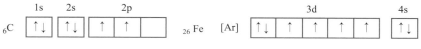

图 1-5　碳原子、铁原子的轨道表示式

3. 价电子构型　原子中参与反应的电子称为价电子,对应的构型称为价电子构型。例如,$_{24}$Cr 的价电子构型为 $3d^5 4s^1$,$_{35}$Br 的价电子构型为 $4s^2 4p^5$。

【课堂讨论】

请写出 1~36 号元素的电子排布式(原子实),并讨论其排布有何规律。

第三节　原子的电子层结构与元素周期律

1869 年,俄国化学家门捷列夫(Mendeleev)提出,元素若按照原子量大小排列起来,在性质上会呈现明显的周期性,即随着元素核电荷数的递增,元素性质呈现周期性的变化,这一规律称为元素周期律。根据元素周期律,门捷列夫绘制出第一张元素周期表。元素周期表把一些看似互不相关的元素统一起来,组成了一个完整的自然体系,揭示了物质世界的内在关系,其本质是元素原子核外电子排布的周期性变化。

一、原子电子层结构与元素周期表

（一）能级组与周期

元素周期表由一些纵行与横行构成。将具有相同电子层数或主量子数的元素按照原子序数递增的顺序排列在同一个横行，称为一个周期。元素周期表共有七个横行，七个周期。每个周期与鲍林近似能级图中的能级组对应，其对应关系见表 1-2。由表 1-2 可知，周期序数＝电子层数＝主量子数＝电子填充的最高能级组序数，各周期包含元素数目等于相应能级组中原子轨道所能填充的电子总数。

表 1-2　周期与能级组的关系

周期				能级组		
序数	原子序数	元素数	特点	能级组序数	所含能级	填充电子数
1	1～2	2	特短周期	1	1s	2
2	3～10	8	短周期	2	2s2p	8
3	11～18	8	短周期	3	3s3p	8
4	19～36	18	长周期	4	4s3d4p	18
5	37～54	18	长周期	5	5s4d5p	18
6	55～86	32	特长周期	6	6s4f5d6p	32
7	87～	23～	不完全周期	7	7s5f6d7p	23（未填完）

（二）价电子构型与族

在元素周期表中，将基态原子价电子构型相似的元素排列为一个纵行，称为族。18 个纵行共 16 个族，包括 7 个主族、1 个 0 族；7 个副族，1 个第Ⅷ族。

1. 主族和 0 族　价电子构型为 $ns^{1\sim2}$ 或 $ns^2np^{1\sim6}$。主族用符号"A"表示，包括ⅠA、ⅡA、ⅢA、ⅣA、ⅤA、ⅥA、ⅦA，共 7 个族；0 族元素又称为稀有气体元素，其电子排布处于全充满状态，故很不活泼，化学性质比较稳定。

主族序数＝最外层电子总数＝最高氧化数

2. 副族和第Ⅷ族　价电子构型见图 1-6。副族用符号"B"表示，包括ⅠB、ⅡB、⋯、ⅦB，共 7 个族。第Ⅷ族包括铁、钴、镍三个纵行 9 种元素。

副族序数＝价电子层电子总数（参与反应的电子总数）＝最高氧化数

同一族的元素因其价电子层结构相似，故同一族元素的化学性质也十分相似。如钠与钾、镁与钙、氯与溴、铜与银等。

（三）价电子构型与区

在元素周期表中，根据最后一个电子填入的能级不同将元素划分为 5 个区。其价电子构型与区的关系见图 1-6。

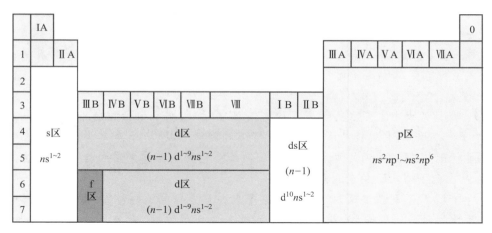

图 1-6 元素周期表分区

【课堂讨论】

已知 A、B 元素的原子序数分别为 17、25,试写出它们的电子层构型式,指出其在元素周期表中的位置,并预测其化学性质。

二、元素性质的周期性

元素原子的电子层结构呈现周期性变化,必然导致元素的一些基本性质也呈现周期性变化,如原子半径、电离能、电子亲和能、元素的电负性等。

微课:元素性质的周期性

(一)原子半径

根据量子力学的观点,原子中的电子在核外运动是呈概率分布的,电子云没有明确的界限,故严格来讲,不可能给出一个准确的原子半径。通常原子半径是指在特定条件下,原子在分子或晶体中表现的大小。

原子半径的大小与原子的电子层数、核电荷数、电子构型等因素有关。在元素周期表中,同一周期从左到右,随着核电荷数的增多,原子核对电子的吸引力逐渐增强,原子半径逐渐减小。同一主族从上到下,随着电子层数的增多,原子半径依次增大;同一副族从上到下,原子半径总的趋势也是增大,但幅度略小。

【知识拓展】

元素的电离能与电子亲和能

一个气态的基态原子失去一个电子成为气态正一价离子时所需要的能量称为该元素的第一电离能,用符号"I_1"表示,单位为 kJ/mol。气态正一价离子再失去一个电子成为气态正二价离子时所消耗的能量称为该元素的第二电离能 I_2,以此类推。通常情况下 $I_1 < I_2 < I_3 < \cdots$。

一个气态的基态原子获得一个电子成为气态负一价离子时所释放的能量称为该元素的第一电子亲和能,用符号"E_1"表示,单位为 kJ/mol。气态负一价离子再获得一个电子成为气态负二价离子时所释放的能量称为该元素的第二电子亲和能 E_2,以此类推。

I_1 与 E_1 的大小主要取决于原子的有效核电荷数、原子半径和电子构型。一般而言,原子半径越小,有效核电荷数越大,电子构型越稳定,I_1 与 E_1 就越大;反之亦然。在元素周期表中,同一周期的元素,从左到右,I_1、E_1 的变化总体呈增大趋势;同一主族的元素,从上到下,I_1、E_1 的变化总体呈减小趋势。

I_1 与 E_1 从不同角度反映了某元素原子失去与得到电子的能力,即元素金属性与非金属性的强弱。I_1 越小,表示原子失去电子倾向越大,元素金属性越强;E_1 越小,表示原子得到电子的倾向越小,元素非金属性越弱;反之亦然。需要指出的是,有些元素在形成化合物时,并未失去和获得电子,故用 I_1 和 E_1 并不能完美地反映出元素的性质。

(二) 电负性

1932 年,美国化学家鲍林提出了电负性的概念,把元素原子在化合物中吸引电子能力的标度称为元素的电负性,用符号 X_P 表示,并指定氟元素的电负性为 4.0,以此为基准,求出其他元素的相对电负性数值,见图 1-7。

IA	IIA											IIIA	IVA	VA	VIA	VIIA
H 2.1		3.0~4.0														
Li	Be	2.0~3.0										B	C	N	O	F
1.0	1.5	1.5~1.9										2.0	2.5	3.0	3.5	4.0
		<1.5														
Na	Mg	IIIB	IVB	VB	VIB	VIIB		VIII			IB	IIB	Al	Si	P	S	Cl
0.9	1.2												1.5	1.8	2.1	2.5	3.0
K	Ca	Sc	Ti	V	Cr	Mn	Fe	Co	Ni	Cu	Zn	Ga	Ge	As	Se	Br
0.8	1.0	1.3	1.5	1.6	1.6	1.5	1.8	1.9	1.9	1.9	1.6	1.6	1.8	2.0	2.4	2.8
Rb	Sr	Y	Zr	Nb	Mo	Te	Ru	Rh	Pd	Ag	Cd	In	Sn	Sb	Te	I
0.8	1.0	1.2	1.4	1.6	1.8	1.9	2.2	2.2	2.2	1.9	1.7	1.7	1.8	1.9	2.1	2.5
Cs	Ba	La	Hr	Ta	W	Re	Os	Ir	Pt	Au	Hg	Tl	Pb	Bi	Po	At
0.7	0.9	1.0	1.3	1.5	1.7	1.9	2.2	2.2	2.2	2.4	1.9	1.8	1.9	1.9	2.0	2.2

图 1-7 元素的电负性

元素的电负性综合反映了元素原子在分子中吸引共用电子对能力的强弱,其数值可以衡量元素的金属性和非金属性的强弱。电负性越大,表示元素原子在分子中吸引电子对的能力越强,元素的非金属性越强,金属性越弱,反之亦然。通常电负性在 2.0 以上为非金属元素,在 2.0 以下为金属元素,但两者之间并没有严格的界限。

从图 1-7 中可以看出,在元素周期表中,元素的电负性呈现周期性变化的规律。同一周期从左到右,随着核电荷数的递增,元素的电负性逐渐增大,元素的金属性逐渐减弱,非金属性逐渐增强。同一主族从上到下,随着电子层数的增加,元素的电负性逐渐减小,元素的金属性逐渐增强,非金属性逐渐减弱。副族元素与第Ⅷ族元素又称为过渡元素,其电负性变化幅度略小。如果在ⅢA 的硼元素、铝元素和ⅦA 的砹元素之间连一条线,则线右上方的元素是非金属元素,线左下方的元素是金属元素,线两侧的元素一般具有两性。

【知识拓展】

人体必需元素

参与构成人体和维持机体正常生理功能的元素称为人体必需元素。包括 11 种宏量元素与 17 种微量元素(图 1-8)。宏量元素是构成机体各种细胞、组织、器官和体液的主要元素,占人体总质量的 99.95%,也称为生命结构元素。微量元素在体内含量极少,仅占人体总质量的 0.05%,在生命活动过程中却起着极其重要的作用,具有特异性的功能。

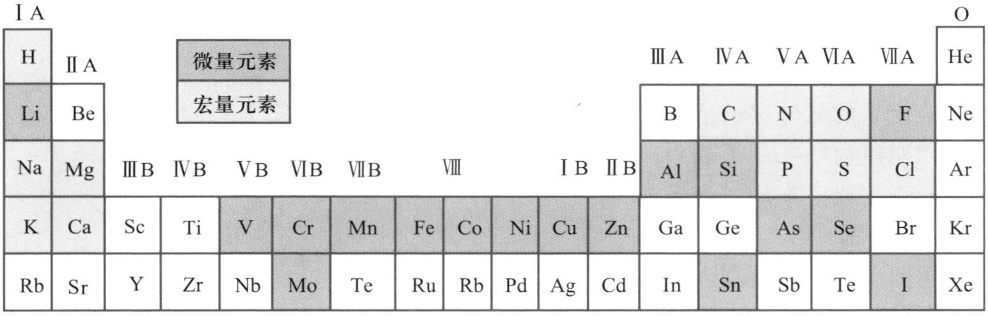

图 1-8 人体必需元素

课后练习

一、名词解释
1. 能级 2. 等价轨道 3. 能量最低原理 4. 元素周期律 5. 电负性

二、填空题
1. 核外电子运动的特殊性包括_____性、_____性、_____性。

2. 核外电子运动状态可以用_____、_____、_____来描述。

3. 在下列空格中，填上合理的量子数。

(1) $n=3,l=$ _____, $m=-2$; (2) $n=3,l=1,m=$ _____; (3) $n=$ _____, $l=3,m=2$;

(4) $n=3,l=2,m=$ _____; (5) $n=2,l=$ _____, $m=-1$; (6) $n=1,l=$ _____, $m=0$。

4. 核外电子的排布遵循_____、_____、_____三条规则。

5. 某元素位于第四周期ⅠB族，元素符号为_____，原子序数为_____，电子排布式为_____，轨道表示式为_____，属于_____元素。

三、选择题

1. 决定原子轨道能量的量子数是(　　)。

　　A. n　　　　　　　B. l　　　　　　　C. n、l　　　　　　　D. n、l、m

2. 在主量子数 $n=3$ 的电子层中，原子轨道共有(　　)。

　　A. 3 个　　　　　　B. 5 个　　　　　　C. 7 个　　　　　　D. 9 个

3. 量子力学所说的原子轨道是指(　　)。

　　A. 波函数 $\psi_{n,l}$　　B. 波函数 $\psi_{n,l,m}$　　C. 电子云　　　　　D. 概率密度

4. 下列各组量子数(n、l、m、m_s)中，合理的是(　　)。

　　A. 3、0、−1、+1/2　　　　　　　　　B. 3、1、2、+1/2

　　C. 3、−1、0、−1/2　　　　　　　　　D. 3、1、−1、−1/2

5. 29 号元素的价电子构型为(　　)。

　　A. $3d^{10}4s^1$　　B. $3d^9 4s^2$　　　C. $3d^5 4s^2$　　　　D. $3d^5 4s^1$

四、判断题

1. 电子云就是原子运动的轨道。　　　　　　　　　　　　　　　　　　　　(　　)

2. 多电子原子中，主量子数越大，则轨道的能量越高。　　　　　　　　　　(　　)

3. 某元素的最外层电子数为1，则该元素位于第Ⅰ主族或第Ⅰ副族。　　　　(　　)

4. 周期序数＝主量子数＝最高能级组数＝最外层电子数。　　　　　　　　　(　　)

5. 同一主族元素从上到下，电负性逐渐增大，金属性减弱。　　　　　　　　(　　)

五、简答题

1. 用四个量子数分别表示 12 号元素最外层每个电子的运动状态。

2. 写出 11、17、26、35 号元素符号、电子排布式、在周期表中的位置，并指出其中电负性最大与最小的元素。

3. 某元素的原子序数为 24，写出其轨道表示式，并回答下列问题：

(1) 该元素有几个未成对电子？价电子数是多少？

(2) 该元素原子中的电子层、能级组、电子亚层、轨道数各是多少？

(3) 该元素在元素周期表中处于什么位置？是金属还是非金属？

（白　斌）

第一章
在线测试

第二章 分子结构

学习目标:

1. 掌握离子键、共价键的形成与特点,分子间作用力和氢键对物质性质的影响。
2. 熟悉价键理论和杂化轨道理论。
3. 了解常见分子的极性和氢键的类型。

【问题导入】

　　家里炒菜时,将食盐放入油中翻炒,即使油温很高,食盐既不会溶解,也不会熔化;而炖汤时,将食盐放入汤中,来回搅拌几次,食盐就不见了。

　　问题:1. 食盐的主要成分是什么? 对人体健康有什么作用?

　　　　　2. 食盐为什么易溶于水,而难溶于油?

　　分子是保持物质基本化学性质的最小粒子,是参与化学反应的基本单元。宏观物质的性质都是由分子的性质决定的,分子的性质又是由分子的内部结构决定的,因此,探索原子如何形成分子,分子如何构成宏观物质,对深入了解物质性质和化学反应规律具有重要的意义。

　　分子或晶体内相邻两个或多个原子(或离子)之间强烈的相互作用称为化学键。根据化学键的性质和特征的不同,化学键分为离子键、共价键和金属键。本章主要介绍离子键和共价键,并简单讨论分子间作用力及其对物质性质的影响。

第一节　离　子　键

一、离子键的形成和特征

　　20 世纪初,德国化学家科塞尔(W. Kossel)根据稀有气体原子的外层电子排布规律,提出离子键理论。该理论认为,当活泼金属原子与活泼非金属原子相互靠近时,可以通过电子转移形成具有稳定结构的阳离子和阴离子,这两种带相反电荷的离子通过静电作用结合在一起,形成了稳定的化学键。这种阴离子和阳离子之间通过静电作用所形成的化学键称为离子键。

以氯化钠为例,当钠原子与氯原子相遇时,电负性小的钠原子失去电子,形成带正电荷的钠离子;电负性较大的氯原子得到电子,形成带负电荷的氯离子。钠离子与氯离子通过静电作用形成化合物氯化钠。离子键的形成过程可简单表示为:

$$Na· + ·\ddot{\underset{··}{Cl}}: \longrightarrow Na^+[:\ddot{\underset{··}{Cl}}:]^-$$

一般情况下,形成离子键的两个原子电负性的差值大于 1.7。

微课:离子键

离子键的本质是阴、阳离子之间的静电作用,因此离子键既无方向性也无饱和性。离子键没有方向性是指阴、阳离子可近似地看成球形对称的电荷,在空间各个方向上与带相反电荷离子的静电作用都相同,即阴、阳离子之间的静电作用没有空间选择性。离子键没有饱和性是指每个离子都尽可能多地吸引带相反电荷的离子。

二、离子晶体

由阴、阳离子构成的化合物称为离子型化合物。以晶体形式存在的离子化合物称为离子晶体。如氯化钠、氟化铯等晶体都是离子晶体。离子晶体最显著的特点是熔点和沸点较高,硬度较大,常温下蒸气压极低,固态时不导电,在熔融状态或在水溶液中是电的良导体,易溶于水,难溶于有机溶剂。

第二节　共　价　键

一、共价键的形成和特点

1916 年,美国化学家路易斯建立了经典的共价键理论。该理论认为分子是通过原子间共用一对或多对电子而使每个原子均达到稳定的稀有气体原子的最外层电子结构,这种分子中原子通过共用电子对形成的化学键称为共价键。例如,2 个氧原子共用 2 对电子形成氧气分子,而 2 个氮原子共用 3 对电子形成氮气分子。经典共价键理论只能解释简单分子的形成,不能揭示共价键的本质和特性。1927 年,德国化学家海特勒和伦敦创造性地将量子力学应用于氢分子结构中,初步阐明了共价键的本质。1931 年,鲍林和斯莱特进一步发展了该成果,建立了现代价键理论。

（一）价键理论

现代价键理论基本要点如下。

1. 具有自旋相反的单电子的原子互相靠近时,原子轨道发生重叠,电子相互配对,核间电子云密度增大,体系能量降低,从而形成稳定的共价键。

2. 形成共价键的两个原子轨道重叠越多,两个原子核间的电子云密度越大,体系能量就越低,形成的共价键就越牢固。因此,原子轨道总是尽可能采用最大重叠的方向形成共价键,称为原子轨道最大重叠原理。

（二）共价键的特点

1. 共价键的饱和性　自旋相反的单电子配对形成共价键后,不能再与其他原子的电子配对成键,即 1 个原子有几个未成对的电子,就只能与几个自旋相反的未成对电子配对成键,这就是共价键的饱和性。如氧原子只有 2 个未成对电子,只能形成 2 个共价键。氦原子没有未成对电子,原子间不能成键,常以单原子形式存在。

2. 共价键的方向性　除 s 轨道呈球形对称外,p、d、f 轨道在空间都有特定的伸展方向,要达到最大重叠就必须沿着特定的方向靠近,所以共价键具有方向性。例如,在氢原子和氯原子形成氯化氢分子的过程中,氢原子的 1s 轨道和氯原子的一个 3p 轨道可以有很多重叠方式,如图 2-1 所示。其中,只有氢原子的 1s 轨道沿着氯原子的 3p 轨道的对称轴方向靠近时,轨道重叠程度最大,形成的共价键最稳定,如图 2-1(a)。而其他重叠方式重叠程度较小,因而不能形成稳定的共价键,如图 2-1(b)。

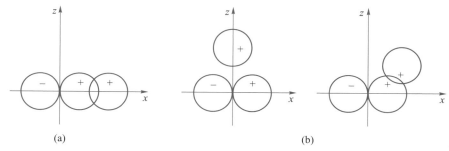

(a)　　　　　　　　　　　　　　　　(b)

图 2-1　氢原子与氯原子成键示意图

（a）形成稳定的共价键；（b）不能形成稳定的共价键

（三）共价键的类型

原子轨道重叠时有两种不同的形式,因此可以形成两类不同的共价键。一类是原子轨道沿着键轴(即两个成键原子的核间连线)方向以“头碰头”方式重叠形成的共价键,称为 σ 键,如图 2-2 所示;另一类是两个成键原子轨道沿着键轴方向以“肩并肩”方式重叠形成的共价键,称为 π 键,如图 2-3 所示。

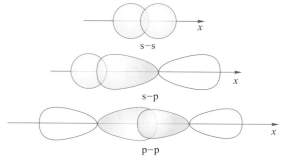

图 2-2　σ键示意图

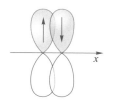

图 2-3　π键示意图

σ键的特点是轨道重叠部分集中于两个原子核之间,并沿键轴呈圆柱形对称,可绕键轴任意旋转,轨道重叠程度最大,成键电子云集中在键轴处,对原子核的吸引力较强,较稳定,不易断裂,化学性质不活泼,可单独存在于两个原子之间。π键的特点是原子轨道重叠部分垂直于键轴,电子云在键轴的上、下方呈镜面对称分布,π键不能绕着键轴自由旋转,轨道重叠程度较小,不能单独存在,容易断裂,化学性质活泼,故含有π键的化合物(如不饱和烃)容易发生加成反应。

(四) 配位键

上面讨论的共价键都是由成键原子各提供一个未成对电子组成的,还有一类共价键,由成键的一个原子提供共用电子对,另一个原子提供空轨道,这种共价键称为配位共价键,简称配位键。配位键用"→"表示,箭头方向由提供电子对的原子指向接受电子对的原子。如 NH_4^+ 就是由 NH_3 分子中的 N 原子提供一对孤对电子与 H^+ 共用形成配位键。配位键与普通共价键的区别仅在于成键原子提供电子形成共用电子对的方式不同,成键后两者没有区别。如 NH_4^+ 中的 4 个 N—H 键是完全相同的。

二、杂化轨道理论

价键理论成功地揭示了共价键的形成过程和本质,阐明了共价键的饱和性和方向性,但在解释多原子分子的空间构型时遇到困难。如 CH_4 分子,实验测得该分子的 4 个C—H 键完全相同,键角均为 $109°28'$,分子构型为正四面体。按照价键理论,碳原子仅有2 个未成对电子,只能与 2 个氢原子形成两个共价键,且键角应为 $90°$,显然与事实不符。对于水分子而言,根据价键理论,2 个 O—H 键的键角应为 $90°$,而实验测得水分子的键角为 $104°45'$,这些现象用价键理论都无法解释。直到 1931 年,鲍林等人在价键理论的基础上提出杂化轨道理论,才成功地解释了多原子分子的空间构型和稳定性。

(一) 杂化轨道理论要点

1. 原子在形成分子时,由于原子间的相互影响,同一原子中若干个类型不同、能量相近的原子轨道进行线性组合,组成一组新的原子轨道,这个过程称为轨道杂化,简称杂化。杂化后形成的新轨道称为杂化轨道。

2. 有几个原子轨道参加杂化,就形成几个杂化轨道。轨道杂化后能量重新分配,轨道空间方向采用最大夹角分布,从而使新形成的化学键之间斥力最小,体系能量最低,分子更稳定。

3. 杂化轨道的成键能力增强。杂化后的轨道一头大一头小,大的一头可以与其他原子的电子云得到更大程度的重叠,故成键能力更强。

(二) 杂化轨道类型

参与杂化的原子轨道的种类和数目不同,组成的杂化轨道类型就不同。杂化轨道类型决定了分子的空间构型。

1. sp 杂化　同一原子的 1 个 ns 轨道和 1 个 np 轨道杂化,形成 2 个等同的杂化轨道,称为 sp 杂化,所形成的杂化轨道称为 sp 杂化轨道。新形成的 2 个 sp 杂化轨道能量和形状都完全相同,且每个 sp 杂化轨道都含有 1/2 的 s 轨道成分和 1/2 的 p 轨道成分,2 个 sp 杂化轨道之间的夹角是 $180°$,形成分子的空间构型为直线形,如图 2-4(a)。如 $BeCl_2$ 分子,铍原子的核外电子排布为 $1s^2 2s^2$,当铍原子与氯原子接近时,一个 2s 轨道中的电子激发到 2p 轨道,此时铍原子的核外电子排布为 $1s^2 2s^1 2p^1$,铍原子的 2s 轨道和刚接受电子的 2p 轨道进行杂化,形成 2 个 sp 杂化轨道,杂化轨道间的夹角是 $180°$。成键时,新形成的 2 个 sp 杂化轨道分别与氯原子的 3p 轨道以"头碰头"的方式发生重叠,形成 2 个 σ 键,$BeCl_2$ 分子的空间构型为直线形,如图 2-4(b)。

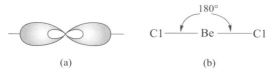

动画:sp² 杂化
轨道的形成

图 2-4　$BeCl_2$ 分子示意图

(a)重叠方式;(b)直线形空间构型

2. sp² 杂化　同一原子的 1 个 ns 轨道和 2 个 np 轨道杂化,形成 3 个等同的杂化轨道,称为 sp² 杂化,所形成的杂化轨道称为 sp² 杂化轨道。新形成的 3 个 sp² 杂化轨道能量和形状都完全相同,且每个 sp² 杂化轨道都含有 1/3 的 s 轨道成分和 2/3 的 p 轨道成分,sp² 杂化轨道之间的夹角是 $120°$,分子的空间构型为平面三角形,如图 2-5(a)。如 BF_3 分子,硼原子的核外电子排布为 $1s^2 2s^2 2p^1$,当硼原子与氟原子接近时,一个 2s 轨道中的电子激发到 2p 轨道,此时硼原子的核外电子排布为 $1s^2 2s^1 2p_x^1 2p_y^1$,硼原子的 2s 轨道和 2 个 2p 轨道进行杂化,形成 3 个 sp² 杂化轨道,杂化轨道间的夹角是 $120°$。成键时,新形成的 3 个 sp² 杂化轨道分别与氟原子的 2p 轨道以"头对头"的方式发生重叠,形成 3 个 σ 键,BF_3 分子的空间构型为正三角形,如图 2-5(b)。

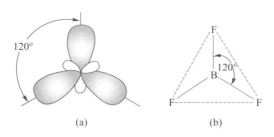

图 2-5　BF_3 分子示意图

(a)重叠方式;(b)正三角形空间构型

3. sp³ 杂化　同一原子的 1 个 ns 轨道和 3 个 np 轨道杂化,形成 4 个等同的杂化轨道,称为 sp³ 杂化,所形成的杂化轨道称为 sp³ 杂化轨道。新形成的 4 个 sp³ 杂化轨道能量和形状都完全相同,且每个 sp³ 杂化轨道都含有 1/4 的 s 轨道成分和 3/4 的 p 轨道成分,sp³ 杂化轨道之间的夹角是 $109°28'$,分子的空间构型为正四面体,如图 2-6(a)。如 CH_4

动画:sp³ 杂化
轨道的形成

分子,碳原子的核外电子排布为 $1s^2 2s^2 2p^2$,当碳原子与氢原子接近时,一个 2s 轨道中的电子激发到 2p 轨道,此时碳原子的核外电子排布为 $1s^2 2s^1 2p_x^1 2p_y^1 2p_z^1$,碳原子的 2s 轨道和 3 个 2p 轨道进行杂化,形成 4 个 sp^3 杂化轨道,杂化轨道间的夹角是 $109°28'$。成键时,新形成的 4 个 sp^3 杂化轨道分别与氢原子的 1s 轨道以"头碰头"的方式发生重叠,形成 4 个 σ 键,CH_4 分子的空间构型为正四面体,如图 2-6(b)。

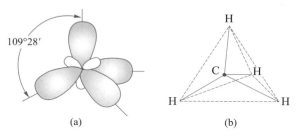

图 2-6　CH_4 分子示意图
(a)重叠方式;(b)正四面体空间构型

4. 不等性杂化　不等性杂化是指轨道杂化过程中形成的杂化轨道的形状和能量不完全相同,或者说每个杂化轨道所含 s 成分和 p 成分的比例不相等。如 NH_3 和 H_2O 分子中 N 原子和 O 原子都属于不等性 sp^3 杂化。以 NH_3 分子的形成为例,N 原子的核外电子排布为 $1s^2 2s^2 2p^3$,1 个 2s 轨道和 3 个 2p 轨道杂化,形成 4 个 sp^3 杂化轨道,其中 1 个 sp^3 杂化轨道被 1 对孤对电子占据,不参与成键;另外 3 个 sp^3 杂化轨道各有 1 个未成对电子,这 3 个 sp^3 杂化轨道分别与 3 个氢原子的 1s 轨道重叠形成 3 个 σ 键。与形成 σ 键的成键电子对相比,N 原子中的孤对电子更靠近 N 原子核,它与成键电子对有较大的斥力,挤压成键电子对,导致 3 个 N—H 键之间的键角为 $107°18'$,如图 2-7(a)。

H_2O 分子的形成类似于 NH_3 分子,O 原子的 1 个 2s 轨道和 3 个 2p 轨道发生不等性杂化,形成 4 个 sp^3 杂化轨道,其中 2 个 sp^3 杂化轨道被孤对电子占据,另外 2 个 sp^3 杂化轨道与 2 个氢原子的 1s 轨道重叠形成 2 个 σ 键,孤对电子与成键电子之间的斥力较强,所以 H_2O 分子中 2 个 O—H 键之间的键角为 $104°45'$,如图 2-7(b)。

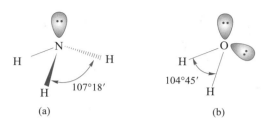

图 2-7　NH_3 和 H_2O 分子示意图
(a)NH_3 分子;(b)H_2O 分子

【课堂讨论】
　　根据杂化轨道理论,说明 BCl_3 分子和 CCl_4 分子中心原子的杂化方式。

三、键参数

能表征共价键性质的物理量称为键参数。键参数可以由理论计算得到，也可以由实验测得。共价键的参数主要有键长、键能、键角、键的极性等。根据共价键的参数能够判断分子的几何构型、热稳定性等性质。

（一）键长

分子中成键原子的两个原子核之间的平均距离称为键长。共价键的键长越短，共价键越强，形成的共价键越牢固。相同原子间的键长顺序为单键 > 双键 > 三键。

（二）键能

键能是表示键牢固程度的参数，用符号 E 表示，常用单位是 kJ/mol。在标准状态下，将 1 mol 气态双原子分子解离为两个气态原子时所需要的能量称为键能。一般情况下，键能越大，共价键越牢固。

（三）键角

键角是指分子中键与键之间的夹角，是决定分子几何构型的主要参数之一。对于多原子分子，原子在空间不同的排列方式会有不同的分子构型，如 H_2O 分子中 2 个 O—H 键之间的键角为 $104°45'$，则 H_2O 分子的构型为 V 形；NH_3 分子中 3 个 N—H 键之间的键角为 $107°18'$，所以 NH_3 分子的构型为三角锥形。

（四）键的极性

共价键的极性是由于成键原子对共用电子对的吸引能力不同造成的。两个成键原子电负性相同，对共用电子对的吸引能力就相同，则共用电子对不偏向于任何一个成键原子，正、负电荷重心重合，这种共价键称为非极性共价键，简称非极性键。当两个成键原子电负性不同时，对共用电子对的吸引能力也不同，共用电子对会偏向电负性大的原子，正、负电荷重心不重合，这种共价键称为极性共价键，简称极性键。成键原子间的电负性相差越大，键的极性越大。离子键可以看作是极性很强的共价键。

第三节 分子间作用力和氢键

一、分子的极性

根据分子中正、负电荷重心是否重合，可将分子分为极性分子和非极性分子。若分子中的正、负电荷重心不重合则为极性分子，反之则为非极性分子。

分子的极性一般由分子中化学键的极性和分子的空间构型决定。对于双原子分子，分子的空间构型为直线形,分子的极性与化学键的极性一致。如氯化氢、溴化氢等分子,由于成键的两个原子电负性不同,对共用电子对的吸引能力就不同,共用电子对偏向电负性大的原子,导致分子中的正、负电荷重心不重合,属于极性分子。氢气分子由于成键的两个原子相同,对共用电子对的吸引能力相同,共用电子对不发生偏移,分子中的正、负电荷重心重合,属于非极性分子。

对于多原子分子,如果分子中的化学键都是非极性的,那么该分子是非极性分子;如果分子中有极性键,分子是否有极性取决于分子的空间构型,空间构型对称的分子为非极性分子,不对称的分子为极性分子。如 BF_3 分子中 B—F 键为极性键,BF_3 分子空间构型为正三角形,分子中的正、负电荷重心完全重合,所以 BF_3 分子是非极性分子。同理,CH_4 分子中的 C—H 键为极性键,由于其分子空间构型为正四面体,所以,CH_4 分子也是非极性分子。在 NH_3 分子中 N—H 键为极性键,NH_3 分子空间构型为三角锥形,分子中的正、负电荷重心不能重合,所以,NH_3 分子是极性分子。

【知识拓展】

偶　极　矩

键的极性大小用偶极矩(μ)表示,偶极矩的定义为化学键的电荷重心所带的正、负电荷(q)和正、负电荷重心之间的距离(d)的乘积。

$$\mu = qd \qquad\qquad (2-1)$$

式(2-1)中,q 为正电荷重心或负电荷重心的电荷量,d 为正、负电荷重心之间的距离。

μ 为一矢量,方向是从正电荷重心指向负电荷重心,其单位为库仑·米(C·m)。

μ 可由实验测得,根据 μ 的大小可以判断分子极性的大小。μ 越大,分子的极性越强。当 $\mu = 0$ 时,则 $d = 0$,分子即是非极性分子。偶极矩还可以用来推测分子的空间构型。例如,已知 $BeCl_2$ 分子的 $\mu = 0$,而 H_2O 分子的 $\mu = 6.19 \times 10^{30}$ C·m,由此可知前者分子空间构型为直线形,而后者为 V 形。常见分子偶极矩的实验值见表 2-1。

表 2-1　常见分子偶极矩的实验值

单位:10^{-30} C·m

分子	偶极矩(μ)	分子	偶极矩(μ)
H_2	0	CO	0.37
O_2	0	CO_2	0
N_2	0	H_2O	6.19
HF	6.09	BF_3	0
HCl	3.70	NH_3	4.91
HBr	2.76	CH_4	0

二、分子间作用力

1873 年,荷兰物理学家范德华首先提出分子间存在弱的作用力,因此,这种分子间弱的作用力又称为范德华力。范德华力比化学键弱很多,即使在固体中范德华力的强度也只有化学键的 1%～10%,作用范围在 300～500 pm,没有饱和性和方向性。这种作用力对物质的聚集状态、溶解度和表面张力等有重要影响。根据作用力产生的原因和特点,可分为取向力、诱导力和色散力。

1. 取向力　极性分子中正、负电荷中心不重合,存在固有偶极(永久偶极),当极性分子互相靠近时,固有偶极之间相互作用,同极相斥,异极相吸,分子将发生相应取向转动,使分子处于异极相邻的有序状态,如图 2-8,这个过程称为取向。这种由于极性分子固有偶极之间产生的相互作用力称为取向力。分子的极性越强,取向力越大。

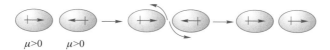

$\mu>0$　$\mu>0$

图 2-8　取向力示意图

2. 诱导力　当极性分子与非极性分子接近时,极性分子的永久偶极产生的电场使非极性分子的正、负电荷中心发生偏移,产生诱导偶极,如图 2-9。永久偶极和诱导偶极之间产生的作用力称为诱导力。当极性分子和极性分子相互靠近时,彼此的永久偶极相互影响,也会产生诱导偶极,所以,极性分子之间也存在诱导力。

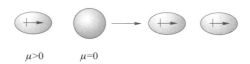

$\mu>0$　$\mu=0$

图 2-9　诱导力示意图

3. 色散力　由于非极性分子中电子的运动和原子核的不停振动,正、负电荷中心发生短暂的位移而不再重合,形成瞬时偶极,如图 2-10。分子间由于瞬时偶极而产生的作用力称为色散力。色散力普遍存在于各种分子之间,而且一般占主导作用,只有当分子极性非常大时,取向力才占主导作用。

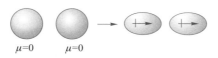

$\mu=0$　$\mu=0$

图 2-10　色散力示意图

综上所述,非极性分子之间只有色散力;极性分子之间存在取向力、诱导力和色散力;极性分子和非极性分子之间存在诱导力和色散力。

通常,分子的分子量越大,越容易变形,色散力越大,从而范德华力越大,物质的熔点、沸点越高。据此可以解释一些物质物理性质的递变规律。如 F_2、Cl_2、Br_2、I_2 分子量逐渐增大,熔点、沸点依次升高。

微课:分子间
作用力

> 【课堂讨论】
> 　　说明下列各组分子之间存在的作用力:I_2 与 O_2,HCl 与 HCl,HCl 与 CH_4。

三、氢键

微课:氢键

　　根据范德华力对物质沸点的影响,同族氢化物 H_2O、H_2S、H_2Se 和 H_2Te 的分子量依次增大,沸点应该依次升高,但实际上 H_2O 的沸点高于其他三种氢化物,说明 H_2O 分子间存在着一种特殊作用力,这种作用力称为氢键。

(一)氢键的形成

　　当氢原子与电负性大、半径小的原子(如 F、O、N)形成共价键后,由于电负性相差很大,共用电子对强烈地偏向电负性大的原子,使氢原子几乎成为裸露的质子。此氢原子可以与另一个电负性大、半径小且外层有孤对电子的原子产生定向静电吸引力,该吸引力称为氢键。

　　氢键通常用 X—H---Y 表示,X、Y 分别代表 F、O、N 等电负性大、原子半径小的原子。X 与 Y 可以相同,也可以不同,Y 原子应含有孤对电子。如 H_2O 分子中,氧原子比氢原子的电负性大得多,O—H 键的极性很强,共用电子对强烈地偏向氧原子,使氢原子几乎成为裸露的质子,半径很小的氢原子允许另一个氧原子接近,并产生强烈的静电作用形成氢键,如图2-11。

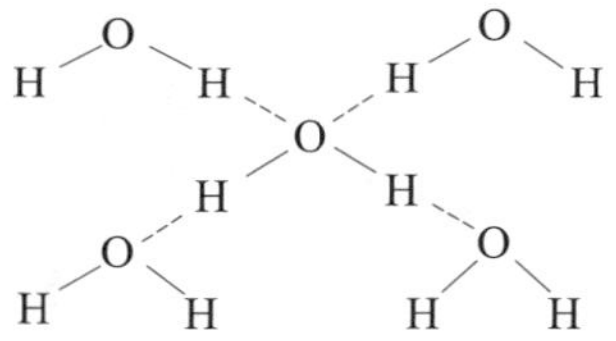

图2-11　水分子间氢键

　　氢键比化学键弱得多,但强于范德华力,键能一般在42 kJ/mol 以下。氢键的特点类似于共价键,既有方向性,又有饱和性。氢键的饱和性是指氢原子只能形成 1 个氢键。氢键的方向性是指形成氢键 X—H---Y 时,3 个原子尽量在一条直线上,使原子之间的斥力最小。氢键的强弱与 X、Y 的电负性及 Y 原子的半径有关,X 和 Y 的电负性越大、半径越小,形成的氢键越强。常见氢键的强弱顺序如下:

$$F—H---F > O—H---O > N—H---N$$

(二)氢键的类型

　　氢键分为分子间氢键和分子内氢键。分子之间形成的氢键称为分子间氢键,如图 2-11,水分子之间存在分子间氢键。同一分子内形成的氢键称为分子内氢键,如图 2-12,邻羟基苯甲酸分子存在分子内氢键。形成分子内氢键的 3 个原子虽然不在同一条直线上,但由于形成环状结构,分子的稳定性增加。

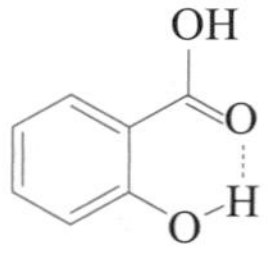

图2-12　邻羟基苯甲酸分子内氢键

（三）氢键对物质性质的影响

氢键存在于许多化合物中,分子间氢键的形成可以使物质的熔点、沸点升高,如 H_2O、HF、NH_3 的熔点和沸点都比同族元素的氢化物高。若物质形成分子内氢键,一般会使物质的熔点和沸点降低。氢键的形成也影响物质的溶解度,若溶剂与溶质形成分子间氢键,则溶质的溶解度增大;若溶质存在分子内氢键,则该物质在极性溶剂中溶解度减小,而在非极性溶剂中溶解度增大。

氢键在生命过程中扮演着重要的角色,人体内的蛋白质和核酸等生物大分子都存在氢键。DNA 分子中双螺旋结构通过其碱基之间氢键相互作用得到维系,如果氢键被破坏,DNA 分子的双螺旋结构会被破坏,生物功能就会丧失,因此,了解氢键在医学上具有重要的意义。

动画:氢键对沸点的影响

课后练习

一、名词解释

1. 离子键　2. 共价键　3. 氢键

二、填空题

1. 化学键可分为三种基本类型,分别为_____、_____和_____。

2. 在价键理论中,根据电子云重叠方式不同分为 σ 键和 π 键,σ 键的成键特征是_____,π 键的成键特征是_____。

3. 离子键的特征为_____和_____。

4. 共价键的特征为_____和_____。

5. 离子晶体最显著的特点是_____和_____较高,_____较大,在熔融状态或在水溶液中是电的_____,易溶于_____,难溶于_____。

三、选择题

1. 原子结合成分子的作用力是（　　）。
   A. 分子间作用力　　　　B. 氢键　　　　C. 核力　　　　D. 化学键

2. 下列分子中,不能形成氢键的是（　　）。
   A. CH_4　　　　B. HF　　　　C. NH_3　　　　D. H_2O

3. 根据杂化轨道理论,下列分子中的中心原子以不等性 sp^3 杂化成键的是（　　）。
   A. H_2O　　　　B. CH_4　　　　C. BF_3　　　　D. $BeCl_2$

4. 二氧化碳分子之间存在的作用力是（　　）。
   A. 氢键　　　　B. 取向力　　　　C. 色散力　　　　D. 诱导力

5. 氯化氢分子之间不存在的作用力是（　　）。
   A. 取向力　　　　B. 诱导力　　　　C. 色散力　　　　D. 氢键

四、判断题

1. 离子化合物中只有离子键。　　　　　　　　　　　　　　　　（　　）

2. 具有极性键的分子一定是极性分子。　　　　　　　　　　　　（　　）

3. 色散力仅存在于非极性分子之间。 （　　）

4. 空间构型为直线形的分子都是非极性分子。 （　　）

5. 价键理论能够很好地解释分子的空间构型。 （　　）

五、简答题

1. 根据杂化轨道理论,指出 BF_3、CH_4、NH_3、H_2O 分子的中心原子采用的杂化类型,并判断分子空间构型和极性。

2. 举例说明分子间作用力有哪些。

（王红波）

第二章
在线测试

第三章 溶液与溶液的渗透压

第三章
思维导图

学习目标：

1. 掌握溶液组成标度的表示方法及计算；渗透现象的概念，渗透产生的条件与方向，渗透压的概念。

2. 熟悉渗透压定律，渗透压在医学上的意义。

3. 了解分散系的分类，反渗透。

【问题导入】

临床上输液时为什么要用生理盐水？

生理盐水又称为无菌生理盐水，即 9 g/L 或 0.154 mol/L 的氯化钠水溶液，是一种渗透压与正常人体血浆渗透压相等的无菌性水溶液。生理盐水常用于临床输液或生理学实验中，也可外用于伤口的清洁等，鼻炎患者可用其清洗鼻腔，属于一种非处方药物。

问题：1. 临床上输液时为什么要用生理盐水？

2. 输液时使用其他浓度的盐水会有什么后果？

溶液与生命现象密切相关。人体内的血液、组织间液、淋巴液及各种腺体的分泌液等都是溶液，体液约占体重的 65%，其组成、含量和分布对维持人体的正常生理功能十分重要，如人体对营养物质的消化、吸收，以及体内的新陈代谢都是在溶液中进行的。在临床医学工作中，对患者血液、尿液及其他体液中各种物质的检测几乎都是在溶液中进行的；许多试剂和药物必须配制成一定浓度的溶液才能使用。因此，掌握溶液的相关基础知识对后续课程的学习和从事临床医疗工作具有十分重要的意义。

第一节 分　散　系

微课：分散系

一、分散系的概念

人们通常把具体的研究对象称为体系。把一种或几种物质以分子、离子或其聚集体的状态分散到另一种物质中所构成的体系，称为分散系。分散系中被分散的物质称为分散相或分散质,容纳分散相的物质称为分散剂或分散介质。例如,葡萄糖溶液是葡萄糖分子被分散在水中而形成的分散系,葡萄糖分子是分散相,水分子是分散剂;乙醇溶液是无水乙醇分子被分散在水中而形成的分散系,无水乙醇是分散相,水是分散剂。分散系种类很多,可以是气态、液态或固态。

【课堂讨论】

下列生活中常见的混合物都是分散系,试指出各分散系中的分散相和分散剂:云雾、烟霾、大气、汽水、白酒、盐水。

二、分散系的分类

分散系根据分散相与分散剂之间是否存在界面,可分为均相(单相)分散系和非均相(多相)分散系。只含有一个相的分散系称为均相分散系,如生理盐水、葡萄糖溶液等。在生理盐水中,钠离子、氯离子被分散到水中,形成了水合钠离子与水合氯离子,分散相与分散剂之间没有界面存在。含有两相或两相以上的分散系称为非均相分散系,如鲜榨果汁中的纤维和水(固相和液相),牛奶中的脂肪与水(液相与液相)等。非均相分散系的分散相与分散剂为不同的相,放置一段时间后,在两相之间会出现明显的界面。

分散系根据分散相粒子的尺度(直径大小)不同,可分为分子或离子分散系(真溶液)、胶体分散系和粗分散系三种类型。表 3-1 比较了三种分散系的特征。利用三种分散系分散相粒子尺度不同、通透性不同的特性可以将其分开。

表 3-1 分散系的分类与特征

分散系类型		分散相粒子	粒子尺度	主要特征		实例
分子或离子分散系(真溶液)		小分子、离子、原子	<1 nm	均相;稳定;均匀;透明;分散相粒子扩散速度快;能透过滤纸和半透膜		生理盐水、消毒酒精等
胶体分散系	溶胶	胶粒(多个分子、原子或离子的聚集体)	1~100 nm	非均相;相对稳定;不均匀;相对透明	分散相粒子扩散速度较慢;能透过滤纸,不能透过半透膜	$Fe(OH)_3$、As_2S_3、金、银等溶胶
	高分子溶液	单个高分子或生物大分子		均相;稳定;均匀;透明		蛋白质、核酸溶液
粗分散系	悬浊液	多个固体粒子聚集体	>100 nm	非均相;不稳定;不均匀;不透明;易分层;分散相粒子扩散很慢或不扩散,不能透过滤纸和半透膜		$Fe(OH)_3$ 沉淀、泥浆
	乳浊液	多个液体分子的聚集体				乳汁、脂肪乳

在生活中会遇到许多分散系,某些体系可以同时表现出两种或三种分散系的性质。如牛奶就是一种复杂分散系,其基本成分有:水、乳糖、蛋白质、脂肪等。乳糖以分子分散系的形式存在;蛋白质以胶体分散系的形式存在,当其用醋酸酸化时,很容易以奶渣的形

式分离出来;脂肪则以乳浊液的形式存在,在静置时浮在表面。故牛奶是三种分散系的共存体系。

第二节 溶液组成标度的表示方法

溶液是将溶质分散在溶剂中所形成的均匀、稳定、透明的分散系。根据溶剂状态不同,溶液可分为气态溶液、液态溶液、固态溶液。通常所指的溶液为液态溶液,在没有特别说明的情况下,一般指水溶液。

微课:溶液的
组成标度

溶液的性质通常与溶液中溶质(B)和溶剂(A)的相对含量有关。例如,临床上给患者输液或用药时,要特别注意药液的组成标度和用量,药液过稀或过浓都将产生不良后果,甚至危及生命。因此在配制和使用溶液时,首先需要明确溶液的组成标度或浓度。溶液的组成标度是指一定量的溶液或溶剂中所含溶质的量。医学上常用下列几种表示方法。

一、物质的量浓度

溶质 B 的物质的量 n_B 除以溶液的体积 V 称为物质 B 的物质的量浓度,简称浓度,用符号 c_B 或 $c(B)$ 表示:

$$c_B = \frac{n_B}{V} \tag{3-1}$$

物质的量浓度的国际单位,即 SI 单位为 mol/m^3,医学上常用的单位为 mol/L、$mmol/L$ 或 $\mu mol/L$ 等;$1\ mol/L = 10^3\ mmol/L = 10^6\ \mu mol/L$。

在使用物质的量浓度时,必须指明溶质 B 的基本单元。如 $c(NaCl)$、$c(C_6H_{12}O_6)$、$c(H^+)$ 等。B 的物质的量 n_B、质量 m_B、摩尔质量 M_B 之间的关系见式(3-2):

$$n_B = \frac{m_B}{M_B} \tag{3-2}$$

例 3-1 0.1 L 正常人体血清溶液中含钙离子(Ca^{2+})10mg,计算血清中钙离子的物质的量浓度。

解:已知 $M(Ca^{2+}) = 40.0\ g/mol$,$m(Ca^{2+}) = 10\ mg = 10 \times 10^{-3}\ g$,$V = 0.1\ L$

根据式(3-2)可得:$n_B = \frac{m_B}{M_B} = \frac{10 \times 10^{-3}\ g}{40.0\ g/mol} = 2.5 \times 10^{-4}\ mol$

根据式(3-1)可得:$c_B = \frac{n_B}{V} = \frac{2.5 \times 10^{-4}\ mol}{0.1\ L} = 2.5 \times 10^{-3}\ mol/L$

二、质量浓度

溶质 B 的质量 m_B 除以溶液的体积 V 称为物质 B 的质量浓度,用符号 ρ_B 表示:

$$\rho_B = \frac{m_B}{V} \tag{3-3}$$

质量浓度的国际单位,即 SI 单位为 kg/m^3,医学上常用单位为 g/L、mg/L、$\mu g/L$ 等。在使用质量浓度时,溶质 B 必须用下角标或括号的形式加以注明,如 ρ_{NaCl} 或 $\rho(NaCl)$。注意质量浓度 ρ_B 与密度 ρ 的区别,密度 ρ 是溶液的质量 m 除以溶液的体积 V,定义式为:$\rho = m/V$,常用单位为 kg/L。

世界卫生组织(WHO)建议:在医学上表示体液的组成标度时,凡是分子量(或原子量)已知的物质,均需使用物质的量浓度。对于分子量未知或未精确测定的物质,可暂用质量浓度。在注射液标签上应同时标明物质的量浓度和质量浓度。例如,静脉注射用生理盐水,$c_{NaCl} = 0.154\ mol/L$,$\rho_{NaCl} = 9g/L$;体检化验单全血细胞分析中血红蛋白含量的正常范围是 $33\sim55\ g/L$。

例 3-2 注射用生理盐水的规格是:500 mL 溶液中含溶质 NaCl 4.5 g,计算该生理盐水的质量浓度和物质的量浓度。

解: 已知 $m_{NaCl} = 4.5\ g$,$V = 0.5\ L$,$M_{NaCl} = 58.5\ g/mol$

根据式(3-3)可得:$\rho_B = \dfrac{m_B}{V} = \dfrac{4.5\ g}{0.5\ L} = 9\ g/L$

根据式(3-2)可得:$n_B = \dfrac{m_B}{M_B} = \dfrac{4.5\ g}{58.5\ g/mol} = 0.076\ 9\ mol$

根据式(3-1)可得:$c_B = \dfrac{n_B}{V} = \dfrac{0.076\ 9\ mol}{0.5\ L} = 0.154\ mol/L$

三、质量分数

溶质 B 的质量 m_B 除以溶液的质量 m 称为物质 B 的质量分数,用 w_B 表示:

$$w_B = \frac{m_B}{m} \tag{3-4}$$

质量分数无单位,其数值可用小数或百分数表示。如市售浓硫酸的质量分数 $w(H_2SO_4)$ 为 0.98 或 98%。

例 3-3 将 9 g 氯化钠晶体溶于 991 g 蒸馏水中配成溶液,计算此氯化钠溶液中氯化钠的质量分数。

解: 已知 $m(NaCl) = 9\ g$ $m(H_2O) = 991\ g$

根据式(3-4)可得:$w_B = \dfrac{m_B}{m} = \dfrac{9\ g}{9\ g + 991\ g} = 0.009(0.9\%)$

质量分数与物质的量浓度、质量浓度三者之间可根据需要进行相互换算。换算时注意将不同物理量的单位统一为常用单位。

例 3-4 已知市售浓硫酸的密度为 1.84 kg/L,计算该浓硫酸的物质的量浓度与质量浓度。

解: 已知 $w(H_2SO_4) = 0.98$,$\rho = 1.84\ kg/L = 1\ 840\ g/L$,$M(H_2SO_4) = 98\ g/mol$

根据式(3-1)、(3-2)、(3-4)、$\rho = m/V$ 可得 c_B 与 w_B 的换算公式,即:

$$c_B = \frac{n_B}{V} = \frac{m_B/M_B}{V} = \frac{w_B \times m}{M_B \times V} = \frac{w_B \times \rho}{M_B} \tag{3-5}$$

$$c_B = \frac{w_B \times \rho}{M_B} = \frac{0.98 \times 1\,840\ \text{g/L}}{98\ \text{g/mol}} = 18.4\ \text{mol/L}$$

根据式(3−1)、(3−2)得 c_B 与 ρ_B 的换算公式,即:

$$c_B = \frac{n_B}{V} = \frac{m_B / M_B}{V} = \frac{\rho_B}{M_B} \quad \text{或} \quad \rho_B = c_B \times M_B \tag{3-6}$$

$$\rho_B = c_B \times M_B = 18.4\ \text{mol/L} \times 98\ \text{g/mol} = 1\,803\ \text{g/L}$$

> **【课堂讨论】**
>
> 　　市售双氧水(过氧化氢)的 $w(H_2O_2) = 0.30$,$\rho = 1.11\ \text{g/cm}^3$。计算该双氧水的物质的量浓度与质量浓度。

四、体积分数

在同温同压下,溶质 B 的体积 V_B 除以溶液的体积 V 称为物质 B 的体积分数,用 φ_B 表示:

$$\varphi_B = \frac{V_B}{V} \tag{3-7}$$

体积分数无单位,其数值可用小数或百分数表示。医学上常用 φ_B 表示溶质为液体或气体的溶液。如消毒用乙醇溶液中乙醇的体积分数 φ_B 为 0.75 或 75%;血液检验指标之一的红细胞体积分数 φ_B 正常值范围为 0.37~0.50,临床上将红细胞在全血中所占的体积分数称为血细胞比容。

视频:谁饮入的无水乙醇多

例 3−5　配制 100 mL 消毒用乙醇溶液,需无水乙醇多少毫升?

解:已知消毒用乙醇溶液中乙醇的体积分数 $\varphi_B = 0.75$,$V = 100$ mL

根据式(3−7)可得:$V_B = \varphi_B \times V = 0.75 \times 100$ mL $= 75$ mL

量取 75 mL 无水乙醇,用蒸馏水稀释至 100 mL 即可。

第三节　溶液的渗透压

一、渗透现象和渗透压

微课:溶液的渗透压

将一滴血液滴入一杯清水中,静置一段时间,整杯水会变成红色。在一杯清水中加入少量蔗糖溶液,不久一杯水都会有甜味,得到浓度均匀的溶液,这种现象称为扩散。扩散是溶质和溶剂分子由高浓度区域向低浓度区域相互运动和迁移的过程,是分子热运动的结果。扩散是一种双向运动,任何纯溶剂与溶液,或者不同浓度的溶液之间相互接触,都会发生扩散现象。

动画:扩散

若将溶剂与溶液用一种特殊的半透膜隔开,不直接接触,会发生什么现象呢?半透膜是一种只允许某些物质(溶剂分子)通过,而不允许另一些物质(溶质分子)通过的多孔薄

动画:半透膜

膜,生物体内的细胞膜、毛细血管管壁、膀胱膜、肠衣,人造的羊皮纸、玻璃纸、火棉胶等都是半透膜。不同结构的半透膜通透性不同,理想的半透膜只允许溶剂分子(水分子)透过,而不允许溶质分子或离子透过。

(一) 渗透现象

动画:渗透现象

在一支用理想半透膜隔开的 U 形玻璃管的两侧,分别加入纯水和蔗糖溶液,或稀溶液和浓溶液,至两侧液面等高,如图 3-1(a)所示。静置一段时间,会发现溶液(或浓溶液)一侧液面升高,如图 3-1(b)所示,这说明更多的水分子通过半透膜进入溶液(或浓溶液)。这种溶剂分子透过半透膜由纯溶剂进入溶液、或由稀溶液进入浓溶液的现象称为渗透现象,简称渗透。

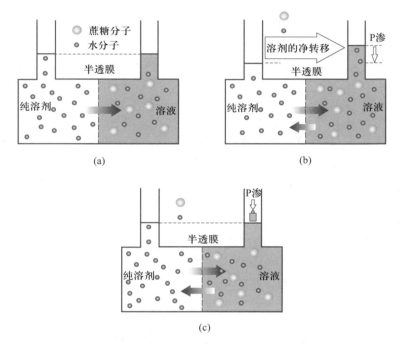

图 3-1　渗透现象与渗透压

为什么会产生渗透现象呢? 实验表明,溶剂分子透过半透膜的速率与单位体积溶液中所含溶剂的分子数成正比。由于纯水一侧单位体积溶剂分子总数比蔗糖溶液一侧单位体积溶剂分子总数多,导致半透膜两侧水分子迁移速率不同,即单位时间内由纯水透过半透膜进入溶液的水分子总数,大于单位时间内由蔗糖溶液透过半透膜进入纯水的水分子总数,总的结果导致有一部分水分子透过半透膜进入溶液,故溶液一侧液面逐渐上升,体积增大。由此可见,产生渗透现象必须具备两个条件:一是有半透膜的存在,二是膜两侧的溶液存在浓度差。渗透的方向总是由纯溶剂向溶液或由稀溶液向浓溶液渗透。

(二)渗透压

由于渗透作用的存在,两侧液面高度差会逐渐增大,溶液液柱产生的静水压力也逐渐增大,导致水分子透过半透膜进入溶液的速率逐渐减小、从溶液回到纯水一侧的速率逐渐增大;当液面上升至一定高度,产生的静水压力使单位时间内水分子进出半透膜两侧的总数或迁移速率相等时,溶液液面不再升高,达到动态平衡状态,称为渗透平衡。

此时,欲使半透膜两侧液面的高度相等并保持不变,则必须在蔗糖溶液液面上施加一额外压力才能实现,如图 3-1(c)所示。在一定温度下,用理想半透膜将纯溶剂与溶液隔开,恰好能阻止渗透现象的发生而施加于溶液液面的额外压力,称为该溶液的渗透压。渗透压常用符号 Π 表示,其单位为 Pa 或 kPa。如果半透膜两侧是不同浓度的两种溶液,为了阻止渗透现象的发生,同样需要在较浓溶液的液面上施加一额外压力,此额外压力是两种溶液产生的渗透压之差。

动画:渗透压

渗透现象在生命过程中起着重要的作用。例如,人体血液、细胞液和组织液的渗透压必须相同;植物需要通过渗透作用吸收水分和养料;淡水鱼与海水鱼不能交换生活环境等。

视频:生活中常见的渗透现象

在上述实验中,若选用一种高强度耐高压的半透膜将纯水与溶液隔开,在溶液一侧液面上方施加大于渗透压的外压,则溶液液面降低,溶液中会有更多的溶剂分子透过半透膜进入纯水一侧,这种逆向渗透过程称为反渗透。反渗透技术常用于海水淡化、工业废水处理,纯净水、超纯水的制备。

动画:反渗透

【知识拓展】

血 液 透 析

血液透析(HD)是利用渗透原理,将患者血液与透析液同时连续不断地引入血液透析器(人工肾)内,在半透膜两侧分别逆向流动,根据半透膜平衡渗透原理,借助于膜两侧的浓度梯度、渗透梯度和静水压差,通过扩散、超滤、吸附和对流等方式进行物质交换,输入营养物质和治疗药物,清除体内的代谢废物、毒素和多余电解质,净化血液、维持电解质和酸碱平衡,同时清除体内过多的水分,并将经过净化的血液回输的整个过程。

血液透析可替代肾衰竭所失去的部分生理功能,维系生命,但不能治愈尿毒症或肾衰竭,是临床急、慢性肾衰竭患者最有效的救治方式之一。

二、渗透压与浓度、温度的关系

1886 年,荷兰化学家范托夫(Van't Hoff)根据实验数据总结出一条规律:难挥发非电解质稀溶液的渗透压与溶液的浓度和热力学温度成正比,这个规律称为范托夫定律或渗透压定律。渗透压定律可用式(3-8)表示:

$$\Pi V = n_{B}RT \quad 或 \quad \Pi = c_{B}RT \qquad (3-8)$$

式中,Π 为稀溶液的渗透压,单位为 kPa;c_{B} 为非电解质稀溶液的物质的量浓度,单位

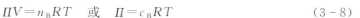

微课:渗透压定律及在医学中的意义

为 mol/L;T 为热力学温度$[T=(273.15+t℃)K]$,单位为 K(开尔文);R 为摩尔气体常数,R 值为 8.314 kPa·L/(K·mol)或 8.314 J/(K·mol)。

式(3-8)表明,在一定温度下,难挥发非电解质稀溶液的渗透压只与溶液的物质的量浓度(或单位体积溶液中所含溶质的分子数)成正比,而与溶质的本性和种类无关,这种性质称为稀溶液的依数性。由此可以推出,在相同温度下,难挥发非电解质稀溶液物质的量浓度相等,所含溶质的分子数相等,其产生的渗透压就一定相等。

渗透压定律适用于难挥发非电解质稀溶液渗透压的计算。计算电解质稀溶液的渗透压时,由于电解质在水溶液中解离为阴、阳离子,使单位体积溶液中所含溶质的粒子数目要比相同浓度的非电解质溶液多,总浓度大于电解质本身的浓度,渗透压要增大。故必须在式(3-8)中引入一个校正系数 i,即:

$$\Pi V=in_BRT \quad 或 \quad \Pi=ic_BRT \tag{3-9}$$

i 表示 1 个强电解质分子在水溶液中解离出的阴、阳离子总数,可近似取整数。例如,NaCl 溶液,$i=2$;$CaCl_2$ 溶液,$i=3$;Na_2SO_4 溶液,$i=3$。

例 3-6 计算 0.28 mol/L 葡萄糖溶液与 0.15 mol/L NaCl 溶液在 37℃时的渗透压。

解:葡萄糖为非电解质,根据式(3-8),得:

$\Pi=c_BRT=0.28$ mol/L×8.314 kPa·L/(K·mol)×(273.15+37)K=722 kPa

氯化钠为电解质,根据式(3-9),得:

$\Pi=ic_BRT=2×0.15$ mol/L×8.314 kPa·L/(K·mol)×(273.15+37)K=774 kPa

三、渗透压在医学上的意义

(一)渗透浓度

人体体液中既含有电解质离子也含有非电解质分子。根据渗透压定律,溶液的渗透压由单位体积溶液中所含溶质粒子总数决定,故人体体液的渗透压取决于单位体积体液中各种分子和离子的总数。医学上将体液中能产生渗透效应的所有溶质粒子(分子或离子)称为渗透活性物质,将渗透活性物质总的物质的量浓度称为渗透浓度,用符号 c_{Os} 表示,常用单位为 mol/L 或 mmol/L。

$$c_{Os}=\frac{n_{Os}}{V} \tag{3-10}$$

对于非电解质溶液,其渗透浓度等于其物质的量浓度,即 $c_{Os}=c_B$;对于强电解质溶液,其渗透浓度等于溶液中能产生渗透效应的所有离子的总浓度,即 $c_{Os}=ic_B$。

例 3-7 计算 50.0 g/L 葡萄糖溶液和 9.0 g/L NaCl 溶液的渗透浓度。

解:葡萄糖为非电解质,$c_{Os}=c_B$,故其渗透浓度为:

$$c_{Os}=c_B=\frac{\rho_B}{M_B}=\frac{50.0 \text{ g/L}}{180 \text{ g/mol}}=0.278 \text{ mol/L}$$

氯化钠为电解质,1 mol NaCl 解离出 1 mol Na^+ 和 1 mol Cl^-,$c_{Os}=ic_B$,$i=2$,故其渗透浓度为:

$$c_{Os}=ic_B=i×\frac{\rho_B}{M_B}=2×\frac{9.0 \text{ g/L}}{58.5 \text{ g/mol}}=0.308 \text{ mol/L}$$

（二）等渗、低渗、高渗溶液

在相同温度下,渗透压相等的两种溶液称为等渗溶液。渗透压不等的两种溶液,把渗透压相对高的溶液称为高渗溶液,把渗透压相对低的溶液称为低渗溶液。

在医学上,判断溶液渗透压的高低,以及等渗、低渗或高渗溶液是以正常人体血浆总渗透压或渗透浓度为标准来衡量的。在 37℃ 时,正常人体血浆总渗透压为 770 kPa,范围为 720～820 kPa;相当于血浆中能产生渗透效应的各种溶质粒子的总浓度,即渗透浓度平均值约为 303.7 mmol/L,范围为 280～320 mmol/L。据此临床上规定,凡是渗透浓度在 280～320 mmol/L 的溶液为等渗溶液;渗透浓度低于 280 mmol/L 的溶液为低渗溶液;渗透浓度高于 320 mmol/L 的溶液为高渗溶液。临床常用的等渗溶液有:50 g/L 或 0.278 mol/L 葡萄糖溶液、9 g/L 或 0.154 mol/L 氯化钠溶液、12.5 g/L 或 0.149 mol/L 碳酸氢钠溶液、19 g/L 或 $\frac{1}{6}$ mol/L 乳酸钠溶液。

渗透作用在生命过程中具有重要的意义。渗透是机体组织、细胞内外水分子分布的原动力。细胞膜、毛细血管管壁等生物半透膜对不同物质具有不同的渗透性和选择性,这些性质在某种程度上决定于溶质粒子的大小和浓度。

在临床工作中,输液是常用的治疗手段,大量补液时有一个基本原则,即必须使用等渗溶液,以维持人体正常的渗透压,保持血管内、外,以及细胞内、外溶液的渗透平衡,维持细胞的正常形态与功能;不能因输液而影响血浆的渗透压,否则会使体液内水分的调节发生紊乱,引起细胞变形和破裂。图 3-2 为红细胞在低渗[图 3-2(a)]、等渗[图 3-2(b)]、高渗[图 3-2(c)]溶液中的形态示意图。当红细胞置于低渗溶液中时,溶液的渗透压低于细胞内液的渗透压,水分子透过细胞膜向细胞内渗透,红细胞将逐渐膨胀,当膨胀至一定程度后,会发生破裂,医学上称这种现象为溶血现象。当红细胞置于高渗溶液中时,溶液的渗透压高于细胞内液的渗透压,水分子透过细胞膜向细胞外渗透,红细胞将逐渐皱缩,医学上称这种现象为胞浆分离。若该现象发生在血管内,则会造成"栓塞"。当红细胞置于等渗溶液中时,细胞膜内外渗透压相等,处于渗透平衡状态。故只有在等渗溶液中,红细胞才能保持其正常形态和生理活性。

动画:溶血现象与胞浆分离现象

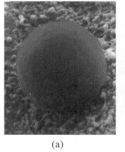 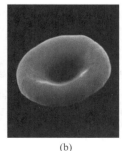 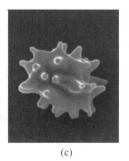

(a) (b) (c)

图 3-2　红细胞在不同溶液中的形态示意图

(a)低渗溶液;(b)等渗溶液;(c)高渗溶液

临床上,为了某些治疗的需要,有时也会使用高渗溶液。如使用 2.78 mol/L 葡萄糖溶液升高重症低血糖患者的血糖,使用高渗山梨醇溶液治疗脑水肿等。此时若用等渗溶液,由于注射液体积大,所需注射时间长,不易见效。但需注意,用高渗溶液作静脉注射时,用量不能太大,注射速度不可太快,否则易造成局部高渗引起红细胞皱缩,红细胞相互黏合在一起就可能形成血栓。

在临床治疗中,还有诸多方面需要考虑溶液的渗透压。例如,给患者换药时,通常使用与组织细胞液等渗的生理盐水冲洗伤口,若使用纯水或高渗盐水会引起疼痛;配制的眼药水必须与房水的渗透浓度一致,否则会刺激眼睛,引起疼痛。

(三)晶体渗透压和胶体渗透压

人体血浆中含有多种电解质离子和有机小分子物质,如 Na^+、K^+、Ca^{2+}、HCO_3^-、葡萄糖、氨基酸、尿素等;还有高分子物质,如蛋白质、核酸等。医学上,把由电解质离子、有机小分子物质所产生的渗透压称为晶体渗透压;把由高分子物质产生的渗透压称为胶体渗透压。人体血浆的总渗透压是这两种渗透压的总和,其中晶体渗透压占血浆总渗透压的 99.5%。在 37℃ 时,人体血浆的总渗透压约为 770 kPa,其中胶体渗透压仅为 2.9～4.0 kPa。

人体内存在许多半透膜,由于不同的半透膜(如细胞膜和毛细血管膜)通透性不同,故晶体渗透压和胶体渗透压所起的生理功能也不同。

水分子在细胞内外的分布,主要受晶体渗透压的影响。晶体渗透压在调节细胞膜内外水的相对平衡、维持细胞正常形态和功能方面起着重要作用。细胞膜是一种将细胞内液和细胞外液隔开的半透膜,只允许水分子自由通过,而 Na^+、K^+ 等离子和大分子不易自由通过。若大量饮水或者输入过多的葡萄糖溶液,会使细胞外液中盐的浓度相对降低,晶体渗透压减小,导致水分子更多地由细胞外液向细胞内液中渗透,造成细胞膨胀,严重时甚至产生水中毒。若由于某些原因引起人体缺水,会使细胞外液中盐的浓度相对升高,晶体渗透压增大,导致水分子更多地由细胞内液向细胞外液渗透,造成细胞皱缩。马拉松运动员在运动中之所以要饮用盐汽水,就是为了补充体内消耗的盐分,稳定细胞内外渗透,维持体内水盐的平衡。

视频:跑马拉松的运动员在途中为何要补充食盐

【课堂讨论】

为什么吃了太咸的食品会口渴?

水分子在毛细血管内外的交流,主要取决于胶体渗透压。胶体渗透压在调节毛细血管内外水盐的相对平衡,促使组织液中水分子渗入毛细血管内以维持血容量方面起着重要作用。毛细血管管壁是一种将血浆和组织间液隔开的半透膜,与细胞膜通透性不同,它允许小分子(如水、无机盐、葡萄糖、尿素和氨基酸)自由透过,而不允许高分子物质(如蛋白质)通过。一般血浆中胶体渗透压大于组织液中胶体渗透压,如果由于某种原因造成血浆中蛋白质减少时,血浆胶体渗透压降低,血浆中的水就会通过毛细血管管壁进入组织间液,使血容量降低而组织液增多,造成水肿。故临床上对大面积烧伤及由于失血而造成血

容量降低的患者进行补液时,除补充生理盐水外,还需同时输入血浆或右旋糖酐等代血浆,以此来恢复血浆的胶体渗透压并增加血容量。

【化学史话】

范托夫小传

范托夫(1852—1911),荷兰物理化学家(图 3-3)。1875 年他发表了《空间化学》一文,首次提出了"碳的正四面体结构学说",其"不对称碳原子"的新概念成功地解释了旋光现象。1884 年他出版的《化学动力学研究》,不仅阐明了反应速率等化学动力学问题,而且还专门论述了化学平衡理论和以自由能为基础的亲和力理论。1886年他提出了著名的渗透压公式。范托夫把化学动力学、热力学和物理测定统一起来,为物理化学的建立与发展奠定了基础,做出了巨大贡献。1901 年他因发现溶液中化学动力学法则和渗透压定律荣获了首届诺贝尔化学奖。

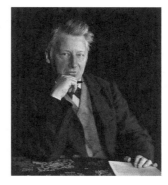

图 3-3 范托夫

课后练习

一、名词解释

1.分散系 2.分散相 3.渗透 4.渗透压 5.渗透浓度

二、填空题

1.分散系可根据_____分为三种类型,其_____性不同;不能够通过滤纸的分散系是_____,能通过滤纸,不能通过半透膜的分散系是_____,滤纸、半透膜都能通过的分散系是_____。

2.常用的溶液组成标度的表示方法有:_____、_____、_____、体积分数;可以简称为浓度的是_____,其常用单位是_____。

3.渗透产生的条件是_____、_____。渗透的方向是_____。

4.难挥发非电解质稀溶液的渗透压与溶液的_____和_____的乘积成正比,而与溶质的_____和_____无关,称为_____定律。

5.将红细胞置于 5 g/L NaCl 溶液中,会发生_____现象,置于 100 g/L 葡萄糖溶液中,会发生_____现象。

三、判断题

1.血液是一种复杂分散系。　　　　　　　　　　　　　　　　(　)

2.世界卫生组织提议:在医学上表示体液应采用质量浓度与质量分数。(　)

3.质量浓度与密度的单位相同,两者含义基本相同。　　　　　　(　)

4.扩散与渗透都是溶质与溶剂分子的双向运动。　　　　　　　　(　)

5.电解质、小分子、蛋白质等物质所产生的渗透压称为晶体渗透压。(　)

四、简答题

1. 将 0.05 mol/L NaCl 溶液和 0.05 mol/L 蔗糖溶液用理想半透膜隔开,能否发生渗透现象? 如果发生渗透,渗透方向如何?

2. 已知正常人体细胞内液的渗透浓度为 302.2 mmol/L,若将红细胞分别置于 10 g/L、12.5 g/L、15 g/L 的碳酸氢钠溶液中,请通过计算说明红细胞在三种溶液中将会呈现什么状态。

五、计算题

1. 10 mL 正常人体血浆中含血浆蛋白 0.7 g,计算血浆蛋白在血浆中的质量浓度。若患者体内补充输入了 50 mL 血浆,问患者体内补充了多少克血浆蛋白?

2. 正常人体 100 mL 血清中含 100 mg 葡萄糖,计算血清中葡萄糖的物质的量浓度和质量浓度。

3. 已知市售浓盐酸的质量分数为 0.37,密度为 1.19 kg/L,求该浓盐酸的物质的量浓度和质量浓度。配制 0.1 mol/L 盐酸 100 mL 需要该市售浓盐酸多少毫升?

（白　斌）

第四章　溶胶与高分子化合物溶液

第四章
思维导图

学习目标：

1. 掌握溶胶的光学性质、动力学性质、电学性质、溶胶聚沉的方法和稳定的原因。

2. 熟悉胶团的结构、高分子化合物溶液的特征和主要性质。

3. 了解表面张力、表面能、乳化等概念。

【问题导入】

　　长江、黄河、珠江等河流中携带的泥沙会在入海口沉积下来，日积月累，河口处的泥沙便会形成一条露出水面的沙堤，沙堤使河流的流速更慢，泥沙沉积得更多，于是形成了三角洲。

　　问题：为什么在河流的入海处，河水与海水相遇会有泥沙沉淀下来？

　　溶胶与高分子化合物溶液都属于胶体分散系，它们在自然界中普遍存在，与医药方面有着非常密切的关系。临床上使用的很多药物，如胰岛素、血浆代用品，以及预防医学中使用的疫苗等都是以胶体形式存在；构成人体细胞和组织的基础物质，如核酸、糖原、蛋白质等也都是胶体物质；人体内发生的许多病理变化和生理现象都与胶体的性质有关。

第一节　溶　　胶

一、溶胶的性质

　　溶胶是胶体分散系中的一种类型，是由小分子、原子或离子的聚集体高度分散在不相溶的分散介质中形成的多相体系，相对稳定，其聚集体的直径在 $1\sim100$ nm。按分散介质存在的状态不同，溶胶可分为气溶胶，如烟、雾；液溶胶，如氢氧化铁溶胶；固溶胶，如有色玻璃。本节内容主要学习固态分散相粒子分散在液态分散介质中而形成的液溶胶。

　　溶胶中的分散介质与分散相之间有明显的界面，是热力学不稳定体系。溶胶具有多相性（非均相）、高分散性（不均匀）和聚集不稳定性（相对稳定）等三大基本特征，故溶胶在光学、动力学、电学等方面都表现出一些特殊性质。

微课：溶胶
的性质

（一）溶胶的光学性质——丁铎尔现象

当一束可见光线通过溶胶时，若从入射光的垂直方向上（侧面）观看，则在光线通过溶胶的部位，可看到一道明亮光柱，这种现象被称为丁铎尔(Tyndall)现象（图4-1）。产生丁铎尔现象的原因是胶粒对光的散射。根据光学理论，当光束照射到分散系时，如果分散相粒子的直径远大于入射光的波长（400～760 nm），主要发生反射现象，光束无法透过，分散系是浑浊、不透明的，粗分散系属于这一类。如果分散相的粒子直径略小于可见光的波长，则发生散射现象，每个分散相粒子就像一个光源，向各个方向散射出光波，这种光称为散射光或乳光，所以可见光通过溶胶时产生明显的散射作用，出现丁铎尔现象。如果是真溶液，其分散相粒子太小（小于1 nm），对光的散射极弱，则发生光的透射现象。丁铎尔现象是溶胶特有的现象，可以用于区别溶胶、真溶液和粗分散系。

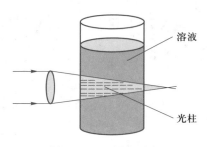

图4-1　丁铎尔现象

【知识拓展】

注射剂的灯检

临床所使用的注射剂均为真溶液，但在注射剂的生产过程中，由于物料、设备、环境、人员等多方面的因素，会产生纤维、白点、色块、金属屑、玻屑等异物，污染药剂，危害人体健康。因此，在注射剂生产和使用的过程中，常通过在灯光下检查溶液是否有乳光来判断注射剂是否合格，这种检测方法称为灯检。

动画:丁铎尔
现象

（二）溶胶的动力学性质

1. 布朗运动　在超显微镜下观察溶胶，可以看到胶粒的光亮点在不停顿地做无规则的运动，这种运动称为布朗运动(Brownian motion)。布朗运动最先由英国植物学家布朗(R.Brown)于1827年用显微镜观察悬浮在水中的花粉时发现。布朗运动产生的原因有两个：一是分散介质分子从各个方向无规则地撞击胶粒，导致其所受合力的大小、方向不断改变，产生无序运动；二是胶粒自身的热运动。布朗运动是以上两种因素综合作用的结果。胶粒越小，运动速度就越快，布朗运动就越剧烈。温度越高，分散介质分子的运动越剧烈，撞击胶粒的力越大，胶粒的运动状态改变越快，布朗运动越明显。布朗运动使胶粒不因重力的作用而迅速沉降，有利于保持溶胶的稳定性。

动画:布朗运动

【知识拓展】

布 朗 运 动

1827年，英国植物学家布朗(1773—1858)在显微镜下观察花粉，发现水中的花粉及其他悬浮的微小颗粒不停顿地做无规则的曲线运动，人们称这种无序的运动为布朗运动。当时人们尚无法清楚解释这一现象的原理。50年后，J·德耳索提出，这些微小颗粒是受到周围分子的不平衡的碰撞导致运动。这种说法后来得到爱因斯坦的证实。

布朗运动的本质是处于液体分子包围之中的微小颗粒，受到液体分子热运动产生的不平衡的碰撞后，沿冲量较大的方向所做的运动。这种不平衡的碰撞使微粒得到的冲量不断改变大小、方向，所以微粒会做无规则的运动。温度越高，布朗运动越剧烈。

2. 扩散现象　当溶胶中的胶粒存在浓度差时，胶粒就能自动地从浓度高的区域向浓度低的区域移动，最后达到浓度均匀的状态，这种现象称为扩散。浓度差越大，扩散越快。扩散是布朗运动的直接结果。在生物体内，扩散是物质输送或物质分子通过细胞膜的推动力之一。

利用胶粒扩散但不能透过半透膜的性质，可除去溶胶中的小分子杂质，使其净化，此法称为透析或渗析。临床上利用透析原理，用人工合成高分子（如聚甲基丙烯酸甲酯）膜作半透膜制成人工肾，帮助肾病患者清除体内有害物质和代谢废物，净化血液，称为"血透"疗法。

3. 沉降平衡　分散相粒子在重力作用下，逐渐下沉的现象称为沉降。粗分散体系（如泥浆）中的粒子较大，无布朗运动，扩散力接近零，在重力作用下很快下沉。溶胶粒子较小，质量较轻，一方面受到重力作用向下沉降，另一方面由于布朗运动粒子扩散向上，当沉降速度等于扩散速度时，溶胶体系就处于平衡状态，这种平衡称为沉降平衡。沉降达到平衡时，溶胶中的粒子浓度自上而下逐渐增大，其情形与大气层中气体的分布相似，利用该分布规律可测定溶胶或生物大分子的分子量。事实上由于胶粒的扩散速度较大，沉降速度较小，在重力场中很难达到平衡，只有在高离心场中，这种平衡才有实际意义，故常利用超速离心机加速沉降。超速离心技术是医学生物学中分离测定物质的必备手段之一。

（三）溶胶的电学性质

1. 电泳　在U形管中注入棕红色的氢氧化铁溶胶，小心地在其液面上注入氯化钠溶液，使溶胶和氯化钠溶液之间有一清晰的界面。在U形管两端分别插入电极，通入直流电。经过一段时间可以观察到负极一端棕红色的氢氧化铁溶胶界面上升，而正极一端的界面下降，如图4-2所示。这种在外电场作用下，胶体粒子在分散介质中定向移动的现象称为电泳。

从电泳方向可以判断胶粒所带的电荷，如上述电泳实验氢氧化铁胶粒向负极移动，说明氢氧化铁溶胶带正电荷。大多数氢氧化物溶胶带正电荷，为正溶胶；大多数金属硫化物、金、银等溶胶则带负电荷，为负溶胶。

电泳现象表明，胶体粒子带有电荷。胶粒所带电荷不同、粒子大小不同，电泳的速度和方向也

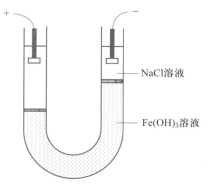

图4-2　氢氧化铁溶胶的电泳现象

不一样,研究胶体的电泳现象可以了解胶体粒子的结构,也可以将带不同电荷胶粒分离开来。在临床生化检验及研究中,电泳常用来分离和鉴定各种氨基酸、蛋白质和核酸等物质,为疾病的诊断提供依据。

2. 电渗　把胶粒浸渍在多孔性隔膜(如海绵、素瓷陶片)上固定,在多孔性物质两侧施加电压,通电后就可观察到液体分散介质的移动。这种在外电场的作用下,分散介质定向移动的现象称为电渗。电渗现象的本质是由于整个溶胶体系是电中性的,分散介质必然具有与胶粒所带电荷相反的电荷。在外电场的作用下,液体分散介质就会通过隔膜向与其电荷相反的电极方向移动。电渗方法可用于溶胶净化、海水淡化等。

3. 胶粒带电荷的原因　胶粒带电荷最常见的原因是胶核的选择性吸附。胶粒中的胶核与分散介质之间有很大的界面,总是选择性地吸附分散体系中与其组成结构相似的离子作为稳定剂,以降低其较高的表面能,并带上相应的电荷。吸附正离子,则胶粒带正电荷;吸附负离子,则胶粒带负电荷。以碘化银(AgI)溶胶为例进一步说明。

以硝酸银稀溶液与碘化钾稀溶液混合制备碘化银溶胶为例,m(约为 1 000)个碘化银聚集成为直径 1～100 nm 的粒子,构成溶胶分散相粒子的核心,称为胶核,如图 4-3 所示。胶核具有很大的比表面积,易吸附溶液中的离子。如果碘化钾过量,溶液中存在剩余的 K^+、NO_3^-、I^- 离子,胶核选择性吸附了 n 个与其组成相同的 I^- 而带负电荷,如图 4-3(a)所示。由于静电作用,溶液中带相反电荷的 K^+ 部分进入紧密层,另一部分形成扩散层。胶核、被吸附的离子,以及能在电场中一起移动的紧密层合在一起称为胶粒,胶粒和扩散层一起构成胶团,整个胶团保持电中性。

这个胶团可表示为:

$$[(AgI)_m \cdot nI^- \cdot (n{-}x)K^+]^{x-} \cdot xK^+$$

胶核　　吸附离子　　紧密层　　扩散层
胶粒
胶团

如果硝酸银过量,胶核就选择性吸附 Ag^+ 而带正电荷,如图 4-3(b)所示。溶液中带相反电荷的 NO_3^- 一部分进入紧密层,另一部分形成扩散层,构成胶团,整个胶团也是电中性的。

这个胶团可表示为:

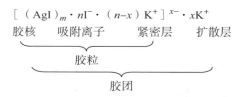

$$[(AgI)_m \cdot nAg^+ \cdot (n{-}x)NO_3^-]^{x+} \cdot xNO_3^-$$

胶核　　　吸附离子　　　　紧密层　　扩散层
胶粒
胶团

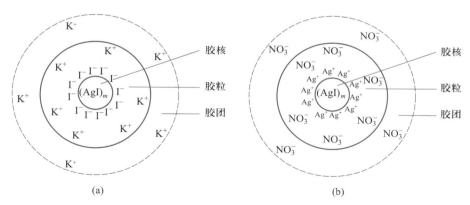

（a）   （b）

图 4-3 AgI 胶团结构示意图
（a）带负电荷；（b）带正电荷

二、溶胶的稳定性和聚沉

（一）溶胶的稳定性

溶胶是一个多相体系,胶粒之间会相互集结形成大颗粒沉淀下来,但事实上有的溶胶可以长期稳定存在,保持相对稳定的状态,其原因有以下几个方面。

1. 胶粒带电荷　同一溶胶中胶粒带有相同符号的电荷,由于胶粒之间相互排斥而不易聚集。并且带电荷越多,斥力越大,胶粒越稳定。胶粒带电荷是溶胶具有相对稳定性的主要原因。

2. 胶粒表面水化膜的保护作用　胶粒吸附层中的离子对水分子有吸引力,吸附的水分子在胶粒表面形成一层水化膜,阻止了胶粒之间的聚集。水化膜越厚,溶胶越稳定。

3. 布朗运动　不停顿、无规则的布朗运动使胶粒具有一定的能量,可以抵抗重力作用,不易下沉,使胶粒具有一定的稳定性。但当布朗运动较为激烈,使胶粒间碰撞过于频繁时,可能合并成为大的颗粒而引起聚沉,因此,布朗运动不是胶体稳定的主要因素。

（二）溶胶的聚沉

溶胶的稳定性是相对的,减弱上述使溶胶稳定的因素就可促使胶粒聚集成较大的颗粒,当胶粒增大到布朗运动不能克服重力作用时,则沉淀下来,这种胶粒聚集变大从分散介质中沉淀析出的过程称为聚沉。促使溶胶聚沉的主要方法有下列几种。

1. 加入电解质　溶胶对电解质十分敏感,加入少量的电解质就能中和胶粒电荷,促使胶粒聚集变大而迅速沉降,引起溶胶聚沉。例如,在氢氧化铁溶胶中,加入少量氯化铵,胶粒的电荷被中和,水化膜也被破坏,胶粒立即发生聚沉,从而析出氢氧化铁沉淀。

电解质对溶胶的聚沉能力,主要取决于与胶粒带相反电荷的离子即反离子的电荷数,反离子的电荷数越高,聚沉能力越强。例如,相同物质的量浓度的电解质,对负溶胶三硫化二砷（As_2S_3）的聚沉能力是：$AlCl_3 > CaCl_2 > NaCl$,对正溶胶氢氧化铁的聚沉能力是：$K_3PO_4 > K_2SO_4 > KCl$。

微课：溶胶的
稳定性与聚沉

动画：胶粒带
电荷的原因

　　河水中含有泥沙胶粒,海水中含有氯化钠等电解质。在长江、珠江等河流的入海处,河水与海水相遇,河水中的泥沙胶粒所带的电荷被海水中带相反电荷的离子所中和,胶粒之间的排斥作用减小,相互凝聚而沉积在入海处,长期积累就形成了三角洲。在豆浆中加入少量石膏($CaSO_4$)溶液能制成豆腐,也是由于电解质中和了豆浆胶粒电荷的结果。

　　2. 加入带相反电荷的溶胶　两种带相反电荷的溶胶按适当的比例混合,也能引起溶胶的聚沉,这种聚沉称为溶胶的相互聚沉。例如,将带负电荷的三硫化二砷溶胶和带正电荷的氢氧化铁溶胶相混合时,由于带正、负电荷的胶粒相互结合,从而使溶胶立即发生聚沉。明矾的净水作用就是利用明矾水解生成的氢氧化铝正溶胶,与带负电荷的胶状污物相互聚沉的结果。

　　3. 加热　很多溶胶加热时都能发生聚沉,这是因为加热增加了胶粒的运动速度和碰撞机会,同时降低了对离子的吸附作用,从而降低了胶粒所带的电荷量和水化程度,使胶粒在碰撞时聚沉。例如,将三硫化二砷溶胶加热至沸,就析出黄色的三硫化二砷沉淀。

【课堂讨论】

　　在装有带负电荷的三硫化二砷胶体的 U 形管中注入氯化钠溶液,使溶胶和氯化钠溶液之间有一清晰的界面,给 U 形管通直流电,请说明现象。

第二节　高分子化合物溶液

微课:高分子
化合物溶液

　　高分子化合物溶液,简称高分子溶液,是高分子化合物溶解在适当的溶剂中所形成的均相体系,分散相和分散介质间没有界面存在。高分子溶液是热力学稳定体系,其性质在很大程度上取决于高分子化合物的结构特征及其在分散介质中的存在状态。

一、高分子溶液的概念

　　高分子化合物是成千上万个原子所组成的有巨大分子量的化合物,包括天然存在的蛋白质、核酸、淀粉、糖原、纤维素、橡胶等和人工合成的高聚物,如尼龙、有机玻璃、塑料等。高分子溶液在形成时要经过溶胀过程,即溶剂小分子进入卷曲成团的高分子链空隙中,形成溶解的前奏——分子体积成倍增大。溶胀是高分子化合物溶解所特有的现象。高分子的溶解过程是可逆的,而溶胶的胶粒一旦凝聚出来,就不能或很难恢复原状。高分子溶液与溶胶都属于胶体分散系,具有溶胶的某些性质,但高分子溶液的分散粒子是单个高分子,其组成、结构与溶胶的胶粒不同,性质也有所不同,可见表 4-1。

表 4-1　高分子溶液和溶胶性质的比较

性质	溶胶	高分子溶液
相同性质	胶粒大小为 1～100 nm； 扩散慢； 不能透过半透膜	分子大小为 1～100mm； 扩散慢； 不能透过半透膜
不同性质	胶粒由许多分子聚集而成； 分散相和分散介质无亲和力（不溶解）； 分散相和分散介质间有界面，是非均相体系，丁铎尔现象强； 不稳定体系，加少量电解质聚沉； 黏度小	胶粒是单个的高分子化合物； 分散相和分散介质有亲和力（自行溶解）； 分散相和分散介质间没有界面，是均相体系，丁铎尔现象弱； 稳定体系，加大量电解质凝聚； 黏度大

二、高分子溶液的特性

高分子溶液具有胶体分散系的某些性质，如扩散速度小，分散相粒子不能透过半透膜等，但同时也具有自身的特性。

（一）稳定性较大

高分子溶液比溶胶稳定性要强，与真溶液相似。在无菌、溶剂不蒸发的情况下，高分子溶液可以长期放置而不沉淀。

高分子溶液之所以比溶胶稳定，与高分子化合物本身的结构特性分不开。高分子化合物具有许多亲水基团（如羟基、羧基、氨基等），当高分子化合物溶解在水中时，这些亲水基团便与水结合，在高分子化合物表面形成一层水化膜。该水化膜与胶粒的水化膜相比，在厚度和结合的紧密程度上都要大得多，因而它在水溶液中比胶粒稳定得多，需要加大量的电解质才能使高分子化合物聚沉。这种加入大量电解质使高分子化合物从溶液中沉淀析出的过程称为盐析。

盐析作用的实质是破坏高分子化合物的水化作用使其脱水，因此盐析一般是可逆的，加水后又可重新溶解。

（二）黏度较大

高分子溶液的黏度比一般溶液或溶胶大得多。溶胶的黏度与介质相比，无多大差异。高分子化合物因具有线状或枝状结构，在溶液中能牵引介质使其运动困难，故表现为黏度大。高分子溶液的黏度受浓度、压力、温度及时间等诸多因素的影响。

1. 浓度　浓度增大，支链与支链之间的距离靠近，互相吸引成网状结构，介质充满于网眼间，使介质流动困难。随着网眼结构的发展，黏度骤增。一般溶液或溶胶的黏度与浓度无此种突然增加的变化关系。

2. 压力　增加压力可使高分子溶液的黏度降低到某一程度后，即不再变化。因为增加压力可破坏其网状结构，黏度因而降低，直到网状结构全部被破坏，黏度即不再随压力而改变。一般溶液或溶胶的黏度与压力几乎无关。

3. 温度　当温度上升时,高分子溶液的黏度下降比真溶液一般要快得多。因为温度上升,粒子运动加剧,削弱了粒子之间的联系,网状结构被破坏,所以造成黏度急剧下降。

4. 时间　高分子化合物间形成的网状结构会随着时间延续而程度加强。所以,高浓度高分子溶液的黏度也随着时间变化而逐渐增大。

三、高分子溶液对胶体的保护作用

在一定量的溶胶中加入足量的高分子溶液,可使溶胶的稳定性增强,当受外界因素作用时(如加入电解质),不容易发生聚沉,这种现象称为高分子的保护作用。这种保护作用在生理过程中很重要。血液中微溶性的无机盐如碳酸钙、磷酸钙等均以溶胶的形式存在于血液中,由于血液中的蛋白质对这类溶胶起了保护作用,所以即使它们分散在血液中的浓度比溶解在纯水中的浓度大,也能稳定存在而不沉淀。如果由于某种疾病使血液中的蛋白质减少,就会减弱对这些盐类溶胶的保护作用,微溶性的盐类有可能沉积在肾、胆囊及其他器官中,这就是各种结石形成的原因之一。

高分子对溶胶的保护作用,一般认为是由于加入的高分子化合物被吸附在胶粒表面上,将整个胶粒包裹起来,形成一个保护层,胶粒不易聚集,从而提高了稳定性。

虽然足够浓度的高分子溶液可以提高溶胶的稳定性,但在溶胶中加入少量的高分子化合物后,反而增加溶胶对电解质的敏感性,降低其稳定性,这种现象称为高分子的敏化作用。产生敏化作用的原因是加入的高分子化合物量太少,不足以包住胶粒,反而使大量的胶粒吸附在高分子的表面,使胶粒间可以互相"桥联",使胶粒变大而易于聚沉。

【知识拓展】

凝　　胶

一定浓度的高分子溶液或溶胶,在适当条件下,黏度逐渐增大,最后失去流动性,整个体系变成一种外观均匀,并保持一定形态的弹性半固体,这种弹性半固体称为凝胶。凝胶在有机体的组成中占重要地位,人体内的肌肉、皮肤、细胞膜、血管壁,以及毛发、指甲、软骨等都可看作是凝胶。由溶液或溶胶形成凝胶的过程称为胶凝作用。

第三节　表面活性物质和乳状液

把两相接触的分界面称为界面,有液-气界面、固-气界面、液-液界面、固-液界面等类型,若其中有一相为气相,习惯上称为表面。物质在界面上所发生的物理和化学现象称为界面现象,也称为表面现象。

一、表面活性物质

(一)表面张力

分析液体表面和内部分子受力情况,如图4-4,液体内部的分子 A 受到各个方向等同的引力,合力为零,处于平衡状态,可自由移动而不做功;但靠近液体表面的分子 B 受力不均,下方密集液体分子对它的吸引力远大于上方稀疏气体分子对它的吸引力,所受合力不为零,方向指向液体内部并与液面垂直。这种合力试图将表层的分子拉入液体内部,即表面存在自动缩小的趋势,这种抵抗扩张的力称为表面张力,垂直作用于单位长度的界面上。所以液体表面有自动缩小表面积的趋势,总是趋向于形成球形,如荷叶上的水珠。

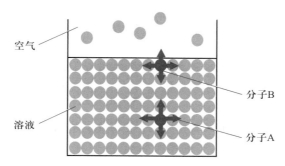

图4-4 液体表面与液体内部分子受力情况

表面张力是物质的特性,是分子间相互作用的结果,大小与温度和界面两相物质的性质有关。不同的物质,表面张力不同。

(二)表面吸附

表面吸附是指固体或液体表面吸引其他物质的分子、原子或离子聚集在其表面的过程。具有吸附作用的物质称为吸附剂,被吸附的物质称为吸附质。

1.固体表面吸附 固体表面可通过吸附气体分子或液体分子以降低其表面张力,分为物理吸附和化学吸附,两者各有不同的特点,见表4-2。固体表面吸附在中草药提纯中有广泛的应用,如利用活性炭、硅胶、活性氧化铝和分子筛等去除中草药中的植物色素等。

表4-2 物理吸附与化学吸附的比较

特点	物理吸附	化学吸附
作用力	分子间力(范德华力)	化学键
选择性	无	有
吸附、解吸的速率与平衡	快,与分子间引力大小不同有关	较慢,不易达到平衡
温度影响	低温	升温有利于吸附
存在	较为普遍	特定吸附质与吸附剂之间

2. 溶液表面吸附　在一定温度下纯液体都有一定的表面张力,若向纯液体(如水)中加入溶质,由于溶质占据部分表面,溶液的表面张力随之变化,加入的溶质不同,对溶剂的影响不同。

(1)正吸附:若加入的溶质能降低溶剂的表面张力,则溶液表层将保留更多的溶质,其表面层的浓度大于溶液内部的浓度,从而降低体系表面能,使体系趋于稳定,这种吸附称为正吸附(简称吸附)。如向水中加入长链脂肪酸盐(如硬脂酸钠)、合成洗涤剂(如十二烷基硫酸钠)等溶质后在溶液中能形成正吸附。

(2)负吸附:若加入的溶质能增加溶剂的表面张力,溶液表层则排斥溶质,使其尽量进入溶液内部,此时溶液表层溶质的浓度小于其内部浓度,这种吸附则称为负吸附。

(三)表面活性物质

凡是能显著降低水的表面张力,产生正吸附的物质称为表面活性物质或表面活性剂,如肥皂及各种合成洗涤剂都是常见的表面活性剂。

凡是能使水的表面张力升高或略微降低,产生负吸附的物质则称为非表面活性物质或表面惰性物质,如氯化钠、氯化铵等无机盐,以及醇、醛、羧酸、蔗糖等有机物都是表面惰性物质。

表面活性物质能显著降低水的表面张力,与其分子结构密切相关,共同特征是:既包含亲水基(如羟基、羧基、氨基等),又包含憎水基(或称疏水基、亲油基,如烃基、苯基等)。这种不对称的分子结构,决定了表面活性物质具有表面吸附、分子定向排列及形成胶束等基本性质,其结果是降低了表面张力,使体系趋于稳定。

以肥皂(高级脂肪酸钠)为例,当它溶入水中,亲水的羧基受水分子吸引进入溶液内部,而憎水的烃基受水分子排斥则力图离开水相而向溶液表层聚集,伸向空气。如果水中加入极少量的肥皂,它就被吸附在溶液表面定向排列,形成单分子吸附层薄膜(图4-5),从而降低水的表面张力和体系的表面能;当进入水中的肥皂达到一定量时,在单分子吸附层薄膜形成的同时,溶液内部表面活性物质逐渐聚集起来,形成疏水基向"内"而亲水基向"外"的直径在胶体范围的胶束,由于胶束的形成减少了疏水基与水的接触表面积,

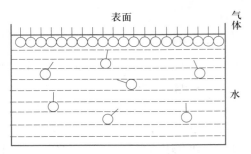

图 4-5　表面活性物质在液-气界面上的定向排列

从而使得体系稳定。由胶束形成的溶液称为缔合胶体。由于表面活性剂的"两亲性",它不仅可在液-气界面吸附,也可在其他相界面(如液-液界面、固-液界面等)吸附。

表面活性剂在生命科学中有重要的意义。例如,构成细胞膜的脂类(如磷脂、糖脂等)、血液中的某些蛋白质等都是表面活性物质。磷脂使细胞保持一定形态,有利于物质交换;血浆蛋白使脂溶性物质形成稳定的胶体,利于脂类物质的运输;由胆囊分泌的胆汁酸盐能乳化脂肪形成稳定的乳状液,利于脂类物质的消化和吸收。一些生物表面活性剂有抗微生物(细菌、真菌、病毒)活性的作用。表面活性剂具有的乳化、润湿、增溶、起泡、消

泡等作用,在医药学上有着广泛的应用。

二、乳状液

　　乳状液是一种常见的粗分散系,由两种互不相溶的液体组成,其中一种液体以小液滴的形式均匀分布在另一种液体中,分散相粒子直径在100～10 000 nm。例如,在水中加入少量油并剧烈振荡,形成油分散在水中的乳状液,静置后水、油自动分层,不能形成稳定的乳状液。

　　1. 稳定乳状液的形成　欲制得较为稳定的乳状液,必须加入第三种物质来增加其稳定性。能增加乳状液稳定性的物质或能促进两种互不相溶的液体形成稳定乳状液的物质称为乳化剂,其所起的稳定作用称为乳化作用。常用的乳化剂是一些表面活性物质,如肥皂、洗涤剂、胆固醇等。乳化剂能被吸附在油滴和水的界面上,一方面是其分子中的亲水基团伸向水相,亲油基团伸向油相,在两相界面上呈定向排列,降低了界面张力和界面能,使乳状液变得稳定,如图4-6;另一方面是在油滴表面形成单分子层保护膜,阻止了油滴之间的相互聚集,从而使乳状液更稳定。

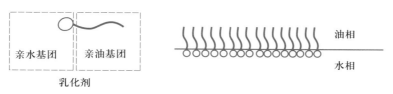

亲水基团　亲油基团

乳化剂

油相

水相

图4-6　乳化剂在水相和油相间定向排列

　　2. 乳状液的分类　乳状液通常由水和有机液体(常称为"油")组成,水用"W"表示,油用"O"表示。按分散相是油或者是水,可把乳状液分为两类:一类是以油为分散相,水为分散介质,称为"水包油"型,用符号O/W表示,如图4-7(a),牛奶和豆浆都是天然的O/W型;另一类是以水为分散相,油为分散介质,称为"油包水"型,用符号W/O表示,如图4-7(b)。鱼肝油乳剂、钠肥皂等亲水性较强的乳化剂易形成O/W型乳状液,而胆固醇、钙肥皂等亲油性较强的乳化剂易形成W/O型乳状液。

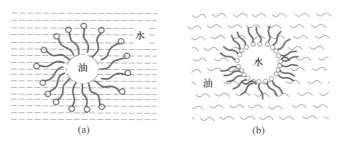

水

油

水

油

(a)　　　　　　　　(b)

图4-7　两种类型乳状液的示意图

(a)O/W型;(b)W/O型

　　两类乳状液在外观上并无太大的区别,但表现出的性质各不相同,O/W 型乳状液的外相是水,通常显示出水溶液的性质;W/O 型乳状液的外相是油,通常显示出油类物质的性质。

　　水与油混合后究竟是形成 O/W 型还是 W/O 型乳状液,除了与水、油数量之比有关外,还取决于乳化剂的类型和性质。若加入油溶性乳化剂,如胆固醇、钙肥皂等,形成 W/O 型乳状液;若加入水溶性乳化剂,如乳蛋白、钠肥皂等,形成 O/W 型乳状液。

　　乳状液和乳化作用在生物医药上有着非常重要的意义,口服药、注射药以及外用药多被制成乳状液。药用油类常需要乳化后才能作为内服药,一方面可以掩盖药物不好的味道,另一方面有利于肠道对药物的吸收,如鱼肝油乳剂。

课后练习

一、名词解释

1. 溶胶　2. 电泳　3. 丁铎尔现象　4. 溶胶聚沉　5. 表面活性物质

二、填空题

1. 溶胶中的分散介质与分散相之间有明显的界面,是热力学不稳定体系,具有_____、_____和_____等三大基本特征。

2. 使溶胶相对稳定的因素有_____、_____。

3. 使溶胶发生聚沉的方法有_____、_____、_____。

4. 从结构上看,表面活性剂的分子由_____和_____两部分组成。

5. 乳状液通常由_____和_____组成。按分散相不同,可把乳状液分为_____和_____两类。

三、选择题

1. 能透过滤纸不能透过半透膜的分散系是(　　　)。
   A. NaOH 溶液　　　　B. AgI 溶胶　　　　C. 泥浆　　　　D. 乙醇溶液

2. 能产生丁铎尔现象是(　　　)。
   A. NaCl 溶液　　　　B. 葡萄糖溶液　　　　C. 豆浆　　　　D. $Fe(OH)_3$溶胶

3. 胶粒带电荷的主要原因是(　　　)。
   A. 布朗运动　　　　B. 选择性吸附　　　　C. 扩散　　　　D. 丁铎尔现象

4. 对胶体具有保护作用的是(　　　)。
   A. 蔗糖　　　　B. 明胶　　　　C. 氨水　　　　D. 硫酸钾

5. 在外电场作用下,胶粒在分散介质中定向移动的现象称为(　　　)。
   A. 电渗作用　　　　B. 电泳现象　　　　C. 盐析现象　　　　D. 渗透现象

四、判断题

1. 溶胶是胶体中的一种类型,是由分子(或原子)的聚集体高度分散在不相溶的分散介质中形成的多相体系,其聚集体的直径在 100～1 000 nm。 (　　　)

2. 产生丁铎尔现象的原因是胶粒对光的散射。 (　　　)

3. 从电泳方向可以判断胶粒所带的电荷,大多数氢氧化物溶胶带正电荷。 (　　　)

4. 溶胶中的分散介质与分散相之间有明显的界面,不稳定。　　　　　　　（　　）

5. 只要在溶胶中加入少量的高分子化合物,就会增加溶胶的稳定性。　　　（　　）

五、问答题

1. 胶粒为什么会带电荷?

2. 为什么在溶胶中加入少量电解质就会发生聚沉,而要使蛋白质溶液聚沉需要加入大量的电解质?

3. 溶胶是多相不均匀体系,为什么还具有一定的稳定性? 如何使溶胶聚沉?

（王　丽）

第四章

在线测试

第五章　化学反应速率和化学平衡

第五章
思维导图

学习目标：

1. 掌握化学反应速率的概念、表示方法和影响因素，化学平衡、化学平衡常数的概念和影响化学平衡移动的因素。

2. 熟悉化学平衡常数的数学表达式，化学平衡移动的原理。

3. 了解化学反应速率理论，化学平衡移动原理的应用。

【问题导入】

我们可以控制化学反应速率吗?

人们对不同化学反应的反应速率的期望是不一样的，如对于车辆、楼房、桥梁中使用的金属，希望其锈蚀的速率减慢，以最大限度地减少金属锈蚀造成的损失；对于废弃的塑料制品，希望能加快其降解的速率，以减少环境污染。

问题：1. 化学反应速率与哪些因素有关?

2. 如何通过改变反应条件来达到人们需要的反应速率?

认识人体内的生理变化、生化反应及药物在体内的代谢等生理现象，需要懂得化学反应速率和化学平衡的基本知识。化学反应速率研究化学反应的快慢；化学平衡研究化学反应能否发生及进行的程度。

第一节　化学反应速率

一、化学反应速率的概念

化学反应速率是指在一定条件下，化学反应中某物质的浓度随时间的变化率，用符号 v 表示。

（一）平均反应速率

平均反应速率 $\bar{v}$ 表示化学反应在 Δt 时间段中，某物质浓度改变量（Δc）的绝对值。

$$\overline{v} = \left| \frac{\Delta c}{\Delta t} \right| \tag{5-1}$$

$\overline{v}$ 的常用单位为 mol/(L·s)；Δc 的常用单位为 mol/L；Δt 的常用单位为秒(s)、分(min)和小时(h)。

例 5-1　某条件下,在一容器中合成氨的反应 $N_2(g) + 3H_2(g) \rightleftharpoons 2NH_3(g)$,起始时氮气的浓度为 1.0 mol/L,氢气的浓度为 3.0 mol/L。2 s 后测得氨气的浓度为 0.4 mol/L,计算以各种物质表示的反应速率。

解:根据各物质量的关系有

	$N_2(g)$	+	$3H_2(g)$	$\rightleftharpoons$	$2NH_3(g)$
起始浓度/(mol·L^{-1})	1.0		3.0		0
2 s 后的浓度/(mol·L^{-1})	$1.0 - \frac{0.4}{2} = 0.8$		$3.0 - 0.4 \times \frac{3}{2} = 2.4$		0.4
2 s 内浓度的变化量/(mol·L^{-1})	-0.2		-0.6		0.4
平均每秒浓度变化量/(mol·L^{-1}·s^{-1})	-0.1		-0.3		0.2

平均反应速率 $\overline{v}$ 分别可以表示为:

$$\overline{v}(N_2) = -\frac{0.8 \ mol/L - 1.0 \ mol/L}{2 \ s} = 0.1 \ mol/(L \cdot s)$$

$$\overline{v}(H_2) = -\frac{2.4 \ mol/L - 3.0 \ mol/L}{2 \ s} = 0.3 \ mol/(L \cdot s)$$

$$\overline{v}(NH_3) = \frac{0.4 \ mol/L - 0 \ mol/L}{2 \ s} = 0.2 \ mol/(L \cdot s)$$

由此可见,同一个反应用不同物质的浓度变化表示反应速率时,其数值是不同的,因此,在表示反应速率时,必须注明使用的是哪一种物质。

各物质的反应速率之间有一定的数量关系,其比值恰好等于化学反应方程式中各物质的化学计量数之比,即 $\overline{v}(N_2) : \overline{v}(H_2) : \overline{v}(NH_3) = 1 : 3 : 2$。

对于任意一个化学反应:

$$m\text{A} + n\text{B} = p\text{C} + q\text{D}$$

各物质的反应速率之间存在以下关系:

$$\frac{1}{m}\overline{v}_A = \frac{1}{n}\overline{v}_B = \frac{1}{p}\overline{v}_C = \frac{1}{q}\overline{v}_D$$

(二)瞬时速率

在反应过程中,绝大部分化学反应都不是匀速进行的,反应的平均速率不能真实说明化学反应进行的快慢情况。当反应时间(Δt)足够小时,反应的平均速率就接近反应的真实速率,这就是瞬时速率,即在一定条件下,当 $\Delta t \to 0$ 时反应物浓度的减少或生成物浓度的增加,其表达式为:

$$v = \lim_{\Delta t \to 0} \left| \frac{\Delta c}{\Delta t} \right| = \left| \frac{dc}{dt} \right|$$

对于任意一个化学反应:

$$mA + nB \rightleftharpoons pC + qD$$

各物质的瞬时速率之间存在以下关系：

$$-\frac{dc_A}{m\,dt} = -\frac{dc_B}{n\,dt} = \frac{dc_C}{p\,dt} = \frac{dc_D}{q\,dt}$$

如没有特别说明，反应速率指 Δt 时间内的平均速率。

微课：化学
反应速率

【课堂讨论】

在化学反应速率公式中为什么会出现正、负号？何时使用正号？何时使用负号？

二、化学反应速率理论简介

微课：化学反应
速率理论简介

物质世界存在各种各样的化学反应，它们的反应速率各不相同。其原因主要有两个方面：一是外界因素，如反应物的浓度、反应时的温度和压强、所使用的催化剂等，对化学反应速率有较大的影响；二是反应物的组成、结构和性质，是决定化学反应速率的内在因素。为此，针对化学反应速率，人们提出了各种学说，其中较为流行的是碰撞理论和过渡态理论。

（一）碰撞理论

1918 年，英国科学家路易斯（W.C.M.Lewis）在气体分子运动论的基础上，提出碰撞理论，该理论在一定程度上解释了不同化学反应速率的快慢，尤其是气态双原子分子反应速率的差别。

1. 碰撞理论的主要论点

（1）反应物分子间的碰撞是发生化学反应的前提条件。如果分子间不发生碰撞，反应不可能发生。碰撞频率越高，化学反应速率就越快。

（2）不是任何碰撞都能发生化学反应。能够发生反应的碰撞称为有效碰撞，不能发生反应的碰撞称为无效碰撞。碰撞是分子间发生反应的必要条件。

（3）能否发生有效碰撞，还取决于碰撞分子间的取向，这是有效碰撞发生的充分条件。

例如反应：

$$NO_2(g) + CO(g) \rightleftharpoons NO(g) + CO_2(g)$$

当反应物 CO 分子和 NO_2 分子碰撞时，它们的相对取向必须适合，即只有 CO 分子中的碳原子与 NO_2 分子中的氧原子相互碰撞时，才有可能发生反应，否则反应就不能进行，如下所示。

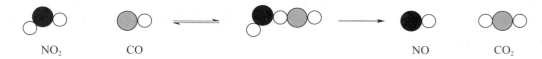

NO₂ CO NO CO₂

2. 活化分子与活化能　能发生有效碰撞的分子，称为活化分子。活化分子比普通分子具有更高的能量，能够克服分子间的排斥作用而发生化学反应。活化分子数在总分子数中占有的百分数越大,则有效碰撞的次数就越多,反应速率就越快。

活化分子所具有的最低能量称为临界能(E_c)。活化分子的临界能(E_c)与反应物分子的平均能量($\overline{E}$)之差,称为**活化能(E_a)**。活化能取决于反应物分子的本性。不同的反应,活化能各不相同,其数值一般为 $60\sim250$ kJ/mol。

化学反应的活化能越小,活化分子百分数越大,单位时间内有效碰撞的次数越多,化学反应速率就越大,反应就越快。碰撞理论比较直观和容易理解,对于简单反应的解释较为成功。但由于该理论简单地把分子看成是没有内部结构和没有内部运动的刚性球体,所以对于一些复杂分子间的反应,常常不能给予合理的解释。

动画:活化分子和活化能

(二) 过渡态理论

随着人们对物质内部结构认识的深入,20 世纪 30 年代,由 A.G.埃文斯和 M.波拉尼提出化学反应速率的过渡态理论,又称为活化配合物理论。

1. 过渡态理论的主要论点

(1) 反应物分子相互碰撞时要经过一个中间过渡状态,即形成活化配合物,再转化为生成物。

过渡态理论认为,当具有足够能量的反应物分子沿着一定的方向相互接近时,分子中的化学键要经过重排,能量重新分配,形成活化配合物,再转化为生成物。

例如反应:

$$A+BC \longrightarrow [A\cdots B\cdots C] \longrightarrow AB+C$$
活化配合物(过渡态)

(2) 活化配合物具有较高的能量,因而极不稳定,一经形成就极易分解。

(3) 活化配合物所具有的最低能量与反应物分子的平均能量之差即为活化能。

2. 反应历程 活化配合物所具有的势能高于反应物的势能,也高于生成物的势能。因此,由反应物转变为生成物必须逾越一个能量障碍,也即能垒。过渡态理论将反应过程看成是一个吸收能量,用以越过能垒的过程。当能垒越高,活化能越大,活化分子数越少,反应速率越小;反之,能垒越低,活化能越小,活化分子数越多,反应速率越大。如图 5-1 所示。

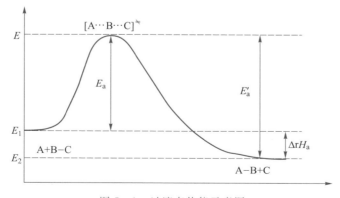

图 5-1 过渡态势能示意图

对于任意一个可逆反应,正反应的活化能 E_a 与逆反应的活化能 E_a' 之差为反应热(ΔrH_a),即 $\Delta rH_a = E_a - E_a'$。若 $E_a > E_a'$,则 $\Delta rH_a > 0$,反应为吸热反应;若 $E_a < E_a'$,则 $\Delta rH_a < 0$,反应为放热反应。

三、影响化学反应速率的因素

微课:影响化学
反应速率
的因素

影响化学反应速率大小的内在因素有反应物的结构、组成和性质,外界因素有浓度、温度、催化剂等。掌握外界因素对化学反应速率的影响将会对人们的日常生活和生产实践产生积极的作用。

(一)浓度对化学反应速率的影响

1. 基元反应和复杂反应 化学反应方程式只能说明反应物和生成物及它们之间量的关系,并不能代表反应的实际过程。

一步就可直接从反应物转化为生成物的化学反应称为基元反应,也称简单反应。

例如:

$$2NO_2 \longrightarrow 2NO + O_2$$

多数化学反应并不能一步完成,而是分步进行,这样的化学反应称为复杂反应,又称为非基元反应。一个化学反应是否是基元反应,从表面上很难判断,必须通过实验才能证实。

例如:

$$H_2 + I_2 \longrightarrow 2HI$$

实验证实其反应历程为:

$$I_2(g) \longrightarrow 2I(g)(快)$$

$$2H(g) + 2I(g) \longrightarrow 2HI(g)(慢)$$

此反应是由两个基元反应组成的复杂反应,该反应的反应速率将由最慢的基元反应速率决定,因此,最慢的基元反应又称为限速步骤。

2. 质量作用定律 实验证明,在一定温度下,基元反应的反应速率与各反应物浓度的幂次方的乘积成正比,此规律称为质量作用定律。各反应物浓度的幂指数分别为反应方程式中各反应物的化学计量数。

如对任一基元反应:

$$mA + nB \Longrightarrow pC + qD$$

速率方程表达式为:

$$v = kc_A^m c_B^n \tag{5-2}$$

k 为反应速率常数,是一个反应的特征物理常数,不同反应的速率常数不同,其大小反映速率快慢和反应的难易程度。反应速率常数与反应物的本性有关,与反应物的浓度无关,但受到温度、溶剂、催化剂等因素的影响。速率方程中可用反应气体的分压代替其浓度,对于反应物中的纯固体或纯液体,在速率方程中视为常数。

由式(5-2)可知,在相同条件下,基元反应的反应物浓度越大,反应速率越大。浓度对反应速率的影响可以用碰撞理论来解释。根据碰撞理论,在一定温度下,加大反应物浓度,将增加单位体积内活化分子的个数和反应物分子的碰撞次数,也就增加了有效碰撞的次数,使反应速率增加。

对于复杂反应,速率方程中反应物浓度的幂指数通过实验测定,与反应方程式中反应物的化学计量数无关。

如复杂反应:

$$4H_2 + 2NO_2 \longrightarrow 4H_2O + N_2$$

经实验证实,此反应的速率方程为:

$$v = kc_{H_2}c_{NO_2}^2$$

压强对化学反应速率的影响,在本质上与浓度对反应速率的影响相同。需要注意的是压强只对有气体参加的化学反应的反应速率有影响。

(二)温度对化学反应速率的影响

温度是影响化学反应速率的主要因素之一。化学反应速率与温度的关系比较复杂,通常情况下,温度升高会加快反应速率。

例如:

$$2H_2 + O_2 \longrightarrow 2H_2O$$

常温下反应几乎不能察觉,但当温度升至 673 K,大约 80 天可完全反应,升至 773 K 时只需要 2 h 左右,升至 873 K 以上,则迅速反应并发生猛烈爆炸。大量的实验证明,当其他条件不变时,温度每升高 10 K,化学反应速率可增加到原来的 2~4 倍,该规律又称为范托夫经验规则。

温度对化学反应速率的影响,实质是温度对反应速率常数的影响。1889 年瑞典化学家阿伦尼乌斯(S.A.Arrhenius)根据大量的实验数据,提出反应速率常数(k)和温度(T)之间存在着定量关系,称为阿伦尼乌斯方程。公式表示为:

$$k = Ae^{-E_a/RT} \tag{5-3}$$

式中,A 为碰撞频率因子,单位与 k 相同;R 为摩尔气体常数,$R = 8.314$ J/(mol·K);E_a 为活化能,常用单位为 kJ/mol;T 为热力学温度,单位为 K;e 为自然对数的底,e=2.718。

由阿伦尼乌斯方程可看出,反应速率常数(k)与热力学温度(T)成指数关系,温度的微小变化,将导致反应速率常数(k)较大的变化。

温度对化学反应速率的影响可用碰撞理论解释:一是温度升高,反应物分子运动速率加快,单位时间内反应物分子的碰撞总次数增加,有效碰撞次数增加,导致反应速率增大;二是升高温度使活化分子百分比增加,有效碰撞次数大大增加,从而使反应速率大幅度增加。

(三)催化剂对化学反应速率的影响

某些物质能改变化学反应速率,而其质量和化学性质在反应前后基本不发生改变,这样的物质称为催化剂,这种能改变化学反应速率的作用称为催化作用。催化剂有正、负之分,正催化剂可以加快反应速率,负催化剂能够减慢反应速率,负催化剂又称为抑制剂。一般情况下所提到的催化剂是指正催化剂。

　　催化剂能改变化学反应速率的原因是它参与了化学反应过程,改变了原来的反应途径,降低了反应的活化能,所以使反应速率加快。

　　例如反应:

$$A+B \longrightarrow AB$$

　　如图 5-2 所示,未加催化剂的反应途径是(1),其反应活化能为 E_a;加入催化剂 C 后,反应途径为(2),分两步进行:

　　第一步:$A+C \longrightarrow AC$,活化能为 E_{a1};

　　第二步:$AC+B \longrightarrow AB+C$,活化能为 E_{a2}。

　　由于 E_{a1} 和 E_{a2} 均远小于 E_a,降低了反应所需活化能,活化分子百分数增加,所以反应速率大大加快。

　　催化剂具有以下特点:

　　1. 催化剂只改变化学反应速率,而不影响化学反应的始态和终态,即催化剂不能改变反应的方向。

　　2. 对于可逆反应,催化剂可以同等程度地加快正、逆反应的速率。

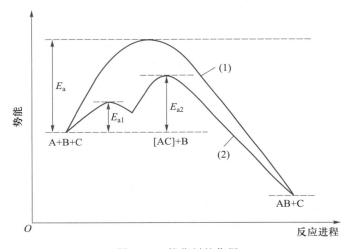

图 5-2　催化剂的作用

【知识拓展】

催化剂的发现

　　催化剂最早由瑞典化学家琼斯·雅可比·贝采里乌斯(Jons Jakob Berzelius,1799—1848)发现。一天,贝采里乌斯的妻子玛丽亚准备了酒菜宴请亲友,祝贺她的生日。贝采里乌斯沉浸在实验中,完全忘了这件事,直到玛丽亚把他从实验室拉出来,他才想起,匆忙赶回家后,顾不上洗手就接过一杯蜜桃酒一饮而尽。当他斟满第二杯酒干杯时,却皱起眉头喊道:"玛丽亚,你怎么把醋拿给我喝!"玛丽亚愣住了,从瓶子里倒出一杯来品尝,确实是香醇的蜜桃酒啊!贝采里乌斯随手把自己倒的那杯酒递过去,玛丽亚喝了一口,几乎全吐了出来,也说:"甜酒怎么一下子变成醋酸啦?"客人们纷纷猜测着这"神杯"发生的怪事。贝采里乌斯发现,原来酒杯里有少量黑色粉末,是手上沾满了在实验室研磨白金时沾上的铂黑,便兴奋地把那杯酸酒一饮而尽。原来,把酒变成醋酸的魔力是白金粉末,它加快了乙醇(酒精)和空气中的氧气发生化学反应,生成了醋酸。后来,人们把这一作用叫作触媒作用或催化作用。1836年,贝采里乌斯在《物理学与化学年鉴》杂志上发表了一篇论文,首次提出了"催化"与"催化剂"概念。

第二节 化学平衡

一、化学平衡的概念

(一)可逆反应

同一条件下,能同时向正、逆两个方向进行的化学反应称为可逆反应。即在反应物转变为生成物的同时,生成物又可以转变为反应物的化学反应,常用"$\rightleftharpoons$"表示。人们常把从左向右进行的反应称为正反应,把从右向左进行的反应称为逆反应。若反应一旦发生就只朝着一个方向进行到底,直到反应物完全转变为生成物,此类反应称为不可逆反应。实际上大多数化学反应都是可逆反应,只有极少数的反应如放射性元素的蜕变、$KClO_3$ 的分解等反应是不可逆反应。

(二)化学平衡

例如反应:
425℃ $\qquad\qquad H_2(g) + I_2(g) \rightleftharpoons 2HI(g)$
由图 5-3、图 5-4 可看出:

1. 反应开始时,正反应速率大、逆反应速率小,正反应为主;当有 HI(g)生成时,则逆反应开始进行,因生成物很少,逆反应速率很小。

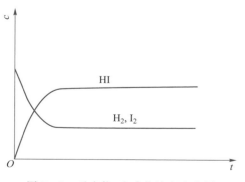

图 5-3 反应物、生成物浓度变化图

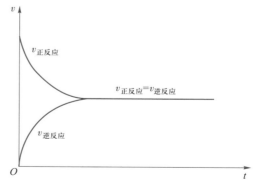

图 5-4 正、逆反应速率变化示意图

2. 随着反应的进行,反应物逐渐减少,生成物逐渐增多,则正反应速率逐渐减慢,逆反应速率逐渐加快。

3. 当正、逆反应速率相等时,HI(g)、H_2(g)、I_2(g)浓度不再发生变化,体系就处于平衡状态。

在一定条件下,当可逆反应进行到一定程度时,正反应速率与逆反应速率相等,体系中反应物和生成物的浓度不再发生变化,此时体系所处的状态称为化学平衡状态。

化学平衡具有以下特征:

1. 动　化学平衡是动态平衡,反应达到平衡后,正、逆反应仍在进行。

2. 静　可逆反应处于平衡状态时,正反应速率与逆反应速率相等,体系中各物质浓度保持不变。化学平衡状态是可逆反应能进行的最大程度。

3. 定　平衡状态只与反应条件(如温度、浓度)有关,与反应途径无关。

4. 变　化学平衡是在一定条件下建立的,外界条件一旦改变,正、逆反应速率将不再相等,原来的平衡即被破坏,直至建立新的平衡。

微课:可逆反应和化学平衡

二、化学平衡常数

(一)化学平衡常数的表示

动画:可逆反应与化学平衡

通过实验测量平衡状态时各组分的浓度或分压而求得的平衡常数称为实验平衡常数。

对于任一可逆反应:

$$a\,A(g) + b\,B(g) \Longleftrightarrow d\,D(g) + e\,E(g)$$

在一定温度下,反应达到化学平衡状态时,从理论上可推导出下列定量关系式:

$$K_p = \frac{[p_D]^d \cdot [p_E]^e}{[p_A]^a \cdot [p_B]^b} \quad 或 \quad K_c = \frac{[D]^d \cdot [E]^e}{[A]^a \cdot [B]^b} \tag{5-4}$$

K_c 为浓度平衡常数,K_p 为压力平衡常数。式(5-4)表明在一定温度下,可逆反应达到化学平衡状态时,生成物和反应物的平衡浓度或平衡分压以其化学计量数为指数的幂的乘积之比为一常数,这一定律又称为化学平衡定律。实验平衡常数一般量纲不为一,只有当反应物和生成物的化学计量数之和相等时才是量纲为一的量,为简便起见,本书不列出单位。

(二)化学平衡常数的意义

1. 化学平衡常数的大小是可逆反应进行程度(限度)的标志。化学平衡常数越大,表明正反应进行得越完全,越彻底;反之,表明反应进行得越不完全。

2. 化学平衡常数是可逆反应的特性常数,与反应的本性和反应温度有关,对于给定的化学反应,平衡常数仅随温度的变化而变化,而与反应物的初始浓度及反应途径无关。

(三)化学平衡常数表达式的书写规则

1. 平衡常数表达式中,各物质的浓度均为平衡浓度,气态物质以平衡分压表示。

2. 反应中有纯固体或纯液体参加时, 其"浓度"可看作是常数, 不写入平衡常数表达式中。例如:

$$MgCO_3(s) \Longrightarrow MgO(s) + CO_2(g)$$

平衡常数表达式为: $K_p = p_{CO_2}$

3. 稀溶液中进行的反应, 若有水参加, 水的浓度不必写在平衡常数表达式中。例如:

$$NaAc(aq) + H_2O(l) \Longrightarrow HAc(aq) + NaOH(aq)$$

平衡常数表达式为: $K_c = \dfrac{[NaOH][HAc]}{[NaAc]}$

但是, 在非水溶液中的反应, 有水参加反应, 则水的浓度应写入平衡常数表达式中。

4. 平衡常数表达式必须与反应方程式一致。同一反应的反应方程式写法不同, 则平衡常数的表达式不同。

$$N_2(g) + 3H_2(g) \Longrightarrow 2NH_3(g) \quad K_1 = \dfrac{[NH_3]^2}{[N_2][H_2]^3}$$

$$\frac{1}{2}N_2(g) + \frac{3}{2}H_2(g) \Longrightarrow NH_3(g) \quad K_2 = \dfrac{[NH_3]}{[N_2]^{\frac{1}{2}}[H_2]^{\frac{3}{2}}}$$

由此可见, K_1 与 K_2 不相同, 且 $K_1 = K_2^2$。

【课堂讨论】

在平衡常数表达式的书写中, 为什么反应中有纯固体或纯液体参加时, 其"浓度"可看作是常数, 不写入平衡常数表达式中; 稀溶液中进行的反应, 若有水参加, 水的浓度也不必写?

微课: 化学
平衡常数

(四) 转化率

可逆反应达到平衡时, 反应物转化为生成物的百分率, 称为反应物的平衡转化率, 用符号 α 表示。

$$\alpha = \frac{平衡时已转化的反应物的浓度}{反应物的初始浓度} \times 100\% \qquad (5-5)$$

α 和 K_c 都可以表示可逆反应进行的程度。通常情况下, K_c 越大, 则 α 越大, 表示正反应进行得越完全。转化率与平衡常数有明显不同, α 不但与温度有关, 还与反应体系的起始状态有关。同一反应中不同反应物的转化率不同, 因此使用时须指明是哪种反应物的转化率。

例 5 - 2 25℃时, 可逆反应 $Pb^{2+}(aq) + Sn(s) \Longrightarrow Pb(s) + Sn^{2+}(aq)$ 的平衡常数为 2.2. 若 Pb^{2+} 的起始浓度为 0.10 mol/L, 计算 Pb^{2+} 的平衡转化率。

解: 设反应达到平衡时, Sn^{2+} 的平衡浓度为 x mol/L, 由反应式可知 Pb^{2+} 的平衡浓度为 $(0.10 - x)$ mol/L。

此反应的平衡常数表达式为:

$$K_c = \frac{[Sn^{2+}]}{[Pb^{2+}]}$$

将数据代入上式中得:

$$2.2 = \frac{x \ \text{mol/L}}{(0.10-x) \ \text{mol/L}}$$

$$x = 0.069$$

所以:　　　　　　　　$[\text{Sn}^{2+}] = 0.069 \ \text{mol/L}$

$[\text{Pb}^{2+}] = 0.10 \ \text{mol/L} - x \ \text{mol/L} = 0.10 \ \text{mol/L} - 0.069 \ \text{mol/L} = 0.031 \ \text{mol/L}$

Pb^{2+} 的平衡转化率为:

$$\alpha = \frac{c(\text{Pb}^{2+}) - [\text{Pb}^{2+}]}{c(\text{Pb}^{2+})} \times 100\% = \frac{0.10 \ \text{mol/L} - 0.031 \ \text{mol/L}}{0.10 \ \text{mol/L}} \times 100\% = 69\%$$

(五) 可逆反应进行的方向

对于任一可逆反应:

$$a\text{A(s)} + b\text{B(aq)} \Longleftrightarrow d\text{D(g)} + e\text{E(aq)}$$

在某温度下,将任意状态下生成物与反应物的相对浓度或相对分压各以其化学计量数为指数的幂的乘积之比定义为反应商,用 Q 表示:

$$Q = \frac{(p_D)^d \cdot (c_E)^e}{(c_B)^b} \tag{5-6}$$

在一定温度下,比较反应商与平衡常数的大小就可以判断可逆反应的方向。

(1) 若 $Q = K_c$,可逆反应处于平衡状态。

(2) 若 $Q < K_c$,可逆反应向正反应方向进行。

(3) 若 $Q > K_c$,可逆反应向逆反应方向进行。

三、影响化学平衡的因素

化学平衡是动态的平衡,当外部条件改变时,原有平衡被破坏,可逆反应将从一种平衡状态向另一种平衡状态转变,这一过程称为化学平衡的移动。影响化学平衡的因素很多,下面主要讨论浓度、压强、温度和催化剂对化学平衡的影响。

(一) 浓度对化学平衡的影响

可逆反应达到平衡后,$Q = K$。改变平衡体系中任一反应物或生成物的浓度,都会使反应商发生改变,造成 $Q \neq K$,引起化学平衡发生移动。

增大反应物的浓度或减小生成物的浓度,都会使反应商减小,使 $Q < K$,原有的平衡状态被破坏,可逆反应向正反应方向进行,反之,减小反应物的浓度或增大生成物的浓度,会使 $Q > K$,反应向逆反应方向进行,直至反应达到新的平衡。在新的平衡状态下,各物质的浓度均发生改变。在生产中,为降低成本,达到提高经济效益的目的,常常加大价格低廉反应物的投料比,使价格昂贵的物质得到充分利用。

(二) 压强对化学平衡的影响

由于压强对固体、液体的体积影响极小,所以压强的变化对固相、液相反应的平衡几乎没有影响。因此只讨论压强对有气体参加的可逆反应的化学平衡的影响。

对某一有气体参加的反应：

$$a\,A(g) + b\,B(g) \Longrightarrow d\,D(g) + e\,E(g)$$

在一定温度下达到化学平衡时：

$$Q = K = \frac{p_D^d \cdot p_E^e}{p_A^a \cdot p_B^b} \tag{5-7}$$

1. 反应前后气体分子总数不相等　当$(d+e)>(a+b)$，其他条件不变，增大压强，相应各组分的分压也增大，但生成物增大的程度比反应物大，导致$Q>K$，化学平衡向逆反应方向进行；减小压强，相应各组分的分压也减小，但生成物减小的程度比反应物大，导致化学平衡向正反应方向进行。当$(d+e)<(a+b)$，其他条件不变，增大压强和减小压强，化学平衡移动的方向正好相反。

总之，对有气体参加且反应前后气体分子总数不相等的可逆反应，当其他条件不变时，增大压强，平衡向气体分子总数减小的方向移动；减小压强，平衡向气体分子总数增大的方向移动。

2. 反应前后气体分子总数相等　在其他条件不变时，因为$(d+e)=(a+b)$，增大或减小压强，相应各组分的分压同等程度增大或减小，始终保持$Q=K$，所以化学平衡不发生移动。

（三）温度对化学平衡的影响

浓度和压强的改变并不影响可逆反应的平衡常数，而温度的变化可改变平衡常数，导致$Q \neq K$，从而使化学平衡移动。

温度对平衡常数的影响与反应热有关。对于放热反应，K随温度的升高而减小；对于吸热反应，K随温度的升高而增大。

对于吸热反应，在一定温度下达到平衡时，$Q=K$，当温度由T_1升高到T_2时，平衡常数由K_1增大到K_2，此时$Q<K$，化学平衡向正反应（吸热反应）方向移动。

对于放热反应，在一定温度下达到平衡时，$Q=K$，当温度由T_1升高到T_2时，平衡常数由K_1减小到K_2，此时$Q>K$，化学平衡向逆反应（吸热反应）方向移动。

总之，对任意可逆反应，在其他条件不变时，升高温度，化学平衡向吸热反应的方向移动；降低温度，化学平衡向放热反应的方向移动。

（四）催化剂对化学平衡的影响

催化剂通过改变反应途径和活化能来改变反应速率，缩短到达平衡状态的时间，其对正、逆反应速率的影响程度相同。由于催化剂不能改变反应的平衡常数和反应商，所以不能使化学平衡发生移动。

【课堂讨论】

既然催化剂不能使化学平衡发生移动，为什么在一些反应中我们还要加入催化剂呢？

综上所述,浓度、压强和温度是影响化学平衡移动的重要因素。法国化学家勒夏特列(Le Chatelier)归纳出一条普遍的规律:任何已经达到平衡的体系,若改变平衡体系的条件之一,则平衡向削弱这个改变的方向移动。这一规律又称勒夏特列原理。

课后练习

一、名词解释

1. 化学反应速率 2. 催化剂 3. 化学平衡 4. 可逆反应 5. 活化分子

二、填空题

1. 同一个反应用不同物质的浓度变化表示反应速率时,其数值是不同的,它们的比值恰好等于化学反应方程式中各物质的_____之比。

2. 化学反应的活化能越小,活化分子百分数越大,单位时间内有效碰撞的次数越多,化学反应速率就_____,反应就_____。

3. 能否发生有效碰撞,取决于碰撞分子间的_____,这是有效碰撞发生的充分条件。

4. 可逆反应在反应开始时,反应物浓度_____,正反应速率_____,随着反应的进行,反应物浓度逐渐_____,正反应速率逐渐_____。

5. 化学平衡常数是可逆反应的特性常数,对于给定的化学反应,平衡常数仅随_____而变化,而与反应物的初始浓度及反应途径无关。

6. 化学平衡是_____的平衡,当外部条件改变时,原有平衡被破坏,可逆反应将从一种平衡状态向另一种平衡状态转变。

7. 任何已经达到平衡的体系,若改变平衡体系的条件之一,则平衡向_____这个改变的方向移动,这一规律又称勒夏特列原理。

三、选择题

1. 当可逆反应达到平衡后,则(　　　)。

    A. 正、逆反应停止

    B. 反应物和生成物的质量分数相同

    C. 反应物和生成物的质量分数不再随时间而变化

    D. 反应物和生成物的质量分数不再因温度、压强的变化而变化

2. 下列措施肯定能使化学反应速率增大的是(　　　)。

    A. 增加压强　　　　　　　　B. 升高温度

    C. 使用催化剂　　　　　　　D. 增大反应物的量

3. 决定化学反应速率的主要因素是(　　　)。

    A. 反应时的温度　　　　　　B. 反应时的压强

    C. 反应物的浓度　　　　　　D. 反应物的本性

4. 能使可逆反应平衡常数发生变化的因素是(　　　)。

    A. 反应时的温度　　　　　　B. 反应物的浓度

    C. 反应体系的压强　　　　　D. 使用催化剂

5. 在 2 L 的溶液中含 8.0 mol 某反应物,经过 2 s 后,该反应物还剩 4.0 mol,则以该反应物表示的反应速率是(   )。

    A. 1.0 mol/(L·s)   B. 0.5 mol/(L·s)

    C. 3.0 mol/(L·s)   D. 1.5 mol/(L·s)

四、判断题

1. 活化分子相碰撞即可发生化学反应。   (   )

2. 升高温度会加快化学反应速率,其主要原因是增加了活化分子的碰撞次数。

                                          (   )

3. 凡能影响反应速率的因素,都能使化学平衡移动。   (   )

4. 增大反应物的浓度,平衡向生成物浓度增大的方向移动。   (   )

5. 加热能加快吸热反应速率、减慢放热反应速率,平衡向吸热反应方向移动。

                                          (   )

五、简答题

1. 影响化学反应速率的主要因素有哪些? 如何影响?

2. 什么叫化学平衡的移动? 影响化学平衡移动的主要因素有哪些? 如何影响?

3. 催化剂能改变化学反应速率,为什么对化学平衡移动无影响?

第五章
在线测试

                                                (王　丽)

第六章　酸　碱　平　衡

学习目标:

1. 掌握酸碱质子理论的要点,水的质子自递平衡与溶液的 pH,共轭酸碱对 K_a 与 K_b 的关系及相关计算,一元弱酸和弱碱的解离平衡、解离常数及应用。

2. 熟悉强、弱电解质概念,一元弱酸、弱碱溶液 pH 近似计算,同离子效应、盐效应。

3. 了解多元弱酸、弱碱的分级解离,酸碱指示剂及变色原理。

【问题导入】

为什么尿常规检查项目有 pH?

在医学上,尿液的酸、碱度是尿常规检查项目中的重要指标。正常人尿液 pH 一般在 4.5～8.0,平均值为 6.0。尿常规 pH 指标反映了体内酸碱平衡状况和肾的调节功能,若其在正常范围之外,意味着体内代谢出现了问题,或者是由于药物影响。

问题:1. 什么是酸碱平衡?

2. 什么是"酸中毒"和"碱中毒"?

酸和碱、酸碱反应是化学研究的重要内容。人体体液的酸碱平衡与人体健康密切相关。正常生理状态下,人体组织细胞在新陈代谢中会不断产生酸、碱性物质;一些酸、碱性物质会随食物(包括药物等)进入体内,机体通过一系列调节作用,将多余的酸、碱性物质排出体外,以保持体液的酸碱度稳定在特定的 pH 范围之内。体液的酸碱平衡对保障机体维持正常的生理活动具有十分重要的意义。在医药领域中,临床检验常用诊断试剂的制备、使用、储存,临床药物在体内的吸收、分布、代谢和药效,都与物质的酸碱性有着密切的关系。故掌握酸、碱的概念及酸碱平衡的知识,对学好医药学专业知识和理论极为重要。

第一节　酸碱理论简介

一、酸碱电离理论

人们对酸碱的认识经历了一个漫长的过程。最初将一些能使紫色的石蕊试液变成红色的一类物质称为酸,变成蓝色的一类物质称为碱。后来发现这类物质的水溶液都可以导电。将在水溶液及熔融状态下可以导电的化合物称为电解质,不能导电的化合物称为非电解质。

研究发现,电解质分子在水溶液中能够形成自由移动的阴、阳离子,这一过程就称为电解质电离(或解离)。解离现象是电解质导电的根本原因。根据电解质解离程度和导电能力的不同将其分为两类。在水溶液中几乎完全解离、导电能力强的电解质称为强电解质;而部分解离、导电能力弱的电解质称为弱电解质。弱电解质的解离是可逆的,达到平衡状态时,主要以分子形式存在,离子浓度较低,故导电能力较差。

1887 年,瑞典化学家阿伦尼乌斯(S. Arrhenius)在前人研究的基础上,基于溶液导电实验的结果,提出了著名的酸碱电离理论,即 Arrhenius 酸碱理论。该理论认为,在水溶液中能够电离出 H^+ 的化合物是酸,能够电离出 OH^- 的化合物是碱,酸与碱反应可以生成盐和水,酸碱反应的实质是 $H^+ + OH^- \longrightarrow H_2O$。酸、碱、盐都属于电解质。强酸、强碱及大多数盐类均属于强电解质,如盐酸、氢氧化钠、氯化钠等。弱酸、弱碱、少数盐类都属于弱电解质,如醋酸(HAC)、氨水、醋酸铅[$Pb(Ac)_2$]等。有机物大多属于非电解质,如葡萄糖、乙醇等。电解质的解离过程可用解离方程式表示:

$$HCl \Longrightarrow H^+ + Cl^-, \quad NaOH \Longrightarrow Na^+ + OH^-$$
$$HAC \Longrightarrow Ac^- + H^+$$

酸碱电离理论采用电离的概念定义酸、碱,有助于认识酸、碱的组成及酸碱反应中的定量关系,使人们对酸、碱的认识由现象深入本质,在化学科学的发展中产生了重要的影响,至今仍然在使用。但该理论把酸、碱和酸碱反应只限于水溶液,具有很大的局限性。

【课堂讨论】

根据酸碱电离理论,将下列物质按照电解质和非电解质、强电解质和弱电解质进行分类:KNO_3、H_2SO_4、H_2CO_3、$Ca(OH)_2$、$NH_3 \cdot H_2O$、Na_3PO_4、蔗糖。

视频:盐酸与醋酸的酸性比较实验

二、酸碱质子理论

1923 年,丹麦化学家布朗斯特(J. N. Bronsted)和英国化学家劳瑞(T. M. Lowry)分别提出了酸碱质子理论,该理论重新定义了酸和碱、酸碱反应等概念,对物质的酸碱性和酸碱反应的认识更加深入和全面。

微课:酸碱质子理论简介

(一) 酸碱的定义

酸碱质子理论认为,凡是能给出质子(H^+)的物质都是酸,凡是能接受质子的物质都是碱。酸和碱的关系可用下式表示:

$$酸(HB) \Longrightarrow 碱(B^-) + 质子(H^+)$$

从关系式可见,酸和碱不是孤立存在的,酸给出一个质子即转变为碱,碱接受一个质子即转变为酸,酸和碱通过质子传递相互联系,相互转化。表 6-1 列出了一些常见酸和碱及其相互转化关系。

表 6 - 1　一些常见酸和碱及其相互转化关系

酸(HB) ⇌ 碱(B⁻)＋质子(H⁺)	酸(HB) ⇌ 碱(B⁻)＋质子(H⁺)
$HCl \rightleftharpoons Cl^- + H^+$	$HAc \rightleftharpoons Ac^- + H^+$
$H_3O^+ \rightleftharpoons H_2O + H^+$	$H_2O \rightleftharpoons OH^- + H^+$
$H_2CO_3 \rightleftharpoons HCO_3^- + H^+$	$HCO_3^- \rightleftharpoons CO_3^{2-} + H^+$
$NH_4^+ \rightleftharpoons NH_3 + H^+$	$H_2PO_4^- \rightleftharpoons HPO_4^{2-} + H^+$

在表 6 - 1 中，无论是分子还是离子，关系式左侧的物质都能给予一个质子，都属于酸；右侧的物质都能接受一个质子，都属于碱。这种酸和碱在组成上仅相差一个质子、相互依赖的关系，称为共轭关系。具有共轭关系的一对酸和碱，称为共轭酸碱对。例如，$HAc - Ac^-$、$H_2CO_3 - HCO_3^-$、$NH_4^+ - NH_3$ 等都是共轭酸碱对。在共轭酸碱对中，左侧的酸是右侧碱的共轭酸，右侧的碱是左侧酸的共轭碱；共轭酸给出质子的能力（酸性）越强，对应的共轭碱接受质子的能力（碱性）就越弱；反之亦然。

在酸碱质子理论中，酸和碱是相对的。有些物质在不同的共轭关系中，既可给予质子表现为酸，又可接受质子表现为碱，这些物质称为两性物质。如 H_2O、HCO_3^- 等。

酸碱质子理论没有盐的概念。如 NaAc，其中 Ac^- 是共轭碱，可接受质子生成共轭酸 HAc；而 Na^+ 既不能给予也不能接受质子，称为非酸非碱物质。

【课堂讨论】

根据酸碱质子理论，将下列物质按酸、碱、两性物质进行分类，并找出共轭酸碱对：NH_4^+、Ac^-、NH_3、H_2O、HS^-、OH^-、HAc、HPO_4^{2-}、PO_4^{3-}、S^{2-}。

（二）酸碱的反应

酸碱质子理论认为，在酸碱反应中，质子不可能单独存在，共轭酸给出质子的同时，质子就必须与另一共轭碱相结合。酸碱反应的实质是在两对共轭酸碱对之间的质子传递反应。例如，HAc 与 H_2O 的酸碱反应如下：

$$\underset{\text{酸}_1}{HAc} + \underset{\text{碱}_2}{H_2O} \rightleftharpoons \underset{\text{酸}_2}{H_3O^+} + \underset{\text{碱}_1}{Ac^-}$$

在上述反应中，酸₁（HAc）给出质子转变成其共轭碱₁（Ac^-），碱₂（H_2O）接受质子转变成其共轭酸₂（H_3O^+）。同样，酸₂（H_3O^+）也可给出质子转变成其共轭碱₂（H_2O），碱₁（Ac^-）也可接受质子转变成其共轭酸₁（HAc）。

在质子传递反应中，存在着争夺质子的过程。一般是强酸给出质子，转化为较弱的共轭碱；强碱争夺质子，转化为较弱的共轭酸。酸碱反应的方向总是由较强的酸与较强的碱作用转变生成较弱的酸和较弱的碱。例如，HCl 与 NH_3 的酸碱反应：

$$\overset{\displaystyle H^+}{\underset{\underset{\text{强酸}_1\quad\text{强碱}_2\qquad\qquad\text{弱酸}_2\quad\text{弱碱}_1}{}}{HCl + NH_3 \rightleftharpoons NH_4^+ + Cl^-}}$$

上述反应无论在气相还是在以水、苯、液氨作溶剂的液相中,都是 HCl(强酸$_1$)将质子传递给 NH_3(强碱$_2$),转变为共轭碱 Cl^-(弱碱$_1$);NH_3(强碱$_2$)夺取质子,转变为共轭酸 NH_4^+(弱酸$_2$),实质完全一样。

根据酸碱质子理论,酸碱电离理论中酸和碱的解离反应、中和反应、盐的水解反应等离子反应从本质上看都属于质子传递反应。

$$
\begin{aligned}
&\overset{\displaystyle H^+}{\overset{\big\downarrow}{}}\\
&HCl + H_2O \rightleftharpoons H_3O^+ + Cl^- \quad\text{(酸的解离反应)}\\
&H_3O^+ + OH^- \rightleftharpoons H_2O + H_2O \quad\text{(酸碱中和反应)}\\
&NH_4^+ + H_2O \rightleftharpoons H_3O^+ + NH_3 \quad\text{(盐的水解反应)}\\
&H_2O + NH_3 \rightleftharpoons NH_4^+ + OH^- \quad\text{(碱的解离反应)}\\
&H_2O + Ac^- \rightleftharpoons HAc + OH^- \quad\text{(盐的水解反应)}\\
&\text{酸}_1\quad\text{碱}_2\qquad\quad\text{酸}_2\quad\text{碱}_1
\end{aligned}
$$

总之,酸碱质子理论强调酸与碱之间相互依赖、相互转化的辩证关系,扩大了酸碱的含义及酸碱反应的范围,摆脱了酸碱物质与酸碱反应必须以水作为溶剂的限制。但酸碱质子理论把酸局限于在组成中含有质子的物质,仍有一定的局限性。像 SO_3、BF_3 等早已被实验证实为酸性物质,却被排斥在酸的行列。1923 年,美国化学家路易斯提出酸碱电子理论,该理论定义凡是能接受外来电子对的物质是酸,凡是能给出电子对的物质是碱。酸是电子对的接受体,碱是电子对的给予体。对于判断无质子物质的酸碱性,有了相应的科学依据。但该理论酸碱概念显得过于笼统,且不能定量比较酸碱的强弱,故有待完善。

第二节　水溶液的酸碱平衡

微课:水溶液的
酸碱性

一、水的质子自递平衡和溶液的酸碱性

(一)水的质子自递平衡

根据酸碱质子理论,水是两性物质,在两个水分子之间可以发生质子传递反应,称为水的质子自递反应,即电离理论中水的解离反应。在一定条件下,反应达到平衡,称为水的质子自递平衡,即水的解离平衡。

$$\overset{\displaystyle H^+}{\overset{\big\downarrow}{H_2O + H_2O \rightleftharpoons H_3O^+ + OH^-}}$$

根据化学平衡原理,该反应的平衡常数 K_i 表达式为:

$$K_i = \frac{[H_3O^+][OH^-]}{[H_2O]^2} \qquad (6-1)$$

水为极弱电解质,质子自递反应十分微弱,在纯水或稀溶液中,一般将 $[H_2O]$ 看作常数,故可将 $[H_2O]^2$ 与 K_i 合并,用符号 K_w 表示,式(6-1)可变为:

$$K_w = [H_3O^+][OH^-] \qquad (6-2)$$

由式(6-2)可知,一定温度下,在纯水或以水作溶剂的溶液中,$[H_3O^+]$ 和 $[OH^-]$ 的乘积 K_w 为常数,称为水的质子自递平衡常数,也常称为水的离子积常数,简称水的离子积。实验测得,298 K 时,纯水中 $[H_3O^+] = [OH^-] = 1.0 \times 10^{-7}$ mol/L,故 $K_w = [H_3O^+][OH^-] = 1.0 \times 10^{-14}$。一般可将 $[H_3O^+]$ 简写为 $[H^+]$,则 $K_w = [H^+][OH^-] = 1.0 \times 10^{-14}$。

水的质子自递反应是吸热反应,K_w 随温度的升高而增大。不同温度下水的离子积常数值见表 6-2。为了方便,在室温附近时,K_w 通常取值为 1.0×10^{-14}。

表 6-2　不同温度时水的离子积常数

温度/K	273	291	295	298	323	373
K_w	1.13×10^{-15}	6.81×10^{-15}	1.00×10^{-14}	1.008×10^{-14}	5.47×10^{-14}	5.51×10^{-13}

K_w 适用于纯水及以水作溶剂的任何稀溶液体系。在任何水溶液中都同时存在 H^+ 和 OH^-。在纯水中加入酸或碱,仅能使水的质子自递平衡发生移动,改变 $[H^+]$ 与 $[OH^-]$,而 K_w 始终保持恒定。一定温度下,若已知水溶液中的 $[H^+]$,就可计算出 $[OH^-]$,反之亦然。

例 6-1　计算室温时,0.010 mol/L NaOH 溶液中的 $[H^+]$ 和 $[OH^-]$。

解: NaOH 是强电解质,在水中完全解离。故溶液中 $[OH^-] = 1.0 \times 10^{-2}$ mol/L。根据 $K_w = [H^+][OH^-] = 1.00 \times 10^{-14}$,得:

$$[H^+] = \frac{K_w}{[OH^-]} = \left(\frac{1.0 \times 10^{-14}}{1.0 \times 10^{-2}}\right) \text{mol/L} = 1.0 \times 10^{-12} \text{ mol/L}$$

(二) 水溶液的酸碱性

在室温下,纯水中 $[H^+] = [OH^-] = 1.0 \times 10^{-7}$ mol/L,故纯水显中性。当在纯水中加入少量的酸或碱时,水的质子自递平衡被破坏,达到新的平衡时,溶液中 $[H^+] \neq [OH^-]$,因此溶液表现出酸性或碱性。故水溶液的酸碱性是由溶液中 $[H^+]$ 和 $[OH^-]$ 的相对高低决定的。室温下,水溶液的酸碱性与 $[H^+]$ 和 $[OH^-]$ 关系如下:

$$\text{酸性溶液} \quad [H^+] > 1.0 \times 10^{-7} \text{ mol/L} > [OH^-]$$
$$\text{中性溶液} \quad [H^+] = 1.0 \times 10^{-7} \text{ mol/L} = [OH^-]$$
$$\text{碱性溶液} \quad [H^+] < 1.0 \times 10^{-7} \text{ mol/L} < [OH^-]$$

在稀溶液中,$[H^+]$ 或 $[OH^-]$ 很低,用 $[H^+]$ 或 $[OH^-]$ 来表示溶液的酸碱性不太方便,故常用 pH 或 pOH。pH 是指溶液中氢离子浓度(严格指活度)的负对数,pOH 是指氢氧根离子浓度的负对数,即:

$$pH = -\lg[H^+] \qquad (6-3)$$

$$pOH = -lg[OH^-] \tag{6-4}$$

将式(6-2)两边各取负对数,并将式(6-3)、式(6-4)代入后有:

$$pK_w = pH + pOH = 14(室温下) \tag{6-5}$$

据此,室温下,水溶液的酸碱性与 pH、pOH 的关系如下:

$$酸性溶液 \quad pH < 7.00 < pOH$$
$$中性溶液 \quad pH = 7.00 = pOH$$
$$碱性溶液 \quad pH > 7.00 > pOH$$

由此可见,pH 越小(pOH 越大),则溶液的酸性越强(碱性越弱);pH 越大(pOH 越小),则溶液的酸性越弱(碱性越强)。$[H^+]$ 或 $[OH^-]$ 每改变 10 倍,则 pH 或 pOH 改变一个单位。

pH 或 pOH 的使用范围一般在 0~14。对于 pH<0 的强酸性溶液或 pH>14 的强碱性溶液,一般直接用 $[H^+]$ 或 $[OH^-]$ 来表示溶液的酸碱性更方便。

例 6-2 计算室温时,0.10 mol/L HCl 溶液和 0.10 mol/L NaOH 溶液的 pH。

解:HCl 和 NaOH 均为强电解质,在水溶液中全部解离,故:

在 0.10 mol/L HCl 溶液中,$[H^+] = 0.1$ mol/L,$pH = -lg[H^+] = -lg\ 0.1 = 1$;

在 0.10 mol/L NaOH 溶液中,$[OH^-] = 0.1$ mol/L,$pOH = -lg[OH^-] = -lg\ 0.1 = 1$,$pH = 14 - pOH = 14 - 1 = 13$

【课堂讨论】

计算 1.00×10^{-8} mol/L NaOH 溶液的 pH,若将此浓度直接代入式(6-4)、式(6-5),会得到 $pH = 14 - pOH = 14 - lg(1.00 \times 10^{-8}) = 6$,即 NaOH 溶液显酸性的荒谬结果。请分析、讨论谬误产生的原因。

---

pH 的概念广泛应用于医药学、生物学等诸多领域。人体的各种体液都要求有适宜的 pH 范围以保证人体正常的生理活动。例如,人体内以酶为催化剂的各种生化反应只能在适宜的 pH 下进行,胃蛋白酶最适宜的 pH 范围是 1.5~2.0,pH>4 时就会失去活性。表 6-3 列出了人体部分体液的正常 pH。

表 6-3 人体部分体液的 pH

体液	pH	体液	pH	体液	pH	体液	pH	体液	pH
血液	7.35~7.45	细胞液	7.20~7.45	组织液	7.0~7.5	淋巴液	7.20~7.35	脑脊液	7.30~7.50
唾液	6.6~7.1	尿液	6.5~7.8	细胞外液	6.8~7.0	骨髓液	7.3~7.5	小肠液	7.6
胃液	0.9~1.5	子宫液	7.5~8.8	胆汁液	7.1~8.5	胰液	7.5~8.0	大肠液	8.4

二、弱酸弱碱的解离平衡

根据电离理论,弱电解质在水溶液中存在解离与结合两个互为可逆的过程。弱电解质分子受水分子的作用,有一部分会解离生成离子进入溶液;这些已解离的离子又可互相碰

微课:弱酸弱碱的解离平衡

撞,一部分重新结合生成分子。在一定条件下,当分子解离与离子重新结合生成分子的速率相等时,溶液中各组分的浓度保持恒定,达到动态平衡状态,称为弱电解质的解离平衡。

(一) 一元弱酸(弱碱)溶液的解离平衡

1. 酸常数 K_a 与碱常数 K_b　根据酸碱质子理论,一元弱酸(弱碱)是指在水溶液中只能给出(或接受)一个质子的酸(碱)。弱酸(弱碱)的解离过程实质上是共轭酸(共轭碱)与溶剂水分子之间的质子传递过程。在一定温度下,当一元弱酸(HA)在水溶液中将质子传递给 H_2O 的速率与 H_3O^+ 将质子传递给 A^- 的速率相等时,达到动态平衡状态,称为 HA 的质子传递平衡,即一元弱酸的解离平衡,可用下式表示:

$$HA + H_2O \Longrightarrow H_3O^+ + A^-$$

根据化学平衡原理,其平衡常数为:

$$K_a = \frac{[H_3O^+][A^-]}{[HA]} \tag{6-6}$$

式中,K_a 称为弱酸 HA 在水溶液中的质子传递平衡常数,简称酸常数。$[H_3O^+]$、$[A^-]$ 表示 H_3O^+ 和 A^- 的平衡浓度,$[HA]$ 表示平衡时一元弱酸的浓度,浓度单位为 mol/L。在稀溶液中,$[H_2O]$ 视作常数,故可不用代入关系式。

同理,一元弱碱(A^-)在水溶液中与 H_2O 之间的质子传递平衡可用下式表示:

$$A^- + H_2O \Longrightarrow OH^- + HA$$

其平衡常数为:

$$K_b = \frac{[OH^-][HA]}{[A^-]} \tag{6-7}$$

式中,K_b 称为弱碱 A^- 在水溶液中的质子传递平衡常数,简称碱常数,即弱碱的解离常数。

$K_a(K_b)$ 是表征弱酸(弱碱)质子转移程度大小的特征常数,反映了弱酸(弱碱)在水中的解离程度。$K_a(K_b)$ 数值越大,表示弱酸(弱碱)质子传递的程度越大,解离程度越大,酸(碱)性越强。

不同弱酸(弱碱)的 $K_a(K_b)$ 不同,其大小与弱酸(弱碱)的本性、温度、溶剂有关,与弱酸(弱碱)的浓度无关。一些常见弱酸、弱碱的 $K_a(K_b)$ 见表 6-4(表中 K_{a1}、K_{a2}、K_{a3} 分别表示多元弱酸的一级解离常数、二级解离常数和三级解离常数)。

表 6-4　一些弱酸、弱碱的解离常数(298.15 K)

名称	K_a	pK_a	名称	K_a	pK_a
醋酸(HAC)	1.76×10^{-5}	4.75	碳酸(H_2CO_3)	$4.3 \times 10^{-7}(K_{a1})$	6.37
甲酸(HCOOH)(20℃)	1.77×10^{-4}	3.75		$5.6 \times 10^{-11}(K_{a2})$	10.25
氢氰酸(HCN)	6.2×10^{-10}	9.21	磷酸(H_3PO_4)	$7.6 \times 10^{-3}(K_{a1})$	2.12
草酸($H_2C_2O_4$)	$5.9 \times 10^{-2}(K_{a1})$	1.23		$6.3 \times 10^{-8}(K_{a2})$	7.20
	$6.4 \times 10^{-5}(K_{a2})$	4.19		$4.5 \times 10^{-13}(K_{a3})$	12.35
硼酸(H_3BO_3)	5.8×10^{-10}	9.24	氨水($NH_3 \cdot H_2O$)	$1.76 \times 10^{-5}(K_b)$	4.75

【知识拓展】

解离度 α 与解离常数 K_i

根据酸碱电离理论,一定温度下,弱电解质在水溶液中达解离平衡时,已解离的弱电解质分子数占解离前该分子总数的百分比,称为弱电解质的解离度,用符号 α 表示。

$$\alpha = \frac{\text{已解离的电解质分子数 } n}{\text{电解质分子总数 } n_0} \times 100\% = \frac{\text{已解离的电解质浓度 } c}{\text{电解质解离前的浓度 } c_0} \times 100\%$$

在质子理论中,弱酸(弱碱)在水溶液中的质子传递程度也可用解离度表示。α 与 K_i 之间既有联系又有区别。α 与弱电解质的本性、温度、溶剂有关,并受溶液浓度 c 的影响。升高温度,α 相应增大。α 与 c、K_i 三者之间的定量关系如下:$K_i = c\alpha^2$ 或 $\alpha = (K_i/c)^{1/2}$。关系式表明:在一定温度下,同一弱电解质的 α 与其 c 的平方根成反比,即溶液越稀,c 越低,其 α 越大,称为稀释定律。

由于影响 α 的因素较多,故用 α 判断不同电解质的相对强弱时,必须在相同温度、浓度下进行比较。而 K_i 与 c 无关,因此用 K_i 来反映弱电解质的解离程度更好。例如,298.15 K 时,0.10 mol/L 醋酸溶液与同浓度氢氰酸溶液的 α 分别为 1.34% 和 0.01%,表明每 10 000 个弱电解质分子中分别有 134 个分子和 1 个分子发生了解离,醋酸的解离程度大,故醋酸的酸性及导电能力比氢氰酸强。

2. 共轭酸碱对 K_a 与 K_b 的关系　根据酸碱质子理论,HA 与 A^- 互为共轭酸碱对,在水溶液中,共轭酸 HA 和共轭碱 A^- 与水分子之间都存在质子传递反应与平衡。HA 与 A^- 相互依存,相互转化,其 K_a 与 K_b 之间存在一定的联系。将式(6-6)、式(6-7)中 K_a 与 K_b 两式相乘,可得如下关系:

$$K_a \times K_b = \frac{[H_3O^+][A^-]}{[HA]} \times \frac{[OH^-][HA]}{[A^-]} = [H_3O^+][OH^-] = K_w \quad (6-8)$$

将式(6-8)两端取负的常用对数,令 $pK = -\lg K$,则有下列关系:

$$pK_a + pK_b = pK_w = 14(\text{室温下}) \quad (6-9)$$

上述关系式显示,在共轭酸碱对 HA—A^- 中,共轭酸与共轭碱的酸碱强度相互依存,共轭酸给出质子的能力越强,其共轭碱接受质子的能力就越弱;反之亦然。在一对共轭酸碱对中,只要给出了共轭酸的 K_a 或共轭碱的 K_b,就可计算出对应的共轭碱的 K_b 或共轭酸的 K_a。

例 6-3　已知 298 K 时,NH_3 的 K_b 为 1.76×10^{-5},计算 NH_4^+ 的 K_a。

解:NH_4^+ 是 NH_3 共轭酸,由公式 $K_a \cdot K_b = K_w$ 可得,NH_4^+ 的 K_a 为:

$$K_a = K_w/K_b = (1.0 \times 10^{-14})/(1.76 \times 10^{-5}) = 5.68 \times 10^{-10}$$

【课堂讨论】

已知 298 K 时,甲酸(HCOOH)的酸常数 $K_a = 1.77 \times 10^{-4}$,乙酸(HAc)的酸常数 $K_a = 1.76 \times 10^{-5}$。请比较:

1. HCOOH(甲酸)和 HAc(乙酸)溶液酸性的强弱;

2. HCOONa(甲酸钠)和 NaAc(乙酸钠)溶液碱性的强弱。

（二）多元弱酸(弱碱)溶液的分级解离

多元弱酸(弱碱)是指在水溶液中能够给出(或接受)两个或两个以上质子的酸(碱)。如 $H_2C_2O_4(C_2O_4^{2-})$、$H_3PO_4(PO_4^{3-})$ 等。多元弱酸(弱碱)在水溶液中的解离是逐级分步进行的,称为分级解离。每一级解离都有对应的质子传递平衡及平衡常数(见表 6-4)。例如,碳酸(H_2CO_3)是二元弱酸,在 298.15 K 时,其分级解离过程如下:

第一级　$H_2CO_3 + H_2O \rightleftharpoons H_3O^+ + HCO_3^-$　$K_{a1} = 4.3 \times 10^{-7}$,$pK_{a1} = 6.3$

第二级　$HCO_3^- + H_2O \rightleftharpoons H_3O^+ + CO_3^{2-}$　$K_{a2} = 5.6 \times 10^{-11}$,$pK_{a2} = 10.3$

对比 H_2CO_3 的 K_{a1} 和 K_{a2},可见其第二级解离程度要弱得多。故 H_2CO_3 溶液中的 H^+ 主要来自第一级解离。当 $K_{a1}/K_{a2} > 10^2$ 时,可忽略第二级产生的 H^+。

CO_3^{2-} 是二元弱碱,其分级解离同样分两级进行。

第一级 $CO_3^{2-} + H_2O \rightleftharpoons HCO_3^- + OH^-$,由于 CO_3^{2-} 是 HCO_3^- 共轭碱,根据式(6-9)可知:$pK_{a2} + pK_{b1} = pK_w = 14$,故有:$pK_{b1} = 14 - 10.3 = 3.7$

第二级 $HCO_3^- + H_2O \rightleftharpoons H_2CO_3 + OH^-$,由于 HCO_3^- 是 H_2CO_3 共轭碱,同理可知:$pK_{a1} + pK_{b2} = pK_w = 14$,故有:$pK_{b2} = 14 - 6.3 = 7.7$

对比 CO_3^{2-} 和 HCO_3^- 的 pK_{b1} 和 pK_{b2},可见其第二级解离程度要弱得多。故 CO_3^{2-} 溶液中的 OH^- 主要来自第一级解离。当 $pK_{b1} - pK_{b2} > 2$ 时,可忽略第二级解离产生的 OH^-。

同理,多元弱酸(弱碱)酸(碱)性的强弱大都取决于 $K_{a1}(K_{b1})$ 的大小。$K_{a1}(K_{b1})$ 越大,酸(碱)性越强。

（三）一元弱酸(弱碱)溶液的 pH 计算

微课:弱酸、弱碱溶液 pH 的计算

1. 一元弱酸溶液的 pH 近似计算　在一元弱酸 $HA(c_a \text{ mol/L})$ 水溶液中,存在以下两种质子传递平衡:

$$HA + H_2O \rightleftharpoons H_3O^+ + A^-$$
$$H_2O + H_2O \rightleftharpoons H_3O^+ + OH^-$$

溶液的 $[H_3O^+]$ 是弱酸 HA 和 H_2O 解离产生的 $[H_3O^+]$ 之和。由于水的解离程度很低,HA 解离产生的 H_3O^+ 对水的解离还有抑制作用,故溶液的酸碱性(pH)主要由弱酸 HA 产生的 $[H_3O^+]$ 决定。当弱酸不是太弱,溶液浓度不是太低,即 $c_a K_a \geqslant 20K_w$ 时,可忽略水的解离产生的 $[H_3O^+]$,只考虑弱酸解离产生的 $[H_3O^+]$。此时,一元弱酸溶液的 pH 计算,可采取下列近似计算公式。一元弱酸 HA 溶液的解离平衡表达式可简写如下:

$$HA \rightleftharpoons H^+ + A^-$$

起始浓度/$(mol \cdot L^{-1})$　　　　c_a　　0　　0

平衡浓度/$(mol \cdot L^{-1})$　　$c_a - [H^+]$　$[H^+]$　$[A^-] = [H^+]$

平衡常数表达式为:　$K_i = \dfrac{[H^+][A^-]}{[HA]} = \dfrac{[H^+][A^-]}{c_a - [H^+]} = K_a = \dfrac{[H^+]^2}{c_a - [H^+]}$

上式为一元二次方程,解方程可得,一元弱酸溶液 $[H^+]$ 的近似计算公式:

$$[H^+] = \frac{-K_a + \sqrt{K_a^2 + 4cK_a}}{2} \tag{6-10}$$

当 $c_a/K_a \geqslant 500$，$\alpha < 5\%$ 时，弱酸解离出的 $[H^+]$ 极小，$c_a - [H^+] \approx c_a$，则方程可简化为 $K_a = \dfrac{[H^+]^2}{c_a}$，式（6-10）可简化为：

$$[H^+] = \sqrt{c_a K_a} \tag{6-11}$$

式（6-11）即为计算一元弱酸溶液 $[H^+]$ 的最简式。一般情况下，当 $c_a K_a \geqslant 20 K_w$，且 $c/K_a \geqslant 500$ 时，采用此最简式计算 $[H^+]$ 的误差小于 $\pm 5\%$。

例 6-4　已知 298.15 K 时，乙酸（HAc）的 $K_a = 1.76 \times 10^{-5}$，计算 0.10 mol/L HAc 溶液的 $[H^+]$、pH 和解离度 α。

解：由于 $c_a/K_a = 0.10/1.76 \times 10^{-5} > 500$，且 $c_a K_a = 0.10 \times 1.76 \times 10^{-5} > 20 K_w$，故可按一元弱酸溶液 $[H^+]$ 的最简式计算，代入式（6-11），得：

$$[H^+] = \sqrt{c_a K_a} = (\sqrt{0.1 \times 1.76 \times 10^{-5}}) \text{ mol/L} = 1.33 \times 10^{-3} \text{ mol/L}$$

$$\text{pH} = -\lg[H^+] = -\lg(1.33 \times 10^{-3}) = 2.88$$

$$\alpha = \frac{[H^+]}{c_a} = \frac{1.33 \times 10^{-3} \text{ mol/L}}{0.10 \text{ mol/L}} \times 100\% = 1.33\%$$

2. 一元弱碱溶液的 pH 近似计算　类似一元弱酸，在一元弱碱 A^-（c_b mol/L）水溶液中，当弱碱不是太弱，溶液浓度不是太低，即 $c_b K_b \geqslant 20 K_w$ 时，可忽略水的解离产生的 OH^-，只考虑一元弱碱解离产生的 OH^-。同理可推出一元弱碱溶液的 $[OH^-]$ 近似计算公式和最简式。当 $c_b/K_b \geqslant 500$，且 $\alpha < 5\%$ 时，计算一元弱碱溶液的 $[OH^-]$ 最简式为：

$$[OH^-] = \sqrt{K_b c_b} \tag{6-12}$$

例 6-5　已知氨水（NH_3 溶液）的 $K_b = 1.76 \times 10^{-5}$，计算 0.15 mol/L NH_3 溶液的 pH。

解：由于 $c_b/K_b = 0.10/1.76 \times 10^{-5} > 500$，且 $c_b K_b = 0.10 \times 1.76 \times 10^{-5} > 20 K_w$，故可按计算一元弱碱溶液的 $[OH^-]$ 最简式进行计算，代入式（6-12），得

$$[OH^-] = \sqrt{K_b c_b} = (\sqrt{1.76 \times 10^{-5} \times 0.15}) \text{ mol/L} = 1.62 \times 10^{-3} \text{ mol/L}$$

$$\text{pH} = 14 - \text{pOH} = 14 - \lg(1.62 \times 10^{-3}) = 14 - 2.84 = 11.21$$

【课堂讨论】

已知氨水 $K_b = 1.76 \times 10^{-5}$，醋酸 $K_a = 1.76 \times 10^{-5}$。计算 0.10 mol/L NH_4Cl 溶液、0.10 mol/L NaAc 溶液的 pH。

提示：NH_4Cl 在水溶液中完全解离为 NH_4^+ 和 Cl^-，Cl^- 为极弱的碱，溶液的酸碱性主要取决于 NH_4^+，NH_4^+ 为 NH_3 的共轭酸，可根据计算一元弱酸溶液的 $[H^+]$ 最简式进行计算。NaAc 在水溶液中完全解离为 Na^+ 和 Ac^-，Na^+ 为非酸非碱类物质，溶液的酸碱性主要取决于 Ac^-，Ac^- 为 HAc 的共轭碱，可按计算一元弱碱溶液的 $[OH^-]$ 最简式进行计算。

三、同离子效应和盐效应

弱电解质的解离平衡与其他化学平衡一样，都是相对稳定的和暂时的动态平衡。一旦外界条件发生变化，这种平衡就会遭到破坏，平衡将发生移动，直至在新的条件下建立新的平衡。新平衡相对于原来的平衡，弱电解质的解离度和溶液中分子、离子的浓度将发生变化。

（一）同离子效应

例如，向 HAc 溶液中加入少量 NaAc 晶体时，溶液中存在下列质子传递平衡：

$$HAc + H_2O \Longrightarrow H_3O^+ + Ac^-$$
$$NaAc \longrightarrow Na^+ + Ac^-$$

因 NaAc 是强电解质，在溶液中完全解离为 Na^+ 和 Ac^-，溶液中 $[Ac^-]$ 显著增大，促使平衡向生成 HAc 的逆方向移动，从而降低了 HAc 的解离度。建立新平衡后，$[H_3O^+]$ 会明显降低，溶液酸性减弱。这种在弱电解质溶液中，加入与弱电解质具有相同离子的易溶强电解质，导致弱电解质的解离平衡向生成弱电解质分子的方向移动，解离度降低的现象称为同离子效应。

例 6-6　在 1.0 L 浓度为 0.10 mol/L 的 HAc 溶液中，加入 0.10 mol 的固体 NaAc（固体加入后引起的溶液体积变化可忽略不计），求溶液中的 $[H^+]$、HAc 的解离度 α。已知在 25℃时，0.10 mol/L HAc 溶液的解离度 $\alpha = 1.34\%$，$K_a = 1.76 \times 10^{-5}$。

解：依题意知 HAc 的初始浓度 c_0 为 0.10 mol/L，NaAc 的初始浓度为 0.10 mol/L；设达平衡时，溶液中 $[H^+] = x$ mol/L，则 $[HAc] = (0.10 - x)$ mol/L，NaAc 的平衡浓度 $[Ac^-] = (0.10 + x)$ mol/L；平衡关系式为：

$$
\begin{array}{cccc}
HAc & \Longrightarrow & H^+ & + & Ac^- \\
0.10 - x & & x & & 0.10 + x
\end{array}
$$

因为 HAc 的 α 很小，故 $0.10 \pm x \approx 0.10$，代入平衡常数表达式（6-6）得：

$$K_a = 1.76 \times 10^{-5} = \frac{0.10x}{0.10}$$

即　　　　　　　　$[H^+] = x \text{ mol/L} = 1.76 \times 10^{-5} \text{ mol/L}$

HAc 的解离度为：$\alpha = x/c_0 \times 100\% = 1.76 \times 10^{-5}/0.10 \times 100\% = 0.017\ 6\%$

故在 0.10 mol/L HAc 溶液中加入少量 NaAc 固体后，HAc 溶液的 α 由 1.34% 减小到 0.017 6%。

【课堂讨论】

在氨水中，加入少量氯化铵（NH_4Cl）晶体，请问溶液的酸碱性会发生怎样的变化？为什么？

（二）盐效应

往弱电解质溶液中加入与弱电解质不含有相同离子的强电解质时，由于溶液中离子总浓度增大,离子间相互牵制作用增强,使得弱电解质解离的阴、阳离子结合形成分子的机会减小,导致弱电解质分子浓度略微减小,离子浓度相应增大,解离度略微增大的现象称为盐效应。例如,在 0.1 mol/L HAc 溶液中加入 0.1 mol/L NaCl 溶液,NaCl 完全解离成 Na^+ 和 Cl^-,使溶液中的离子总数骤增,离子之间的静电作用增强,Ac^- 和 H^+ 被带异电荷的 Na^+ 和 Cl^- 所牵制包围,其结合成 HAc 分子的机会减少,溶液中游离的 Ac^- 和 H^+ 浓度会略有增加,即 HAc 的解离度会略有增大,可从 1.34% 增大到 1.68%。

盐效应与同离子效应的作用相反。在发生同离子效应时,由于也外加了强电解质,故必然伴随着盐效应的发生,只是同离子效应远大于盐效应,所以在离子浓度较小的溶液中常忽略盐效应的影响。

第三节　酸碱指示剂

一、酸碱指示剂及其变色原理

酸碱指示剂是借助自身颜色的变化来指示溶液 pH 的物质,如人们熟知的石蕊、酚酞和甲基橙等。酸碱指示剂通常是一些结构比较复杂的有机弱酸或弱碱,它们的共轭酸和共轭碱由于结构不同而呈现不同颜色,当溶液 pH 变化时,指示剂或失去质子转变为碱式,或得到质子转变为酸式,从而引起溶液颜色发生相应的变化。

例如,甲基橙是一种双色指示剂,属于有机弱碱,在水溶液中发生解离平衡:

$$(CH_3)_2N-\!\!\!\!\raisebox{-0.3em}{\Large\bigcirc}\!\!\!\!-N\!\!=\!\!N-\!\!\!\!\raisebox{-0.3em}{\Large\bigcirc}\!\!\!\!-SO_3^- \underset{OH^-}{\overset{H^+}{\rightleftharpoons}}$$

黄色（碱式色）

$$(CH_3)_2\overset{+}{N}\!\!=\!\!\!\!\raisebox{-0.3em}{\Large\bigcirc}\!\!=\!\!N-\overset{H}{N}-\!\!\!\!\raisebox{-0.3em}{\Large\bigcirc}\!\!\!\!-SO_3^-$$

红色（酸式色）

由平衡关系可见,当溶液 $[H^+]$ 增大时,平衡右移,甲基橙主要以酸式结构存在,溶液显红色;当溶液 $[H^+]$ 减小时,平衡左移,甲基橙由酸式结构转变为碱式结构,溶液显黄色。由此可见,酸碱指示剂的变色原理是基于溶液 pH 的变化,导致指示剂结构的变化,从而引起溶液颜色的变化。

二、指示剂的变色范围

为进一步了解指示剂颜色变化与 $[H^+]$ 的关系,现以弱酸型指示剂 HIn 为例,说明指示剂变色与溶液 pH 的关系。设酸式型为 HIn(呈酸式色),碱式型为 In^-(呈碱式色)。一定条件下,HIn 在溶液中存在如下解离平衡:

$$HIn+H_2O \Longrightarrow H_3O^+ + In^-$$

根据化学平衡原理，得：$K_{HIn}=\dfrac{[H_3O^+][In^-]}{[HIn]}$

上式可变为：$\dfrac{[H_3O^+]}{K_{HIn}}=\dfrac{[HIn]}{[In^-]}$　或　$pH=pK_{HIn}-lg\dfrac{[HIn]}{[In^-]}$

式中，K_{HIn} 为指示剂的解离常数，$[In^-]$ 和 $[HIn]$ 为指示剂碱式结构和酸式结构的平衡浓度。从上述关系式可知，在一定温度下，K_{HIn} 为常数，$[In^-]/[HIn]$ 值仅取决于溶液中 $[H^+]$。当溶液 $[H^+]$ 发生改变时，$[In^-]/[HIn]$ 值也随之改变，从而导致溶液呈现不同的颜色。

当向溶液加 H^+ 时，由于同离子效应，平衡向左移动，碱式结构向酸式结构转变，溶液中酸式色浓度增大，碱式色浓度减小，即 $[HIn]/[In^-]$ 值增大；当 $[HIn]/[In^-] \geqslant 10$ 时，人眼仅能看见酸式色，此时溶液的 $pH \leqslant pK_{HIn}-1$。

当向溶液加 OH^- 时，OH^- 与 H_3O^+ 作用生成 H_2O，平衡向右移动，酸式结构向碱式结构转变，溶液中酸式色浓度减小，碱式色浓度增大，即 $[HIn]/[In^-]$ 值减小；当 $[HIn]/[In^-] \leqslant 0.1$ 时，人眼仅能看见碱式色，此时溶液的 $pH \geqslant pK_{HIn}+1$。

故只有 $[In^-]/[HIn]$ 值在 0.1～10 变化时，肉眼才能明显观察到指示剂颜色的变化。为此，将人眼仅能观察到的指示剂发生颜色变化的 pH 范围，即 $pH=pK_{HIn}\pm1$，称为指示剂的变色范围。

当 $[In^-]/[HIn]=1$ 时，即两种结构的浓度相等时，溶液呈现 HIn（酸式色）和 In^-（碱式色）的混合色，$pH=pK_{HIn}$，此时的 pH 称为指示剂的理论变色点。在同一温度下，不同指示剂的 K_{HIn} 不同，其理论变色点与变色范围也不同。

从理论上而言，指示剂的变色范围为 2 个 pH 单位。但实际观察到的大多数指示剂的变色范围与理论变色范围会有不同，这是由于人眼对不同颜色的敏感程度不同造成的。例如，甲基橙的 $pK_{HIn}=3.4$，理论变色范围应为 2.4～4.4，但实际变色范围为 3.1～4.4。表 6-5 列出了几种常用酸碱指示剂及其变色范围。

表 6-5　几种常用酸碱指示剂及其变色范围

指示剂名称	pK_{HIn}	pH 变色范围	颜色变化	浓度
百里酚蓝	1.65	1.2～2.8	红～黄	0.1% 的 20% 乙醇溶液
甲基橙	3.45	3.1～4.4	红～黄	0.1% 的水溶液
溴甲酚绿	4.9	4.0～5.6	黄～蓝	0.1% 的 20% 乙醇溶液或其钠盐水溶液
甲基红	5.0	4.4～6.2	红～黄	0.1% 的 60% 乙醇溶液或其钠盐水溶液
溴百里酚蓝	7.3	6.2～7.6	黄～蓝	0.1% 的 20% 乙醇溶液或其钠盐水溶液
酚酞	9.1	8.0～10.0	无～红	0.2% 的 90% 乙醇溶液

视频：各类
电解质溶液
的酸碱性

酸碱指示剂在生命科学、医学等许多领域应用非常广泛。利用由多种酸碱指示剂的混合溶液浸制而成的 pH 试纸可以很方便地粗略测定溶液的 pH。

课后练习

一、名词解释

1. 弱电解质 2. 共轭酸碱对 3. 质子传递平衡 4. 两性物质 5. 同离子效应

二、填空题

1. 写出各物质对应的共轭酸或共轭碱：HCl _____、NH_3 _____、OH^- _____、H_2CO_3 _____、HS^- _____。

2. 下表为家庭中一些常见物质的 pH。

物质	食醋	牙膏	食盐水	肥皂水
pH	3	9	7	10

蚂蚁、蜂、蚊子等昆虫叮咬人时，会向人体射入一种叫蚁酸的物质，使皮肤红肿、瘙痒，甚至疼痛。要缓解或消除这种症状，可在叮咬处涂抹表格中的物质有：_____。

3. （1）在 100 mL 0.1 mol/L HAc 溶液中，加入 50 mL 水，则 HAc 的解离度 α 将 _____，H^+ 浓度将 _____，而 K_a _____。

（2）在 20 mL 0.1 mol/L HAc 溶液中，加入 0.001 mol 的 NaOH 后（假设 NaOH 加入后溶液体积不变），HAc 的解离度 α 将 _____，溶液中 H^+ 浓度将 _____，pH 将 _____，Ac^- 浓度将 _____。

（3）在 20 mL 0.2 mol/L HAc 溶液中，加入 0.001 mol 的 NaAc（假设 NaAc 加入后溶液体积不变），溶液中的 H^+ 浓度将 _____，pH 将 _____，Ac^- 浓度将 _____。（填"增大""减小"或"不变"）

三、选择题

1. 根据酸碱质子理论，下列属于共轭碱的是（　　）。
   A. HAc　　　　B. HCO_3^-　　　　C. NH_3　　　　D. NH_4^+

2. 下列物质属于共轭酸碱对的是（　　）。
   A. NaCl－KCl　　B. H_2CO_3－HCO_3^-　　C. H_3PO_4－HPO_4^{2-}　　D. $H_2PO_4^-$－PO_4^{3-}

3. 根据酸碱质子理论，下列属于两性物质的是（　　）。
   A. Cl^-　　　　B. NH_4^+　　　　C. HCO_3^-　　　　D. H_3O^+

4. 在室温下，0.000 1 mol/L 氨水中的 pK_w 是（　　）。
   A. 14　　　　B. 10　　　　C. 4　　　　D. 8

5. 以下是人体几种体液的 pH，其中显碱性的是（　　）。
   A. 唾液 6.6　　B. 胃液 0.8　　C. 胆汁 6.8　　D. 血液 7.35

6. 能使 $NH_3 \cdot H_2O$ 发生同离子效应的化合物是（　　）。
   A. HAc　　　　B. 酚酞　　　　C. NaOH　　　　D. H_2O

7. 向 HAc 溶液中加水，使体积是原来的 1 000 倍，pH 将会（　　）。
   A. 减少 1 000 倍　B. 增大 1 000 倍　C. 减小　　　　D. 增大

8. 下列因素中,不能影响纯水的解离平衡的是(　　)。

　　A. 温度　　　　　　B. 稀释　　　　　　C. 碱　　　　　　D. 酸

四、判断题

1. 凡是在水溶液中或熔融状态时能导电的物质都是电解质。　　　　　　　　　　　(　　)

2. 在酸碱电离理论中,纯水为中性,而在质子理论中,纯水为两性。　　　　　　　(　　)

3. 25℃时,以水为溶剂的任何物质的稀溶液中$[H^+][OH^-]=1\times10^{-14}$。　　　　(　　)

4. 0.2 mol/LHAc 溶液比 0.1 mol/L HAc 溶液中的$[H^+]$大 2 倍。　　　　　　　(　　)

5. 溶液的$[H^+]$越大,则$[OH^-]$越小;即 pH 越高、pOH 越低。　　　　　　　　(　　)

6. 酸溶液中无 OH^-,碱溶液中无 H^+,中性溶液中既无 H^+ 又无 OH^-。　　(　　)

7. 盐效应在离子浓度较大的溶液中常可以忽略。　　　　　　　　　　　　　　　(　　)

五、计算题

1. 计算 0.01 mol/L HCl 溶液和 0.01 mol/L NaOH 溶液的$[H^+]$及 pH。

2. 已知 25℃时,HAc 的 $K_a=1.76\times10^{-5}$,HCN 的 $K_a=6.2\times10^{-10}$。计算 0.20 mol/L HAc 溶液和 0.20 mol/L HCN 溶液的$[H^+]$和解离度 α。根据计算结果,比较浓度相等的不同弱酸,它们的解离度和离子浓度与解离常数有何关系?

3. 已知 25℃时 0.2 mol/L 氨水的解离度为 0.934%,求溶液中$[OH^-]$及氨水的解离常数 K_b。

4. 已知在 25℃时,$NH_3 \cdot H_2O$ 的 $K_b=1.76\times10^{-5}$。在 100 mL 0.10 mol/L 氨水中,加入 1.07 g 氯化铵,并假定加入固体后,溶液体积变化可忽略不计,求该溶液的 pH 是多少?

5. 已知 25℃时,HAc 的 $K_a=1.76\times10^{-5}$。在 100 mL 0.20 mol/L HAc 溶液中加入 100 mL 0.20 mol/L NaOH 溶液,计算溶液的 pH。

(李　峰　白　斌)

第六章
在线测试

第七章　缓冲溶液

第七章
思维导图

【问题导入】

　　拉面馆中，一男子正吃得津津有味，忽然不小心打翻了桌上的醋瓶，店老板迅速跑过来用抹布擦掉大理石地面上的醋，并说道："幸亏发现得及时，否则地面会被腐蚀坏的。"男子惊愕道："这么厉害，我刚才吃了好多醋，怎么办呢？"店老板笑着说："你不会被腐蚀的。""那我就放心了，再给我碗里加点醋。"

　　问题：1. 醋为什么能够腐蚀大理石地面？

　　　　　2. 食用少量的醋，为何对人体不会造成伤害？

　　溶液的 pH 是影响化学反应的重要因素之一。人体中许多生物化学反应只能在特定的 pH 条件下才能进行。参与体内生化反应的许多酶都需要在一定的 pH 下保持活性，如果 pH 不在合适的范围，就会导致酶的活性下降，甚至失活。人体的许多生理和病理现象与体内酸碱平衡有关，尽管人体会摄入某些酸性或碱性物质，在代谢过程中也会产生许多酸性、碱性物质，但正常人体血液 pH 始终维持在 7.35～7.45，表明人体血液有调节 pH 并保持 pH 稳定的能力。在实际应用中，如何保持溶液 pH 的相对稳定具有重要的意义。

第一节　缓冲溶液的概念和组成

一、缓冲作用和缓冲溶液

　　在室温下，准备纯水、0.1 mol/L 氯化钠溶液、0.1 mol/L HAc 和 0.1 mol/L NaAc 的混合溶液各 1 L，分别向该三种溶液加入 1 mol/L HCl 溶液 1 mL 或者 1 mol/L NaOH 溶液 1 mL，观察溶液 pH 的变化，结果列于表 7-1 中。

表 7-1 加少量 HCl 或 NaOH 后溶液的 pH

酸碱状态	溶液		
	纯水	0.1 mol/L NaCl 溶液	0.1 mol/L HAc 溶液和 0.1 mol/L NaAc 溶液
未加酸碱	7.00	7.00	4.75
加酸后	3.00	3.00	4.74
加碱后	11.00	11.00	4.76

通过对比发现,以上三种溶液分别加入等量 HCl 溶液后,纯水和 NaCl 溶液的 pH 减少了 4 个单位,而 HAc 与 NaAc 的混合溶液 pH 变化非常小,仅减少了 0.01 个单位;同样,分别加入等量 NaOH 溶液后,纯水和 NaCl 溶液的 pH 增加了 4 个单位,而 HAc 与 NaAc 的混合溶液 pH 变化非常小,仅增加了 0.01 个单位。显然 HAc - NaAc 混合溶液具有抵抗外来酸和碱的能力,而纯水与 NaCl 溶液没有。若将 HAc - NaAc 混合溶液加水作适当稀释,其 pH 也几乎不变。这种能够抵抗少量外加强酸、强碱及适当稀释而保持溶液 pH 基本不变的作用称为缓冲作用,具有缓冲作用的溶液,称为缓冲溶液。

二、缓冲溶液的组成

缓冲溶液之所以具有缓冲作用,是因为体系中存在抗酸和抗碱两种成分。通常把组成缓冲溶液的两种成分统称为缓冲对或缓冲系。如在上述 HAc 与 NaAc 的混合溶液中,HAc - Ac⁻ 就是缓冲对。

根据酸碱质子理论,缓冲对就是一对共轭酸碱对,其中弱酸是抗碱成分,弱碱是抗酸成分。表 7-2 中是一些常见的缓冲对。

表 7-2 常见的缓冲对

缓冲对	共轭酸	共轭碱	pK_a(25℃)
$HAc - Ac^-$	HAc	Ac^-	4.75
$NH_4^+ - NH_3$	NH_4^+	NH_3	9.25
$H_2CO_3 - HCO_3^-$	H_2CO_3	HCO_3^-	6.38
$H_2PO_4^- - HPO_4^{2-}$	$H_2PO_4^-$	HPO_4^{2-}	7.21

微课:缓冲溶液的概念与组成

三、缓冲作用原理

以 HAc - Ac⁻ 缓冲体系为例,说明缓冲对如何发挥抗酸、抗碱作用。HAc 和 Ac⁻ 是共轭酸碱对,水溶液中存在质子转移平衡,反应方程式如下:

$$HAc + H_2O \rightleftharpoons Ac^- + H_3O^+$$

HAc 是一种弱电解质,解离度较小,强电解质 NaAc 完全解离出的 Ac⁻ 产生同离子效应,导致 HAc 的解离度更小,HAc 几乎全部以分子状态存在。所以溶液中存在着大量的 HAc 和 Ac⁻。

在 HAc - Ac⁻ 缓冲体系中加入少量强酸时,H⁺ 会与溶液中的 Ac⁻ 反应生成弱电解质 HAc,使溶液中 HAc 的浓度略有增加,Ac⁻ 的浓度略有减少,而溶液中的 H⁺ 浓度无明显变化,故溶液的 pH 基本保持不变。在此,共轭碱 Ac^- 起到了抗酸的作用,称为抗酸成分。同理,在 $HAc-Ac^-$ 缓冲体系中加入少量强碱时,OH^- 会与溶液中的 H^+ 反应生成弱电解质 H_2O,HAc 溶液的质子转移平衡发生右移,HAc 的浓度略有减少,Ac^- 的浓度略有增加,而溶液中的 H^+ 浓度无明显变化,故溶液的 pH 基本保持不变。共轭酸 HAc 起到了抗碱的作用,称为抗碱成分。

总之,缓冲溶液中存在大量的抗酸和抗碱成分,外加少量强酸、强碱或适当稀释后,缓冲溶液可以通过质子转移平衡的移动维持溶液 pH 基本不变。

第二节　缓冲溶液的 pH 计算

一、缓冲溶液的 pH 计算

缓冲溶液都是由适当浓度的抗酸成分和抗碱成分组成。每一种缓冲溶液都有一定的 pH,其大小是由缓冲对的性质和浓度决定的。根据酸碱质子理论,可以计算缓冲溶液的 pH。以 $HA-A^-$ 为例进行计算。

$$HA \Longrightarrow A^- + H^+$$

式中,HA 为共轭酸,A^- 为共轭碱。

$$K_a = \frac{[H^+][A^-]}{[HA]} \qquad [H^+] = \frac{K_a[HA]}{[A^-]}$$

上式两边取负的常用对数,可得:

$$pH = pK_a + lg \frac{[A^-]}{[HA]} \qquad\qquad (7-1)$$

式(7-1)称为亨德森-哈塞尔巴赫(Henderson-Hasselbalch)方程,也称缓冲公式。该式即是缓冲溶液 pH 的近似计算公式,其中 $[A^-]/[HA]$ 的值称为缓冲比。在缓冲溶液中,共轭酸是弱酸,解离程度很低,且共轭碱的浓度较大,由于同离子效应,共轭酸的解离程度更低,所以,缓冲溶液中共轭酸的平衡浓度($[HA]$)与其初始浓度(c_a)基本相同,共轭碱的平衡浓度($[A^-]$)与其初始浓度(c_b)基本相同,所以,式(7-1)可以简化为:

$$pH = pK_a + lg \frac{c_b}{c_a} \qquad\qquad (7-2)$$

式(7-2)是计算缓冲溶液 pH 的最简公式。由式(7-1)可知:

(1) 缓冲溶液的 pH 主要取决于缓冲对的本性,不同缓冲对的 pK_a 不同;当缓冲对确定后,缓冲溶液的 pH 将随缓冲比的改变而改变,当缓冲比为 1 时,缓冲溶液的 pH = pK_a。因此,改变缓冲比可以配制一定 pH 范围内的缓冲溶液。

(2) 加适量水稀释缓冲溶液时,共轭酸和共轭碱以相同的比例稀释,缓冲比不变,所以,缓冲溶液的 pH 基本不变。但若过度稀释,导致缓冲溶液中共轭酸碱对的浓度过低,缓冲溶液将丧失缓冲能力。

例 7-1　1 L 某缓冲溶液中,含有 0.20 mol 的 NaAc 和 0.20 mol 的 HAc,求该缓冲

微课:缓冲溶液
的 pH 计算

溶液的 pH。（$K_a = 1.76 \times 10^{-5}$）

解：该缓冲溶液的缓冲对为 $HAc - Ac^-$

已知 $pK_a = 4.75$，$c(HAc) = 0.20$ mol/L，$c(NaAc) = 0.20$ mol/L

$$pH = pK_a + \lg \frac{c_b}{c_a} = 4.75 + \lg \frac{0.20 \text{ mol/L}}{0.20 \text{ mol/L}} = 4.75$$

例 7 - 2　将 0.10 mol/L NaH_2PO_4 溶液 10 mL 与 0.10 mol/L Na_2HPO_4 溶液 5 mL 混合，求该缓冲溶液的 pH。（$pK_{a2} = 7.21$）

解：该缓冲溶液的缓冲对为 $H_2PO_4^- - HPO_4^{2-}$

已知 $pK_{a2} = 7.21$

$c(NaH_2PO_4) = (0.10 \times 10)/15 = 0.067$ mol/L

$c(Na_2HPO_4) = (0.10 \times 5)/15 = 0.033$ mol/L

$$pH = pK_{a2} + \lg \frac{c_b}{c_a} = 7.21 + \lg \frac{0.033 \text{ mol/L}}{0.067 \text{ mol/L}} = 6.91$$

二、缓冲容量

缓冲溶液的缓冲作用是有限度的。当加入少量强酸、强碱或者适当稀释时，其 pH 基本保持不变。若外加的强酸或强碱超过一定量时，其缓冲能力就会逐渐减弱，最终失去缓冲能力。

1922 年，斯莱克提出用缓冲容量衡量缓冲溶液的缓冲能力。缓冲容量是单位体积缓冲溶液的 pH 改变 1 个单位时，加入一元强酸或一元强碱的物质的量。其数学表达式为：

$$\beta = \frac{n}{V \times |\Delta pH|} \qquad (7 - 3)$$

式中，β 为缓冲容量，单位是 mol/(L·pH)，n 为加入一元强酸或一元强碱的物质的量，V 是缓冲溶液的体积，$|\Delta pH|$ 是缓冲溶液 pH 改变的绝对值。

缓冲容量的大小与缓冲溶液的总浓度（$c_{总} = c_a + c_b$）和缓冲比（c_b/c_a）有关。

1. 总浓度　对于具有同一缓冲对的缓冲溶液，当缓冲比一定时，总浓度越大，缓冲容量越大。当缓冲溶液在一定范围内稀释时，由于体积增大，总浓度相对减小，缓冲容量会减小，所以，过度稀释缓冲溶液，会使其失去缓冲能力。

2. 缓冲比　对于具有同一缓冲对的缓冲溶液，当总浓度一定时，缓冲容量随缓冲比的改变而改变，当缓冲比等于 1 时，该缓冲溶液具有最大的缓冲容量，缓冲比越远离 1，缓冲容量越小。当缓冲比大于 10 或小于 0.1 时，缓冲溶液的缓冲能力极小，一般认为不再具有实用的缓冲能力。

例 7 - 3　在 10 mL pH 为 4.75 的缓冲溶液中加入 0.15 mL 0.20 mol/L NaOH 溶液后，缓冲溶液的 pH 变为 4.80，求该缓冲溶液的缓冲容量。

解：根据缓冲容量的数学表达式

$$\beta = \frac{n}{V \times |\Delta pH|} = \left(\frac{0.20 \times 0.15 \times 10^{-3}}{10 \times 10^{-3} \times |4.80 - 4.75|} \right) \text{mol/(L·pH)}$$
$$= 0.06 \text{ mol/(L·pH)}$$

三、缓冲范围

一般认为,当缓冲比(c_b/c_a)在 0.1～10,即缓冲溶液的 pH 在 pK_a±1 范围内,缓冲溶液具有较强的缓冲能力,超出此范围缓冲溶液基本丧失了缓冲能力。通常将缓冲溶液能有效地发挥缓冲作用的 pH 范围称为缓冲范围。由于不同的缓冲对中共轭酸的 pK_a 不同,所以不同缓冲对所构成的缓冲溶液都有特定的缓冲范围。表 7-3 列出了常见缓冲溶液的缓冲范围及共轭酸的 pK_a。

表 7-3 常见缓冲溶液的缓冲范围及共轭酸的 pK_a(25℃)

缓冲对	pK_a	缓冲范围
$HAc - Ac^-$	4.75	3.7～5.8
$H_2CO_3 - HCO_3^-$	6.37	5.4～7.4
$H_2PO_4^- - HPO_4^{2-}$	7.20	5.8～8.0
$NH_4^+ - NH_3$	9.25	8.3～10.2
$HCO_3^- - CO_3^{2-}$	10.25	9.2～11.0

第三节 缓冲溶液的配制

一、缓冲溶液的配制

在实际工作中,配制一定 pH 的缓冲溶液时,需要遵循以下原则和步骤。

1. 选择合适的缓冲对 需配制缓冲溶液的 pH 应该在缓冲对的缓冲范围之内,且与缓冲对中共轭酸的 pK_a 越接近越好。如配制 pH=7.10 的缓冲溶液,可选择 pK_a=7.21 的 $H_2PO_4^- - HPO_4^{2-}$ 缓冲对。另外,所选缓冲对不能与溶液中的物质相互干扰或发生副反应等。

2. 选择适当的总浓度 缓冲溶液的总浓度影响缓冲溶液的缓冲容量,总浓度太小,缓冲容量小,总浓度太大,溶液的渗透压会较大,影响溶液的使用范围。通常缓冲溶液的总浓度控制在 0.05～0.20 mol/L。

3. 计算所需各缓冲组分的量 利用式(7-2)可以计算出所需共轭酸和共轭碱的量。

实际操作中,常用相同浓度的共轭酸和共轭碱混合配制缓冲溶液。当共轭酸与共轭碱的浓度相同时,式(7-2)可进一步简化为:

$$pH = pK_a + \lg \frac{c_b}{c_a} = pK_a + \lg \frac{V_b}{V_a} \qquad (7-4)$$

利用式(7-4)、共轭酸的 pK_a 和所需溶液的 pH,可以计算出共轭酸与共轭碱的体积比,在根据缓冲溶液的总体积 $V=V_b+V_a$,可分别计算出共轭酸和共轭碱的体积。

4. 用 pH 计校正 按上述方法配制的缓冲溶液,由于忽略了弱电解质的解离平衡和离子强度的影响,理论值与实际 pH 会有一定的误差,故需要用 pH 计进行校正。在实际工作中,用 pH 计校正缓冲溶液 pH 时,pH 计需要用标准缓冲溶液进行校正。表 7-4 列出国际纯粹与应用化学联合会确定的标准缓冲溶液的标准 pH。

表 7-4　常见标准缓冲溶液的 pH (25℃)

标准缓冲溶液	标准 pH
0.01 mol/L 硼砂溶液	9.18
0.034 mol/L 饱和酒石酸氢钾溶液	3.56
0.05 mol/L 邻苯二甲酸氢钾溶液	4.01
0.025 mol/L KH_2PO_4 - 0.025 mol/L Na_2HPO_4 混合液	6.86

微课:缓冲溶液的配制

例 7-4　配制 100 mL pH 为 4.95 的缓冲溶液,计算需要 0.10 mol/L 的 HAc 溶液和 0.10 mol/L 的 NaAc 溶液的体积。(HAc 的 $pK_a = 4.75$)

解:设需要 HAc 溶液的体积是 V_a,NaAc 溶液的体积是 V_b

由题意可知:$V_a + V_b = 100$ mL

又由于 HAc 溶液和 NaAc 溶液的浓度相同,由式(7-4)可知:

$$pH = pK_a + \lg \frac{V_b}{V_a} \quad 4.95 = 4.75 + \lg \frac{V_b}{V_a}$$

解得:$V_a = 39$ mL,$V_b = 61$ mL

所以,将 39 mL 0.10 mol/L HAc 溶液和 61 mL 0.10 mol/L NaAc 溶液混合,即可得到 100 mL pH 为 4.95 的缓冲溶液。如果要求非常准确,则需用 pH 计进行校正。

例 7-5　现有 50 mL 0.10 mol/L HAc 溶液,欲配制 pH 为 5.00 的缓冲溶液,需加入多少 0.10 mol/L NaOH 溶液。(HAc 的 $pK_a = 4.75$)

解:设需要加入 NaOH 的体积为 x(mL)

$$HAc + NaOH = NaAc + H_2O$$

由上式可知溶液中 HAc 和 NaAc 的物质的量:

$n(NaAc) = n(NaOH) = 0.10x$ mmol

$n(HAc) = (0.10 \times 50 - 0.10x)$ mmol

由于缓冲溶液中,HAc 和 NaAc 的体积相同,所以式(7-2)可简化为:

$$pH = pK_a + \lg \frac{c_b}{c_a} = pK_a + \lg \frac{n_b}{n_a}$$

将已知数据带入上式,可得:

$$5.00 = 4.75 + \lg \frac{0.10x}{0.10 \times 50 - 0.10x}$$

$$x = 32 \text{ mL}$$

所以,在 50 mL 0.10 mol/L HAc 溶液中加入 32 mL 0.10 mol/L NaOH 溶液,即可得到 pH = 5.00 的缓冲溶液。

二、血液中的缓冲对

正常人体血液的 pH 一般维持在 7.35~7.45,是人体各种生理活动的基本保障。若

pH 高于 7.45 就会发生碱中毒,低于 7.35 就会发生酸中毒,从而导致各种疾病的发生,甚至危及生命。血液 pH 能保持在狭窄的范围之内,是由于血液中各种缓冲对的缓冲作用,以及肾、肺的协同调节作用。

血液中的缓冲体系由多个缓冲对组成,其中血浆内的主要缓冲对有 $H_2CO_3 - HCO_3^-$、$H_2PO_4^- - HPO_4^{2-}$、$H_nPr - H_{n-1}Pr^-$(H_nPr 代表蛋白质);红细胞内的主要缓冲对有 $H_2CO_3 - HCO_3^-$、$H_2PO_4^- - HPO_4^{2-}$、$H_2b - Hb^-$(H_2b 代表血红蛋白)、$H_2bO_2 - HbO_2^-$(H_2bO_2 代表氧合血红蛋白)。这些缓冲对中,$H_2CO_3 - HCO_3^-$ 缓冲对是血浆中最主要的缓冲对,缓冲能力最强,对维持血液的正常 pH 最重要,其能够保持 pH 稳定的反应方程式如下:

$$H_2CO_3 + H_2O \rightleftharpoons HCO_3^- + H_3O^+$$

当人体内酸性物质增多时,H^+ 与血浆中大量的 HCO_3^- 结合,使缓冲对中 H_2CO_3 的量增多,机体通过加快呼吸将增多的 H_2CO_3 以 CO_2 的形式呼出,同时通过肾的调节作用,减慢 HCO_3^- 的排泄,延长 HCO_3^- 的停留时间,使血浆中的 H_2CO_3 和 HCO_3^- 浓度基本保持稳定,从而维持血浆 pH 基本不变。当体内碱性物质增多时,OH^- 会与血浆中的 H_2CO_3 反应,使缓冲对中的 HCO_3^- 增多,机体通过降低肺部 CO_2 的呼出量,增加肾对 HCO_3^- 的排泄量来调节,使血浆中的 H_2CO_3 和 HCO_3^- 浓度基本保持稳定,从而维持血浆 pH 基本不变。

综上所述,体内各种缓冲对的缓冲作用及肺的呼吸作用和肾的调节作用保证人体血液的 pH 维持在 7.35～7.45。当机体发生某种疾病导致体内酸、碱失衡,超出体内的缓冲能力极限时,机体就会发生酸中毒或碱中毒。临床上常用弱碱性的碳酸氢钠溶液或乳酸钠溶液来纠正酸中毒,用弱酸性的氯化铵溶液来治疗碱中毒。

【知识拓展】

人体酸碱平衡失调

人体在正常体温时,H_2CO_3 的 $pK_{a1} = 6.37$,通过计算可知,血浆在正常 pH 时,血浆中 HCO_3^- 和 H_2CO_3 的浓度比值约为 20∶1。若 CO_2 呼出过少而导致血浆 H_2CO_3 的浓度原发性升高,pH 就会降低,称为呼吸性酸中毒,其常因肺部及呼吸道疾病、呼吸中枢抑制等原因引起;反之,血浆 H_2CO_3 的浓度原发性降低,pH 就会升高,称为呼吸性碱中毒,常见于发热、癔症等。若血浆 HCO_3^- 的浓度原发性升高,pH 就会升高,称为代谢性碱中毒,常因严重呕吐导致的酸性物质丢失过多或低钾血症所致;反之,若血浆 HCO_3^- 的浓度原发性降低,pH 就会降低,称为代谢性酸中毒,常因肾功能不全或糖尿病所致。

课后练习

一、填空题

1. 缓冲容量的影响因素中,缓冲比对缓冲容量的影响是:对同一缓冲溶液,当总浓度相同时,缓冲比越接近于_____,缓冲容量越_____。

2. $NaHCO_3$ 和 Na_2CO_3 组成的缓冲溶液,抗酸成分是_____,抗碱成分是_____,计算该缓冲溶液 pH 的公式为_____。

3. 影响缓冲容量的两个重要因素是_____和_____。

4. 人体血液中最重要的缓冲对是_____。

5. 正常人血浆的 pH 范围是_____。

二、选择题

1. 若用 NH_3 和 HCl 来配制缓冲溶液,缓冲溶液的抗酸成分为( )。

    A. H_2O B. HCl   C. NH_4Cl D. NH_3

2. 人体中血液的 pH 能够维持在 7.35～7.45,是由于( )。

    A. 人体内有大量的水分

    B. 新陈代谢的 CO_2 部分溶解在血液中

    C. 新陈代谢的酸性、碱性物质等量地溶解在血液里

    D. 血液中的 HCO_3^- 和 H_2CO_3 只允许 pH 在一定比例范围内

3. 将 0.20 mol/L HAc 溶液与 0.10 mol/L NaOH 溶液等体积混合,溶液的 pH 为( )。

    A. 5.27   B. 4.75   C. 7.00   D. 8.35

4. 在 K_2HPO_4－K_3PO_4 的缓冲溶液中,抗碱成分为( )。

    A. H_3PO_4 B. H_2O C. K_2HPO_4 D. KH_2PO_4

5. 下列缓冲溶液中,不具有缓冲作用的是( )。

    A. HAc－NaAc   B. HPO_4^{2-}－$H_2PO_4^-$

    C. HCl－NaCl   D. HCO_3^-－CO_3^{2-}

三、判断题

1. 缓冲溶液就是能够抵抗外来酸、碱的影响,保持溶液 pH 绝对不变的溶液。

                                                          ( )

2. 在一定范围内稀释缓冲溶液后,由于共轭碱和共轭酸的浓度比值不变,故缓冲溶液的 pH 和缓冲容量均不变。   ( )

3. 可采用在某一元弱酸 HA 中加入适量 NaOH 的方法来配制缓冲溶液。 ( )

4. 缓冲溶液中缓冲对的总浓度越大,缓冲容量越大,缓冲溶液的缓冲能力越强。

                                                            ( )

5. 正常人体血浆中,碳酸与碳酸氢根的比值约为 1：20,所以该缓冲对无缓冲作用。

                                                            ( )

四、简答题

1. 下列分子或离子中,可以组成哪些缓冲对?

$HAc,H_2CO_3,NH_4Cl,Na_2PO_4,Na_2CO_3,NH_3,NaH_2PO_4,Na_2HPO_4$

2. 试写出 3 种血液中存在的缓冲对。

五、计算题

1. 配制 pH 为 5.00 的缓冲溶液,需往 200 mL 0.20 mol/L 醋酸溶液中加入多少克三

水合醋酸钠(NaAc·3H$_2$O,摩尔质量为 136 g/mol)?

2. 0.20 mol/L HAc 溶液与 0.10 mol/L NaAc 溶液等体积混合,求所得缓冲溶液的 pH。(HAc 的 pK_a=4.75)

3. 在 100 mL 0.10 mol/L HCl 溶液中加入 400 mL 0.1 mol/L 氨水配成缓冲溶液,求此缓冲溶液的 pH。(氨水的 pK_b=4.75)

（王红波）

第七章
在线测试

第八章　沉淀-溶解平衡

学习目标：

1. 掌握难溶强电解质的组成与溶度积常数表达式的关系，溶度积与溶解度的关系及其换算，溶度积规则。

2. 熟悉同离子效应、盐效应，弱电解质的生成、氧化还原反应、配位反应等因素对沉淀-溶解平衡的影响。

3. 了解沉淀-溶解平衡在医学、生活中的应用。

【问题导入】

溶洞是怎么形成的？

桂林是世界著名的旅游城市和中国首批国家历史文化名城，享有"桂林山水甲天下"的美誉。桂林的溶洞有 3 000 个以上，无洞不奇。这些溶洞内的钟乳石千奇百怪，拟人状物，惟妙惟肖，出神入化。大自然的鬼斧神工令人惊叹！

问题：1. 为什么溶洞多出现在石灰岩地区？

2. 溶洞形成的具体原理是什么？

在药物的制备、分离、纯化，以及定性、定量分析中，经常要用到沉淀、溶解反应。例如，药物硫酸钡、氢氧化铝等的制备与应用都与沉淀的生成与溶解有关。以沉淀反应为基础的沉淀滴定法，在药物分析中应用广泛。一些生理和病理现象也涉及沉淀与溶解。例如，骨矿物是难溶钙磷酸盐，代谢失衡引起的骨矿物溶出会引起骨质疏松症，而难溶钙磷酸盐在血管中沉淀会导致血管钙化。本章要讨论的沉淀是指难溶强电解质，溶解度很小，但溶解在水中的部分完全解离。

第一节　溶度积原理

一、溶度积常数

物质溶解度的大小受物质本性和外界条件的影响，绝对不溶解的物质是不存在的。

电解质依据溶解度的大小可以分为易溶电解质和难溶电解质。习惯上把溶解度小于 0.01 g/100 g 水的电解质称为**难溶电解质**。

难溶强电解质在水中的溶解过程是一个可逆过程。例如，在一定温度下，把难溶强电解质氯化银放入水中，固体表面的银离子和氯离子在水分子作用下，会逐渐减弱其与固体内部离子间的吸引，不断溶解进入溶液当中，成为水合离子，这个过程称为溶解。同时，溶液中的水合银离子和水合氯离子在不停地做无规则的运动并相互碰撞，当碰到氯化银固体时又会沉积于固体表面，这个过程称为沉淀。当溶解与沉淀两个过程的速率相等时，体系就达到了动态平衡状态，溶液变为饱和溶液。这种在难溶强电解质的饱和溶液中，固体与其解离的离子之间的动态平衡称为**沉淀-溶解平衡**。

该沉淀-溶解平衡关系式可以表示为：

$$AgCl(s) \Longrightarrow Ag^+(aq) + Cl^-(aq)$$

根据化学平衡原理，其平衡常数表达式为：

$$K_{sp} = [Ag^+][Cl^-]$$

上式表明，在一定温度下，难溶强电解质的饱和溶液中，有关离子浓度幂的乘积为一常数，称为**溶度积常数**，简称溶度积，用符号 K_{sp} 表示。

对于 $A_m B_n$ 型的难溶强电解质，其沉淀-溶解平衡及溶度积可以表示为：

$$A_m B_n(s) \Longrightarrow m A^{a+}(aq) + n B^{b-}(aq)$$

$$K_{sp} = [A^{a+}]^m [B^{b-}]^n \tag{8-1}$$

注意在溶度积的表达式中，各离子浓度为平衡浓度，单位为 mol/L。溶度积反映了难溶强电解质在水中的溶解能力，与其本性和温度有关，与溶液中各离子的浓度无关。一些常见难溶强电解质的 K_{sp} 见附录六。

二、溶度积与溶解度的关系

溶度积和溶解度都可以表示难溶强电解质在水中的溶解能力，但它们是两个既有联系又有区别的概念。溶度积不受离子浓度的影响，而溶解度则与离子的浓度有关。例如，硫酸钡在硫酸钠溶液中的溶解度比在纯水中的溶解度低，但是溶度积不变。在一定条件下，难溶强电解质的溶度积和溶解度可以互相换算。

以溶解度为 s（mol/L）的 $A_m B_n$ 型难溶强电解质的饱和溶液为例：

$$A_m B_n(s) \Longrightarrow m A^{a+}(aq) + n B^{b-}(aq)$$

$$\text{平衡浓度/(mol·L}^{-1}) \qquad\qquad ms \qquad\qquad ns$$

$$K_{sp} = [A^{a+}]^m [B^{b-}]^n = (ms)^m (ns)^n = m^m n^n s^{(m+n)}$$

$$s = \sqrt[(m+n)]{\frac{K_{sp}}{m^m n^n}} \tag{8-2}$$

例 8-1　已知 298.15 K 时，氯化银的溶度积为 1.77×10^{-10}，草酸银（$Ag_2 C_2 O_4$）的溶度积为 5.40×10^{-12}，试比较这两种难溶强电解质的溶解度大小。

解：设氯化银的溶解度为 x（mol/L），则

$$AgCl(s) \Longrightarrow Ag^+(aq) + Cl^-(aq)$$

$$\text{平衡浓度/(mol·L}^{-1}) \qquad\qquad x \qquad\qquad x$$

$$K_{sp}(\text{AgCl})=[\text{Ag}^+][\text{Cl}^-]=x^2=1.77\times10^{-10}$$

解得 $x=1.33\times10^{-5}$，即氯化银的溶解度为 1.33×10^{-5} mol/L。

设草酸银在水中的溶解度为 y mol/L，则

$$\text{Ag}_2\text{C}_2\text{O}_4(\text{s})\Longleftrightarrow 2\text{Ag}^+(\text{aq})+\text{C}_2\text{O}_4^{2-}(\text{aq})$$

平衡浓度/(mol·L^{-1})　　　　　　　　　$2y$　　　　　　　　　y

$$K_{sp}(\text{Ag}_2\text{C}_2\text{O}_4)=[\text{Ag}^+]^2[\text{C}_2\text{O}_4^{2-}]=(2y)^2\cdot y=4y^3=5.40\times10^{-12}$$

解得 $y=1.10\times10^{-4}$，即草酸银的溶解度为 1.10×10^{-4} mol/L。

从例 8-1 可知，虽然氯化银的溶度积比草酸银的大，但溶解度反而比草酸银小。由此而见，溶度积大的难溶强电解质其溶解度不一定大，而是与其类型有关。同种类型的难溶强电解质可以直接用溶度积的数值大小来比较二者的溶解度大小，而不同类型的难溶强电解质不能直接由溶度积的数值大小来比较二者的溶解度大小，必须经过计算后才能进行比较。

【课堂讨论】

氯化银、氢氧化镁、硫酸钡、碳酸银几种难溶强电解质中，哪些可以直接根据溶度积的大小来比较溶解度的大小？为什么？

三、溶度积规则

沉淀-溶解平衡与其他的化学平衡一样，是一个动态平衡。当溶液中有关离子浓度发生变化时，平衡会发生移动，直至有关离子浓度幂的乘积重新等于溶度积，达到新的平衡。

在难溶强电解质的溶液中，有关离子浓度幂的乘积称为**离子积**，用符号 Q 表示，即

$$\text{A}_m\text{B}_n(\text{s})\Longleftrightarrow m\text{A}^{a+}(\text{aq})+n\text{B}^{b-}(\text{aq})$$

$$Q=c_{\text{A}^{a+}}^m\cdot c_{\text{B}^{b-}}^n \tag{8-3}$$

离子积与溶度积的表达式相似，但二者的概念是有区别的。溶度积表示沉淀、溶解达到平衡时难溶强电解质溶液中有关离子浓度幂的乘积，表达式中各离子浓度为平衡浓度。对于某一难溶强电解质，在一定的温度下，溶度积为一常数。离子积表示在任意情况下难溶强电解质溶液中有关离子浓度幂的乘积，表达式中各离子浓度为任意浓度，其数值是不定的。溶度积是离子积的一个特例。

在难溶强电解质的溶液中，离子积与溶度积进行比较有三种情况。

1. $Q<K_{sp}$　溶液为不饱和溶液，无沉淀生成。若体系中有固体存在，固体将会溶解，直至溶液饱和。所以，$Q<K_{sp}$ 是沉淀溶解的条件。

2. $Q>K_{sp}$　溶液为过饱和溶液，有沉淀生成，直至饱和。所以，$Q>K_{sp}$ 是沉淀生成的条件。

3. $Q=K_{sp}$　溶液为饱和溶液，处于沉淀-溶解平衡状态。

以上三种情况是难溶强电解质溶液中沉淀-溶解平衡移动的规律，称为**溶度积规则**。运用此规则，可以判断化学反应中难溶强电解质沉淀生成或者溶解的可能性。

【课堂讨论】

对某难溶强电解质的饱和溶液进行快速降温处理,发现有沉淀生成。如忽略溶液体积的变化,则以下分析中正确的是(　　　　)。

A. 降温时各离子浓度变大　　　　B. 降温时各离子浓度变小

C. 降温时溶度积变小　　　　　　D. 降温时离子积变大

第二节　沉淀-溶解平衡过程

一、沉淀的生成

根据溶度积规则,只要采取一定的措施使溶液中有关离子浓度升高,达到 $Q > K_{sp}$,沉淀就会生成。调节溶液的 pH 至 3～4 可除去硫酸铜溶液中的铁离子,精制食盐时可加入适量的氢氧化钠除去氯化钠中的镁离子,利用的都是这个原理。

微课:沉淀的
生成

例 8–2　将 0.020 mol/L 氯化钡溶液和 0.020 mol/L 硫酸钠溶液等体积混合,是否有硫酸钡沉淀生成(已知硫酸钡的溶度积为 1.08×10^{-10})?

解:当两溶液等体积混合以后,溶液中各种离子的浓度均为原浓度的一半,即

$$c_{Ba^{2+}} = c_{SO_4^{2-}} = 0.010 \text{ mol/L}$$

$$Q = c_{Ba^{2+}} \cdot c_{SO_4^{2-}} = 0.010 \times 0.010 = 1.0 \times 10^{-4} > K_{sp}(BaSO_4)$$

根据溶度积规则,溶液中有硫酸钡沉淀生成。

【课堂讨论】

如果误将可溶性钡盐当作食盐食用,会造成钡中毒。中毒患者应尽快用 5% 的硫酸钠溶液洗胃,随后导泻使钡盐尽快排出,即可化险为夷。试用沉淀-溶解平衡原理解释其中的原因。

在水溶液中,当硫酸钡达到沉淀-溶解平衡之后,溶液中钡离子和硫酸根浓度相等,其乘积等于溶度积常数。如果在溶液中加入易溶强电解质硫酸钠,硫酸根浓度升高,钡离子的浓度就会降低,硫酸钡的溶解度相应地降低。在难溶强电解质的饱和溶液中,加入含有相同离子的易溶强电解质,使其溶解度降低的现象,称为**同离子效应**。在实际工作中,常常需要把溶液里的某种离子以沉淀的形式尽可能除去,利用同离子效应促进沉淀形成,有助于实现上述目的。

若在难溶强电解质的饱和溶液中加入不含相同离子的易溶强电解质,则其溶解度略有增大,这种作用称为**盐效应**。这是因为溶液中离子总浓度增大,离子强度增加,离子间相互牵制作用增强,从而减少了难溶强电解质阴、阳离子结合生成沉淀的机会,使平衡向溶解的方向移动。

根据同离子效应,欲使难溶强电解质沉淀完全,必须加入过量沉淀剂,但沉淀剂过量会增大盐效应,有时还会发生配位反应等其他反应,反而使难溶强电解质溶解度增大。因此,沉淀剂不可过量太多,一般以过量 20%～50% 为宜。

【知识拓展】

沉　淀　完　全

在实际工作中,由于难溶强电解质溶液中存在沉淀-溶解平衡,被沉淀离子的浓度只能无限减小,不可能等于零。所谓"沉淀完全",是指其含量低于某一标准而言,通常要求残留离子浓度小于 1.0×10^{-5} mol/L。在计算时,经常取 1.0×10^{-5} mol/L 作为离子沉淀完全时的浓度。

微课:沉淀
的溶解

二、沉淀的溶解

根据溶度积规则,只要采取一定的措施能使溶液中有关离子浓度降低,达到 $Q < K_{sp}$,沉淀就会溶解。常用的方法有生成弱电解质、发生氧化还原反应和生成配位化合物三种。

(一)生成弱电解质使沉淀溶解

常见的弱酸盐和氢氧化物沉淀都易溶于强酸,这是由于弱酸盐和氢氧化物溶解产生的弱酸根和氢氧根都可以与氢离子结合生成难解离的弱酸和水,从而降低溶液中弱酸根和氢氧根的浓度,使 $Q < K_{sp}$,导致沉淀溶解。

例如,碳酸钙可以溶于稀盐酸,是由于碳酸钙溶解出来的碳酸根与 HCl 解离出来的氢离子反应生成了弱电解质碳酸,导致碳酸根浓度减小,沉淀-溶解平衡正向移动。过程如下:

$$CaCO_3(s) \rightleftharpoons Ca^{2+}(aq) + CO_3^{2-}(aq)$$

平衡移动方向

$$2H^+ + 2Cl^- \leftarrow 2HCl$$

$$H_2CO_3 \rightarrow H_2O + CO_2 \uparrow$$

一些难溶氢氧化物如氢氧化镁、氢氧化锰、氢氧化铁、氢氧化铝等都能溶于强酸。例如:

$$Mn(OH)_2 + 2HCl \rightleftharpoons MnCl_2 + 2H_2O$$

【知识拓展】

龋齿的成因及预防

牙齿表面的牙釉质起着保护牙齿的作用,其主要成分是一种难溶强电解质——羟基磷酸钙 $[Ca_5(PO_4)_3OH]$。进食后,如不注意口腔卫生,细菌和酶作用于食物残渣,产生的有机酸能中和氢氧根,使平衡向脱矿方向移动,加速牙体硬组织分解,形成龋齿。科学家发现,氟化物能有效预防龋齿,这是因为氟离子能与羟基磷酸钙反应,生成更难溶且耐酸的氟磷酸钙 $[Ca_5(PO_4)_3F]$ 覆盖在牙齿表面,使牙齿更坚固。

【课堂讨论】
　临床上进行钡餐透视时,为什么用硫酸钡而不是碳酸钡作内服造影剂?

(二)发生氧化还原反应使沉淀溶解

　　加入氧化剂或还原剂,通过与难溶强电解质溶液中的某一离子发生氧化还原反应而降低其浓度,使 $Q < K_{sp}$,导致沉淀溶解。

　　例如,硫化铜、硫化银等不能溶于盐酸,但可以溶于硝酸,是由于硫化铜、硫化银溶解出来的硫离子被硝酸氧化为单质 S,导致硫离子浓度减小,沉淀-溶解平衡正向移动。过程如下:

$$CuS(s) \rightleftharpoons Cu^{2+}(aq) + S^{2-}(aq)$$

平衡移动方向 ↓　　　　　+ ↓ HNO$_3$

$$S\downarrow + NO\uparrow + H_2O$$

硫化铜溶于稀硝酸的化学方程式为:
$$3CuS + 8HNO_3(稀) = 3Cu(NO_3)_2 + 3S\downarrow + 2NO\uparrow + 4H_2O$$

(三)生成配位化合物使沉淀溶解

　　某些难溶强电解质溶解产生的阳离子可以与配体形成稳定的配位化合物,大大降低阳离子的浓度,使 $Q < K_{sp}$,导致沉淀溶解。

　　例如,氯化银可以溶于氨水中,是由于氯化银溶解出来的银离子与氨生成难解离的配离子 $[Ag(NH_3)_2]^+$,导致银离子浓度减小,沉淀-溶解平衡正向移动。过程如下:

$$AgCl(s) \rightleftharpoons Ag^+(aq) + Cl^-(aq)$$

平衡移动方向 ↓　　　+ 2NH$_3$

$$[Ag(NH_3)_2]^+$$

　　生活中常用蘸有擦铜水的棉花擦拭生有铜锈的铜器,铜器立即光亮如新。这是因为擦铜水中含有氨水,氨水可以与铜锈中的碱式碳酸铜及氧化铜反应,使难溶的铜锈生成可溶性的铜氨配位化合物从而除去。

视频:沉淀平衡与配位平衡相互影响

三、沉淀的转化

　　加入适当的试剂,使一种沉淀转化为另一种沉淀的过程称为**沉淀的转化**。例如,锅炉的水垢中除了碳酸钙和氢氧化镁,还含有硫酸钙。硫酸钙既难溶于水,也难溶于酸,不易除去。用饱和碳酸钠溶液处理,可以使硫酸钙转化为易溶于酸、便于除去的碳酸钙沉淀。上述转化过程的离子方程式为:

$$CaSO_4 + CO_3^{2-} \rightleftharpoons CaCO_3 + SO_4^{2-}$$

该反应的平衡常数为

$$K = \frac{[SO_4^{2-}]}{[CO_3^{2-}]} = \frac{[Ca^{2+}][SO_4^{2-}]}{[Ca^{2+}][CO_3^{2-}]} = \frac{K_{sp}(CaSO_4)}{K_{sp}(CaCO_3)} = \frac{4.93 \times 10^{-5}}{3.36 \times 10^{-9}} = 1.47 \times 10^4$$

此转化反应的平衡常数较大,说明硫酸钙转化为碳酸钙的反应进行得很完全。沉淀转化一般是由溶解度较大的难溶强电解质转化为溶解度较小的难溶强电解质。溶解度相差越大,转化越容易。

【课堂讨论】

重晶石(主要成分是硫酸钡)是制备钡化合物的重要原料。硫酸钡不溶于酸,但可以用碳酸钠溶液处理转化为易溶于酸的碳酸钡。已知硫酸钡的溶解度比碳酸钡的溶解度小,在什么条件下才能实现上述转化?

四、分步沉淀

在实际工作中,溶液中往往存在着不止一种离子,当加入某种沉淀剂时,可能分别与溶液中的多种离子发生反应而生成不同的沉淀。沉淀将根据溶解度的大小按一定的次序先后进行,这种先后沉淀的现象称为**分步沉淀**。

例 8-3 在浓度均为 0.010 mol/L 的氯化钠、碘化钠混合溶液中,若逐滴加入硝酸银溶液,首先生成哪一种沉淀(忽略溶液体积的变化)?

解:在上述溶液中,生成碘化银和氯化银沉淀时所需的银离子的最低浓度分别为

碘化银:$[Ag^+] \geqslant \dfrac{K_{sp}(AgI)}{[I^-]} = \dfrac{8.52 \times 10^{-17}}{0.010}$ mol/L $= 8.52 \times 10^{-15}$ mol/L

氯化银:$[Ag^+] \geqslant \dfrac{K_{sp}(AgCl)}{[Cl^-]} = \dfrac{1.77 \times 10^{-10}}{0.010}$ mol/L $= 1.77 \times 10^{-8}$ mol/L

计算结果表明,生成碘化银沉淀时所需的银离子最低浓度比生成氯化银沉淀时所需的银离子最低浓度小得多,所以碘化银先沉淀。

利用分步沉淀的原理,可以进行多种离子的分离。难溶强电解质的溶度积相差越大,分离效果越好。

【课堂讨论】

已知碳酸钡的溶度积是 2.58×10^{-9},硫酸钡的溶度积是 1.08×10^{-10}。在碳酸根和硫酸根浓度均为 0.1 mol/L 的混合溶液中逐滴加入氯化钡溶液(忽略溶液体积的变化),能否将碳酸根和硫酸根完全分离?

视频:分步
沉淀

课后练习

一、名词解释

1.沉淀-溶解平衡 2.溶度积常数 3.溶度积规则 4.同离子效应

二、填空题

1. 习惯上把溶解度小于＿＿＿＿＿＿的电解质称为难溶电解质。

2. 根据溶度积规则，当 $Q = K_{sp}$ 时，溶液为＿＿＿＿＿＿溶液。

3. 溶度积反映了难溶强电解质在水中的溶解能力，与＿＿＿＿＿＿和＿＿＿＿＿＿有关。

4. 沉淀完全，是指残留离子浓度小于＿＿＿＿＿＿mol/L。

5. 加入适当的试剂，使一种沉淀转化为另一种沉淀的过程称为＿＿＿＿＿＿。

三、选择题

1. 下列现象或应用中，与难溶强电解质沉淀-溶解平衡无关的是（　　）。
　　A. 溶洞的形成　　　　　　　　　　B. 氢氧化铝作抗酸药
　　C. 硫酸钡作造影剂　　　　　　　　D. 撒盐化冰

2. 氢氧化镁饱和溶液中，镁离子浓度为 x mol/L，氢氧根浓度为 y mol/L，则氢氧化镁的溶度积为（　　）。
　　A. xy　　　　　　B. $2xy$　　　　　　C. xy^2　　　　　　D. $4xy^3$

3. 已知碳酸钡（$BaCO_3$）、草酸钡（BaC_2O_4）、铬酸钡（$BaCrO_4$）、硫酸钡（$BaSO_4$）四种难溶强电解质的溶度积分别为 2.58×10^{-9}、1.6×10^{-7}、1.17×10^{-10}、1.08×10^{-10}，则其中溶解度最大的是（　　）。
　　A. $BaCO_3$　　　B. BaC_2O_4　　　C. $BaCrO_4$　　　D. $BaSO_4$

4. 在氯化银的饱和溶液中加入少量氯化钠固体（忽略溶液体积的变化），下列说法正确的是（　　）。
　　A. 氯化银的溶解度和溶度积都变小　　　B. 氯化银的溶解度变小，溶度积不变
　　C. 氯化银的溶解度和溶度积都不变　　　D. 氯化银的溶解度不变，溶度积变小

5. 难溶强电解质硫化银溶于（　　）。
　　A. 硝酸　　　　　B. 盐酸　　　　　C. 氨水　　　　　D. 硫化钠溶液

四、判断题

1. 某难溶强电解质 AB 的溶解度为 a（g/L），则其溶度积为 a^2。　　　　　　（　　）

2. 难溶强电解质可以直接用溶度积的数值大小来比较溶解度的大小。　　　　（　　）

3. 溶度积不受离子浓度的影响，而溶解度与离子的浓度有关。　　　　　　　（　　）

4. 一般溶解度较大的难溶强电解质易转化为溶解度较小的难溶强电解质。　　（　　）

5. 某溶液中存在氯离子和碘离子，加入银离子，碘化银先沉淀。　　　　　　（　　）

五、简答题

1. 草酸钡（BaC_2O_4）和氟化钡（BaF_2）的溶度积常数非常接近，两者饱和溶液中的 $[Ba^{2+}]$ 是否也非常接近？为什么？

2. 在草酸溶液中加入氯化钙溶液，得到草酸钙沉淀。沉淀滤出后，在滤液中加入氨水，为什么又有沉淀生成？

六、计算题

1. 在 0.010 mol/L 氯化镁溶液中，pH 应控制在什么范围才不会产生氢氧化镁沉淀？

2. 硬水中的钙离子可通过加入碳酸钠使其生成碳酸钙沉淀的方法除去。试计算钙离子沉淀完全时，需要碳酸钠的最低浓度。

（张　舟）

第八章
在线测试

第九章 氧化还原与电极电势

第九章
思维导图

学习目标：

1. 掌握氧化还原反应的基本概念，电极电势的基本概念及其应用。

2. 熟悉原电池的组成、表示方法、电极反应、电池反应，能斯特方程、浓度和酸度对电极电势的影响。

3. 了解原电池的工作原理，电极电势产生的原因。

【问题导入】

切开的苹果在空气中放置一段时间为什么会变成褐色？

新鲜的苹果外表靓丽，营养丰富，是一种深受人们喜爱的水果。把苹果切开，暴露在空气中，一段时间后果肉颜色就会逐渐变深，最后变成褐色，这种现象叫作"褐变"。

问题：1. 苹果果肉"褐变"的原因是什么？

2. 有什么措施可以延缓"褐变"的发生？

氧化还原反应是参加反应的物质在反应前后存在电子得失或偏移的反应。氧化还原反应与生命活动密切相关，生物体的呼吸过程、新陈代谢、神经传导、能量转换等生理过程都与氧化还原反应有关。在医药卫生领域，许多药物是通过氧化还原反应发挥作用的。例如，外用消毒剂高锰酸钾、过氧化氢（又称双氧水）、碘酊等本身就是氧化剂，一些抗癌药物通过产生反应性氧杀伤癌细胞，维生素 C 和维生素 E 作为还原剂起到抗氧化的作用。本章以电极电势为核心，介绍氧化还原反应的基本原理及其应用。

第一节 氧化还原反应的基本概念

微课：氧化
还原反应的
基本概念

一、氧化数

为了描述元素原子中电子的得失或偏移程度，统一说明氧化还原反应，1970 年国际纯粹与应用化学联合会（IUPAC）在元素化合价和电负性的基础上，提出了氧化数的概念，其定义如下：**氧化数**是某元素一个原子的形式电荷数，这个电荷数是假设每个化学键中的电子都指定给电负性较大的原子而求得。

在离子型化合物中,简单离子所带的电荷数就是该元素的氧化数。例如,在氯化钠晶体中,氯元素的氧化数为－1,钠元素的氧化数为＋1。在共价型化合物中,把共用电子对指定给电负性较大的原子,保留下来的形式电荷数就是氧化数。例如,在水分子中,氧元素的电负性比氢元素的电负性大,氧原子和两个氢原子之间的成键电子都指定为氧原子所有,故氧的氧化数为－2,氢的氧化数为＋1。

根据氧化数的定义,确定元素氧化数的规则如下。

1. 单质中元素的氧化数为 0。

2. 在多原子分子中,所有元素氧化数的代数和等于 0;在多原子离子中,所有元素氧化数的代数和等于离子所带的电荷数。

3. 化合物中氢的氧化数一般为＋1,但在金属氢化物(如 NaH)、硼氢化物(如 B_2H_6)中的氧化数为－1。

4. 化合物中氧的氧化数一般为－2,但在过氧化物(如 H_2O_2、Na_2O_2 等)中的氧化数为－1。

5. 化合物中碱金属的氧化数是＋1,碱土金属的氧化数为＋2。

6. 氟是电负性最大的元素,在化合物中的氧化数均为－1;其他卤素,除了与电负性更大的卤素结合时(如 ClF、ICl_3)或与氧结合时具有正的氧化数外,氧化数一般为－1。

根据以上规则,可以计算出各种物质中任一元素的氧化数。例如:

HNO_3 中 N 的氧化数为＋5; H_2S 中 S 的氧化数为－2;

Cu_2O 中 Cu 的氧化数为＋1; CH_4 中 C 的氧化数为－4。

例 9 - 1   求 $Cr_2O_7^{2-}$ 中 Cr 的氧化数和 $HClO_2$ 中 Cl 的氧化数。

解:设 $Cr_2O_7^{2-}$ 中 Cr 的氧化数为 x,由于氧的氧化数为－2,则

$$2x + 7 \times (-2) = -2 \quad x = +6$$

故 Cr 的氧化数为＋6。

设 $HClO_2$ 中 Cl 的氧化数为 y,由于氢的氧化数为＋1,氧的氧化数为－2,则

$$(+1) + y + 2 \times (-2) = 0 \quad y = +3$$

故 Cl 的氧化数为＋3。

【课堂讨论】

请计算出高锰酸钾($KMnO_4$)中 Mn 的氧化数,连四硫酸钠($Na_2S_4O_6$)中 S 的氧化数。

二、氧化还原反应

根据氧化数的定义,把反应前后元素的氧化数发生变化的化学反应称为**氧化还原反应**。氧化还原反应的本质是物质在反应过程中发生了电子的得失或偏移,从而导致元素的氧化数发生变化。元素氧化数升高的反应称为**氧化反应**,元素氧化数降低的反应称为**还原反应**。在氧化还原反应中,氧化与还原这两个相反的过程总是同时发生的,且元素氧

化数升高的总数与元素氧化数降低的总数一定相等。

【课堂讨论】

有单质参与的化学反应是否一定是氧化还原反应？举例说明。

在氧化还原反应中，氧化数降低的物质称为**氧化剂**，发生还原反应；氧化数升高的物质称为**还原剂**，发生氧化反应。例如：

$$\overset{0}{Cu}+4H\overset{+5}{N}O_3(浓)=\!=\!=Cu(NO_3)_2+2\overset{+4}{N}O_2\uparrow+2H_2O$$

（还原剂）（氧化剂）

【知识拓展】

歧　化　反　应

在氧化还原反应中，如果氧化数的升高和降低都发生在同一分子内处于同一氧化态的某种元素上，这类反应被称为**歧化反应**。例如，氯气与水的反应：

$$Cl_2+H_2O\rightleftharpoons HCl+HClO$$

反应中，反应物氯气的一部分氯原子得电子，氧化数从 0 降低为 -1，转化为氯化氢；另一部分氯原子失电子，氧化数从 0 升高到 $+1$，转化为次氯酸。氯气在该氧化还原反应中既是氧化剂又是还原剂。

三、氧化还原电对

任何氧化还原反应都包括氧化与还原两个过程，故可看作由两个半反应组成。例如：

$$Zn+Cu^{2+}\rightleftharpoons Cu+Zn^{2+}$$

可以分拆为如下两个半反应：

氧化反应：$Zn\rightleftharpoons Zn^{2+}+2e^-$

还原反应：$Cu^{2+}+2e^-\rightleftharpoons Cu$

在半反应中，氧化数较高的物质称为氧化态，用 Ox 表示，如 Zn^{2+}、Cu^{2+}；氧化数较低的物质称为还原态，用 Red 表示，如 Zn、Cu。

在半反应中，氧化态和还原态彼此依存，相互转化，成对出现。通常把半反应中通过电子的转移而相互转化的一对物质称为**氧化还原电对**，用"氧化态（Ox）/还原态（Red）"表示，如 Zn^{2+}/Zn、Cu^{2+}/Cu。每一个电对对应一个半反应，半反应用以下通式表示：

氧化态$+ne^-\rightleftharpoons$还原态　或　$Ox+ne^-\rightleftharpoons Red$

理论上，每个氧化还原反应都可以分拆为氧化与还原两个半反应。

【课堂讨论】

将下列氧化还原反应分拆为两个半反应。

1. $2Fe^{2+}+Cl_2=\!=\!=2Fe^{3+}+2Cl^-$；

2. $2KMnO_4+16HCl(浓)=\!=\!=2KCl+2MnCl_2+5Cl_2\uparrow+8H_2O$

第二节 原电池与电极电势

一、原电池

氧化还原反应的重要特征是反应过程中有电子的得失或偏移，并且伴随着热效应。能否用实验证实这一过程？化学能又能否转变为电能呢？

将锌片放入硫酸铜溶液中，一段时间后发现，锌片变小，表面上有红棕色物质沉积出来。这是由于锌片与硫酸铜溶液接触，电子从锌片直接转移给铜离子，锌变成锌离子进入溶液，铜离子在锌片表面得到电子变成单质铜，发生了置换反应。由于电子的转移是无序的，故无电流产生。与此同时，溶液温度升高，表明这是一个放热反应，化学能转变为热能。

若采用如图 9 - 1 所示的装置，在盛有硫酸锌溶液的烧杯中插入锌片，在另一盛有硫酸铜溶液的烧杯中插入铜片，两个烧杯用盐桥（一个倒置的 U 形管，管内充满饱和氯化钾溶液和琼脂）连接起来，再用导线连接锌片和铜片，中间串联一个电流计，则可以观察到电流计的指针发生偏转，这说明导线中有电流通过，化学能转变为电能。

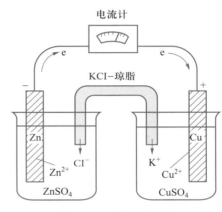

图 9 - 1　铜锌原电池

这种将氧化还原反应的化学能转变为电能的装置称为**原电池**。在原电池中，输出电子，发生氧化反应的电极为负极；接受电子，发生还原反应的电极为正极。电极上发生的半反应称为电极反应。两个电极反应之和即为原电池的总反应，称为电池反应。

如铜锌原电池中：

负极（Zn 极）：$Zn - 2e^- \Longrightarrow Zn^{2+}$（氧化反应）

正极（Cu 极）：$Cu^{2+} + 2e^- \Longrightarrow Cu$（还原反应）

电池反应：$Zn + Cu^{2+} \Longrightarrow Zn^{2+} + Cu$

原电池装置可以用原电池符号表示，书写原电池符号的规定如下。

（1）将原电池负极写在最左边，正极写在最右边。

（2）电极或原电池物质均用化学式表示，在化学式后面的括号中注明溶液的浓度或气体的分压。

（3）用单竖线"｜"表示相界面。

（4）同一相中不同物质之间用逗号分开。

（5）用双竖线"‖"表示盐桥。

（6）气体或液体不能直接作为电极，必须依附惰性电极（不参与电极反应，仅起导电作用的电极,如铂电极和石墨电极)。

按以上规定,铜锌原电池可以用原电池符号表示为:

$$(-)Zn|ZnSO_4(c_1)\|CuSO_4(c_2)|Cu(+)$$

氯化铁和氯化亚锡在溶液中可发生如下反应:

$$2FeCl_3+SnCl_2\rightleftharpoons2FeCl_2+SnCl_4$$

设计成原电池后,用原电池符号表示为:

$$(-)Pt|Sn^{2+}(c_1),Sn^{4+}(c_2)\|Fe^{3+}(c_3),Fe^{2+}(c_4)|Pt(+)$$

【化学史话】

2019 年诺贝尔化学奖公布——锂电池成得奖主角

2019 年 10 月 9 日,诺贝尔化学奖揭晓。瑞典皇家科学院决定将该奖项授予三位化学家——来自美国的约翰·巴尼斯特·古迪纳夫(John B·Goodenough)、M·斯坦利·威廷汉(M·Stanley whittingham)和来自日本的吉野彰(Akira Yoshino),以表彰他们在锂离子电池领域的研发工作。

锂电池是由锂金属或锂合金为负极材料、使用非水电解质溶液的电池。它之所以相比其他电池更具前瞻性,主要还是因为具备安全性高、体积小、能量密度高等特性。20 世纪 80 年代是移动设备研发的黎明期,锂电池的出现顺应了这一时代发展需要。

二、电极电势

(一) 电极电势的产生

微课:电极
电势

用导线将原电池的两个电极连接起来,就有电流产生,表明构成原电池的两个电极的电势是不等的,两极之间存在电势差。那么,电极的电势是如何产生的,不同的电极为什么具有不同的电势呢?

金属晶体中有金属离子和自由电子。如果把金属放在其盐溶液中,在金属与溶液的接触界面上就会发生两个相反的过程。一方面,金属表面的金属离子由于受到溶液中水分子的作用成为水合离子进入溶液,将电子留在金属上,金属越活泼,溶液越稀,这种倾向越大;另一方面,溶液中的金属离子受到自由电子的吸引而沉积在金属表面上,金属越不活泼,溶液越浓,这种倾向越大。当两个相反过程的速率相等时,达到动态平衡:

动画:能斯特
双电层理论

$$M^{n+}+ne^-\rightleftharpoons M$$

若金属溶解倾向大于金属离子沉积倾向,金属表面因积累较多的电子而带负电荷,溶液中金属离子受金属表面负电荷的吸引而聚集在金属表面附近,在两相之间的界面层就会形成一个双电层,产生电势差,如图 9-2(a)所

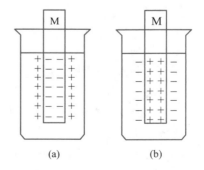

图 9-2　电极电势的产生

(a) 金属溶解倾向大于金属离子沉积倾向;

(b) 金属离子沉积倾向大于金属溶解倾向

示。若金属离子沉积倾向大于金属溶解倾向,金属表面带正电荷,溶液中阴离子受金属表面正电荷的吸引而聚集在金属表面附近,在两相之间的界面层也会形成一个双电层,产生电势差,如图 9-2(b)所示。这种在双电层之间产生的电势差称为金属电极的**电极电势**(φ),单位为 V。由此可见,电极电势的大小取决于电极的本性,不同的电极具有不同的电极电势,同时受温度、浓度等外界条件的影响。

(二)标准电极电势

1. 标准氢电极　到目前为止,单个电极的电极电势值是无法测定的。国际纯粹与应用化学联合会建议统一用标准氢电极作为基准电极来测定其他电极的电极电势。

标准氢电极的结构如图 9-3 所示。将镀有铂黑的铂片浸入氢离子浓度为 1.0 mol/L 的溶液中,并不断通入压力为 100 kPa 的纯净氢气,使铂片上吸附的氢气达到饱和,即构成了**标准氢电极**。其电极反应如下:

$$2H^+(aq)+2e^- \Longleftrightarrow H_2(g)$$

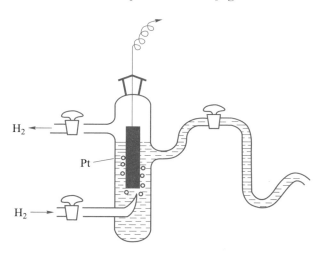

图 9-3　标准氢电极结构图

并规定在 298.15 K 时,标准氢电极的电极电势值为零。即:

$$\varphi_{H^+/H_2}^{\ominus}=0.000\ 0\ V$$

2. 标准电极电势　电极在标准状态下的电极电势,称为该电极的**标准电极电势**。标准电极电势用符号 $\varphi^{\ominus}$ 表示,单位为 V。电极的标准状态是指温度为 298.15 K,溶液离子浓度为 1.0 mol/L,气体的分压为 101.325 kPa,液体或固体均为纯净物质时的状态。

如果原电池的两个电极均为标准电极,此电池即为标准电池,标准电池中两个电极的电势差称为电池的标准电动势,用 $E^{\ominus}$ 表示。即:

$$E^{\ominus}=\varphi_+^{\ominus}-\varphi_-^{\ominus} \tag{9-1}$$

测定某电极的标准电极电势时,可在标准状态下将待测电极与标准氢电极组成原电池,测出该原电池的标准电动势,即可求出待测电极的标准电极电势。

例如,测定铜电极的标准电极电势时,将标准铜电极与标准氢电极组成下列原电池:

（－）Pt│H$_2$(100 kPa)│H$^+$(1.0 mol/L)‖Cu^{2+}(1.0 mol/L)│Cu(＋)

298.15 K 时，测得原电池的标准电动势 $E^\ominus = 0.341\ 7$ V。

$$E^\ominus = \varphi^\ominus_{Cu^{2+}/Cu} - \varphi^\ominus_{H^+/H_2} \qquad \varphi^\ominus_{Cu^{2+}/Cu} = 0.341\ 7\ V$$

又如，测定锌电极的标准电极电势时，将标准锌电极与标准氢电极组成原电池，由于锌比氢气更易给出电子，所以锌电极为负极，标准氢电极为正极，可组成下列原电池：

（－）Zn│Zn^{2+}(1.0 mol/L)‖H$^+$(1.0 mol/L)│H$_2$(101.325 kPa)│Pt(＋)

298.15 K 时，测得原电池的标准电动势 $E^\ominus = 0.760\ 0$V。

$$E^\ominus = \varphi^\ominus_{H^+/H_2} - \varphi^\ominus_{Zn^{2+}/Zn} \qquad \varphi^\ominus_{Zn^{2+}/Zn} = -0.760\ 0\ V$$

用同样的方法可以测得各种电极的标准电极电势。将各电极的标准电极电势值按照递增的顺序排列成表，称为**标准电极电势表**。标准电极电势表分为酸表和碱表，若电极反应在酸性或中性溶液中进行，则在酸表中查阅其标准电极电势值；若电极反应在碱性溶液中进行，则在碱表中查阅其标准电极电势值。表 9 - 1 列出了 298.15 K 时，在酸性溶液中测定的一些常见氧化还原电对的标准电极电势。

表 9 - 1　常见氧化还原电对的标准电极电势（298.15 K）

电极反应	$\varphi^\ominus/V$
Na$^+$ + e$^-$ ══ Na	−2.71
Zn^{2+} + 2e$^-$ ══ Zn	−0.760 0
Pb^{2+} + 2e$^-$ ══ Pb	−0.126 4
2H$^+$ + 2e$^-$ ══ H$_2$	0.000 0
AgCl + e$^-$ ══ Ag + Cl$^-$	0.222 16
Cu^{2+} + 2e$^-$ ══ Cu	0.341 7
I$_2$ + 2e$^-$ ══ 2I$^-$	0.535 3
O$_2$ + 2H$^+$ + 2e$^-$ ══ H$_2$O$_2$	0.695
Fe^{3+} + e$^-$ ══ Fe^{2+}	0.771
Ag$^+$ + e$^-$ ══ Ag	0.799 4
Br$_2$(l) + 2e$^-$ ══ 2Br$^-$	1.066
Cr$_2$O$_7^{2-}$ + 14H$^+$ + 6e$^-$ ══ 2Cr^{3+} + 7H$_2$O	1.232
Cl$_2$ + 2e$^-$ ══ 2Cl$^-$	1.357 93
MnO$_4^-$ + 8H$^+$ + 5e$^-$ ══ Mn^{2+} + 4H$_2$O	1.507
F$_2$ + 2e$^-$ ══ 2F$^-$	2.866

微课：影响电极
电势的因素

三、影响电极电势的因素

（一）能斯特方程式

电极电势的大小首先取决于电极的本性，如活泼金属的电极电势值一般较小，而活泼非金属的电极电势值一般较大。此外，电极电势还受温度和浓度等因素的影响。通常电极反应是在常温下进行的，所以浓度的变化往往是影响电极电势的主要因素。电极电势与温度和浓度的关系可以用能斯特(Nernst)方程式表示。

对于任意给定的电极,其电极反应可表示为:

$$Ox + ne^- \rightleftharpoons Red$$

电对的电极电势与温度、浓度的关系可以用能斯特方程式表示为:

$$\varphi = \varphi^\ominus + \frac{RT}{nF} \ln \frac{c_{Ox}}{c_{Red}} \qquad (9-2)$$

式中,φ 为电极电势;$\varphi^\ominus$ 为电对的标准电极电势;R 为摩尔气体常数,8.314 J/(K·mol);F 为法拉第常数,96 485 C/mol;n 为电极反应中转移的电子数;T 为热力学温度;c_{Ox} 为电极反应中氧化态一侧各物质浓度幂的乘积,c_{Red} 为电极反应中还原态一侧各物质浓度幂的乘积。

当温度 $T = 298.15$ K,将各常数值代入能斯特方程式,并将自然对数换算成常用对数,可简化为:

$$\varphi = \varphi^\ominus + \frac{0.059\ 2\ \text{V}}{n} \lg \frac{c_{Ox}}{c_{Red}} \qquad (9-3)$$

应用能斯特方程式时,应注意以下几点。

1. 固体、纯液体或稀溶液中的溶剂不出现在能斯特方程式中,其浓度按 1 处理。

2. 如果电极反应式中氧化态物质或还原态物质的计量数不是 1,以计量数作为其浓度的指数。

3. 除氧化态物质和还原态物质外,若有氢离子和氢氧根参加电极反应,氢离子和氢氧根的浓度也应列入能斯特方程式。

4. 如果电极中的氧化态物质或还原态物质是气体,以相对分压 $\left(\dfrac{p}{p^\ominus}\right)$ 代替其浓度。

例如,在 298.15 K 时,电极反应 $MnO_2 + 4H^+ + 2e^- \rightleftharpoons Mn^{2+} + 2H_2O$ 和 $O_2 + 4H^+ + 4e^- \rightleftharpoons 2H_2O$ 的能斯特方程式分别为:

$$\varphi_{MnO_2/Mn^{2+}} = \varphi^\ominus_{MnO_2/Mn^{2+}} + \frac{0.059\ 2\ \text{V}}{2} \lg \frac{c^4_{H^+}}{c_{Mn^{2+}}}$$

$$\varphi_{O_2/H_2O} = \varphi^\ominus_{O_2/H_2O} + \frac{0.059\ 2\ \text{V}}{4} \lg \frac{c^4_{H^+} \cdot \dfrac{p_{O_2}}{p^\ominus}}{1}$$

(二) 电极电势的影响因素

从能斯特方程式可以看出,电极电势的大小不仅取决于电极的本性,同时受到温度、电极反应中各物质的浓度(或分压)和酸度等因素的影响。

1. 浓度对电极电势的影响　根据能斯特方程式,增大氧化态物质的浓度或减小还原态物质的浓度,电极电势增大,氧化态物质得电子能力增强;增大还原态物质浓度或减小氧化态物质的浓度,电极电势减小,还原态物质失电子能力增强。

例 9-2　已知 298.15 K 时,$\varphi^\ominus_{Fe^{3+}/Fe^{2+}} = 0.771$ V,试分别计算电对在下列情况下的电极电势。

(1) $c_{Fe^{3+}} = 0.10$ mol/L,$c_{Fe^{2+}} = 1.0$ mol/L;

（2）$c_{Fe^{3+}}=1.0$ mol/L，$c_{Fe^{2+}}=0.10$ mol/L。

解：电极反应为 $Fe^{3+}+e^-\rightleftharpoons Fe^{2+}$

$$\varphi_{Fe^{3+}/Fe^{2+}}=\varphi^{\ominus}_{Fe^{3+}/Fe^{2+}}+\frac{0.059\ 2\ V}{1}lg\frac{c_{Fe^{3+}}}{c_{Fe^{2+}}}$$

（1）
$$\varphi_{Fe^{3+}/Fe^{2+}}=0.771\ V+\frac{0.059\ 2\ V}{1}lg\frac{0.10}{1.0}=0.712\ V$$

（2）
$$\varphi_{Fe^{3+}/Fe^{2+}}=0.771\ V+\frac{0.059\ 2\ V}{1}lg\frac{1.0}{0.10}=0.830\ V$$

2. 酸度对电极电势的影响　如果有氢离子、氢氧根参与电极反应，根据能斯特方程式可知，氢离子、氢氧根浓度的改变也会对电极电势产生影响。

例 9 - 3　已知 298.15 K 时，$\varphi^{\ominus}_{MnO_2/Mn^{2+}}=1.224$ V，试分别计算 pH 为 7 和 1 时电对的电极电势（假设其他离子浓度均为 1.0 mol/L）。

解：电极反应为 $MnO_2+4H^++2e^-\rightleftharpoons Mn^{2+}+2H_2O$

pH＝7 时，
$$\varphi_{MnO_2/Mn^{2+}}=\varphi^{\ominus}_{MnO_2/Mn^{2+}}+\frac{0.059\ 2\ V}{2}lg\frac{c^4_{H^+}}{c_{Mn^{2+}}}$$
$$=1.224\ V+\frac{0.059\ 2\ V}{2}lg\frac{(10^{-7})^4}{1}$$
$$=0.395\ V$$

pH＝1 时，
$$\varphi_{MnO_2/Mn^{2+}}=\varphi^{\ominus}_{MnO_2/Mn^{2+}}+\frac{0.059\ 2\ V}{2}lg\frac{c^4_{H^+}}{c_{Mn^{2+}}}$$
$$=1.224\ V+\frac{0.059\ 2\ V}{2}lg\frac{(10^{-1})^4}{1}$$
$$=1.106\ V$$

结果表明，溶液酸性越强，电对的电极电势越大，电对中氧化态物质的氧化性越强。含氧酸盐和一些高价含氧化合物参与的电极反应，其电极电势大多受溶液酸度的影响。

【课堂讨论】
溶液的酸度对所有电对的电极电势都有影响吗？举例说明。

微课：电极电势的应用

第三节　电极电势的应用

一、比较氧化剂和还原剂的相对强弱

在标准状态下，根据标准电极电势 $\varphi^{\ominus}$ 值的大小，可定性判断氧化态物质氧化能力和还原态物质还原能力的相对强弱。$\varphi^{\ominus}$ 值越大，该电对中氧化态物质的氧化能力越强，其对应的还原态物质的还原能力越弱。$\varphi^{\ominus}$ 值越小，该电对还原态物质的还原能力越强，其对应的氧化态物质的氧化能力越弱。

例如，$Cl_2 + 2e^- \rightleftharpoons 2Cl^-$，$\varphi^{\ominus}_{Cl_2/Cl^-} = 1.357\ 93\ V$；$Br_2(l) + 2e^- \rightleftharpoons 2Br^-$，$\varphi^{\ominus}_{Br_2/Br^-} = 1.066\ V$。$\varphi^{\ominus}_{Br_2/Br^-} < \varphi^{\ominus}_{Cl_2/Cl^-}$，因此，$Cl_2$ 的氧化能力较强，Br^- 的还原能力较强。

在非标准状态下，电对的电极电势受浓度、酸度等因素的影响，比较氧化剂和还原剂的相对强弱时，必须利用能斯特方程进行计算，求出在某种条件下的 φ 值，再进行比较。

【课堂讨论】

已知 $\varphi^{\ominus}_{Fe^{3+}/Fe^{2+}} = 0.771\ V$，$\varphi^{\ominus}_{Cu^{2+}/Cu} = 0.341\ 7\ V$，$\varphi^{\ominus}_{Sn^{4+}/Sn^{2+}} = 0.151\ V$，则在标准状态下，$Fe^{3+}$、$Fe^{2+}$、$Cu^{2+}$、$Sn^{4+}$、$Sn^{2+}$ 几种离子中，氧化性和还原性最强的分别是哪种离子？

二、判断氧化还原反应进行的方向

任何一个氧化还原反应理论上都可以设计成一个原电池。构成原电池的两个电对中，电极电势较大的电对氧化态物质氧化能力较强，在反应中作氧化剂；电极电势较小的电对还原态物质还原能力较强，在反应中作还原剂。氧化还原反应的方向是强的氧化剂与强的还原剂作用生成弱的还原剂与弱的氧化剂。

例如，将电对 Ox_1/Red_1 和电对 Ox_2/Red_2 组成原电池，氧化还原反应为：

$$Ox_2 + Red_1 \rightleftharpoons Ox_1 + Red_2$$

若 $\varphi(Ox_2/Red_2) > \varphi(Ox_1/Red_1)$，则 Ox_2 的氧化能力较强，Red_1 的还原能力较强，氧化还原反应正向自发进行。

反之，若 $\varphi(Ox_2/Red_2) < \varphi(Ox_1/Red_1)$，则 Ox_1 的氧化能力较强，Red_2 的还原能力较强，氧化还原反应逆向自发进行。

例 9-4　已知 298.15 K 时，$\varphi^{\ominus}_{Ag^+/Ag} = 0.799\ 4\ V$，$\varphi^{\ominus}_{Hg^{2+}/Hg} = 0.851\ V$。判断在下列两种情况下，反应 $Hg^{2+} + 2Ag \rightleftharpoons Hg + 2Ag^+$ 进行的方向。

（1）$c_{Hg^{2+}} = 1.0\ mol/L$，$c_{Ag^+} = 1.0\ mol/L$

（2）$c_{Hg^{2+}} = 0.001\ 0\ mol/L$，$c_{Ag^+} = 1.0\ mol/L$

解：两种情况下的两个电极的电极电势分别为

（1）
$$\varphi_{Ag^+/Ag} = \varphi^{\ominus}_{Ag^+/Ag} = 0.799\ 4\ V$$
$$\varphi_{Hg^{2+}/Hg} = \varphi^{\ominus}_{Hg^{2+}/Hg} = 0.851\ V$$

$\varphi_{Hg^{2+}/Hg} > \varphi_{Ag^+/Ag}$，组成原电池时，$Hg^{2+}/Hg$ 电对作正极，反应正向自发进行。

（2）
$$\varphi_{Hg^{2+}/Hg} = \varphi^{\ominus}_{Hg^{2+}/Hg} + \frac{0.059\ 2}{2} \lg \frac{c_{Hg^{2+}}}{c_{Ag^+}}$$
$$= 0.851\ V + \frac{0.059\ 2\ V}{2} \lg 0.001\ 0$$
$$= 0.762\ V$$

$\varphi_{Hg^{2+}/Hg} < \varphi_{Ag^+/Ag}$，组成原电池时，$Ag^+/Ag$ 电对作正极，反应逆向自发进行。

三、计算原电池的电动势

组成原电池的两个电极，电极电势较大的一极为正极，电极电势较小的一极为负极。

原电池的电动势等于正极的电极电势减去负极的电极电势。

$$E = \varphi_+ - \varphi_- \tag{9-4}$$

例 9-5 计算 298.15 K 时，电池 $(-)Cu \mid Cu^{2+}(0.1\ mol/L) \parallel Fe^{3+}(0.10\ mol/L)$，$Fe^{2+}(0.010\ mol/L) \mid Pt(+)$ 的电动势。

解: 在非标准状态下，两个电对的电极电势分别为：

$$\varphi_{Cu^{2+}/Cu} = \varphi^{\ominus}_{Cu^{2+}/Cu} + \frac{0.059\ 2\ V}{2} \lg c_{Cu^{2+}}$$

$$= 0.341\ 7\ V + \frac{0.059\ 2\ V}{2} \lg 0.10$$

$$= 0.312\ 1\ V$$

$$\varphi_{Fe^{3+}/Fe^{2+}} = \varphi^{\ominus}_{Fe^{3+}/Fe^{2+}} + \frac{0.059\ 2\ V}{1} \lg \frac{c_{Fe^{3+}}}{c_{Fe^{2+}}}$$

$$= 0.771\ V + \frac{0.059\ 2\ V}{1} \lg \frac{0.10}{0.010}$$

$$= 0.830\ 2\ V$$

电池电动势 $E = \varphi_+ - \varphi_- = 0.830\ 2\ V - 0.312\ 1\ V = 0.518\ 1\ V$。

四、判断氧化还原反应进行的限度

氧化还原反应属于可逆反应，其反应进行的限度可用标准平衡常数来衡量。根据能斯特方程式可以推出，一个氧化还原反应达到平衡状态时的标准平衡常数与该反应处于标准状态下组成的原电池的标准电动势之间有如下关系：

$$\lg K^{\ominus} = \frac{nE^{\ominus}}{0.059\ 2} \tag{9-5}$$

式中，$K^{\ominus}$ 为标准平衡常数，n 为氧化还原反应中转移电子的总数，$E^{\ominus}$ 为标准电动势。

由此可见，原电池的标准电动势越大，氧化还原反应的标准平衡常数就越大，反应进行得就越完全。

例 9-6 计算反应 $Zn(s) + Cu^{2+} \rightleftharpoons Cu(s) + Zn^{2+}$ 的标准平衡常数。

解:

$$\lg K^{\ominus} = \frac{nE^{\ominus}}{0.059\ 2\ V} = \frac{2 \times (\varphi^{\ominus}_{Cu^{2+}/Cu} - \varphi^{\ominus}_{Zn^{2+}/Zn})}{0.059\ 2\ V}$$

查表代入数据：

$$\lg K^{\ominus} = \frac{2 \times [0.341\ 7 - (-0.760\ 0)]}{0.059\ 2} = 37.22$$

$$K^{\ominus} = 10^{37.22} = 1.66 \times 10^{37}$$

课后练习

一、名词解释

1. 氧化数 2. 氧化还原电对 3. 电极电势 4. 标准电极电势 5. 标准电动势

二、填空题

1. $KMnO_4$、K_2MnO_4、MnO_2、$MnCl_2$ 中 Mn 元素的氧化数分别是_____、_____、_____、_____。

2. 氧化还原反应的本质是反应过程中有_____,导致元素的_____发生变化。

3. 原电池中,输出电子的电极为_____,发生_____反应;接受电子的电极为_____,发生_____反应。

4. 电极的标准状态是指温度为_____,溶液离子浓度为_____,气体的分压为_____。

5. 将两个电对组成氧化还原反应,电极电势_____的电对的氧化态物质作氧化剂;电极电势_____的电对的还原态物质作还原剂。

三、选择题

1. 新型氧化剂 Na_2FeO_4 中 Fe 元素的氧化数是( )。

   A. +2   B. +3   C. $+\dfrac{8}{3}$ D. +6

2. 在反应 $2Na_2O_2 + 2CO_2 \!=\!\!= 2Na_2CO_3 + O_2$ 中,Na_2O_2( )。

   A. 是氧化剂   B. 是还原剂

   C. 既是氧化剂,又是还原剂   D. 既不是氧化剂,也不是还原剂

3. 下列电对中,改变溶液酸度,电极电势没有变化的是( )。

   A. Ag^+/Ag B. BrO_3^-/Br_2 C. H_2O_2/H_2O D. MnO_4^-/Mn^{2+}

4. 已知 $\varphi^{\ominus}_{Fe^{3+}/Fe^{2+}} = 0.771\text{V}$,$\varphi^{\ominus}_{I_2/I^-} = 0.535\ 3\ \text{V}$,则在标准状态下将两个电对组成氧化还原反应时,在反应中作氧化剂的是( )。

   A. Fe^{3+} B. Fe^{2+} C. I_2 D. I^-

5. pH=10,其他条件为标准状态时,氢电极的电极电势是( )。

   A. −0.59 V   B. −0.30 V   C. 0.30 V   D. 0.59 V

四、判断题

1. 生物体的呼吸过程与氧化还原反应有关。   ( )

2. B_2H_6 中 B 元素的氧化数是 −3。   ( )

3. 原电池装置实现了电能到化学能的转化。   ( )

4. 电极电势仅取决于电极本身的性质,与其他因素无关。   ( )

5. 改变氧化剂或还原剂的浓度,不会改变氧化还原反应的方向。   ( )

五、简答题

1. 解释下列现象。

（1）苯酚在空气中久置会变为粉红色。

（2）在 $FeSO_4$ 溶液中加入 NaOH 溶液时,生成的白色絮状沉淀迅速变成灰绿色,最后变成红褐色。

2. 标准状态下,应用 $E^{\ominus}$ 值判断下列反应能否自发进行。

（1）$Ag + Cu^{2+} \longrightarrow Cu + Ag^+$

（2）$Sn^{4+} + I^- \longrightarrow Sn^{2+} + I_2$

六、计算题

1. 实验室常用如下反应制备氯气：

$$MnO_2 + 4HCl(浓) \Longrightarrow MnCl_2 + Cl_2 \uparrow + 2H_2O$$

根据标准电极电势判断，上述反应在标准状态时能否自发进行。

2. 计算在标准状态下，下列反应的标准平衡常数。

（1）$Ag^+ + Fe^{2+} \Longrightarrow Ag + Fe^{3+}$

（2）$5Br^- + BrO_3^- + 6H^+ \Longrightarrow 3Br_2 + 3H_2O$

（张　舟）

第九章
在线测试

第十章　配 位 平 衡

学习目标:

1. 掌握配位化合物的组成、基本结构和命名。

2. 熟悉配位平衡的基本规律及其影响因素,能运用平衡移动观点分析配位平衡的移动。

3. 了解螯合物的结构及配位化合物在医药等领域的应用。

第十章
思维导图

【问题导入】

《星空》是后印象派画家梵高代表作之一,作者用夸张的手法生动描绘了充满运动和变化的星空,画中浓厚、有力的颜料浆里,有一种蓝色颜料叫作普鲁士蓝。

问题:普鲁士蓝属于哪一类化学物质呢?

第一节　配位化合物

配位化合物简称**配合物**,是一类组成复杂、应用广泛、为数众多的化合物。文献上最早记载的配合物是普鲁士蓝。1704 年,普鲁士染料厂一位名叫狄斯巴赫的德国人把兽皮或牛血和草木灰(碳酸钾)混合加热焙烧,经 $FeCl_3$ 处理后,意外得到鲜艳的蓝色染料,称为普鲁士蓝。配合物与生物、医学的关系十分密切,人体血液中的血红素、植物体内的叶绿素,维生素 B_{12} 及生物催化剂——酶等都属于配合物,生物体中的许多微量元素是以配合物形式存在,许多用于治疗和预防疾病的药物也是配合物,或在体内形成配合物才可发挥药效。此外,在生化检验、药物分析等方面,配合物的应用也非常广泛。

微课:配合物
的定义

一、配合物的定义和组成

(一) 配合物的定义

向 $CuSO_4$ 溶液中加入氨水,再加入适量乙醇,会析出深蓝色的结晶。若向该结晶的水溶液中加入 NaOH 溶液,既没有氨气产生,也无蓝色 $Cu(OH)_2$ 沉淀生成;若加入少量

视频:硫酸四氨
合铜或铜氨
配离子生成

$BaCl_2$ 溶液时,则有白色 $BaSO_4$ 沉淀析出。实验说明,$CuSO_4$ 的氨水溶液中有 SO_4^{2-} 存在,却几乎不存在游离的 Cu^{2+} 和 NH_3 分子。经分析测定,该深蓝色结晶的化学组成是 $[Cu(NH_3)_4]SO_4 \cdot H_2O$。它在水溶液中全部解离为 $[Cu(NH_3)_4]^{2+}$ 和 SO_4^{2-},而 $[Cu(NH_3)_4]^{2+}$ 是由 1 个 Cu^{2+} 和 4 个 NH_3 分子以配位键结合而成,并能在溶液中稳定存在的复杂离子。$[Cu(NH_3)_4]^{2+}$ 在水中的行为与弱电解质的解离相似,只能少部分地解离出 Cu^{2+} 和 NH_3,绝大多数仍以复杂离子 $[Cu(NH_3)_4]^{2+}$ 的形式存在。

　　金属离子(或原子)与一定数目的中性分子或阴离子以配位键结合而成的复杂离子称为配离子,如 $[Cu(NH_3)_4]^{2+}$、$[HgI_4]^{2-}$ 等。若形成的是复杂分子,则称为配位分子,如 $[Pt(NH_3)_2Cl_2]$、$[Ni(CO)_4]$ 等。含有配离子的化合物及配位分子统称为配位化合物,简称配合物。

　　配合物和复盐的分子式相似,但在水溶液中的解离情况不同。复盐能完全解离为简单离子,而配合物只能解离出配离子和外界离子,不能完全解离为简单离子。如明矾 $KAl(SO_4)_2 \cdot 12H_2O$ 和 $[Cu(NH_3)_4]SO_4$ 的解离方程式分别为:

$$KAl(SO_4)_2 \cdot 12H_2O \Longrightarrow K^+ + Al^{3+} + 2SO_4^{2-} + 12H_2O$$

$$[Cu(NH_3)_4]SO_4 \Longrightarrow [Cu(NH_3)_4]^{2+} + SO_4^{2-}$$

前者为复盐,后者则为配合物。

(二) 配合物的组成

　　配合物一般由内界和外界两部分组成。结合紧密且能稳定存在的配离子部分称为**内界**(写在化学式的方括号内),与配离子带相反电荷的离子称为**外界**(写在化学式的方括号外)。配位分子没有外界,如 $[Co(NH_3)_3Cl_3]$。现以配位化合物 $[Cu(NH_3)_4]SO_4$ 为例,其组成和结构可表示如下:

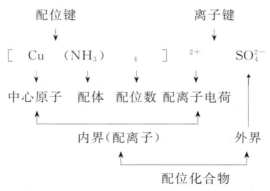

　　1. 中心原子　中心原子也称配合物的形成体,位于配合物的中心,是配合物的核心。中心原子一般是过渡金属离子或原子,如 Ag^+、Cu^{2+}、Zn^{2+}、Fe^{2+}、Co^{3+} 等。也有中性原子作形成体的情况,如 $[Fe(CO)_5]$、$[Cr(CO)_6]$ 中的 Fe、Cr。少数高价非金属元素也可作为配合物形成体,如 $[SiF_6]^{2-}$ 中的 Si。中心原子的共同特征是都具有可用来接受孤对电子的空轨道。

　　2. 配体　配合物中与中心原子以配位键结合的中性分子或阴离子称为配体。在配体中,提供孤对电子的原子称为配位原子(简称配原子)。例如,$[Cu(NH_3)_4]SO_4$ 中 NH_3

为配体,N 为配位原子。配位原子的共同特征是最外电子层都有孤对电子,常见的配位原子是原子半径较小的非金属原子,如 O、N、C、S、卤素等。

根据配体中配位原子的数目不同,将配体分为单基(又称单齿)配体和多基(又称多齿)配体。只含 1 个配位原子的配体称为单基配体,如 NH_3、H_2O、CN^-、F^-、Cl^- 等;含有 2 个或 2 个以上配位原子的配体称为多基配体,如乙二胺($H_2NCH_2CH_2NH_2$,简写为 en)是二基配体,乙二胺四乙酸(EDTA)是六基配体。

$$
\begin{array}{ccc}
\text{HÖOC—CH}_2 & & \text{CH}_2\text{—COÖH} \\
& \ddot{\text{N}}\text{—CH}_2\text{CH}_2\text{—}\ddot{\text{N}} & \\
\text{HÖOC—CH}_2 & & \text{CH}_2\text{—COOH}
\end{array}
$$

乙二胺四乙酸(EDTA)

常见配体及对应的配位原子如表 10-1 所示。

表 10-1　常见配体及对应的配位原子

常见配体		配位原子	常见配体		配位原子
中性配体	NH_3	N	阴离子配体	F^-	F
	CO	C		Cl^-	Cl
	H_2O	O		Br^-	Br
				I^-	I
				CN^-	C
				SCN^-	S
				NCS^-	N
				OH^-	O

3. 配位数　配合物中直接与中心原子结合的配位原子的总数称为中心原子的配位数。若配体是单基配体,中心原子的配位数等于配体的数目,如 $[HgI_4]^{2-}$ 中 Hg^{2+} 的配位数为 4,$[PtCl_6]^{2-}$ 中 Pt^{4+} 的配位数为 6。若配体是多基配体,中心原子的配位数等于配体的数目乘以该配体的基数(齿数),如 en 为二基配体,则 $[Cu(en)_2]^{2+}$ 中心原子 Cu^{2+} 的配位数是 4,而不是 2。

中心原子的配位数取决于中心原子和配体的性质(电荷、半径、核外电子排布等),以及配合物形成时的外界条件(如温度、浓度等)。增大配体浓度,降低温度有利于形成高配位数的配合物。在配合物中,中心原子的配位数以 2、4、6 较为常见。一些常见金属离子的配位数列于表 10-2。

表 10-2　常见金属离子的配位数

配位数	金属离子
2	Ag^+,Cu^{2+},Au^+
4	Zn^{2+},Cu^{2+},Hg^{2+},Ni^{2+},Co^{2+},Pt^{2+},Pd^{2+},Si^{4+},Ba^{2+}
6	Fe^{2+},Fe^{3+},Co^{2+},Co^{3+},Cr^{3+},Pt^{4+},Pd^{4+},Al^{3+},Si^{4+},Ca^{2+},Ir^{3+}
8	Mo^{4+},W^{4+},Ca^{2+},Ba^{2+},Pb^{2+}

4. 外界(离子)　在配离子周围还结合着与其带相反电荷的离子,构成配合物的外界。这些外界离子通常是带正电荷或负电荷的简单离子或原子团,以离子键与内界相结合。配位化合物在水中解离成配离子和外界离子。例如:

$$[Cu(NH_3)_4]SO_4 \rightleftharpoons [Cu(NH_3)_4]^{2+} + SO_4^{2-}$$

$$K_3[Fe(CN)_6] \rightleftharpoons 3K^+ + [Fe(CN)_6]^{3-}$$

其中,SO_4^{2-} 和 K^+ 为外界离子。

5. 配离子电荷　配离子的电荷等于中心原子与所有配体的电荷的代数和。由于配合物呈电中性(电荷为 0),所以配离子的电荷也可由外界离子电荷推算。以配合物 $[Cu(NH_3)_4]SO_4$ 为例:外界离子 SO_4^{2-} 电荷为 -2,因此配离子电荷为 $+2$,即 $[Cu(NH_3)_4]^{2+}$。若再用配离子电荷($+2$)和配体 NH_3 的电荷(0),则可进一步推算出中心原子 Cu 的电荷为 $+2$。

以此类推,计算 $K_4[Pt(CN)_6]$ 中配离子电荷时,可根据外界离子 K^+ 电荷总数 $+4$,推算出配离子电荷为 -4,即配离子为 $[Pt(CN)_6]^{4-}$。

【课堂讨论】

在配合物 $[Co(H_2O)(NH_3)_4Cl]Cl_2$ 中,中心原子是_____,配位数为_____,氧化数_____;配体是_____,配原子是_____,配离子的电荷是_____。

二、配合物的分类和命名

(一) 配合物的分类

配合物种类繁多,为研究方便,人们依据不同标准对配合物进行了分类。其中,按配位形式来分,配合物可分为简单配合物和螯合物;按所含中心原子数目来分,有单核配合物、多核配合物等。

1. 简单配合物　由一个中心原子与单齿配体形成的无环状结构的配合物称为简单配合物,又称单核配合物(而含有两个或两个以上中心原子的配合物则是多核配合物)。例如,单一配体的 $[Cu(NH_3)_4]^{2+}$、混合配体的 $[PtCl_2(NH_3)_2]$ 等都是简单配合物。在简单配合物中配体数等于配位数。

$$\begin{bmatrix} H_3N & & NH_3 \\ & \searrow Cu \swarrow & \\ H_3N & & NH_3 \end{bmatrix}^{2+}$$

微课:螯合物

2. 螯合物　螯合物是一个中心原子和多齿配体以两个或两个以上配位原子同时配位所形成的具有环状结构的配合物。在生物体中螯合物的存在比较广泛,如血红素(图 10-1)、叶绿素等都是螯合物。

能与中心原子形成螯合物的多齿配体称为螯合剂。螯合剂必须具备两个条件:①必须含有两个或两个以上配位原子(主要是 N、O、S 等原子);②相邻两个配位原子之间必

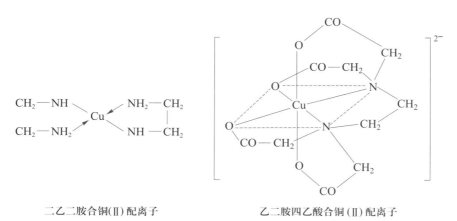

图 10 - 1　血红素

须相隔两个或三个其他原子，以形成稳定的五元环或六元环结构。螯合剂绝大多数是有机化合物，如乙二胺（$H_2NCH_2CH_2NH_2$，简写为 en）、草酸（$HOOC—COOH$）等。最常用的一类螯合剂是以 N、O 为螯合原子的氨羧配位剂，如乙二胺四乙酸（简称 EDTA，实际使用其二钠盐），在溶液中解离为：

$$HOOCCH_2\overset{+}{N}H—CH_2—CH_2—\overset{+}{N}H\begin{array}{l}CH_2COO^-\\CH_2COOH\end{array}$$
$$^-OOCCH_2$$

　　EDTA 能够通过六个配位原子与很多金属离子形成稳定的螯合物。并且在一般情况下，不论金属离子是几价，金属离子都能与一个 EDTA 酸根形成可溶性的稳定螯合物。例如，二乙二胺合铜（Ⅱ）配离子具有两个五元环结构，乙二胺四乙酸合铜（Ⅱ）配离子中具有五个五元环结构（图 10 - 2）。

二乙二胺合铜(Ⅱ)配离子　　　　　　乙二胺四乙酸合铜（Ⅱ）配离子

图 10 - 2　Cu - EDTA

　　螯合物中形成的环称为螯环。由于螯环的形成，螯合物比一般配合物稳定得多。事实证明，螯合物的稳定性与结构中环的大小和多少有关，一般五元环及六元环比较稳定。结构类似的多齿配体，螯环数目越多，螯合物越稳定。这种由于螯环的形成而使螯合物稳定性增加的作用称为**螯合效应**。

微课：配合物的命名

(二)配合物的命名

配位化合物命名一般按无机盐命名原则进行:命名时阴离子在前,阳离子在后;若为简单阴离子时,称为"某化某",若为复杂阴离子时,称为"某酸某";若配合物外界为氢离子或氢氧根离子,则称为"某酸"或"氢氧化某"。

1. 配体的命名和位次

(1)配体的命名:无机阴离子配体一般称为"某根""亚某根",如 SCN^-(硫氰酸根)、ONO^-(亚硝酸根),但 NH_2^- 按习惯用法称为氨基。其他如 NO 称亚硝酰,CO 称羰基,O_2 称双氧,N_2 称双氮等。

(2)配体的位次:当有多个配体时,命名时位次遵守以下规则。①无机配体在前,有机配体在后;②阴离子在前,中性分子在后;③同是离子或分子时,按照配位原子符号的英文字母排序。例如,在 $[Fe(CN)_5CO]^{2-}$ 中,配体的排序是先氰后羰基;在 $K[PtCl_3NH_3]$ 中,配体的排序是先氯后氨;在 $[Co(NH_3)_5H_2O]Cl_3$ 中,配体的排序是先氨后水。

2. 配合物的命名

(1)配离子的命名:配离子命名按如下顺序。配体数目→配体名称→"合"→中心原子名称及其氧化数→配离子。其中,配体数目使用中文数字小写的一、二、三等表示(一般"一"可省去),氧化数用加括号罗马数字Ⅰ、Ⅱ、Ⅲ等表示,写在中心原子后面。例如:

$[Ag(NH_3)_2]^+$　　　　二氨合银(Ⅰ)配离子

$[Cu(NH_3)_4]^{2+}$　　　　四氨合铜(Ⅱ)配离子

$[Fe(CN)_6]^{3-}$　　　　六氰合铁(Ⅲ)配离子

命名含有两种或两种以上配体的配离子时,不同配体间用圆点隔开。例如:

$[CoCl_2(NH_3)_4]^+$　　　　二氯·四氨合钴(Ⅲ)配离子

$[Co(NH_3)_5H_2O]^{3+}$　　　　五氨·水合钴(Ⅲ)配离子

对于配离子的命名,其中的"配"字也可省去。

(2)配合物的命名:一般称为"某化某""某酸某"等;没有外界的配合物,命名为"某合某"。例如:

$[Ag(NH_3)_2]Cl$　　　　氯化二氨合银(Ⅰ)

$[Cu(NH_3)_4]SO_4$　　　　硫酸四氨合铜(Ⅱ)

$[Pt(NH_3)_4](OH)_2$　　　　氢氧化四氨合铂(Ⅱ)

$K_4[Fe(CN)_6]$　　　　六氰合铁(Ⅱ)酸钾

$H_2[SiF_6]$　　　　六氟合硅(Ⅳ)酸

$[Fe(CO)_5]$　　　　五羰基合铁(0)

$[PtCl_2(NH_3)_2]$　　　　二氯·二氨合铂(Ⅱ)

另外,还有些配合物有其习惯上沿用的名称。例如,$[Ag(NH_3)_2]^+$ 称银氨配离子,$K_4[Fe(CN)_6]$ 称亚铁氰化钾或黄血盐,$H_2[SiF_6]$ 称氟硅酸等。

【课堂讨论】

用系统命名法命名下列配合物。

1. $K_3[Fe(SCN)_6]$　　　　　　2. $(NH_4)_4[Fe(CN)_6]$

3. $[PtCl_3NH_3]OH$　　　　　　4. $[Ni(CO)_4]$

第二节　配　位　平　衡

一、配位平衡及平衡常数

微课：配位平衡
及平衡常数

（一）配位平衡

在配位化合物中，配离子和外界离子之间以离子键结合，在溶液中能完全解离。配离子的中心原子和配体之间以配位键结合，因此在水溶液中比较稳定，有微弱的解离现象，在溶液中存在着中心离子、配体及配离子之间的化学平衡，即配位平衡。

例如，将过量的氨水加入 $AgNO_3$ 溶液中，发生配位反应，有 $[Ag(NH_3)_2]^+$ 配离子生成。

$$Ag^+ + 2NH_3 \longrightarrow [Ag(NH_3)_2]^+$$

若向此溶液中加入 NaCl，不见有 AgCl 沉淀，似乎 Ag^+ 完全与 NH_3 配合成稳定的 $[Ag(NH_3)_2]^+$。但是在加入 KI 溶液后，有黄色 AgI 沉淀析出，说明溶液中仍有未被配位的 Ag^+，即 $[Ag(NH_3)_2]^+$ 还可能解离出极少量的 Ag^+。由此可见，在溶液中配位反应和解离反应同时存在，即存在下列配位平衡。

$$[Ag(NH_3)_2]^+ \rightleftharpoons Ag^+ + 2NH_3$$

（二）配位平衡常数

配位平衡常数称为配合物稳定常数（或形成常数），用 K_s（或 $K_稳$）表示。例如：

$$Ag^+ + 2NH_3 \rightleftharpoons [Ag(NH_3)_2]^+ \quad K_s = 1.12 \times 10^7$$

应用化学平衡原理，可得：

$$K_s = \frac{c[Ag(NH_3)_2]^+}{c(Ag^+)c^2(NH_3)} \tag{10-1}$$

或表示为

$$K_s = \frac{[Ag(NH_3)_2^+]}{[Ag^+][NH_3]^2} \tag{10-2}$$

通常情况下，K_s 的大小表示配合物生成倾向的大小，同时也表明配合物稳定性的高低。对于配位比（中心原子数：配体数）相同的配合物，K_s 越大，形成配离子的倾向越大，配合物越稳定。在利用 K_s 或 $\lg K_s$ 比较不同配离子稳定性时，各配离子类型必须相同。例如，$[Ag(NH_3)_2]^+$ 和 $[Fe(CN)_6]^{3-}$，两种配合物配位比分别为 $1:2$ 和 $1:6$，故

不可用 K_s 直接比较。表 10-3 列出了一些常见配离子的稳定常数（$\lg K_s$ 为稳定常数的对数值）。

【课堂讨论】
试比较银的两种配离子 $[Ag(NH_3)_2]^+$ 和 $[Ag(CN)_2]^-$ 稳定性大小。

表 10-3 一些常见配离子的稳定常数

配离子	K_s	$\lg K_s$
$[Ag(NH_3)_2]^+$	1.12×10^7	7.20
$[Cu(NH_3)_2]^+$	7.3×10^{10}	10.86
$[Ag(CN)_2]^-$	1.3×10^{21}	21.11
$[Zn(NH_3)_4]^{2+}$	2.88×10^9	9.46
$[Cu(NH_3)_4]^{2+}$	2.09×10^{13}	13.32
$[HgI_4]^{2-}$	6.76×10^{29}	29.83
$[Fe(CN)_6]^{3-}$	1.0×10^{42}	42.00
$[Co(NH_3)_6]^{3+}$	1.58×10^{35}	35.20

例 10-1 将 50 mL 0.20 mol/L $AgNO_3$ 溶液与 50 mL 2.00 mol/L $NH_3 \cdot H_2O$ 混合，请分别计算混合溶液中 Ag^+、$[Ag(NH_3)_2]^+$、NH_3 的浓度（$K_s=1.12\times10^7$）。

解： 两种溶液等体积混合后，Ag^+ 和 NH_3 的浓度都变为原来的 1/2，即分别为 0.10 mol/L 和 1.00 mol/L。由于 $NH_3 \cdot H_2O$ 过量，Ag^+ 几乎完全转化为 $[Ag(NH_3)_2]^+$，故转化浓度 $c(Ag^+)\approx0.10$ mol/L $=c[Ag(NH_3)_2^+]$，$c(NH_3)\approx2\times0.10$ mol/L $=0.20$ mol/L

设平衡时 $[Ag^+]=x$，则

$$Ag^+ + 2NH_3 \rightleftharpoons [Ag(NH_3)_2]^+$$

起始浓度/(mol·L^{-1})　0.10　　1.00　　0.00
转化浓度/(mol·L^{-1})　0.10　　$2\times0.10=0.20$
平衡浓度/(mol·L^{-1})　x　　$1.00-0.20=0.80$　　0.10

代入公式　　$K_s=\dfrac{[Ag(NH_3)_2]}{[Ag^+][NH_3]^2}$　得　$\dfrac{0.10}{x\cdot0.80^2}=1.12\times10^7$

解得　　　　　　　　$x=1.40\times10^{-8}$ mol/L

即混合溶液中：
$[Ag^+]=1.40\times10^{-8}$ mol/L，$[NH_3]=0.80$ mol/L，$[Ag(NH_3)_2]^+=0.10$ mol/L

二、配位平衡的移动

配离子在溶液中具有一定的稳定性，这种稳定性建立于一定条件下的配位解离平衡，若平衡条件发生改变，可能使原平衡发生移动，配离子的稳定性随之改变。在有配位平衡的溶液中，若加入酸、碱、沉淀剂、氧化剂、还原剂或其他配位剂等，溶液中形成多种平衡共存，配位平衡与其他平衡相互影响，引起配位平衡的移动。

微课：配位
平衡移动

（一）配位平衡和酸碱平衡

很多配体均可以和溶液中的 H^+ 或 OH^- 反应生成较稳定的弱电解质或离子。如 $[Cu(NH_3)_4]^{2+}$ 中的 NH_3 和 $[FeF_6]^{3-}$ 中的 F^-，可与 H^+ 结合分别生成 NH_4^+ 和 HF。因此，改变溶液的酸度，有可能使溶液中配体的浓度发生改变，从而使配位平衡发生移动。例如，在 $[Cu(NH_3)_4]^{2+}$ 配位平衡体系中加入 H^+：

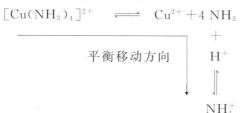

加入的 H^+ 与 NH_3 结合成比较稳定的 NH_4^+，溶液中的 NH_3 浓度变小，平衡向 $[Cu(NH_3)_4]^{2+}$ 解离方向移动。这种因溶液酸度增大而导致配合物稳定性降低的现象称为**酸效应**。配体碱性越强或加入 H^+ 越多，酸效应越明显。

另一方面，配合物的中心原子大多是过渡金属离子，在水中可发生不同程度的水解作用，也会使配离子的稳定性降低。例如，$[FeF_6]^{3-}$ 中的 Fe^{3+} 在碱性介质中容易发生水解反应，使 $[FeF_6]^{3-}$ 的解离平衡向右移动。当溶液碱性较强时，还可能生成 $Fe(OH)_3$ 沉淀。

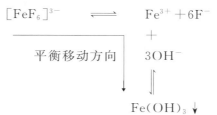

这种因金属离子与溶液中 OH^- 结合而导致配合物稳定性降低的现象，称为**水解效应**。

酸碱度对配位平衡的影响较复杂，既要考虑配体的酸效应，又要考虑金属离子的水解效应。要防止水解，pH 越小越好；要防止酸效应，pH 越大越好。在一般情况下，为保证配离子的稳定性，在不水解的前提下尽量提高溶液的 pH，以保证配离子的稳定性。

【知识拓展】

CO 的中毒及解救

人体内输送 O_2 和 CO_2 的血红蛋白（Hb）是由亚铁血红素和 1 个球蛋白构成，5 个配位原子占据了 Fe^{2+} 的 5 个配位位置。Fe^{2+} 的第 6 个配位位置由水分子占据，能可逆地被 O_2 结合成氧合血红蛋白（HbO_2）以保证体内对氧的需要。CO 中毒患者吸入的 CO 会迅速与血红蛋白结合成碳氧血红蛋白（HbCO），因其结合力要比氧与血红蛋白结合力大 $200\sim300$ 倍，使下述平衡向右移动：

$$HbO_2 + CO \rightleftharpoons HbCO + O_2$$

从而降低了血红蛋白输送氧的功能,减少了对体内细胞的氧气供应,造成体内缺氧,最终会因机体麻痹而导致死亡。临床上为抢救 CO 中毒患者,常采用高压氧气疗法。高压的氧气可使溶于血液的氧气增多,从而促使上述可逆反应向左进行,达到治疗 CO 中毒的目的。

视频:沉淀-溶解平衡与配位平衡相互影响

(二)配位平衡和沉淀-溶解平衡

在配位平衡体系中,加入能和中心原子生成沉淀的试剂,可使配位平衡发生移动;若在沉淀平衡的体系中,加入能与金属离子形成配合物的配体(又称配位剂),则可以使沉淀溶解。所以,配位平衡与沉淀-溶解平衡的关系,可看成是沉淀剂与配位剂争夺金属离子的过程,与 K_s、K_{sp} 及沉淀剂和配位剂浓度有关。例如,向含有 AgCl 沉淀的溶液中加入氨水时,生成配合物 $[Ag(NH_3)_2]^+$,AgCl 沉淀溶解:

$$AgCl(s) \rightleftharpoons Ag^+ + Cl^-$$
$$+$$
平衡移动方向 $\qquad 2NH_3$
$$\Updownarrow$$
$$[Ag(NH_3)_2]^+$$

难溶盐会因形成配合物而溶解,但需要选择合适的配位剂。形成配离子的 K_s 越大,难溶盐的溶解趋势就越大。例如,难溶盐氯化银能溶于氨水,而溶解度更小的溴化银、碘化银则不溶。但溴化银能溶于硫代硫酸钠,碘化银能溶于氰化钾,是因为生成更稳定的配合物。K_s:$[Ag(NH_3)_2]^+ < [Ag(S_2O_3)_2]^{3-} < [Ag(CN)_2]^-$,难溶性银盐 K_{sp}:AgCl > AgBr > AgI。

相反,在配离子溶液中,加入适当的沉淀剂,若生成沉淀的 K_{sp} 越小,则配离子稳定性就越小,配离子转化为沉淀的趋势就越大,转化就越完全。上述 $[Ag(NH_3)_2]^+$ 溶液中再加入溴化钠溶液,又有淡黄色的 AgBr 沉淀生成。

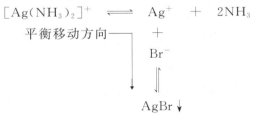

(三)配位平衡和氧化还原平衡

视频:氧化还原反应对配位反应的影响

向氧化还原平衡体系中加入配位剂,会降低金属离子浓度,改变金属离子氧化还原能力,使能发生的氧化还原反应不能发生。

例如,Fe^{3+} 可以把 I^- 氧化成 I_2:

$$2Fe^{3+} + 2I^- \rightleftharpoons 2Fe^{2+} + I_2$$

若在溶液中加入 F^- 后,由于 F^- 与 Fe^{3+} 生成稳定的 $[FeF_6]^{3-}$ 配离子, Fe^{3+} 浓度降低,导致 Fe^{3+} 的氧化能力降低,使上述反应不能向右进行。即 Fe^{3+} 在含有 F^- 的溶液中不能氧化 I^- 。

(四) 配合物的变化

事实证明,配位平衡是一种相对平衡,平衡的移动与溶液的 pH、沉淀反应、氧化还原反应等有密切关系。而当简单化合物形成配合物时,也常伴随着溶液的颜色、溶解度、pH 等方面的改变。

1. 颜色的变化　通常有颜色的金属离子形成复杂配离子后,溶液颜色会加深,如浅蓝色 Cu^{2+} 与过量氨水反应生成深蓝色 $[Cu(NH_3)_4]^{2+}$,黄棕色 Fe^{3+} 与 SCN^- 在溶液中生成血红色配离子 $[Fe(SCN)_6]^{3-}$ 。 $[Fe(SCN)_6]^{3-}$ 形成的反应式为:

$$Fe^{3+} + 6SCN^- \Longrightarrow [Fe(SCN)_6]^{3-}$$
　　黄棕色　　无色　　　　血红色

根据上述反应前后溶液颜色的变化,可鉴定 Cu^{2+} 或 Fe^{3+} 的存在,又可证明 $[Cu(NH_3)_4]^{2+}$ 或 $[Fe(SCN)_6]^{3-}$ 配离子的生成。

2. 溶解度的变化　一些难溶于水的金属卤化物和氰化物能够溶于含有过量 Cl^- 、 Br^- 、 I^- 、 CN^- 等阴离子的水溶液或氨水中,是由于形成了可溶性的配离子。如白色 AgCl 能溶于氨水中,反应式为:

$$AgCl(s) + 2NH_3 \Longrightarrow [Ag(NH_3)_2]^+ + Cl^-$$

综上所述,配位平衡与其他平衡同时存在时,这些平衡将相互影响,构成多重平衡体系。因此,在实际工作中,可根据其平衡常数的大小,分析判断平衡转化的方向,采用适当的方法以达到溶解、分离以及鉴别等目的。

【知识拓展】
配合物在医学上的应用

生物体中,和呼吸作用有密切关系的血红素是铁的螯合物,进行光合作用的叶绿素是镁的螯合物,对人体有重要作用的维生素 B_{12} 是钴的螯合物,生物体中的许多酶分子更是一类复杂金属配合物。除此之外,配合物特别是螯合物在防病、治病中也发挥着重要作用。**①减少体内有害金属离子**:对体内有害或过量的金属离子,一般可选择合适配体(或螯合剂)与其结合,生成可溶性配合物而排出体外——螯合疗法。所用的螯合剂称为促排剂(或解毒剂)。普鲁士蓝胶囊就用于放射性铯、放射性或非放射性铊中毒后的解毒治疗。**②杀菌抗病毒作用**:病毒的核酸和蛋白体均能和某些配阳离子作用,生成较稳定的金属配合物,从而阻止病毒的增殖。**③抗癌作用**:1969年罗森伯格发现了第一代抗癌药物顺式二氯二氨合铂(Ⅱ)(又称顺铂),具有广谱且较高的抗癌活性。在此结构模式启发下,现已发现有机锡化合物、金属茂类化合物等都具有较高的抗癌活性,并部分用于临床。未来抗癌金属配合物在防癌、治癌方面将会发挥更大的作用。

视频:配位反应
的相互影响

课后练习

一、名词解释

1. 配位化合物　2. 配体　3. 螯合物　4. 螯合效应　5. 酸效应

二、填空题

1. 中心原子是配合物的_____,它位于配离子的_____。常见的中心原子是_____元素的离子。

2. 配体中_____称为配位原子。在配离子中与中心原子直接结合的原子数目称为中心原子的_____。

3. 螯合剂的条件是_____和_____。

4. 水溶液中,$[Ag(NH_3)_2]^+$的解离平衡式为_____,配合物稳定常数 K_s 的表达式为_____。一般来说,K_s 越大,则配合物越_____。

5. 在 $[Cu(NH_3)_4]SO_4$ 溶液中,存在下列平衡 $[Cu(NH_3)_4]^{2+} \rightleftharpoons Cu^{2+} + 4NH_3$。若在该平衡体系中分别加入:

(1) 氨水:由于增大了_____的浓度,平衡向____移动,溶液颜色变____。

(2) Na_2S 溶液:由于生成难溶的_____,平衡向_____移动。

三、完成下列表格

配合物	中心离子	配体	配原子	配位数	配离子电荷	配合物名称
$[Cu(NH_3)_4]^{2+}$						
$[Co(NH_3)_5Cl]Cl_2$						
$[Co(en)_3]Cl_3$						
$[Pt(NH_3)_2Cl_2]$						
$[Ca(EDTA)]^{2-}$						

四、判断题

1. 配合物是由配离子和外界构成。（　　）

2. 配合物的中心原子都是金属元素。（　　）

3. 配体数目就是中心原子的配位数。（　　）

4. 配离子的电荷数等于中心原子的电荷数。（　　）

5. 在水溶液中,配合物可以全部解离为外界离子和配离子,配离子也能全部解离为中心原子和配体。（　　）

五、简答题

1. 写出下列配合物的化学式

(1)六氰合铁(Ⅲ)酸钾;(2)四硝基·二氨合钴(Ⅲ)酸铵;(3)氯·三氨·二水合钴(Ⅲ)配离子;(4)二氨基·四氨合钴(Ⅲ)配离子;(5)五氰·一羰基合铁(Ⅲ)酸钠

2. 有两种化合物 A 和 B,实验式都为 $CoCl_3 \cdot 5NH_3 \cdot H_2O$。根据下面的实验结果,确定二者的配离子、中心原子和配体。

(1) 分别取 A 和 B 的固体于试管中微热,A 中未见明显现象,B 中试管口出现少量水珠。

(2) 向 A 和 B 的溶液中加入 $AgNO_3$ 溶液后均有 AgCl 沉淀。

(3) 沉淀过滤后,分别向滤液中加 $AgNO_3$ 溶液均无变化,但加热煮沸,B 溶液中又有 AgCl 沉淀生成,其沉淀量为原来 B 溶液中 AgCl 的一半。已知 A、B 化合物中心原子配位数均为 6,试推测出 A、B 的化学式,并写出有关化学反应方程式。

第十章
在线测试

六、计算题

将 0.2 mol/L $AgNO_3$ 溶液与 0.6 mol/L KCN 溶液等体积混合后,计算溶液中 Ag^+、$[Ag(CN)_2]^-$ 的浓度。

（李　峰）

第十一章　常见重要元素及其化合物

第十一章
思维导图

学习目标：

1. 掌握常见重要元素及其化合物的化学性质。
2. 熟悉常见重要元素及其化合物的物理性质。
3. 了解常见重要元素及其化合物的用途。

【问题导入】

你知道人体必需的微量元素有哪些吗？

微量元素指人体内占总质量 0.01% 以下的元素，其中必需微量元素是人体不可缺少的元素，参与人体构成、维持机体正常生理功能，在人体中起着极其重要的作用，其缺乏或过剩与人的健康息息相关。

问题：1. 人体必需的微量元素有哪些？

2. 它们的作用是什么？

在目前已知的 118 种元素中，金属元素约占元素总数的 4/5。金属单质都能形成晶体结构，依靠流动的自由电子，使金属原子和阳离子相互结合在一起的作用称为金属键。由于金属在化学反应中，容易失去电子，形成金属阳离子，所以表现出了较强的还原性。

在元素周期表中，除氢以外，其他非金属元素都排在表的右侧和上侧，属于 p 区。非金属元素最外层电子数一般大于等于 4，其原子容易得到电子，常以阴离子形态存在于离子型化合物中，或形成分子晶体、原子晶体。非金属元素在日常生活、工业生产、环境保护和医药卫生等方面具有重要的意义。

第一节　金　属　元　素

微课:碱金属及
其重要化合物

一、碱金属

碱金属元素位于元素周期表的ⅠA族，包括锂（Li）、钠（Na）、钾（K）、铷（Rb）、铯（Cs）和钫（Fr）6 种元素，其原子的价层电子构型为 ns^1，在元素周期表中属于 s 区元素。由于它们氧化物的水溶液显碱性，所以称为碱金属。

（一）钠、钾的物理性质

钠和钾都具有银白色金属光泽，焰色反应时，钠为黄色，钾为紫色（隔蓝色钴玻璃观察）。它们的硬度较小，可用刀切割，新切开的金属表面呈银白色，均具有良好的导电性；密度比水小，可浮在水面上；钠和钾的熔点和沸点较低。

（二）钠、钾的化学性质

钠和钾都具有很强的化学活泼性，钾的活泼性比钠更强。

1. 与非金属反应　钠在干燥的空气中燃烧生成过氧化钠。

$$2Na + O_2 \xrightarrow{\text{燃烧}} Na_2O_2$$

常温下钠和钾能与氯气、硫等非金属猛烈反应，生成相应氯化物、硫化物等。

2. 与水反应　钠与水剧烈反应并放出氢气，钾和水的反应更为剧烈。

$$2K + 2H_2O \longrightarrow 2KOH + H_2\uparrow$$

通常将钠和钾保存在无水的煤油中。

（三）重要化合物

1. 氢氧化钠（NaOH）　氢氧化钠又称烧碱、火碱，是国民经济中的重要化工原料之一。氢氧化钠能与非金属及其氧化物作用，还能与一些两性金属及其氧化物作用，生成钠盐。

$$Si + 2NaOH + H_2O \longrightarrow Na_2SiO_3 + 2H_2\uparrow$$

玻璃、陶瓷含有二氧化硅（SiO_2），易受氢氧化钠侵蚀。实验室盛氢氧化钠溶液的玻璃瓶需用橡胶塞，不能用玻璃塞。否则时间一长，氢氧化钠与瓶口玻璃中的二氧化硅生成黏性的硅酸钠（Na_2SiO_3），同时还吸收二氧化碳生成易结块的碳酸钠，从而使瓶塞不易打开。

2. 碳酸钠（Na_2CO_3）　碳酸钠有无水和一水、七水合等结晶水合物，常见工业品不含结晶水，为白色粉末，又称纯碱。纯碱是基本化工原料之一，除用于制备化工产品外，还可用于玻璃工业、造纸、水处理等。

工业上常用氨碱法制备碳酸钠，我国著名化学家侯德榜在此基础上做了重大改进，将合成氨和制碱联合在一起，称为联合制碱法。它利用氯化铵（NH_4Cl）在低温时的溶解度比氯化钠小的特性，于 5～10℃下往母液中加入氯化钠粉末，产生同离子效应，使氯化铵结晶析出，剩余的氯化钠溶液返回使用，这样不仅提高了氯化钠的利用率，得到的氯化铵可作氮肥，同时可利用合成氨厂的废气二氧化碳，且不生成无用的氯化钙（$CaCl_2$）废液，起到综合利用资源的效果。

3. 碳酸氢钠（$NaHCO_3$）　碳酸氢钠俗称小苏打，是一种易溶于水的白色碱性粉末，与水结合后释出 CO_2。碳酸氢钠可直接作为制药工业的原料，也可用于治疗胃酸过多，还可用于电影制片、鞣革、选矿、冶炼、金属热处理，以及用于纤维、橡胶工业等。它是食品工业中一种应用最广泛的疏松剂，用于生产饼干、糕点、馒头、面包等，是汽水饮料中二氧化碳的发生剂；医药工业用作制酸剂的原料。

二、碱土金属

微课：碱土金属
及其重要
化合物

碱土金属包括铍(Be)、镁(Mg)、钙(Ca)、锶(Sr)、钡(Ba)和镭(Ra)6种元素，位于元素周期表的ⅡA族。由于它们的氧化物属于"土性的"难熔物，故称碱土金属，其中，镭是放射性元素。碱土金属的活泼性从上至下依次增强。

(一)镁、钙的物理性质

镁和钙都是银白色有金属光泽的固体，熔点和沸点较高，属于轻金属。钙比锂、钠、钾都要硬和重。镁的主要用途是制取轻合金，这种合金的特点是硬度和韧性都很大，而密度却很小，广泛用于飞机、导弹和汽车制造工业。镁和钙都是人体必需元素。

(二)镁、钙的化学性质

镁和钙都是较活泼的金属元素，表现出较强的还原性，易与氧气、水等反应。

1. 与非金属单质的反应

$$2Mg + O_2 \xrightarrow{点燃} 2MgO$$

2. 与水的反应

$$Mg + 2H_2O(热) \Longrightarrow Mg(OH)_2 + H_2 \uparrow$$

$$Ca + 2H_2O \Longrightarrow Ca(OH)_2 + H_2 \uparrow$$

3. 与酸的反应

$$Mg + 2HCl \Longrightarrow MgCl_2 + H_2 \uparrow$$

$$Ca + 2HCl \Longrightarrow CaCl_2 + H_2 \uparrow$$

4. 与氧化物的反应

$$2Mg + CO_2 \xrightarrow{点燃} 2MgO + C$$

(三)重要化合物

1. 氧化物　氧化镁(MgO)为白色难溶固体，熔点在2 800℃以上。氧化镁根据制备方法不同，有重质和轻质之分。重质氧化镁用来制造建筑材料，如大理石、防热板等。轻质氧化镁用途比较广泛，它是制造耐火砖、坩埚的原料，并用作油漆、纸张的填料等。

氧化钙(CaO)又名石灰、生石灰。石灰大量用于建筑、铺路和生产水泥上。在化学工业中，用石灰制得电石，后者和水作用产生的乙炔(HC≡CH)，是有机合成的重要原料。此外，石灰还用于造纸、食品工业和水处理等。

2. 氢氧化物　石灰遇水剧烈反应，放出大量的热并生成氢氧化钙Ca(OH)$_2$，这一过程叫作熟化或消化，所得产物俗称熟石灰或消石灰。氢氧化钙是一种强碱，它的溶解度很小,而且随温度升高而下降。氢氧化钙可以用于建筑材料,还可用于制造漂白粉,在硬水软化、制药、橡胶和石油工业中亦有广泛应用。

3. 盐类 硫酸镁($MgSO_4$)又称为泻盐,内服用作轻泻药和十二指肠引流剂,注射剂主要用于抗惊厥。

硫酸钙($CaSO_4 \cdot 2H_2O$)俗称石膏,加热到 $160\sim200℃$ 时,失去大部分结晶水而变成熟石膏。熟石膏粉与水混合成糊状后,很快凝固和硬化,重新变成硫酸钙。利用这种性质,熟石膏可以铸造模型和雕像,在医疗外科上用作石膏绷带。

《中国药典》(2020 年版)中收录的钙盐类药物主要有葡萄糖酸钙、磷酸氢钙、乳酸钙和氯化钙,用于治疗急性血钙缺乏症、慢性血钙缺乏症、抗炎、抗过敏,以及作为镁中毒时的拮抗剂。

【知识拓展】

硬 水 软 化

天然水中溶有较多的钙盐、镁盐时称为硬水。硬水分为暂时硬水和永久硬水,暂时硬水中含有钙、镁的酸式碳酸盐,可通过加热煮沸除去。硬水在工业上会造成极大的危害甚至危险,如造成工业锅炉积垢传热不良浪费能源,也容易造成系统运行故障,甚至因传热不匀可能引起爆炸。

硬水软化的方法很多,常用的有煮沸法、化学软化法、离子交换剂法等。离子交换剂法使用较为广泛,其是用离子交换剂中的正离子(H^+ 或 Na^+)来交换水中的 Ca^{2+}、Mg^{2+} 而使硬水软化的方法。常用的离子交换剂有沸石、磺化煤和离子交换树脂等。离子交换树脂可反复使用。

三、过渡金属

(一) 铁(Fe)及其化合物

微课:过渡
金属1

1. 铁的物理性质 铁在元素周期表中位于第四周期Ⅷ族。铁具有灰白色金属光泽,具有良好的导热性、导电性、延展性和铁磁性。

2. 铁的化学性质 铁能与水、酸、盐反应。在潮湿空气中,铁很容易被腐蚀生成铁锈。铁与盐酸、稀硫酸及稀硝酸作用生成亚铁盐或铁盐。在常温下,铁遇浓硫酸及浓硝酸产生钝化现象,可用铁制容器储运浓硫酸和浓硝酸。铁能与比它活泼性弱的金属的盐溶液反应,置换出这种金属。

微课:过渡
金属2

3. 铁的化合物 三氧化二铁(Fe_2O_3)是难溶于水的两性氧化物,但以碱性为主,当它与酸作用时,生成铁(Ⅲ)盐。例如:

$$Fe_2O_3 + 6HCl = 2FeCl_3 + 3H_2O$$

铁(Ⅱ)盐又称亚铁盐,如硫酸亚铁、氯化亚铁、硫化亚铁等,亚铁盐有一定的还原性,不易稳定存在。硫酸亚铁($FeSO_4$)应用非常广泛,它与鞣酸作用生成鞣酸亚铁,在空气中被氧化成黑色鞣酸铁,常用来制作蓝黑墨水。

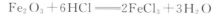

铁(Ⅲ)盐又称高铁盐,如三氯化铁、硫化铁等,铁盐易水解且具有一定氧化性。例如:

$$2FeCl_3 + 2KI = 2FeCl_2 + I_2 + 2KCl$$

氢氧化亚铁[$Fe(OH)_2$]的还原性较强,空气中的氧气就能氧化氢氧化亚铁,故实验中往往得不到白色的氢氧化亚铁沉淀,看到的是灰绿色的氢氧化亚铁和氢氧化铁[$Fe(OH)_3$]的混合物,最后变为红褐色氢氧化铁。

$$4Fe(OH)_2 + O_2 + 2H_2O = 4Fe(OH)_3$$

【知识拓展】

缺铁性贫血

缺铁性贫血是一种常见的疾病,一般情况下,女性、老年人和儿童容易出现。当机体对铁的需求与供给失衡,导致体内储存铁耗尽,继之红细胞内铁缺乏,最终引起缺铁性贫血。

缺铁性贫血主要和下列因素相关:一是铁的需要量增加而摄入不足,如生长快速的婴幼儿、儿童,妊娠期或哺乳期妇女等;二是因为铁的吸收不良,如胃切除术后或长期严重腹泻者;三是因为失血,尤其是慢性失血,是缺铁性贫血最多见、最重要的原因,如妇女月经过多。

(二) 铬(Cr)及其化合物

1. **铬的物理性质**　铬具有银白色光泽,是最硬的金属,主要用于电镀和冶炼合金钢。为使器件表面光亮,增加耐磨、耐腐蚀性,常在汽车、自行车和精密仪器等器件表面镀铬。把铬加入钢中,能增强耐磨性和耐腐蚀性,并增强钢的硬度和弹性。

2. **铬的化学性质**　与铝相似,铬也易在表面形成一层氧化膜而钝化。未钝化的铬可以与盐酸、硫酸等作用,甚至可以从锡、镍、铜的盐溶液中将它们置换出来;有钝化膜的铬性质非常稳定,在冷的硝酸、浓硫酸,甚至王水中皆不溶解。

3. **重要化合物**　三氧化铬(CrO_3)为暗红色的针状晶体,易潮解,有毒,超过熔点(195℃)即分解释出氧气。三氧化铬为强氧化剂,遇有机物易引起燃烧或爆炸。三氧化铬可由固体重铬酸钠($Na_2Cr_2O_7$)和浓硫酸经复分解制得:

$$Na_2Cr_2O_7 + 2H_2SO_4(浓) = 2CrO_3 \downarrow + 2NaHSO_4 + H_2O$$

三氧化铬溶于碱生成铬酸盐:

$$CrO_3 + 2NaOH = Na_2CrO_4 + H_2O$$

重铬酸钾($K_2Cr_2O_7$)是橙红色晶体,水溶液显酸性。重铬酸钾在酸性溶液中是强氧化剂,在分析化学中,用来测定亚铁盐的含量。

$$K_2Cr_2O_7 + 6FeSO_4 + 7H_2SO_4 = 3Fe_2(SO_4)_3 + Cr_2(SO_4)_3 + K_2SO_4 + 7H_2O$$

实验室中所用的清洁液是重铬酸钾饱和溶液和浓 H_2SO_4 的混合物。清洁液经反复使用后溶液的颜色就由棕红色逐渐转变为墨绿色,说明失去清洁效力。

(三) 锰(Mn)及其化合物

1. **锰的物理性质**　锰是灰色似铁的金属,表面容易生锈而变暗黑。锰常用于制造合金,如锰钢制造的自行车,质量轻、强度大,深受欢迎,高锰钢既坚硬又强韧,是轧制铁轨和架设桥梁的优良材料。锰还可与铝、铁制成合金钢,是一种很有前途的超低温合金钢,其强度、韧性都十分优异。

2.锰的化学性质　锰属于活泼金属,在空气中锰表面生成的氧化膜,起到保护作用。粉末状的锰能彻底被氧化,有时甚至能起火。锰可溶于一般的无机酸,生成 $Mn(II)$ 盐,与冷的浓硫酸作用缓慢。在氧化剂存在下,金属锰可以与熔融碱作用生成锰酸钾(K_2MnO_4)。

3.重要化合物　二氧化锰(MnO_2)在酸、碱性介质中易被还原或氧化,不稳定。如二氧化锰在酸性介质中有强氧化性,和浓盐酸作用生成氯气,和浓硫酸作用生成氧气。

$$MnO_2 + 4HCl(浓) = MnCl_2 + Cl_2\uparrow + 2H_2O$$
$$2MnO_2 + 2H_2SO_4(浓) = 2MnSO_4 + O_2\uparrow + 2H_2O$$

二氧化锰用途很广泛,大量用于制造干电池,以及玻璃、陶瓷、火柴、油漆等工业,也是制备其他锰化合物的主要原料。

高锰酸钾($KMnO_4$)为暗紫色晶体,有光泽,固体高锰酸钾及其溶液都需保存在棕色瓶中。高锰酸钾是常用的强氧化剂,它的热稳定性较差,加热至200℃以上就能分解并放出氧气。

$$2KMnO_4 \xrightarrow{\triangle} K_2MnO_4 + MnO_2 + O_2\uparrow$$

高锰酸钾在酸性、中性或碱性溶液中都有氧化性,随着介质酸性不同,还原产物也不同。在酸性溶液中,高锰酸根(MnO_4^-)被还原成二价锰离子(Mn^{2+});在中性或弱碱性溶液中,被还原成二氧化锰;在强碱性溶液中,被还原为锰酸根。高锰酸钾用途广泛,是常用的化学试剂,在医药上用作消毒剂。

视频:高锰酸钾在不同介质中的氧化性

(四)铜(Cu)及其化合物

1.铜的物理性质　纯铜是柔软的金属,表面刚切开时为红橙色,带金属光泽,单质呈紫红色。铜的延展性好,导热性和导电性高,因此在电缆和电器、电子元件中是最常用的材料,也可用作建筑材料,可以组成多种合金。铜合金机械性能优异,电阻率很低,其中最重要的是青铜和黄铜。

2.铜的化学性质　铜在加热条件下,能和氧生成黑色的氧化铜(CuO),与含二氧化碳的潮湿空气接触,表面易生成一层"铜绿",其主要成分为碱式碳酸铜。在空气中氧气的氧化下,铜可以缓慢地溶于稀盐酸中。

$$2Cu + 4HCl + O_2 = 2CuCl_2 + 2H_2O$$

3.重要化合物　氧化亚铜(Cu_2O)为暗红色固体,难溶于水,在潮湿空气中缓慢被氧化成氧化铜。氧化亚铜是制造玻璃和搪瓷的红色颜料,还可用作船舶底漆及工业上的杀虫剂。氧化亚铜溶于稀硫酸,立即发生歧化反应。

$$Cu_2O + H_2SO_4 = CuSO_4 + Cu + H_2O$$

氢氧化铜 $Cu(OH)_2$ 为浅蓝色粉末,难溶于水。60～80℃时逐渐脱水而成氧化铜,颜色随之变暗。氢氧化铜易溶于氨水,能生成深蓝色的四氨合铜(II)配离子$[Cu(NH_3)_4]^{2+}$。向硫酸铜或其他可溶性铜盐的冷溶液中加入适量的氢氧化钠或氢氧化钾,即析出浅蓝色的氢氧化铜沉淀。

$$CuSO_4 + 2NaOH \stackrel{}{=\!=\!=} Cu(OH)_2 \downarrow + Na_2SO_4$$

(五)银(Ag)及其化合物

1. 银的物理性质　银是一种重要的贵金属,在自然界中有单质存在,但绝大部分是以化合态的形式存在于银矿石中。银的理化性质较为稳定,导热、导电性能很好,质软,富延展性。

2. 银的化学性质　银的化学性质较活泼,可以和很多物质反应,如银溶于浓硝酸,生成硝酸银。

$$Ag + 2HNO_3(浓) \stackrel{}{=\!=\!=} AgNO_3 + H_2O + NO_2 \uparrow$$

还可与硫反应生成硫化银。

$$2Ag + S \stackrel{}{=\!=\!=} Ag_2S$$

3. 重要化合物　硝酸银($AgNO_3$)是重要的银盐,遇光易分解,应保存在棕色瓶中。

$$2AgNO_3 \stackrel{}{=\!=\!=} 2Ag \downarrow + 2NO_2 \uparrow + O_2 \uparrow$$

Ag^+具有氧化性,能破坏和腐蚀有机组织。医药上用 10% $AgNO_3$ 溶液作消毒剂和防腐剂。银盐的沉淀反应在分析化学中常用于鉴别多种阴离子,如铬酸银(Ag_2CrO_4)呈砖红色,磷酸银(Ag_3PO_4)呈黄色,氯化银($AgCl$)呈白色等。

氧化银(Ag_2O)呈棕黑色,微溶于水,溶液显碱性。氧化银能溶于硝酸溶液生成硝酸银,也能溶于氨水生成银氨配离子。氧化银具有氧化性,能将一氧化碳氧化为二氧化碳。

$$Ag_2O + CO \stackrel{}{=\!=\!=} 2Ag + CO_2$$

故氧化银和二氧化锰、三氧化二钴、氧化铜的混合物常用于防毒面具中。

第二节　非金属元素

一、碳族和硼族元素

微课:碳族元素及其重要化合物

碳(C)和硅(Si)是元素周期表ⅣA族元素,硼(B)是ⅢA族元素,它们的单质及化合物应用极为广泛。

(一)碳及其化合物

碳元素是生命体必需元素,据统计,全世界已经发现的化合物种类达 2 000 万种,其中绝大多数是碳的化合物。动植物的机体内,都有各种含碳的有机化合物。

碳原子的价层电子构型为 $2s^2 2p^2$,根据它的原子结构和电负性(2.0),可知它得电子和失电子的倾向都不强,因此经常形成共价型化合物。

1. 碳的氧化物

(1) 一氧化碳(CO):一氧化碳是无色、无臭的有毒气体,它是煤炭及烃类燃料在空气不充分条件下燃烧产生的。当空气中一氧化碳的体积分数达到 0.1% 时,就会引起中毒。它能和血液中的血红蛋白结合,破坏其输氧功能(一氧化碳与血红蛋白中的亚铁离子的结合力比氧气大 210 倍),使人的心、肺和脑组织受到严重损伤,甚至导致死亡。

(2)二氧化碳(CO_2):二氧化碳是无色、无臭的气体,易液化,常温加压成液态,储存在钢瓶中。液态二氧化碳汽化时能吸收大量的热,可使部分二氧化碳被冷却为雪花状固体,称为"干冰"。二氧化碳能溶于水生成碳酸,很不稳定,只能在水溶液中存在,是二元弱酸。实验室常用盐酸和碳酸钙作用来制备二氧化碳。

$$CaCO_3 + 2HCl \Longrightarrow CaCl_2 + CO_2\uparrow + H_2O$$

二氧化碳是重要的工业气体,大量用于制碱工业,与氨作用还能制备尿素。在制冷剂、灭火剂及食品工业等方面也都有应用。

【知识拓展】

温 室 效 应

温室效应,又称"花房效应",是大气保温效应的俗称。温室效应主要是由于现代化工业社会过多燃烧煤炭、石油和天然气,这些燃料燃烧后放出大量的二氧化碳气体进入大气造成的。二氧化碳气体具有吸热和隔热的功能,在大气中增多的结果是形成一种无形的"玻璃罩",使太阳辐射到地球上的热量无法向外层空间发散,其结果是使地球表面变热。因此,二氧化碳也被称为温室气体。

为减少大气中过多的二氧化碳,一方面需要人们尽量节约用电,少开汽车。另一方面要保护好森林和海洋,如不乱砍滥伐森林,不让海洋受到污染以保护浮游生物的生存。我们还可以通过植树造林,减少使用一次性木筷,节约纸张,不践踏草坪等等行动来保护绿色植物,使它们多吸收二氧化碳来帮助减缓温室效应。

2.**碳酸盐** 碳酸能形成正盐和酸式盐,它们的溶解性和热稳定性有着显著差异。

(1)溶解性:多数碳酸盐难溶于水,工农业上常用的碳酸钠、碳酸钾、碳酸铵易溶于水。就难溶的碳酸盐来说,其相应的酸式盐通常比正盐的溶解度大一些。

(2)热稳定性:多数碳酸盐的热稳定性较差,分解产物通常是金属氧化物和二氧化碳。比较其热稳定性,大致有以下规律:碳酸 < 酸式碳酸盐 < 碳酸盐。

(二)硼及其化合物

硼在自然界中主要以含氧化合物的形式存在,如硼酸和硼砂。单质硼有无定形和晶形两种。硼的熔点、沸点很高,晶体硼很硬,仅次于金刚石。

1. **硼酸(H_3BO_3)** 硼酸是无色、微带珍珠光泽的片状晶体,具有层状晶体结构。硼酸微溶于冷水,易溶于热水。它是一元弱酸,它在水中所表现出来的酸性并非来自硼酸本身解离出的 H^+,而是由硼酸中硼原子接受水所解离出来的 OH^-,形成配离子,从而使溶液中 H^+ 浓度增大的结果。硼酸的弱酸性有杀菌作用,对人体皮肤的刺激性小,常用于配制硼酸软膏、痱子粉等。

2. 硼砂　硼砂[$Na_2B_4O_7 \cdot 10H_2O$]又称四硼酸钠,白色结晶体,呈粉末状。硼砂在水中的溶解度随温度升高而明显增大,所以常采用重结晶法精制。

硼砂主要用在玻璃和搪瓷工业。它在玻璃中可增加紫外线的透射率,提高玻璃的透明度和耐热性能。在搪瓷制品中,可使瓷釉不易脱落并使其具有光泽。由于硼砂能溶解金属氧化物,焊接金属时用它作助熔剂。硼砂还是医药上的防腐剂和消毒剂。此外,在实验室中常用硼砂作为标定酸浓度的基准物和配制缓冲溶液等。

二、氮族元素

元素周期表中 Ⅴ A 族的氮(N)、磷(P)、砷(As)、锑(Sb)、铋(Bi)5 种元素,统称氮族元素。其中氮和磷是构成生命体的重要元素。氮族元素的主要氧化数为 -3、+3 和 +5,由于电负性较小,形成正氧化数的趋势较明显,与电负性较大的元素结合时,氧化数主要为 +3 和 +5。工业尾气、燃料废气和汽车尾气中含有的氮氧化物(主要是 NO 和 NO_2)是大气污染的主要来源。

(一)氨

氨(NH_3)是无色、有臭味的气体。常压下冷却至 -33℃,或 25℃加压到 990kPa,氨即凝聚为液体,称为液氨,储存在钢瓶中备用。氨分子呈三角锥形,为强极性分子,极易溶于水。氨溶于水时放热,在制备氨水时,需同时冷却以利吸收。

氨的配位能力很强,能和许多金属离子形成配离子,如铜氨配离子[$Cu(NH_3)_4$]$^{2+}$、银氨配离子[$Ag(NH_3)_2$]$^+$ 等。氨很难在空气中燃烧,但能在纯氧中燃烧,生成氮气。氨在空气中的爆炸极限体积分数为 16%～27%,氨气爆炸事故也曾发生,因此要注意防止明火。氨能与酸直接合成铵盐。

(二)铵盐

铵盐多是无色晶体,易溶于水,有热稳定性低、易水解的特征。

1. 热稳定性　不少铵盐在常温或温度不高的情况下即可分解,其分解产物取决于对应酸的特点。对应的酸有挥发性时,分解生成 NH_3 和相应的挥发性酸。例如:

$$NH_4Cl \Longrightarrow NH_3\uparrow + HCl\uparrow$$

$$NH_4HCO_3 \Longrightarrow NH_3\uparrow + CO_2\uparrow + H_2O$$

2. 水解性　由于形成铵盐的碱($NH_3 \cdot H_2O$)是弱碱,故铵盐在溶液中都有不同程度的水解作用。若是强酸形成的铵盐,如氯化铵、硫酸铵、硝酸铵等,其水溶液显酸性。

$$NH_4^+ + H_2O \Longrightarrow NH_3 + H_3O^+$$

(三)硝酸

硝酸(HNO_3)是工业上的"三酸"之一,在国民经济和国防工业中占有重要地位。硝酸是强酸,具有强酸的一切性质,能与氢氧化物、碱性及两性氧化物发生作用。硝酸具有强氧化性,能氧化碳、硫、磷、碘等非金属和大多数金属。例如:

$$C + 4HNO_3(浓) \xrightarrow{\triangle} CO_2\uparrow + 4NO_2\uparrow + 2H_2O$$

$$Cu + 4HNO_3 == Cu(NO_3)_2 + 2NO_2\uparrow + 2H_2O$$

三、氧族元素

元素周期表中ⅥA族的氧(O)、硫(S)、硒(Se)、碲(Te)、钋(Po)5种元素统称氧族元素。氧族元素表现出较活泼的非金属性。氧和硫是典型的非金属元素,氧元素常见氧化数为-2,硫元素常见氧化数为-2、+4、+6。

(一)氧的单质及化合物

1. 臭氧 打雷时在电火花作用下,高空中的氧气分子发生反应产生臭氧(O_3)。臭氧很不稳定,在紫外线照射下,又分解产生氧气。在距地面20～40 km的大气平流层中存在臭氧保护层,臭氧层可以吸收紫外线,对地面生物有重要的保护作用。近些年来,还原性气体二氧化硫、硫化氢的大量排放对臭氧层有破坏作用。对此应严加控制。

臭氧是一种有特殊臭味的蓝色气体,在水中的溶解度为每100 mL水溶解49.4 mL臭氧,具有杀菌能力,用于饮用水消毒、空气净化,以及含有机物废水的处理。

2. 过氧化氢 过氧化氢(H_2O_2)的水溶液俗称双氧水,纯过氧化氢是淡蓝色黏稠状液体,可与水以任意比例混溶。

(1)过氧化氢具有较强的氧化性,在酸中、碱中氧化性都很强。

$$2HI + H_2O_2 == I_2 + 2H_2O$$
$$PbS + 4H_2O_2 == PbSO_4 + 4H_2O$$

(2)过氧化氢具有不稳定性,易分解为水和氧气。

$$2H_2O_2 == O_2\uparrow + 2H_2O$$

(3)过氧化氢与重铬酸钾反应,在重铬酸钾的酸性溶液中,加入有机溶剂乙醚,再加少量过氧化氢,振荡,有机层中有过氧化铬(CrO_5)生成,显蓝色。《中国药典》(2020年版)利用该反应检验过氧化氢:

$$Cr_2O_7^{2-} + 4H_2O_2 + 2H^+ == 2CrO_5 + 5H_2O$$

【知识拓展】

双 氧 水

双氧水具有较强的渗透性和氧化作用,医学上常用质量浓度为30 g/L的双氧水来清洗创口和局部抗菌,可快速、彻底杀灭大肠埃希菌,金黄色葡萄球菌,白色葡萄球菌,细菌芽孢自然菌及活体病毒。

双氧水适合用于一般物体表面的消毒,食品用工具和设备的消毒,疫源地消毒,空气消毒,水质消毒杀菌,耐腐蚀医疗器械的高水平消毒。

(二)硫的化合物

1. 硫酸(H_2SO_4) 浓硫酸是无色透明的油状液体,工业品因含杂质而发浑或呈浅黄色。市售硫酸含量为98%,密度为1.84 g/mL。

（1）吸水性和溶解热：浓硫酸有强烈的吸水作用，同时放出大量的热。它不仅能吸收游离水，还能从含有 H 和 O 元素的有机物（如棉布、糖、油脂）中按水的组成夺取水。因此，浓硫酸能使有机物炭化。

（2）氧化性：浓硫酸属于中等强度的氧化剂，但在加热的条件下，几乎能氧化所有的金属和一些非金属。它的还原产物一般是二氧化硫，若遇活泼金属，会析出硫，甚至生成硫化氢。例如：

$$Cu + 2H_2SO_4(浓) \!=\!=\!= CuSO_4 + SO_2\uparrow + 2H_2O$$
$$3Zn + 4H_2SO_4(浓) \!=\!=\!= 3ZnSO_4 + S + 4H_2O$$

（3）酸性：硫酸是二元强酸，第一步完全解离，第二步解离并不完全，HSO_4^- 只相当于中强酸。

$$H_2SO_4 \!=\!=\!= H^+ + HSO_4^-$$
$$HSO_4^- \rightleftharpoons H^+ + SO_4^{2-} \qquad K_2 = 1.2 \times 10^{-2}$$

硫酸主要用于生产化肥，同时也广泛用于无机化工、有机化工、轻工、纺织、冶金、石油医药及国防等领域。

2. 硫代硫酸钠　硫代硫酸钠（$Na_2S_2O_3 \cdot 5H_2O$）俗称大苏打，是一种无色透明晶体，易溶于水，其水溶液显弱碱性。硫代硫酸钠在中性或碱性溶液中很稳定，在酸性溶液中迅速分解。

$$Na_2S_2O_3 + 2HCl \!=\!=\!= 2NaCl + S\downarrow + SO_2\uparrow + H_2O$$

这个反应可以用来鉴定 $S_2O_3^{2-}$ 的存在。在制备硫代硫酸钠时，溶液必须控制在碱性范围内，否则将会有硫析出而使产品变黄。

硫代硫酸钠具有中等强度的还原性，用作药物制剂中的抗氧化剂。硫代硫酸钠与碘的反应是定量分析中碘量法的基本反应，生成的产物是连四硫酸钠（$Na_2S_4O_6$），反应如下：

$$2Na_2S_2O_3 + I_2 \!=\!=\!= Na_2S_4O_6 + 2NaI$$

硫代硫酸根能与许多重金属离子形成稳定的配合物，并能将 CN^- 转化为 SCN^-，医药上用作卤素、氰化物和重金属中毒时的解毒剂。

四、卤族元素

微课：卤族元素及其重要化合物

元素周期表中ⅦA族的氟（F）、氯（Cl）、溴（Br）、碘（I）、砹（At）5 种元素统称卤族元素，简称卤素。卤素原子得到一个电子变为卤离子（X^-），氯、溴、碘与电负性较大的元素化合时，常表现出 +1、+3、+5、+7 的氧化数。

（一）卤化氢和卤化物

1. 卤化氢　卤化氢（HX）均为无色、有强烈刺激性气味的气体，溶于水生成氢卤酸。纯的氢卤酸都是无色液体，具有挥发性。氢氯酸、氢溴酸、氢碘酸均为强酸，酸性强弱顺序为：

$$HI > HBr > HCl > HF$$

氢卤酸中最重要的是盐酸。市售浓盐酸为无色液体，质量分数为 37%，密度为

1.18 g/mL。人体胃液内约含 0.1 mol/L 盐酸,它能帮助食物消化和杀死各种病菌。胃液酸度的测定是医学检验项目之一。

单质碘遇到淀粉显蓝(紫)色,《中国药典》(2020 年版)中用于碘化物的鉴别及 Br^- 的限度检查。氢氟酸能与二氧化硅或硅酸盐(玻璃、陶瓷的主要成分)发生反应,所以氢氟酸能够腐蚀玻璃,常储存在塑料或铅制容器中。

$$4HF + SiO_2 =\!=\!= SiF_4 \uparrow + 2H_2O$$

2. 卤化物　大多数金属卤化物易溶于水,但氯、溴、碘的银盐则难溶于水中。表 11 - 1 中列出了 $AgX(X = Cl、Br、I)$ 的一些常见性质。

表 11 - 1　卤化银的性质

卤化银	颜色	加入硝酸	加入氨水	加入硫代硫酸钠
AgCl	白色	不溶解	溶解	溶解
AgBr	淡黄色	不溶解	溶解	溶解
AgI	黄色	不溶解	不溶解	不溶解

《中国药典》(2020 年版)利用 Cl^- 与 Ag^+ 作用生成沉淀的性质,鉴别氯化物。

(二) 含氧酸及其盐

氯、溴、碘可生成四种含氧酸,即次卤酸(HXO)、亚卤酸(HXO_2)、卤酸(HXO_3)和高卤酸(HXO_4),其中卤原子的氧化数分别为 +1、+3、+5 和 +7。卤素的含氧酸不稳定,对应的盐较稳定。

1. 次氯酸(HClO)及其盐　将氯气通入水中即发生歧化反应。

$$2Cl_2 + H_2O =\!=\!= HClO + HCl$$

但次氯酸很不稳定,室温下就会发生分解。

$$2HClO =\!=\!= 2HCl + O_2 \uparrow$$

次氯酸氧化性强,能杀死水里的细菌,所以自来水常用氯气来杀菌消毒。次氯酸钙为白色粉末,也是漂白粉的有效成分。

$$2Cl_2 + 3Ca(OH)_2 + H_2O =\!=\!= Ca(ClO)_2 \cdot 2H_2O + CaCl_2 \cdot Ca(OH)_2 \cdot H_2O$$

漂白粉有消毒和漂白作用,用于饮用水、游泳池水等的杀菌消毒。

2. 氯酸及其盐　氯酸($HClO_3$)是强酸,其强度与盐酸和硝酸接近。氯酸虽比次氯酸或亚氯酸稳定,也只能在溶液中存在。氯酸也是一种强氧化剂,但氧化能力不如次氯酸或亚氯酸。

氯酸钾是重要的氯酸盐,为无色透明结晶,它比氯酸稳定。氯酸钾在碱性或中性溶液中氧化作用很弱,在酸性溶液中则为强氧化剂。氯酸钾对热的稳定性虽然比较高,但与有机物或可燃物混合,受热特别是受到撞击极易发生燃烧或爆炸。在工业上氯酸钾用于制造火柴、烟火及炸药等。

3. 高氯酸及其盐　高氯酸($HClO_4$)是最强的无机酸,在水中完全解离成 H^+、ClO_4^-。在氯的含氧酸中最稳定,能够比较稳定地存在于冷、稀溶液中。分析化学中,高氯酸的冰醋酸溶液是非水酸碱滴定常采用的标准溶液,用于含碱性基团的有机物的含量测定。各国药典收载,有许多药品的含量测定都采用了高氯酸冰醋酸非水滴定。

高氯酸盐大多易溶于水,但高氯酸钾难溶于水,故高氯酸可用于鉴定 K^+。

【知识拓展】

如何鉴别三种卤化物?

金属卤化物是常见的盐类,尤其是碱金属卤化物。实验室中有 NaCl 溶液、NaBr 溶液和 NaI 溶液各一瓶,由于标签损坏难以辨认,请同学们设计一个简单的实验,来鉴别一下吧。

课后练习

一、填空题

1. 碱金属包含 _____、_____、_____、_____、_____、_____。

2. 碱土金属包含 _____、_____、_____、_____、_____、_____。

3. 卤族元素包含 _____、_____、_____、_____、_____。

4. 常见的卤化银沉淀包含 _____、_____、_____,它们的颜色分别为 _____、_____、_____。

5. 常见过渡金属包含 _____、_____、_____、_____、_____、_____ 等。

二、选择题

1. 不能用玻璃瓶盛放的酸是(　　)。

    A. HCl   B. HF   C. HNO_3 D. H_2SO_4

2. 造成大气污染并能形成酸雨的是(　　)。

    A. CO_2 和水蒸气   B. CO 和 CO_2 C. N_2 和 CO_2 D. SO_2 和 NO_2

3. 在一无色透明的溶液中加入几滴 $BaCl_2$ 溶液,观察到有白色沉淀产生,则此溶液不可能是(　　)。

    A. HCl   B. H_2SO_4 C. $AgNO_3$ D. Na_2CO_3

4. 实验室常用来洗涤玻璃仪器的洗液组成是(　　)。

    A. 浓盐酸和硝酸   B. 浓硫酸和重铬酸钾

    C. 硝酸和重铬酸钾   D. 硝酸和硫酸

5. 要从含有少量 Cu^{2+} 的 $ZnSO_4$ 溶液中除去 Cu^{2+} 最好的试剂是(　　)。

    A. Na_2CO_3 B. NaOH   C. HCl   D. Zn

三、判断题

1. 碳酸氢钠俗称小苏打,用于治疗胃酸过多。   (　　　)

2. 碳酸钙俗称石膏,在外科治疗中起固定作用。   (　　　)

3. 氧化亚铜(Cu_2O)为暗红色固体,难溶于水,在潮湿空气中缓慢被氧化成 CuO。

                                                                (　　　)

4. 漂白粉的有效成分为次氯酸钙,因为它有很强的氧化性。   (　　　)

5. 硫酸、硝酸和盐酸均具有较强的氧化性。 （　）

四、简答题

1. 为什么在水溶液中 Fe^{3+} 和 KI 反应得不到 FeI_3？

2. 往某药物的溶液中加入硝酸银产生白色乳状沉淀,该沉淀溶于氨水,但不溶于硝酸。该药物中一定含有哪种离子？为什么？

（刘　超）

第十一章
在线测试

2

第二篇
有机化学

第十二章　有机化合物概述

学习目标：

1. 掌握有机化学和有机化合物的概念，官能团的概念。

2. 熟悉有机化合物的特性，有机化合物的分类。

3. 了解有机化学的起源和发展简史。

【问题导入】

无机物能转化成有机物吗？

有机化合物简称为有机物，与生活和医学关系十分密切，和我们的衣食住行、药物息息相关，人体内也含有有机物。

问题：1. 有机物和我们原来学习的无机物之间有截然的界限吗？

2. 无机物能转化成有机物吗？

一、有机化学和有机化合物

有机化学是研究有机化合物的组成、结构、性质及其变化规律、合成方法与应用的科学，是化学学科的一个分支，它的研究对象是有机化合物。什么是有机化合物呢？人们对物质的认识是逐步发展的。当人们不能从本质认识物质之前，简单地把物质划分为两大类，即将来源于矿物界的物质称为无机化合物，简称无机物，如金属、矿石、盐类等。从动植物体有机体中获得的化合物称为有机化合物，简称有机物，如从粮食发酵而获得的乙醇、醋，从植物中提取的染料、香料和药物等。

到了 19 世纪 20 年代，科学家先后用无机物人工合成许多有机物，如尿素、醋酸、脂肪等，从而打破有机物只能从有机体中取得的观念。现在绝大多数有机物已不是从天然的有机体内取得，只是由于历史和习惯的关系，仍保留着"有机"这个名词。

现在已经清楚地知道，有机化合物的主要特征是它们都含有碳元素，绝大多数还含有氢元素，有的还含有氧、氮、硫、磷、卤素等元素。所以根据有机化合物的组成，一般认为有机化合物是含碳的化合物。但有些含碳的化合物，如一氧化碳、二氧化碳、碳酸及其盐等，具有典型的无机化合物的性质，所以仍归为无机化合物。因多数有机化合物除含碳元素外还含有氢元素，所以有机化合物也被定义为碳氢化合物及其衍生物。

【课堂讨论】

1965 年 9 月 17 日,我国科研人员首次实现人工合成具有生物学活性的蛋白质——结晶牛胰岛素,开辟了人工合成蛋白质的时代,并为我国多肽合成制药工业打下坚实的基础。请你用"人工合成牛胰岛素"为主题词,从互联网上搜索相关信息,并讨论人工合成牛胰岛素的意义。

微课:有机化合物的特性

二、有机化合物的特性

与无机化合物相比,有机化合物一般具有以下特性。

1. 可燃性　由于有机化合物大都含有碳、氢等可燃元素,故大多数有机化合物都可以燃烧,如乙醇、汽油、天然气、木材、棉花等;而大多数无机化合物不易燃烧,如玻璃、矿石、盐类等。人们常利用这一性质来区别两者。

2. 熔点低　许多有机化合物常温下是气体、液体或低熔点的固体。常温下为固体的有机化合物其熔点通常比较低,很少超过 400℃,如萘的熔点为 80.5℃,无水葡萄糖的熔点为 146.5℃;而无机化合物的熔点一般很高,如氯化钠的熔点为 801℃。

3. 难溶于水　有机化合物的极性很小甚至没有极性,水是极性较强的分子,根据相似相溶原理,绝大多数有机化合物难溶于或不溶于水,而易溶于非极性或弱极性的有机溶剂,如苯、乙醚、乙醇、三氯甲烷(又称氯仿)等。例如,油脂不溶于水,但易溶于乙醚、汽油、四氯化碳等有机溶剂中。

4. 反应速率慢　多数有机化合物之间的反应速率较慢,除个别反应外,大多数有机化学反应需要几个小时、几天或更长时间才能完成,往往通过加热、加压或使用催化剂等方法来加快反应。

5. 结构复杂,种类繁多　由于碳原子与碳原子之间成键方式、连接方式、连接顺序的不同,使得有些有机化合物虽然分子组成相同,但分子结构不同,性质也就不相同。因此,有机化合物的种类远远多于无机化合物。

6. 反应产物复杂　多数有机化学反应复杂,常伴有副反应发生。在一个反应体系中可能有多个不同的反应途径,得到多种产物。

上述有机化合物的特性是相对的,而不是绝对的。例如,四氯化碳不但不易燃烧,而且还可用作灭火剂;乙醇和葡萄糖易溶于水。有的有机反应速率极快,甚至以爆炸方式进行,瞬间完成。

三、有机化合物的结构

(一)碳原子的成键特性

1. 碳原子的化合价　碳原子最外层有 4 个电子,可与其他原子或其他碳原子共用 4 对电子形成 4 个共价键。因此,在有机化合物中,碳原子总是 4 价。所以有机化合物中的化学键主要是共价键。

微课:有机化合物的结构特点

2. 共价键的类型

（1）按电子云的重叠方式分：按电子云的重叠方式及键的稳定性不同分为 σ 键和 π 键。σ 键和 π 键的比较如表 12-1 所示。

表 12-1　σ 键和 π 键的比较

项目	σ 键	π 键
重叠	电子云重叠较多	电子云重叠较少
存在	可以单独存在	不能单独存在
性质	键能较大，较稳定	键能较小，不稳定
	成键原子可沿键轴自由旋转	不能自由旋转
	不易极化	易极化

（2）按两原子间共用电子对的数目分：按两原子间共用电子对的数目分为单键、双键及三键。例如，碳原子与碳原子之间可形成：

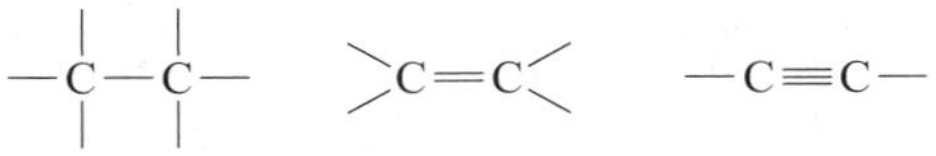

$$-\overset{|}{\underset{|}{C}}-\overset{|}{\underset{|}{C}}- \qquad >C=C< \qquad -C\equiv C-$$

碳碳单键　　　　碳碳双键　　　　碳碳三键

3. 碳原子的连接方式　在有机化合物中，碳原子之间可连接成链状或环状结构。例如：

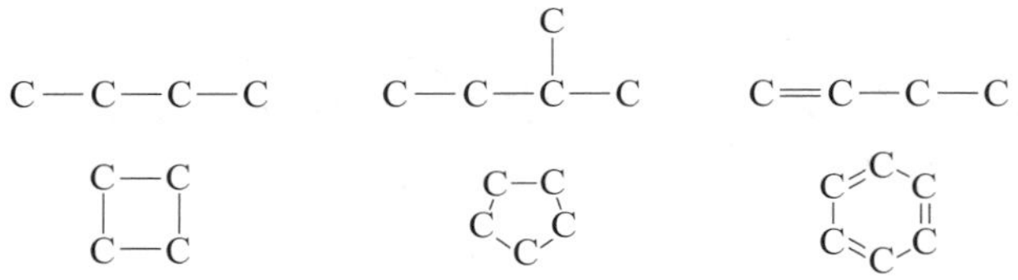

$$C-C-C-C \qquad C-C-\overset{C}{\underset{}{C}}-C \qquad C=C-C-C$$

（二）有机化合物的表示方法

有机化合物的分子式表示分子中原子在数量上的关系，结构式表示分子中每个原子的连接方式和排列顺序。有机化合物常用结构表示方法见表 12-2。

表 12-2　有机化合物常用结构表示方法

化合物	分子式	结构式	结构简式
乙烷	C_2H_6	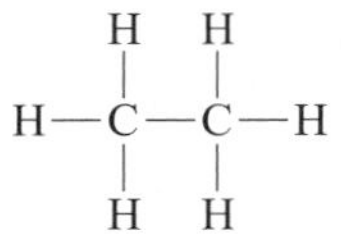 $H-\overset{H}{\underset{H}{C}}-\overset{H}{\underset{H}{C}}-H$	CH_3-CH_3
乙醇	C_2H_6O	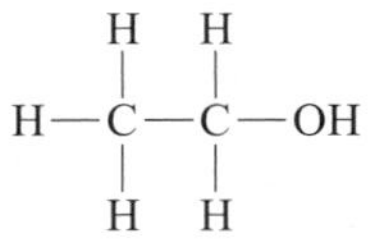 $H-\overset{H}{\underset{H}{C}}-\overset{H}{\underset{H}{C}}-OH$	CH_3-CH_2-OH

微课:有机化合物的分类

续表

化合物	分子式	结构式	结构简式
甲醚	C_2H_6O	H—C—O—C—H (各碳上下各有H)	$CH_3—O—CH_3$

四、有机化合物的分类

有机化合物数目庞大,种类繁杂,为了便于学习和研究,有必要将它们进行科学的分类。常用的分类方法有以下两种:按官能团分类和按碳架分类。

(一)按官能团分类

有机化合物分子中能决定一类化合物化学性质的原子或原子团称为官能团。大多数有机化合物分子中均含有容易发生某些特征反应的原子、原子团及特征的化学结构,如乙烯中的双键、乙醇中的—OH(羟基)等。含有相同官能团的有机化合物往往具有相似的化学性质。按分子中所含官能团的不同,可以将有机化合物分类。常见的官能团及有机化合物类别见表 12-3。

表 12-3 常见官能团及有机化合物类别

有机化合物类别	官能团名称	官能团结构	实例
烯烃	双键	$>C=C<$	$CH_2=CH_2$(乙烯)
炔烃	三键	$—C≡C—$	$CH≡CH$(乙炔)
卤代烃	卤原子	$—X$	CH_3CH_2Cl(氯乙烷)
醇	醇羟基	$—OH$	CH_3CH_2OH(乙醇)
酚	酚羟基	$—OH$	⬡—OH(苯酚)
醚	醚键	$—C—O—C—$	$CH_3CH_2OCH_2CH_3$(乙醚)
醛	醛基	$—\overset{O}{\overset{\|}{C}}—H(—CHO)$	$CH_3—CHO$(乙醛)
酮	酮基	$—\overset{O}{\overset{\|}{C}}—(—CO—)$	$CH_3—\overset{O}{\overset{\|}{C}}—CH_3$(丙酮)
羧酸	羧基	$—\overset{O}{\overset{\|}{C}}—OH(—COOH)$	CH_3COOH(乙酸)
酯	酯基	$—\overset{O}{\overset{\|}{C}}—OR(—COOR)$	$CH_3COOCH_2CH_3$(乙酸乙酯)
胺	氨基	$—NH_2$	$CH_3CH_2NH_2$(乙胺)

【课堂讨论】

阿司匹林是临床上常用的解热镇痛药,其化学结构如下:

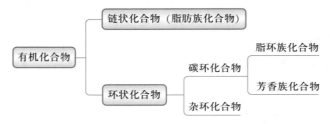

请你分析一下该化合物中含有什么基团?属于哪类化合物?

(二)按碳架分类

碳架指的是在有机化合物分子中,碳原子之间相互连接构成分子的骨架。根据碳架的不同,有机化合物可分为链状化合物和环状化合物(图 12 - 1)。

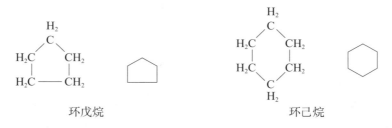

图 12 - 1　有机化合物按碳架不同分类

1. 链状化合物　这类化合物的特征是碳原子之间相互连接成链状。由于链状化合物最初是在油脂中发现的,所以这类化合物又称为脂肪族化合物。例如:

$$CH_3—CH_2—CH_2—CH_2—CH_3$$
戊烷

$$\begin{array}{c} CH_3 \\ | \\ CH_3—CH—CH_2—CH_3 \end{array}$$
2-甲基丁烷

2. 碳环化合物　这类化合物的特征是碳原子之间相互连接成环状。按照环的结构和性质的不同,又可分成脂环族化合物和芳香族化合物。

(1)脂环族化合物:从结构上可看作是链状化合物首尾相接,闭链成环。因其性质与脂肪族化合物相似,所以又称为脂环族化合物。

环戊烷　　　　　　　　　　　　　环己烷

(2)芳香族化合物:这类化合物大多含有苯环,具有一些与脂环族化合物有较大区别的特殊性质,因最初从某些带有芳香气味的物质中获得,所以称为芳香族化合物。例如:

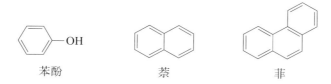

苯酚   萘   菲

3. 杂环化合物 在环状化合物中,组成环的原子除碳原子外,还有其他元素的原子,如氧、硫和氮等。例如:

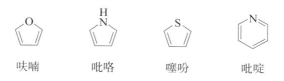

呋喃   吡咯   噻吩   吡啶

【知识拓展】

"生命力"学说的破除

19世纪初,有机化合物被认为是在生物体内一种特殊的、神秘"生命力"作用下产生的,是与生命现象密切相关的,只能从动植物等生命有机体取得,不能人工合成。此即以瑞典化学权威贝采里乌斯为代表的"生命力"学说的观点。但在1828年,德国化学家维勒首次利用无机化合物氰酸铵合成了有机化合物——尿素。1844年后,人们又先后在实验室合成了甲烷、乙炔、乙酸、油脂、糖类等大量有机化合物,从而彻底破除了有机化合物的"生命力"学说。

课后练习

一、名词解释

1. 有机化学 2. 有机化合物 3. 官能团

二、填空题

1. 有机化合物中碳原子总是_____价,碳原子和碳原子之间可以以_____、_____、_____连接成_____或_____。

2. 有机化合物按碳架分为_____,_____,_____。另一种是以官能团分类,具有相同官能团的化合物,其_____相似。

3. 写出下列有机化合物的官能团:烯烃_____;醇_____;醛_____;羧酸_____。

4. 绝大多数有机化合物容易燃烧,但_____是一种灭火剂。

5. 在有机化合物分子中,能决定一类化合物的主要性质的特殊原子或原子团叫作_____。

三、选择题

1. 有机化合物的基本元素是（　　　）。

    A. 碳元素　　　　　　B. 氢元素　　　　　　C. 氧元素　　　　　　D. 氮元素

2. 下列不属于有机化合物的官能团的是（　　　）。

    A. 羟基　　　　　　　B. 羧基　　　　　　　C. 甲基　　　　　　　D. 卤原子

3. 有机化合物中的化学键主要是（　　　）。

    A. 离子键　　　　　　B. 氢键　　　　　　　C. 金属键　　　　　　D. 共价键

4. 下列化合物中，没有双键的化合物是（　　　）。

    A. CH_3CHO　　　　B. CH_3COOH　　　C. CH_3CH_2Cl　　　D. CH_3COCH_3

5. 1828 年，维勒（Wohler）第一次人工合成的有机化合物是（　　　）。

    A. 苯　　　　　　　　B. 尿素　　　　　　　C. 油脂　　　　　　　D. 醋酸

四、判断题

1. 所有的有机化合物都含有碳元素。　　　　　　　　　　　　　　　　（　　　）

2. 所有的有机化合物都容易燃烧。　　　　　　　　　　　　　　　　　（　　　）

3. 在有机化合物中，碳原子为 4 价。　　　　　　　　　　　　　　　　（　　　）

4. 分子中的碳原子不能自相成键。　　　　　　　　　　　　　　　　　（　　　）

5. 大多数有机化合物难溶于水，易溶于有机溶剂。　　　　　　　　　　（　　　）

6. 含碳元素的化合物一定是有机化合物。　　　　　　　　　　　　　　（　　　）

五、指出下列化合物所含官能团的名称及该有机化合物的类别。

1. CH_3CH_2Cl

2. 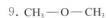OH

3. $CH_3 - \overset{O}{\overset{\|}{C}} - OC_2H_5$

4. $CH_3 - \overset{O}{\overset{\|}{C}} - CH_2 - CH_3$

5. $CH_3CH_2CH_2NH_2$

6. $CH_3CH = CHCH_3$

7. COOH

8. CH_3CH_2OH

9. $CH_3 - O - CH_3$

（马瑞菊）

第十二章
在线测试

第十三章　烃和卤代烃

学习目标：

1. 掌握烃类化合物的通式、系统命名法、同分异构现象、主要化学性质、马氏规则、苯环上亲电取代反应规律。

2. 熟悉卤代烃的结构、分类、命名及主要的化学性质；脂环烃的结构与其稳定性之间的关系。

3. 了解烃和卤代烃的物理性质，诱导效应、共轭效应。

第十三章
思维导图

【问题导入】

天然气是什么？

天然气蕴藏在地下岩层中，比空气轻、容易散发，是较为安全的燃气之一。天然气可作为优质的燃料和化工原料，与煤和石油相比，用天然气作燃料可减少二氧化硫、氮氧化物等气体的排放，从而有效预防酸雨的形成，改善环境质量。

问题：天然气的主要成分是什么？

只由碳和氢两种元素组成的化合物被称为碳氢化合物，也常被称为烃。根据分子中碳原子的连接方式不同，烃可以分为链烃和环烃两大类。

链烃是指分子中碳原子连接排列成链状结构的烃，由于脂肪中常具有这种结构，因此链烃又可称为脂肪烃，包括烷烃、烯烃、炔烃。环烃是指分子中碳原子连接成闭合环状结构的烃，包括脂环烃和芳香烃(图 13 - 1)。

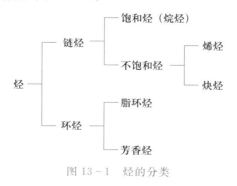

图 13 - 1　烃的分类

第一节　烷　　烃

微课：烷烃的
结构

一、烷烃的结构

（一）烷烃的同系列

烷烃是指分子中碳原子与碳原子之间以单键相连，碳原子的其余价键均与氢原子相连的化合物，也称为饱和烃，如天然气中的主要成分甲烷就是最简单的烷烃。表 13－1 列出了一些简单烷烃的结构式。

表 13－1　一些简单烷烃的结构式

名称	分子式	结构简式
甲烷	CH_4	CH_4
乙烷	C_2H_6	CH_3CH_3
丙烷	C_3H_8	$CH_3CH_2CH_3$
丁烷	C_4H_{10}	$CH_3CH_2CH_2CH_3$
戊烷	C_5H_{12}	$CH_3CH_2CH_2CH_2CH_3$
……	C_nH_{2n+2}	$CH_3CH_2 \cdots CH_2CH_3$

从表 13－1 中可以看出，从甲烷开始，每增加 1 个碳原子，就相应地增加 2 个氢原子（CH_2）。因此，可以用式子 C_nH_{2n+2}（$n \geqslant 1$）来表示烷烃的组成，而这个式子就称为烷烃的通式。具有相同的通式，结构相似，组成上相差 1 个或若干个 CH_2 的一系列化合物称为同系列。同系列中的化合物互称为同系物，CH_2 称为系差。同系物具有相似的化学性质，其物理性质（如沸点、熔点、相对密度、溶解度等）一般也随着分子量的改变而呈现出规律性的变化。因此，掌握了同系列中某些同系物的性质，就可以推测出其他同系物的性质。

（二）烷烃碳原子的 sp^3 杂化

烷烃分子中碳原子均为 sp^3 杂化，即碳原子成键时 2s 轨道上的一个电子吸收能量后被激发到 $2p_z$ 空轨道上，形成激发态，能量相近的 2s、$2p_x$、$2p_y$、$2p_z$ 轨道混合，重新组合形成 4 个能量完全相同的 sp^3 杂化轨道（图 13－2）。有机化合物中单键碳原子均发生 sp^3 杂化。

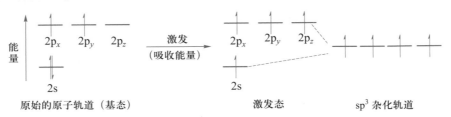

图 13－2　碳原子的 sp^3 杂化

每个杂化轨道的电子云形状变为一头大、一头小。4 个杂化轨道在空间形成一个正四面体，每个轨道指向正四面体的一个顶点，轨道之间的夹角为 109°28′（图 13 - 3）。

最简单的烷烃是甲烷，结构简式为 CH_4。甲烷中，碳原子的 4 个 sp^3 杂化轨道分别与 4 个氢原子的 1s 轨道沿键轴方向正面重叠形成 4 个 C—H σ键。甲烷分子呈正四面体结构，碳原子处于正四面体的中心，4 个氢原子位于正四面体的 4 个顶点，4 个 C—H 键的夹角均为 109°28′（图 13 - 4）。

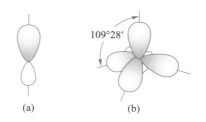

图 13 - 3　sp^3 杂化轨道及其空间构型

（a）sp^3 杂化轨道；

（b）4 个 sp^3 杂化轨道形成的空间构型

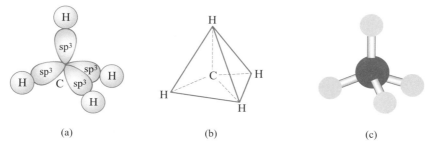

图 13 - 4　甲烷的分子结构

（a）甲烷的分子形成；（b）甲烷的正四面体模型；（c）甲烷的球棍模型（Kekulé 模型）

二、烷烃的同分异构和命名

动画：乙烷构象

（一）烷烃的同分异构现象

分子式相同而结构不同的化合物互称为同分异构体，这种现象称为同分异构现象。烷烃中存在着构象异构和构造异构两类同分异构现象。

1. 构象异构　构象异构是指由 C—C σ键旋转而引起的分子中原子或基团在空间产生不同排列方式的异构现象。如乙烷就有无数种构象，其中，最典型的构象分别为重叠式和交叉式（图 13 - 5）。

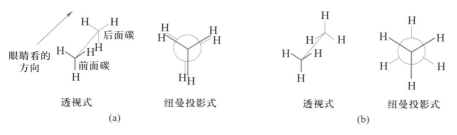

眼睛看的方向　后面碳　前面碳

透视式　纽曼投影式　透视式　纽曼投影式

（a）　　　　　　　　　（b）

图 13 - 5　乙烷分子的两种典型构象异构

（a）重叠式；（b）交叉式

从图 13-5 中可以看出,乙烷分子的重叠式构象中,前后两个碳原子上连接的氢原子之间距离最近,斥力最大,因而重叠式构象内能最高,最不稳定。交叉式构象中,前后两个碳原子上连接的氢原子之间距离最远,斥力最小,因而交叉式构象内能最低,最稳定(图 13-6)。

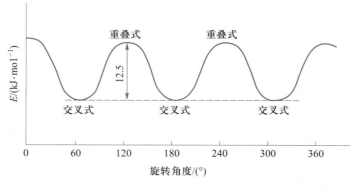

图 13-6　乙烷分子的能量曲线

2. 构造异构　烷烃分子中的构造异构是由于碳链的骨架不同而引起的,又称为碳链异构。如丁烷(C_4H_{10})有 2 种构造异构体:

$$CH_3—CH_2—CH_2—CH_3 \qquad CH_3—\underset{\underset{CH_3}{|}}{CH}—CH_3$$

正丁烷　　　　　　　　　　异丁烷

戊烷(C_5H_{12})有 3 种异构体:

$$CH_3—CH_2—CH_2—CH_2—CH_3 \qquad CH_3—\underset{\underset{CH_3}{|}}{CH}—CH_2—CH_3 \qquad CH_3—\underset{\underset{CH_3}{|}}{\overset{\overset{CH_3}{|}}{C}}—CH_3$$

正戊烷　　　　　　　　　　　异戊烷　　　　　　　　　　新戊烷

随着烷烃分子中碳原子数的增加,异构现象越来越复杂,构造异构体的数目也随之增加。

在烷烃分子中,根据碳原子所连接的碳原子数目可以将碳原子分为以下 4 类。①伯碳原子(一级或 1℃):只与 1 个碳原子直接相连;②仲碳原子(二级或 2℃):与 2 个碳原子直接相连;③叔碳原子(三级或 3℃):与 3 个碳原子直接相连;④季碳原子(四级或 4℃):与 4 个碳原子直接相连。例如:

$$\underset{1°}{CH_3}—\underset{\underset{CH_3}{|}}{\overset{\overset{CH_3}{|}}{\underset{4°}{C}}}—\underset{2°}{CH_2}—CH_2—\underset{\underset{3°}{CH}}{\overset{\overset{CH_3}{|}}{CH}}—CH_3$$

与此相对应,与伯、仲、叔碳原子相连接的氢原子分别称为伯氢原子($1°H$)、仲氢原子($2°H$)、叔氢原子($3°H$)。由于 4 种碳原子和 3 种氢原子所处的位置不同,受其他原子的影响也不同,所以在反应活泼性上会有所差异。

【课堂讨论】

请写出己烷所有的构造异构体,并标明各碳原子的类型。

微课:烷烃的
命名

(二) 烷烃的命名

有机化合物种类繁多、结构复杂,学会对有机化合物进行正确的命名意义重大。烷烃的命名是其他各类有机化合物命名的基础,尤为重要。

烷烃的命名法有普通命名法和系统命名法两种。

1. 烷烃的普通命名法　普通命名法只适用于结构较简单的烷烃,其命名规则如下。

(1) 根据烷烃所含碳原子的数目称"某烷",碳原子数≤10,分别用天干中的甲、乙、丙、丁、戊、己、庚、辛、壬、癸来表示;碳原子数>10 的烷烃,则用中文数字十一、十二、十三等来表示。例如:

$$CH_4 \qquad C_5H_{12} \qquad C_{15}H_{32} \qquad C_{20}H_{42} \qquad C_{33}H_{68}$$
　甲烷　　　　戊烷　　　　十五烷　　　　二十烷　　　　三十三烷

(2) 由于存在同分异构现象,为了区别同分异构体,常把直链烷烃称为"正"某烷;链端第 2 个碳原子上连有 1 个甲基(—CH_3),且无其他侧链的烷烃称为"异"某烷;链端第 2 个碳原子上连有 2 个甲基(—CH_3),且无其他侧链的烷烃称为"新"某烷。例如:

$$CH_3\text{—}CH_2\text{—}CH_2\text{—}CH_2\text{—}CH_3 \qquad CH_3\text{—}\underset{\underset{CH_3}{|}}{CH}\text{—}CH_2\text{—}CH_3 \qquad CH_3\text{—}\underset{\underset{CH_3}{|}}{\overset{\overset{CH_3}{|}}{C}}\text{—}CH_3$$

　　　　正戊烷　　　　　　　　　　　异戊烷　　　　　　　　新戊烷

烷烃分子中去掉 1 个氢原子后剩余的基团,称为烷基,用 R— 表示。如甲烷(CH_4)去掉 1 个氢原子后剩余的基团,就被称为甲基(—CH_3)。常见的烷基还有:

$$\text{—}CH_2CH_3 \qquad \text{—}CH_2CH_2CH_3 \qquad \text{—}\underset{\underset{CH_3}{|}}{CH}\text{—}CH_3 \qquad \text{—}\underset{\underset{CH_3}{|}}{\overset{\overset{CH_3}{|}}{C}}\text{—}CH_3$$

　　乙基　　　　　　正丙基　　　　　　异丙基　　　　　　叔丁基

2. 烷烃的系统命名法　结构复杂的烷烃则采用系统命名法,其命名规则如下。

(1) 选主链:选择分子中最长的碳链为主链,依据主链上碳原子的数目称为"某烷",支链作为取代基。如有相同长度的碳链时,选择含有支链数目最多的碳链为主链。

(2) 编序号:从距离支链最近的一端开始,依次用阿拉伯数字给主链碳原子编号。如果从碳链的任何一端开始,第一个支链的位置都相同,则优先考虑从结构较为简单的支链一端开始编号。如果第一个支链的位置和结构都相同,再比较第二个支链,以此类推,顺次逐项比较各系列不同位次,以最先出现的位次最小者为"最低系列"进行编号。

（3）定名称:将取代基的位次、数目、名称依次写在母体名称"某烷"的前面,并分别用短横线隔开。如果有几个不同的取代基,则按照从小到大的顺序排列;如果有几个相同的取代基,应合并在一起,用中文数字二、三等来表示其数目,位次从小到大排列,且用逗号隔开。例如:

$$CH_3 - CH - CH_2 - CH_2 - CH_3$$
$$|$$
$$CH_2$$
$$|$$
$$CH_3$$

3-甲基己烷

$$CH_3 - CH_2 - CH - CH_2 - CH - CH_3$$
$$| \qquad\qquad |$$
$$CH_2 \qquad\quad CH_3$$
$$|$$
$$CH_3$$

2-甲基-4-乙基己烷

$$CH_3 - CH - CH - CH - CH_3$$
$$| \quad\ | \quad\ |$$
$$CH_2 \ CH_3 \ CH_3$$
$$|$$
$$CH_3$$

2,3,4-三甲基己烷

$$\qquad\qquad\qquad\quad CH_3$$
$$\qquad\qquad\qquad\quad |$$
$$CH_3 - CH_2 - CH - C - CH_3$$
$$\qquad\qquad\ | \quad |$$
$$\qquad\qquad CH_3 \ CH_3$$

2,2,3-三甲基戊烷

【课堂讨论】

请用系统命名法给下列烷烃命名。

$$CH_3 - CH - CH - CH - CH - CH_2 - CH_3$$
$$\qquad | \quad\ | \quad\ | \quad\ |$$
$$\qquad CH_3 \ CH_2 \ CH_3 \ CH_3$$
$$\qquad\qquad\ |$$
$$\qquad\qquad CH_3$$

$$\qquad\qquad\qquad\qquad CH_3$$
$$\qquad\qquad\qquad\qquad |$$
$$CH_3 - CH - CH - CH_3$$
$$\qquad | \quad\ |$$
$$CH_3 - C - CH_3$$
$$\qquad |$$
$$\qquad CH_3$$

三、烷烃的性质

（一）烷烃的物理性质

常温常压下,含有 1～4 个碳原子的直链烷烃是气体,含有 5～17 个碳原子的直链烷烃是液体,含有 18 个碳原子以上的直链烷烃是固体。直链烷烃的物理性质,如熔点和沸点、相对密度(小于 1)等,随着碳原子数的增加而呈现规律性的变化。根据"相似相溶"原理,烷烃难溶于水,但能溶于乙醚、四氯化碳等有机溶剂。

（二）烷烃的化学性质

烷烃分子由较为稳定的 C—C σ键和 C—H σ键构成,在常温下,烷烃表现出较为稳定的化学性质,不易与强酸、强碱、强氧化剂及强还原剂反应。但是,在一定的条件下,烷烃也能与一些试剂发生反应。

1. 氧化反应 在氧气充足的情况下,烷烃燃烧后,可完全氧化生成二氧化碳和水,同时放出大量的热。

$$CH_4 + 2O_2 \xrightarrow{\text{点燃}} CO_2 + 2H_2O + Q$$

【知识拓展】

汽 油

汽油在常温下为无色或淡黄色的易流动液体,难溶于水,易燃,其主要成分为含有 5~12 个碳原子的脂肪烃和环烷烃类,以及少量芳香烃。汽油的用途比较广泛,是汽油发动机的主要燃料,也可作为有机溶剂以清除油污。汽油蒸气与空气可形成爆炸性混合物,遇明火、高热极易燃烧爆炸,在使用时需注意安全。

2. 取代反应 烷烃和卤素在光照、高温或催化剂的作用下,可以发生反应。例如,在光照条件下,甲烷的 4 个氢原子可以被氯原子逐个取代,反应式为:

$$CH_4 + Cl_2 \xrightarrow{\text{光照}} CH_3Cl + HCl$$

$$CH_3Cl + Cl_2 \xrightarrow{\text{光照}} CH_2Cl_2 + HCl$$

$$CH_2Cl_2 + Cl_2 \xrightarrow{\text{光照}} CHCl_3 + HCl$$

$$CHCl_3 + Cl_2 \xrightarrow{\text{光照}} CCl_4 + HCl$$

甲烷的 4 种氯代物都难溶于水。常温下,一氯甲烷为气体,其他 3 种为液体,均为常用的有机溶剂。三氯甲烷又称氯仿,有麻醉作用。四氯甲烷又称四氯化碳,是一种效率较高的灭火剂。这种有机物分子中的原子或基团被其他原子或基团取代的反应称为取代反应。烷烃分子中的氢原子被卤族元素(氟、氯、溴、碘)取代的反应称为卤代反应。

第二节 烯 烃

分子中含有碳碳双键和(或)碳碳三键的烃称为不饱和烃。其中,含有碳碳双键的不饱和烃称为烯烃,含有碳碳三键的不饱和烃称为炔烃。

一、烯烃的结构、命名

(一) 烯烃的结构

微课:烯烃的
结构、命名

烯烃的官能团为碳碳双键$\left(\begin{array}{c}\diagup\\C=C\\\diagdown\end{array}\right)$,由于含有碳碳双键,所以烯烃比碳原子数相同的烷烃少 2 个氢原子,其通式为 C_nH_{2n} $(n \geqslant 2)$。

　　形成双键的碳原子均采取 sp^2 杂化。碳原子成键时 2s 轨道上的 1 个电子吸收能量后被激发到 $2p_z$ 空轨道上，形成激发态，能量相近的 $2s$、$2p_x$、$2p_y$ 轨道重新组合，形成 3 个能量完全相同的 sp^2 杂化轨道，剩余的 $2p_z$ 轨道不参与杂化（图 13-7）。

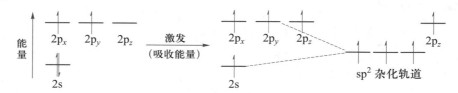

图 13-7　碳原子的 sp^2 杂化

　　3 个 sp^2 杂化轨道在同一平面上，轨道之间的夹角均为 120°，空间构型为平面三角形，未参与杂化的 $2p_z$ 轨道垂直于此平面（图 13-8）。

动画：乙烯
分子结构
的形成

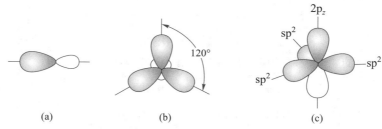

(a)　　　　　　　　(b)　　　　　　　　(c)

图 13-8　sp^2 杂化轨道及其空间构型

（a）sp^2 杂化轨道；（b）3 个 sp^2 杂化轨道形成的空间构型；（c）3 个 sp^2 杂化轨道和 1 个未杂化 $2p_z$ 轨道形成的空间构型

　　以乙烯为例，两个 sp^2 杂化的碳原子成键时，两个碳原子各用一个 sp^2 杂化轨道沿键轴方向进行"头碰头"重叠，形成碳碳 σ 键（图 13-9），而两个未杂化的 $2p_z$ 轨道进行"肩并肩"重叠，形成一个 π 键（图 13-10）。故碳碳双键中，一个为 σ 键，另一个为 π 键。由于乙烯分子中两个碳原子之间增加了一个 π 键，使两个碳原子靠得更近，所以碳碳双键的键长较碳碳单键的键长短。π 键比 σ 键容易断裂，是烯烃发生化学反应的主要部位。

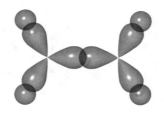

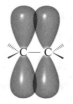

图 13-9　乙烯分子中的 σ 键　　　　　　图 13-10　乙烯分子中的 π 键

（二）烯烃的命名

　　烯烃的系统命名法遵循以下基本规则。

　　1. 选主链　选择分子中含有碳碳双键的最长碳链为主链，依据主链上碳原子的数目称为"某烯"。碳原子数＞10 的烯烃，命名时在"烯"之前还需加个"碳"字，如十五碳烯。

2. 编序号　从距离碳碳双键最近的一端开始,依次用阿拉伯数字给主链碳原子编号。如果碳碳双键恰好位于中间,则从靠近取代基的一端开始编号。

3. 定名称　将取代基的位次、数目、名称、双键的位次(以碳碳双键中碳原子较小的编号表示)依次写在母体名称"某烯"的前面,并分别用短横线隔开。如果有几个不同的取代基,则按照从小到大的顺序排列;如果有几个相同的取代基,应合并在一起,用中文数字二、三等表示其数目,位次从小到大排列,且用逗号隔开。例如:

$$CH_2 = C - CH_2 - CH_3$$
$$\qquad\quad |$$
$$\qquad CH_2 - CH_2 - CH_3$$

2-乙基-1-戊烯

$$CH_3 - CH - CH = CH - CH_3$$
$$\qquad\quad |$$
$$\qquad\quad CH_3$$

4-甲基-2-戊烯

【课堂讨论】

用系统命名法给下列化合物命名。

$$CH_3CH_2CH = CCH_3$$
$$\qquad\qquad\quad |$$
$$\qquad\qquad\quad CH_3$$

$$CH_3CHCH = C(CH_2)_8CH_3$$
$$\quad\ |\qquad\qquad |$$
$$\quad CH_3\qquad\quad CH_3$$

$$CH_3CHCH = CCH_2CHCH_2CH_3$$
$$\quad\ |\qquad\qquad |\quad\ |$$
$$\quad CH_3\qquad CH_3\ CH_2CH_3$$

二、烯烃的同分异构现象

(一) 构造异构

烯烃的构造异构包括碳链异构、位置异构及官能团异构。

1. **碳链异构**　由于碳链的骨架不同而引起的异构现象。例如:

$$CH_3CH_2CH_2CH = CHCH_3$$

2-己烯

$$CH_3CH_2CH = CCH_3$$
$$\qquad\qquad\quad |$$
$$\qquad\qquad\quad CH_3$$

2-甲基-2-戊烯

2. **位置异构**　由于双键在碳链上位置不同而引起的异构现象。例如:

$$CH_3CH_2CH_2CH = CHCH_3$$

2-己烯

$$CH_3CH_2CH = CHCH_2CH_3$$

3-己烯

3. **官能团异构**　烯烃分子与碳原子数相同的环烷烃互为官能团异构体。例如:

$$CH_3CH_2CH_2CH = CHCH_3$$

2-己烯

环己烷

(二) 顺反异构

烯烃分子中由于碳碳双键不能自由旋转,当双键碳原子分别连接不同原子或基团时,

微课:顺反异构
产生的条件
和命名

就会导致在空间的排列方式不同而产生异构现象,称为顺反异构。例如,符合下列构型的烯烃就可产生顺反异构体。

$$\begin{array}{c} a_1 \\ b_1 \end{array} C = C \begin{array}{c} a_2 \\ b_2 \end{array}$$

$$a_1 \neq b_1, \quad a_2 \neq b_2$$

形成顺反异构须同时满足以下条件:①分子中存在限制原子自由旋转的因素(如双键或脂环);②两个不能旋转的原子上必须连接不同的原子或基团。

顺反异构的标记方法有顺/反标记法和 Z/E 标记法。

1. 顺/反标记法　适用于双键碳原子上连有相同原子或基团的化合物,两个相同的原子或基团排列在双键同侧的为顺式,排列在双键异侧的为反式。例如:

$$\begin{array}{c} CH_3 \\ H \end{array} C = C \begin{array}{c} CH_3 \\ H \end{array} \qquad \begin{array}{c} H \\ CH_3 \end{array} C = C \begin{array}{c} CH_3 \\ H \end{array}$$

顺–2–丁烯　　　　　　反–2–丁烯

2. Z/E 标记法　按照次序规则,确定每个双键碳原子所连的原子或基团的优先次序(即大小),当两个优先基团排列在双键同侧时,为 Z 构型;排列在异侧时,为 E 构型。

次序规则如下:

(1)比较双键碳原子所连原子的原子序数大小,原子序数较大者为优先基团。

(2)若双键碳原子所连原子相同,则比较与该原子次第相连的原子的原子序数,直到比出大小为止。

(3)若所连基团中含有双键或三键,将双键或三键看作是与 2 个或 3 个相同原子相连接。

值得注意的是,顺/反标记法和 Z/E 标记法是两种不同的命名规则,两者之间没有必然联系,即顺式不一定对应 Z 型,反式不一定对应 E 型。例如:

$$\begin{array}{c} CH_3 \\ H \end{array} C = C \begin{array}{c} CH_3 \\ CH_2CH_2CH_3 \end{array}$$

顺–3–甲基–2–己烯
(E)–3–甲基–2–己烯

【课堂讨论】

用顺/反标记法或 Z/E 标记法命名下列化合物。

$$\begin{array}{c} Br \\ H \end{array} C = C \begin{array}{c} CH_3 \\ CH_2CH_2CH_3 \end{array} \qquad \begin{array}{c} H \\ CH_3 \end{array} C = C \begin{array}{c} CH_3 \\ Cl \end{array}$$

微课：烯烃的
性质

三、烯烃的性质

（一）烯烃的物理性质

烯烃的物理性质与烷烃相似，也是随着碳原子数的增加而呈现规律性的变化。在常温下，含有 2～4 个碳原子的烯烃为气体，含有 5～18 个碳原子的烯烃为液体，多于 18 个碳原子的烯烃为固体。随着碳原子数目的增加，烯烃的熔点和沸点升高，相对密度（都小于 1）逐渐增大。烯烃难溶于水，易溶于有机溶剂。

（二）烯烃的化学性质

烯烃的官能团碳碳双键中含有 π 键，π 键不稳定，容易受到外界影响而断裂。因此，烯烃的化学性质较烷烃活泼，容易发生加成、氧化、聚合等反应。

1. 加成反应　碳碳双键中的 π 键断裂后，双键碳原子上各加一个原子或基团，形成两个新的 σ 键，生成饱和化合物的反应。烯烃发生的亲电加成反应是由亲电试剂进攻而引起的，主要包括与氢气、卤素、卤化氢的加成。

（1）加氢：加氢反应又称为还原反应。烯烃与氢气在催化剂（如 Pt、Pd、Ni 等）的作用下发生加成反应，生成相应的烷烃。加氢反应是定量完成的，因此可根据反应吸收氢气的量来确定分子中所含双键的数目。

$$RCH{=\!=}CHR' + H_2 \xrightarrow{Pt} RCH_2CH_2R'$$

（2）加卤素：常温下，烯烃能与卤素（Br_2、Cl_2）的四氯化碳溶液或水溶液发生加成反应，生成邻二卤代烃。

$$RCH{=\!=}CHR' + X_2 \longrightarrow \underset{\underset{X\ \ X}{|\quad|}}{RCHCHR'}$$

动画：己烯
和溴水反应

烯烃与溴发生加成反应，溴的四氯化碳溶液为红棕色，生成的产物邻二溴代烃无色，其反应现象为红棕色褪色。因此，实验中常用能否使溴的四氯化碳溶液褪色来鉴别化合物中是否含有碳碳不饱和键。

（3）加卤化氢：烯烃能与卤化氢（HCl、HBr、HI）发生加成反应生成相应的卤代烷。

$$RCH{=\!=}CHR' + HX \longrightarrow \underset{\underset{H\ \ X}{|\quad|}}{RCHCHR'}$$

当结构不对称的烯烃与卤化氢发生加成反应时，遵循马氏规则，即不对称试剂中带正电荷的部分，总是加到含氢较多的双键碳原子上，而带负电荷的部分则加到含氢较少或不含氢的双键碳原子上。例如，结构不对称的丙烯与氯化氢发生加成反应时，可以产生两种不同的加成产物，其中主要产物为 2-氯丙烷。

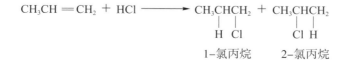

1-氯丙烷　　　2-氯丙烷

动画：马氏规则

2. 氧化反应　烯烃的碳碳双键很容易被氧化,反应条件温和时,π 键断裂,反应条件剧烈时,双键都断裂。因而,不同的反应条件,烯烃的氧化产物不同。常见的氧化剂为高锰酸钾。

烯烃与碱性或中性的高锰酸钾稀冷溶液反应时,π 键断裂,生成邻二醇。

动画:己烯和高
锰酸钾反应

$$RCH{=}CHR' \xrightarrow{\text{KMnO}_4, \text{OH}^-} \underset{\underset{\text{OH}}{|}}{RCH}\underset{\underset{\text{OH}}{|}}{CHR'} + MnO_2\downarrow$$

该反应现象为高锰酸钾溶液的紫红色褪去,生成褐色的二氧化锰沉淀,常用于鉴别烯烃。

在酸性高锰酸钾溶液中发生氧化反应,烯烃的碳碳双键断裂,生成二氧化碳、羧酸、酮等混合物,实验现象为高锰酸钾溶液褪色。

$$\underset{H}{\overset{R}{>}}C{=}C\underset{R}{\overset{R'}{<}} \xrightarrow{\text{KMnO}_4, \text{H}^+} \underset{HO}{\overset{R}{>}}C{=}O + \underset{R}{\overset{R'}{>}}C{=}O$$
$$\qquad\qquad\qquad\qquad\quad 羧酸 \qquad\qquad 酮$$

$$\underset{H}{\overset{H}{>}}C{=}C\underset{R}{\overset{R'}{<}} \xrightarrow{\text{KMnO}_4, \text{H}^+} CO_2 + H_2O + \underset{R}{\overset{R'}{>}}C{=}O$$
$$\qquad\qquad\qquad\qquad\qquad\qquad\qquad\qquad\qquad 酮$$

3. 聚合反应　在催化剂的作用下,烯烃的 π 键断裂,烯烃分子间发生自身加成,由小分子相互结合形成大分子,这个过程称为聚合反应。烯烃的聚合反应称为加成聚合反应,简称加聚反应。例如:

$$nCH_2{=}CH_2 \longrightarrow \left[CH_2{-}CH_2\right]_n$$

四、二烯烃

微课:二烯烃
的结构、命名
和性质

分子中含有 2 个碳碳双键的不饱和烃为二烯烃,其通式为 $C_nH_{2n-2}(n{\geqslant}3)$。

(一) 二烯烃的分类、命名

1. 二烯烃的分类　根据二烯烃中碳碳双键的排列方式不同,可以分为以下三种类型。

(1) 累积二烯烃:2 个碳碳双键连在同一个碳原子上,含有 C＝C＝C 结构。例如:

$$CH_3{-}CH{=}C{=}CH_2$$
$$1,2\text{-}丁二烯$$

(2) 共轭二烯烃:2 个碳碳双键被 1 个单键隔开,含有 C＝C—C＝C 结构。例如:

$$CH_2{=}CH{-}CH{=}CH_2$$
$$1,3\text{-}丁二烯$$

(3) 孤立二烯烃:2 个碳碳双键被 2 个或 2 个以上的单键隔开。例如:

$$CH_2 = CH - CH_2 - CH = CH_2$$
1,4-戊二烯

2. **二烯烃的命名**　二烯烃的命名规则与烯烃相似。选择含有 2 个双键在内的最长碳链为主链,称"某二烯",从距离双键较近的一端开始给主链碳原子编号,将 2 个双键的位次标于主链名称之前,并用逗号隔开。最后以"取代基的位次-取代基的名称-2 个双键的位次-某二烯"顺序进行命名。例如:

$$CH_2 = C - CH_2 - CH = CH_2$$
$$|$$
$$CH_3$$

2-甲基-1,4-戊二烯

$$CH_2 = C - CH = C - CH_2 - CH_3$$
$$| \qquad\quad |$$
$$CH_2CH_3 \quad CH_3$$

4-甲基-2-乙基-1,4-己二烯

(二) 共轭二烯烃的结构特征

现以最简单的共轭二烯烃 1,3-丁二烯为例,说明共轭二烯烃的结构。

根据近代物理方法测得,1,3-丁二烯中碳碳双键的键长是 137 pm,比乙烯的双键(134 pm)长;碳碳单键的键长为 147 pm,比乙烷的单键(154 pm)短,说明 1,3-丁二烯的单、双键较为特殊,键长趋于平均化。

在 1,3-丁二烯中,4 个碳原子均采取 sp^2 杂化,所有键角都接近 $120°$(图 13-11),且 4 个碳原子和 6 个氢原子位于同一平面内。每个碳原子上未参与杂化的 $2p_z$ 轨道上均有 1 个未成对电子,4 个 p 轨道均垂直于分子所在的平面。这样,C_1 和 C_2 间、C_3 和 C_4 间相互重叠可以形成 π 键,C_2 和 C_3 间的 p 轨道也有一定程度的重叠,具有 π 键的性质,使得 4 个 p 电子扩展到 4 个碳原子的范围内运动,这种现象称为 π 电子的离域,形成的 π 键称为大 π 键或共轭 π 键(图 13-12)。

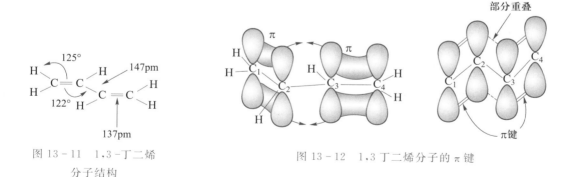

图 13-11　1,3-丁二烯
分子结构

图 13-12　1,3 丁二烯分子的 π 键

(三) 共轭效应

1,3-丁二烯分子中 4 个未杂化的 $2p_z$ 轨道中含有的 4 个 π 电子不再局限于两个碳原子之间,而是分布于 4 个碳原子之间,形成了共轭 π 键。具有共轭 π 键的体系称为 π-π 共轭体系。在共轭体系中,π 电子的离域使电子云密度趋于平均化,键长趋于平均化,体系能量

降低而稳定性增强,这种效应就称为共轭效应。当共轭体系一端受到外电场作用时,这种影响可沿着共轭链进行传递。因此,共轭效应的影响是远程的,不会因共轭链的增长而减弱。

(四) 共轭二烯烃的化学性质

共轭二烯烃具有烯烃的一般性质,如能发生加成、氧化、聚合等反应。由于存在共轭体系,共轭二烯烃还具有某些特殊的性质。

1. 1,2 -加成和1,4 -加成反应　　1,3 -丁二烯与溴发生加成反应时,能生成1,2 -加成和1,4 -加成两种产物。

$$
CH_2=CH-CH=CH_2 + Br_2
\begin{cases}
\xrightarrow{1,2-\text{加成}} CH_2-CH-CH=CH_2 \\
\qquad\qquad\quad\ \ |\quad\ \ | \\
\qquad\qquad\quad\ \ Br\quad Br \\
\\
\xrightarrow{1,4-\text{加成}} CH_2-CH=CH-CH_2 \\
\qquad\qquad\quad\ \ |\qquad\qquad\ | \\
\qquad\qquad\quad\ \ Br\qquad\quad\ Br
\end{cases}
$$

1,4 -加成又称共轭加成,是共轭二烯烃的特殊反应。共轭二烯烃的1,2 -加成和1,4 -加成构成竞争关系,哪种产物含量较多,取决于反应条件。一般情况下,温度较低时,以1,2 -加成产物为主,温度较高时,以1,4 -加成产物为主。

2. 双烯合成反应　　共轭二烯烃可与含有双键或三键的不饱和化合物发生1,4 -加成反应,生成具有六元环结构的化合物,该反应称为双烯合成反应或狄尔斯-阿尔德(Diels-Alder)反应。例如:

1,3-丁二烯　　　乙烯　　　　环己烯

【知识拓展】

天 然 橡 胶

天然橡胶是一种以顺-1,4 -聚异戊二烯为主要成分的天然高分子化合物,还含有少量的蛋白质、脂肪酸、糖类等。通常所说的天然橡胶,是指从巴西橡胶树上采集的天然胶乳,经过加工而制成的弹性固状物。

$$
\left(\begin{array}{c} CH_3 \\ CH_2 \end{array}\!\!\!\!> C=C <\!\!\!\!\begin{array}{c} H \\ CH_2 \end{array}\right)_n
$$

天然橡胶在常温下具有较高的弹性,稍带塑性,机械强度高,耐屈挠性、电绝缘性能良好。各种天然橡胶制品在日常生活、医疗卫生、工农业生产方面具有广泛的用途。

第三节　炔　　烃

炔烃是含有碳碳三键的不饱和烃,比碳原子数相同的烯烃少 2 个氢原子,通式为 C_nH_{2n-2}($n\geqslant 2$)。碳碳三键为炔烃的官能团。

一、炔烃的结构、命名

(一)炔烃的结构

炔烃中碳碳三键分别为 1 个 σ 键和 2 个 π 键,形成碳碳三键的碳原子均采取 sp 杂化。碳原子成键时,2s 轨道上的一个电子吸收能量后被激发到 $2p_z$ 空轨道上,形成激发态,能量相近的 2s、$2p_x$ 轨道重新组合,形成 2 个能量完全相同的 sp 杂化轨道,剩余的 $2p_y$、$2p_z$ 轨道不参与杂化(图 13-13)。

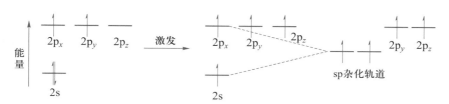

图 13-13　碳原子的 sp 杂化

2 个 sp 杂化轨道呈直线排列,轨道间夹角为 180°,剩余的 2 个未杂化的 p 轨道互相垂直,且与 sp 杂化轨道垂直(图 13-14)。乙炔是最简单的炔烃,碳碳三键成键时,2 个碳原子各用 1 个 sp 杂化轨道沿轨道轴方向"头碰头"重叠形成 σ 键,同时,各用 2 个未杂化 p 轨道"肩并肩"重叠形成 2 个 π 键(图 13-15)。

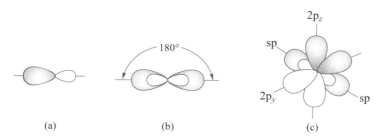

图 13-14　sp 杂化轨道及其空间构型

(a) sp 杂化轨道;(b) 2 个 sp 杂化轨道形成的空间构型;

(c) 2 个 sp 杂化轨道和未杂化的 $2p_y$、$2p_z$ 轨道形成的空间构型

(二)炔烃的同分异构现象

1. **碳链异构**　由于主链中碳链的骨架不同而引起的异构现象。例如:

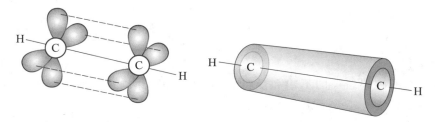

图 13 - 15　乙炔分子中的 π 键和 σ 键

$$CH_3 — CH_2 — CH_2 — C \equiv CH \qquad CH_3 — CH — C \equiv CH$$
$$\qquad\qquad\qquad\qquad\qquad\qquad\qquad\qquad |$$
$$\qquad\qquad\qquad\qquad\qquad\qquad\qquad\qquad CH_3$$

　　　　　1-戊炔　　　　　　　　　3-甲基-1-丁炔

2. 位置异构　由于主链中碳碳三键的位置不同而引起的异构现象。例如：

$$CH_3 — CH_2 — CH_2 — C \equiv CH \qquad CH_3 — CH_2 — C \equiv C — CH_3$$

　　　　1-戊炔　　　　　　　　　　　　2-戊炔

3. 官能团异构　炔烃与碳原子数相同的二烯烃及环烯烃互为同分异构体。例如：

$$CH_3 — CH_2 — C \equiv C — CH_2 — CH_3 \qquad CH_2 = CH — CH = CH — CH_2 — CH_3$$

　　　　　3-己炔　　　　　　　　　　　　　1,3-己二烯　　　　　　　环己烯

（三）炔烃的命名

与烯烃的命名相似,炔烃命名的步骤如下。

1. 选主链　选择分子中含有碳碳三键的最长碳链为主链,依据主链上碳原子的数目称为"某炔"。碳原子数＞10 的炔烃,命名时在"炔"之前还需加个"碳"字,如十三碳炔。

2. 编序号　从距离碳碳三键最近的一端开始,依次用阿拉伯数字给主链碳原子编号。如果碳碳三键恰好位于中间,则从靠近取代基的一端开始编号。

3. 定名称　将取代基的位次、数目、名称、三键的位次(以碳碳三键中碳原子较小的编号表示)依次写在母体名称"某炔"的前面,并分别用短横线隔开。如果有几个不同的取代基,则按照从小到大的顺序排列;如果有几个相同的取代基,应合并在一起,用中文数字二、三等表示其数目,位次从小到大排列,且用逗号隔开。例如：

$$\qquad\qquad\qquad CH_3$$
$$\qquad\qquad\qquad |$$
$$CH_3 — CH — C \equiv C — CH — CH_3$$
$$\qquad\qquad\qquad\qquad\qquad\quad |$$
$$\qquad\qquad\qquad\qquad\qquad\quad CH_2CH_3$$

　　　　　2,5-二甲基-3-庚炔

二、炔烃的性质

（一）炔烃的物理性质

炔烃的物理性质与烷烃、烯烃相似，也是随着碳原子数的增加而呈现规律性的变化。在常温下，含有 2～4 个碳原子的炔烃为气体，含有 5～17 个碳原子的炔烃为液体，含有 18 个碳原子及以上的炔烃为固体。随着碳原子数目的增加，炔烃的熔点和沸点升高，相对密度（都小于 1）逐渐增大。炔烃难溶于水，易溶于有机溶剂。

（二）炔烃的化学性质

与烯烃类似，炔烃中也含有 π 键，可发生加成、氧化、聚合等反应。但由于炔烃中碳原子的杂化方式和烯烃不同，炔烃也能发生一些特有反应。

1. 加成反应

（1）加氢：炔烃加氢反应分成两步进行，先加氢生成烯烃，烯烃再加氢生成烷烃。

$$R—C≡C—R' \xrightarrow[+H_2]{Pt} R—CH=CH—R' \xrightarrow[+H_2]{Pt} R—CH_2—CH_2—R'$$

（2）加卤素：炔烃与卤素（Br_2、Cl_2）的加成反应也是分两步进行。

$$R—C≡C—R' \xrightarrow{+Br_2} R—\underset{\underset{Br}{|}}{C}=\underset{\underset{Br}{|}}{C}—R' \xrightarrow{+Br_2} R—CBr_2—CBr_2—R'$$

利用该反应，可以使溴的四氯化碳溶液褪色以鉴别炔烃，但此反应的速率要比烯烃慢。

【课堂讨论】

烯烃和炔烃都能与卤素发生加成反应。如果一个分子中同时含有碳碳双键和碳碳三键，卤素首先加到双键上还是三键上？

（3）加卤化氢：炔烃能与卤化氢（HCl、HBr、HI）发生加成反应生成二卤代烷。反应同样分成两步进行，且遵循马氏规则。

$$R—C≡CH \xrightarrow{+HX} R—\underset{\underset{X}{|}}{C}=CH_2 \xrightarrow{+HX} R—CX_2—CH_3$$

2. 氧化反应　炔烃被高锰酸钾氧化，生成的产物为羧酸或二氧化碳。反应现象是高锰酸钾溶液褪色，可用此反应鉴定炔烃。

$$RC≡CH \xrightarrow[H_2O]{KMnO_4} RCOOH + CO_2$$

$$RC≡CR' \xrightarrow[H_2O]{KMnO_4} RCOOH + R'COOH$$

3. 聚合反应 乙炔在不同催化剂的作用下,可以发生聚合反应生成链状或环状化合物。例如:

$$2CH \equiv CH \xrightarrow[\text{NH}_4\text{Cl}]{\text{Cu}_2\text{Cl}_2} CH \equiv C - CH = CH_2$$

$$3CH \equiv CH \xrightarrow[\text{高温}]{\text{催化剂}} \bigcirc$$

4. 端基炔的特性 碳碳三键位于链端的炔烃称为端基炔,能与氨基钠或某些重金属离子发生取代反应生成金属炔化物。例如:

$$CH \equiv CH + NaNH_2 \xrightarrow{NH_3} NaC \equiv CNa$$

$$CH \equiv CH + 2[Ag(NH_3)_2]^+ \longrightarrow AgC \equiv CAg \downarrow (乙炔银)$$

$$RC \equiv CH + [Cu(NH_3)_2]^+ \longrightarrow RC \equiv CCu \downarrow (炔化亚铜)$$

乙炔或端基炔与硝酸银的氨溶液或氯化亚酮的氨溶液反应,分别生成白色的乙炔银或棕红色的炔化亚铜沉淀。此反应灵敏,可用来鉴定乙炔和端基炔。

第四节 脂 环 烃

具有环状结构的碳氢化合物称为环烃,可分为脂环烃和芳香烃两类。

脂环烃中碳原子连接成环状,其性质与脂肪烃相似。脂环烃及其衍生物广泛存在于自然界中,如动植物体内胆固醇、前列腺素等。许多药物中也含有脂环烃的结构,如阿托品、吗啡等。

微课:脂环烃的分类和命名

一、脂环烃的分类和命名

(一)脂环烃的分类

1. 根据脂环烃中是否含有不饱和键,可将脂环烃分为环烷烃、环烯烃和环炔烃。为了书写方便,常用键线式来表示脂环烃的结构。例如:

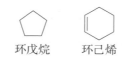

环戊烷   环己烯

2. 根据环中碳原子的数目,可将脂环烃分为小环(含有 3～4 个碳原子)、常见环(含有 5～6 个碳原子)、中等环(含有 7～12 个碳原子)和大环(含有 13 个及以上碳原子)脂环烃。

3. 根据分子中所含环的数目,可将脂环烃分为单环、双环和多环脂环烃。

（二）脂环烃的命名

单环脂环烃的命名与链烃的命名相似,在链烃名称前加上"环"字即可。环烷烃有取代基时,编号使取代基位次或位次之和最小;环烯烃、环炔烃编号时要使双键或三键位次最小。例如:

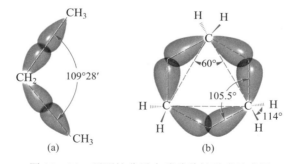

1-甲基-3-乙基环戊烷　　　3,4-二甲基环己烯

二、脂环烃的性质

（一）脂环烃的物理性质

环烷烃的物理性质和递变规律与烷烃类似。常温下,小环环烷烃为气态,随着成环碳原子数的增加,熔点、沸点升高。环烷烃难溶于水,溶于有机溶剂。

环烷烃中单键旋转受到了一定的限制,故与碳原子数相同的烷烃相比,环烷烃的熔点和沸点较高,相对密度较大。

（二）脂环烃的稳定性

与烷烃一样,环烷烃中碳原子均采取 sp^3 杂化,理论上两个碳原子的 sp^3 杂化轨道最大程度重叠后,可形成 $109°28'$ 的夹角,但经现代物理技术研究发现,环丙烷中的键角为 $105.5°$,即环碳原子是将 sp^3 杂化轨道扭转一定角度,在碳碳原子连线的外侧部分重叠,形成了弯曲的碳碳 σ 键(图 13-16)。由于电子云重叠程度小,键的稳定性较差,容易开环。

图 13-16　环丙烷分子中碳碳单键形成示意图
(a) 丙烷中碳碳单键的夹角为 $109°28'$；(b) 环丙烷中碳碳单键的夹角为 $105.5°$

环丁烷的结构与环丙烷类似,碳碳键也是弯曲的,但弯曲程度没有环丙烷大,因此环丁烷相对稳定。随着环中碳原子数的增加,键角逐渐增大,趋近于 $109°28'$,键的稳定性也随之增强。所以碳环的稳定性顺序为:六元环>五元环>四元环>三元环。

（三）脂环烃的化学性质

脂环烃的化学性质与开链烃类似，但也有一些特殊性质。

1. 取代反应　环烷烃与烷烃相似，能在光照的条件下发生取代反应，但不易发生氧化反应，在常温下也不能与高锰酸钾发生氧化反应，所以，可以用高锰酸钾鉴别环烷烃与烯烃。

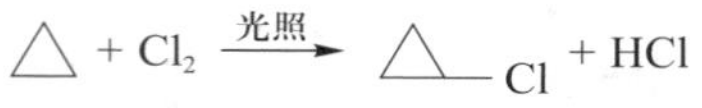

$$\triangle + Cl_2 \xrightarrow{光照} \triangle\!\!-\!Cl + HCl$$

2. 开环反应　小环化合物容易发生开环反应，与烯烃的加成反应类似，即环被打开，两端各加入一个原子或基团转变为开链烃或其衍生物。

（1）加氢：在催化剂的作用下，环烷烃可与氢气发生加成反应。加氢时，环烷烃开环，碳链两端的碳原子上各加入 1 个氢原子，生成相应的烷烃。环烷烃越不稳定，其加氢反应越容易。其反应活性顺序为：环丙烷＞环丁烷＞环戊烷。

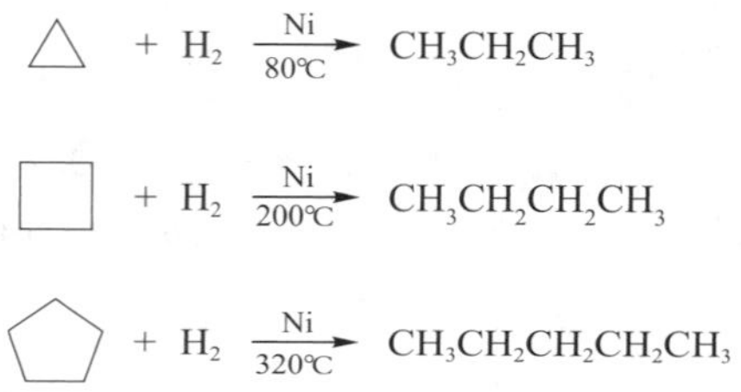

$$\triangle + H_2 \xrightarrow[80℃]{Ni} CH_3CH_2CH_3$$

$$\square + H_2 \xrightarrow[200℃]{Ni} CH_3CH_2CH_2CH_3$$

$$\pentagon + H_2 \xrightarrow[320℃]{Ni} CH_3CH_2CH_2CH_2CH_3$$

（2）加卤素：在常温下，环丙烷可与卤素分子发生加成反应。环丁烷需要在加热的条件下才能与卤素反应。环戊烷以上的环烷烃很难与卤素发生加成反应。

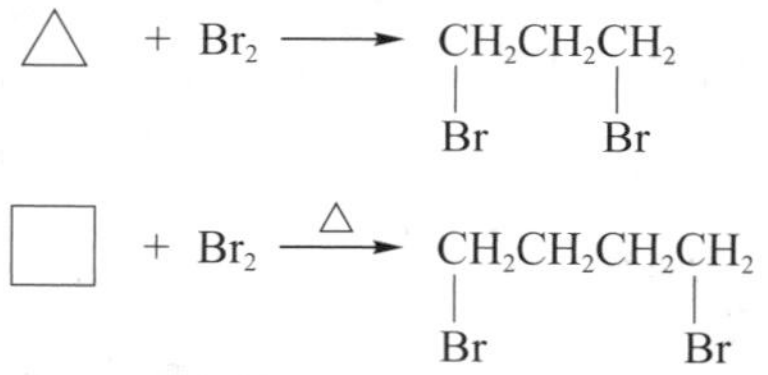

$$\triangle + Br_2 \longrightarrow \underset{Br}{CH_2}CH_2\underset{Br}{CH_2}$$

$$\square + Br_2 \xrightarrow{\triangle} \underset{Br}{CH_2}CH_2CH_2\underset{Br}{CH_2}$$

（3）加卤化氢：环丙烷衍生物与卤化氢发生加成反应时，遵循马氏规则，氢原子加在含氢较多的碳原子上。环戊烷以上的环烷烃很难与卤化氢发生加成反应。

$$\overset{CH_3}{\triangle} + HBr \longrightarrow CH_3\underset{Br}{CH}CH_2CH_3$$

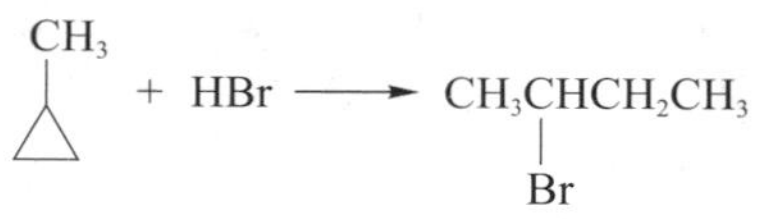

三、环己烷和取代环己烷的构象

环己烷及其衍生物性质稳定，结构不易被破坏，这一结构单位广泛存在于天然化合物中。学习和了解环己烷的构象可帮助我们认识这些化合物的结构和性质。

（一）环己烷的构象

1. 环己烷的构象　环己烷通过环内碳碳单键的旋转,可以有无数种构象,这些构象中,有两种典型的构象,即椅式构象和船式构象(图 13-17)。这两种构象的环内所有的 C—C 键角均接近正常的四面体键角,几乎没有角张力,故而较为稳定。其中,椅式构象的能量更低,是最稳定的一种构象,约占环己烷分子的 99.9%,称之为优势构象。

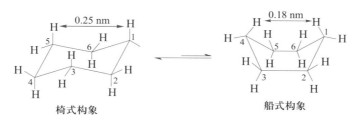

图 13-17　椅式构象和船式构象

在椅式构象中,6 个碳原子是等同的,相邻的碳原子均为交叉式,因而没有扭转张力。且碳原子上连接的氢原子相距较远,故不产生空间张力。而在船式构象中,船底 4 个碳原子在同一平面上,相邻的碳原子为重叠式构象,存在着扭转张力。两个船头碳原子上有伸向环内侧的两个氢原子,它们相距 0.18 nm,远小于两个氢原子范德华半径之和(0.24 nm),故二者之间存着范德华斥力。由于扭转张力和范德华斥力的存在,船式构象的能量较椅式构象高。

在常温下,由于分子热运动可以使船式和椅式两种构象相互转变,达到动态平衡,所以难以拆分环己烷分子中的任一构象异构体。

2. 椅式构象中的竖键和横键　环己烷有 12 个 C—H 键,它们可以分为两类。其中 6 个 C—H 键为一类,垂直于上述平面,称为竖键,或直立键,也称 a 键。3 个 a 键指向平面上方,另外 3 个 a 键指向平面下方。剩下 6 个 C—H 键为第二类,与此平面大致平行,称为横键,或平伏键,也称 e 键(图 13-18)。

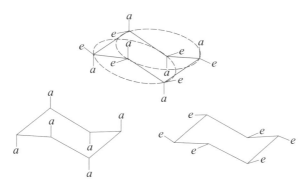

图 13-18　a 键和 e 键

每个碳原子上的两个氢原子,一个为 a 键,一个为 e 键。当环翻转时,a 键变为 e 键,e 键变为 a 键(图 13-19)。

（二）取代环己烷的构象

环己烷上的氢原子被其他基团取代后，取代基可以处于 a 键或 e 键，故而具有两种不同的椅式构象（图 13-20）。

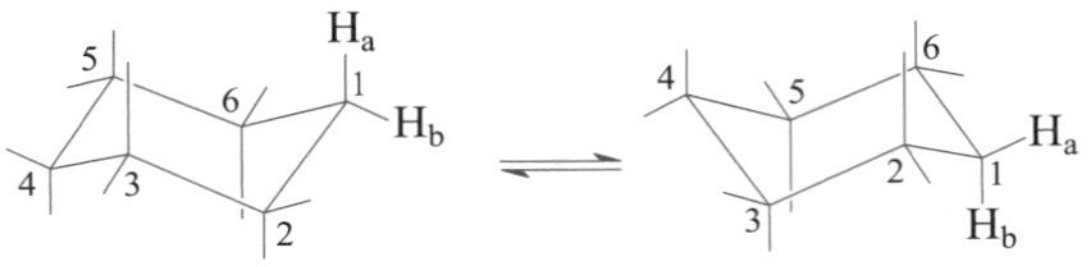

图 13-19　a 键和 e 键互变

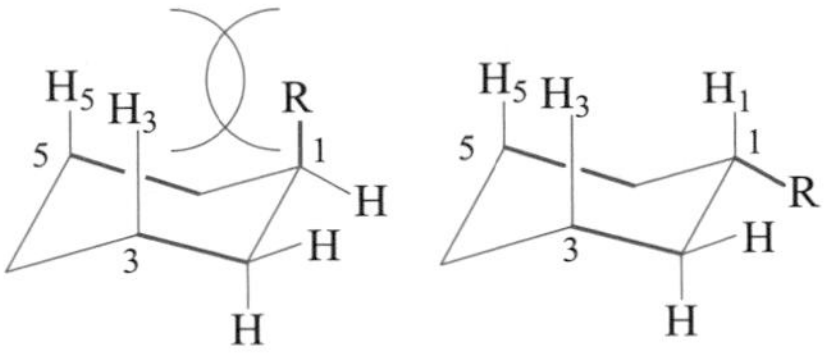

图 13-20　取代基在 a 键或 e 键的构象

取代基位于 a 键的构象中，取代基与 H_3 和 H_5 距离较近，会产生范德华斥力，能量较高，不稳定。取代基位于 e 键的构象中，因为距离远，斥力小，故而较稳定。当取代基的体积增大时，两种椅式构象的能量差也增大，横键取代构象所占比例更高。当环己烷上连有不止一个取代基时，椅式构象最稳定；取代基相同时，e 键连有的取代基多的构象最稳定；取代基不同时，大基团在 e 键的构象最稳定。

第五节　芳　香　烃

芳香烃简称芳烃，通常是指分子中含有苯环结构的碳氢化合物，是芳香族化合物的母体。"芳香"的定义源于最初是从树脂和香精油中提取的这类化合物，大多具有芳香气味。后来发现，许多含苯环的化合物并没有香味，有些甚至有难闻的气味。现代芳香烃的概念是指具有"芳香性"的一类环烃，它们不一定具有香味，也不一定含有苯环结构。所谓的芳香性是指环稳定、难加成、难氧化、易发生取代反应的特性。

一、芳香烃的分类、结构和命名

（一）芳香烃的分类

芳香烃分为苯型芳烃和非苯型芳烃两大类，含有苯环结构的芳烃称为苯型芳烃，不含苯环结构的芳烃称为非苯型芳烃。

苯型芳烃根据分子中苯环的数量和连接方式不同，可分为单环芳烃、多环芳烃和稠环芳烃三类。

单环芳烃是指分子中只含有 1 个苯环的芳烃。例如：

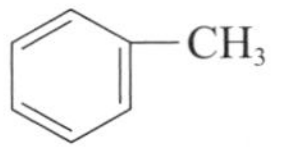

甲苯 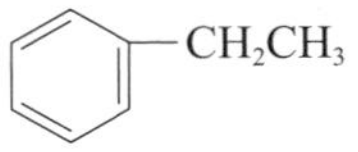　　　　乙苯

多环芳烃是指分子中含有 2 个或 2 个以上独立苯环的芳烃。例如:

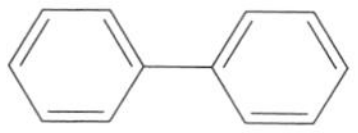

联苯 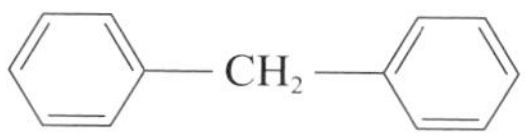   二苯甲烷

稠环芳烃是分子中含有 2 个或 2 个以上的苯环,苯环之间通过共用 2 个相邻碳原子稠合而成的芳香烃。例如:

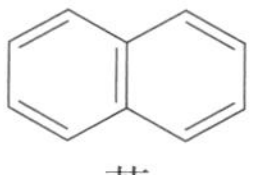

萘 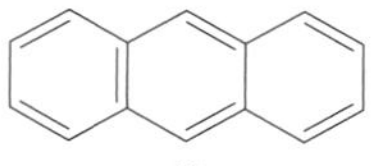   蒽 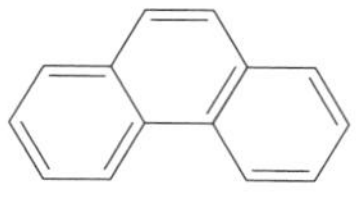   菲

(二) 苯的结构特点

【化学史话】

苯结构的发现

凯库勒提出苯分子的环状结构,是化学史上的一个趣闻。据说灵感来源于他的一个梦,在梦里碳原子的长链像蛇一样盘绕卷曲,有一条蛇还咬住了自己的尾巴,由此凯库勒提出了苯环结构的假说。

动画:苯分子
结构的形成

最简单的芳香烃是苯,其分子式为 C_6H_6。1865 年,凯库勒提出了苯的环状结构,称为苯的凯库勒式,即碳链首尾相连形成闭合的六元环,环中 3 个单键、3 个双键交替排列,构成六边形平面结构,每个碳原子上连接一个氢原子。如下所示:

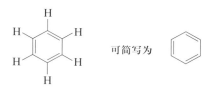

可简写为

但是,苯的凯库勒式未能全面反映苯的结构特点。现代杂化轨道理论认为,苯分子中6 个碳原子均以 sp^2 杂化轨道"头碰头"相互重叠形成 6 个碳碳 σ 键,又以相同的杂化轨道与 6 个氢原子"头碰头"重叠形成 6 个碳氢 σ 键[图 13 – 21 (a)]。苯分子的 6 个碳原子和6 个氢原子都在一个平面内,6 个碳原子组成一个正六边形;碳碳键长均为 139 pm,长度介于碳碳单键和碳碳双键之间;所有的键角都为 120°。苯环上每个碳原子上还有 1 个未杂化的 p 轨道,均垂直于碳环所在的平面,6 个 p 轨道彼此"肩并肩"重叠形成 1 个环形大 π键,整个苯环构成一个闭合的共轭体系[图 13 – 21(b)、图 13 – 21(c)]。由于共轭效应,苯分子具有特殊的稳定性,在化学性质方面表现为难加成、难氧化、易发生亲电取代反应等。

因此,苯分子的结构式也可采用正六边形中心加一个圆圈表示,如下图所示,圆圈代表离域的 π 电子云。但习惯上仍沿用凯库勒式表示苯的结构。

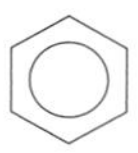

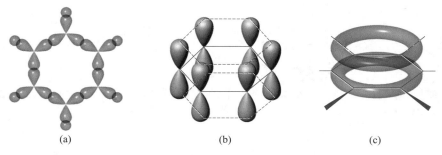

图 13-21 苯分子的结构

(a) σ键;(b) p轨道重叠;(c) 大 π 键

（三）单环芳烃的命名方法

单环芳烃命名时一般以苯为母体,烷基作为取代基,称为"某烷基苯",其中的"基"字常常省略。当苯环连接的取代基较为复杂或为不饱和烃基时,则以苯作为取代基进行命名。例如:

甲苯　　　　乙苯　　　　苯乙烯　　　　2-甲基-4-苯基戊烷

当苯环连有 2 个相同取代基时,由于取代基相对位置不同,有 3 种同分异构体,可用编号表示,也可用"邻""间""对"表示。例如:

1,2-二甲苯　　　1,3-二甲苯　　　1,4-二甲苯
（邻二甲苯）　　　（间二甲苯）　　　（对二甲苯）

当苯环连有 3 个相同取代基时,由于取代基相对位置不同,同样有 3 种同分异构体,可用编号表示,也可用"连""偏""均"来表示。例如:

1,2,3-三甲苯　　　1,2,4-三甲苯　　　1,3,5-三甲苯
（连三甲苯）　　　（偏三甲苯）　　　（均三甲苯）

当苯环上连有不同烷基时，以苯为母体，按"优先基团"原则由小到大依次给烷基编号，并使所有烷基位次之和最小。当有甲基存在时，还可以甲苯为母体，母体上甲基所在的位置编号为1，其他烷基的编号原则同上。例如：

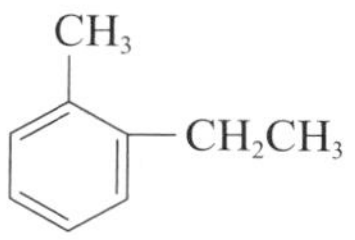

1-甲基-2-乙基苯
（2-乙基甲苯）

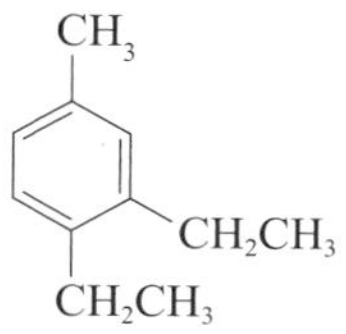

1-甲基-3,4-二乙基苯
（3,4-二乙基甲苯）

芳香烃分子中去掉一个氢原子形成的基团称为芳基（Ar—）。苯去掉一个氢原子形成的基团称为苯基（Ph—）。甲苯分子中苯环上去掉一个氢原子后的基团称为甲苯基，甲苯分子中甲基上去掉一个氢原子后的基团称为苄基。

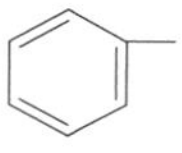

苯基 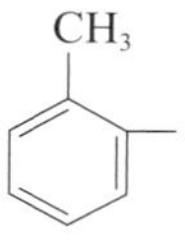 邻甲苯基 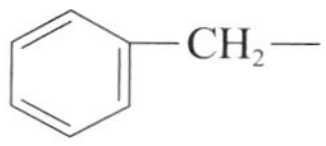 苄基

二、芳香烃的性质

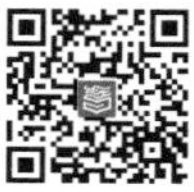

（一）芳香烃的物理性质

苯及其同系物一般为无色液体，具有特殊的气味，难溶于水，易溶于有机溶剂，比水轻。苯有毒，长期吸入其蒸气会引起中毒，能损坏造血系统和神经系统。

微课：芳香烃的性质

（二）芳香烃的化学性质

由于苯的特殊结构，苯及其同系物表现出难加成、难氧化、易发生亲电取代的化学性质。

1. 亲电取代反应 苯环上有 π 电子，易受到亲电试剂的进攻，发生苯环上氢原子被取代的反应。

（1）卤代反应：在三卤化铁或铁粉的催化下，苯与卤素可发生卤代反应。例如，苯与溴反应可以生成溴苯。

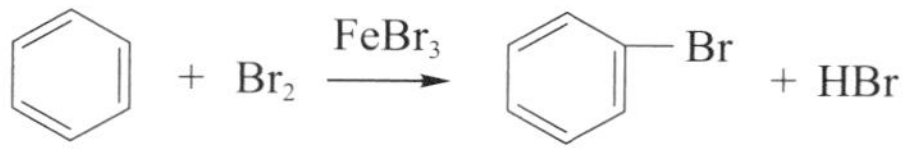

$$+ Br_2 \xrightarrow{FeBr_3} \text{—Br} + HBr$$

卤素的活性顺序为：氟＞氯＞溴＞碘。氟代反应非常剧烈，不易控制；碘代反应不完全，且速率太慢，故此反应主要用于制备氯苯和溴苯。

甲苯发生卤代反应比苯容易，生成邻位和对位卤代产物。例如：

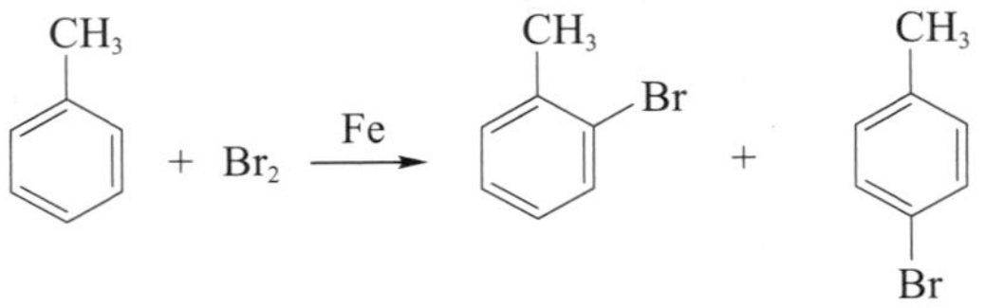

（2）硝化反应：有机物分子中引入硝基的反应称为硝化反应。苯与浓硝酸和浓硫酸的混合物反应，苯环上的氢原子被硝基取代，生成硝基苯。

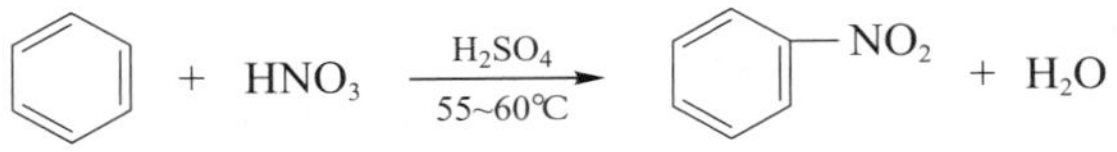

（3）磺化反应：有机物分子中引入磺酸基的反应称为磺化反应。在加热的条件下，苯与浓硫酸或发烟硫酸（硫酸和三氧化硫的混合物）反应，苯环上的氢原子被磺酸基取代，生成苯磺酸。

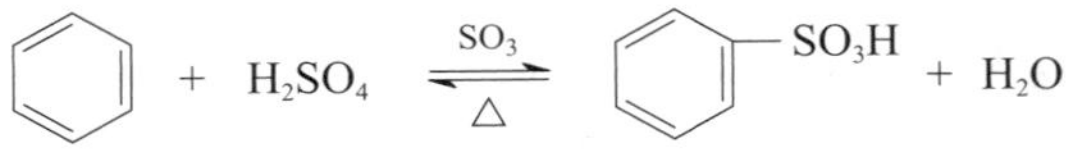

（4）傅-克烷基化反应：在无水 $AlCl_3$ 等催化剂的作用下，苯与卤代烷反应，苯环上的氢原子被烷基取代，生成烷基苯，此反应称为傅-克烷基化反应。例如：

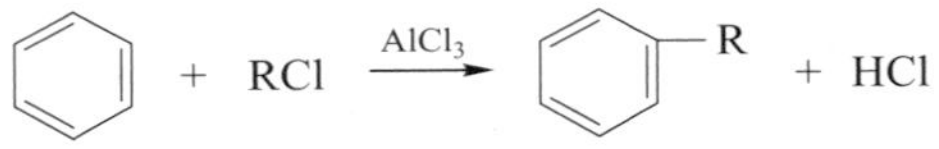

（5）傅-克酰基化反应：在无水 $AlCl_3$ 等催化剂的作用下，苯与酰卤或酸酐反应，苯环上的氢原子被酰基取代，生成芳香酮，此反应称为傅-克酰基化反应。例如：

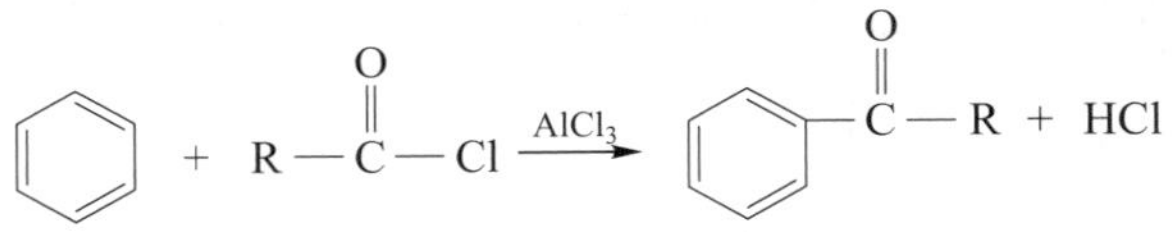

当苯环上连有强吸电子基团如—NO_2、—CN、—SO_3H 等时，苯环被钝化，傅-克烷基化反应和傅-克酰基化反应常难以进行。

2. 加成反应　苯及其同系物不易发生加成反应，但在高温、高压或催化剂等特殊条件下，也可与氢气、氯气发生加成反应，分别生成环己烷、六氯环己烷。

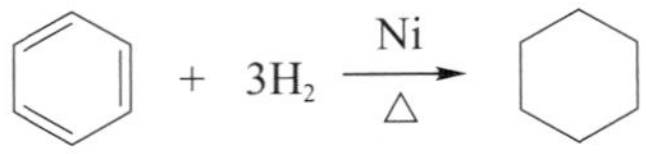

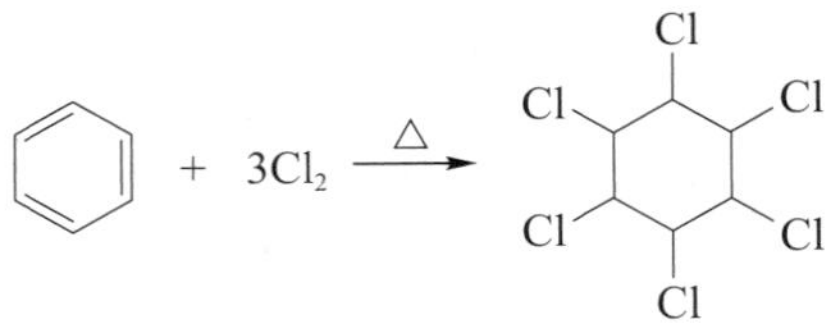

六氯环己烷俗称"六六六",曾用作杀虫剂,因毒性较强,对环境危害较大,现已禁止使用。

3. 氧化反应 苯较稳定,一般情况下不易发生氧化反应,但甲苯等苯的衍生物在酸性高锰酸钾等强氧化剂作用下,可发生氧化反应。苯环上含有 α - H 的侧链,无论该侧链长短,均被氧化成羧基,生成苯甲酸。例如:

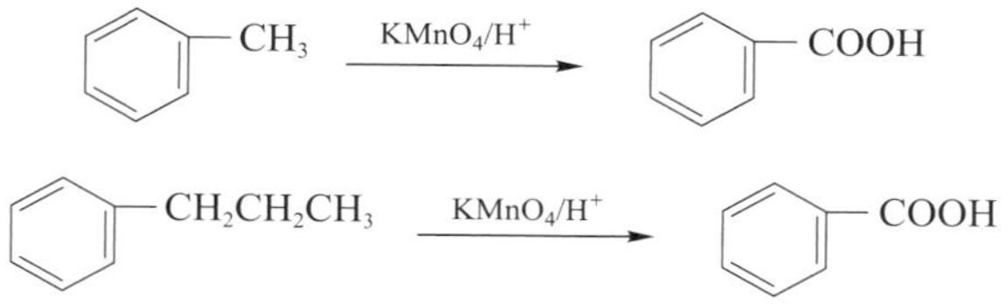

$$\text{⟨苯环⟩—CH}_3 \xrightarrow{\text{KMnO}_4/\text{H}^+} \text{⟨苯环⟩—COOH}$$

$$\text{⟨苯环⟩—CH}_2\text{CH}_2\text{CH}_3 \xrightarrow{\text{KMnO}_4/\text{H}^+} \text{⟨苯环⟩—COOH}$$

如果与苯环连接的侧链不含有 α - H,如叔丁基苯,则不能与酸性高锰酸钾发生氧化反应。

【课堂讨论】

如何用化学方法鉴别苯和甲苯?

三、苯环上取代基的定位效应

当苯发生一元取代反应时,由于苯环上的 6 个氢原子是相同的,引入 1 个取代基后,不会产生同分异构体。若苯环上已有 1 个取代基,第 2 个取代基引入的位置理论上有邻位、间位和对位 3 种情况。

苯环上原有的取代基影响新引入取代基进入苯环的位置,这种效应称为定位效应,原有的取代基称为定位基。根据定位效应的不同,定位基可以分为两种类型,即邻对位定位基和间位定位基。

(一)邻对位定位基

邻对位定位基又称为第一类定位基,常见的有:—NR_2、—NH_2、—OH、—OR、—NHCOR、—OCOR、—R、—Ar、—X 等。这类定位基使新引入的取代基进入其邻位和对位,能使苯环活化(卤素例外),即发生亲电取代反应比苯容易。邻对位定位基的特点是与苯环相连的原子均以单键和其他原子相连,且多带有孤电子对或负电荷。

例如,当苯环上连有甲基时,甲基是给电子基团,由于诱导效应,甲基上的电子云向苯环上的大 π 键靠近,导致苯环的电子云密度增大,发生亲电取代反应更加容易。诱导效应沿着共轭体系较多地传给甲基的邻位和对位,使其电子云密度比间位更大,因此发生亲电取代反应时,主要生成邻、对位产物。

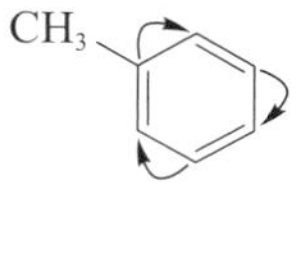

$$\text{CH}_3\text{⟨苯环⟩}$$

（二）间位定位基

间位定位基又称为第二类定位基，常见的有：—NR_3^+、—NO_2、—CN、—SO_3H、—CHO、—$COOH$ 等。这类定位基使新引入的取代基进入其间位，能使苯环钝化，即发生亲电取代反应比苯困难。间位定位基的特点是与苯环相连的原子带有正电荷或是极性不饱和基团。

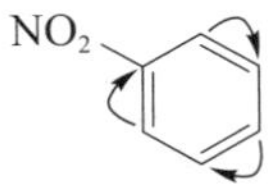

【知识拓展】

苯的用途与危害

苯是常用的有机溶剂和重要的化工原料，可用于金属脱脂、汽油添加剂，是制取塑料、橡胶、纤维、染料、去污剂、杀虫剂等的原料。苯有毒性，挥发性大，人和动物吸入或皮肤接触大量苯，都会对中枢神经系统产生麻痹作用，引起急性和慢性中毒。长期接触苯会对血液造成极大的伤害，损害骨髓，使红细胞、白细胞、血小板数量减少，从而出现再生障碍性贫血，甚至罹患白血病。

四、稠环芳烃

稠环芳烃是分子中含有 2 个或 2 个以上的苯环，苯环之间通过共用 2 个相邻碳原子稠合而成的芳香烃。常见的稠环芳烃有萘、蒽、菲等，均为无色晶体，存在于煤焦油中，难溶于水，溶于乙醚、苯及其同系物，是合成染料、药物的重要原料。

（一）萘

萘的分子式为 $C_{10}H_8$，由 2 个苯环共用一对邻位碳原子稠合而成。萘环碳原子的编号如下所示，其中，1，4，5，8 位是等同的，为 α 位；2，3，6，7 位是等同的，为 β 位。萘的 2 个环是对称的，所有原子都在一个平面上，是一个平面分子。萘分子上的每个碳原子均采用 sp^2 杂化，碳原子之间及碳、氢原子之间均以 σ 键相连，碳原子上未杂化的 p 轨道"肩并肩"重叠形成大 π 键。萘的 α 位电子云密度比 β 位电子云密度大。

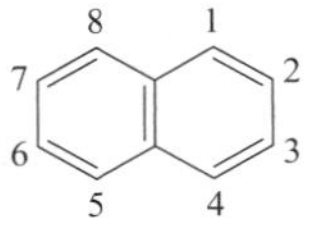

（二）蒽和菲

蒽和菲的分子式都为 $C_{14}H_{10}$，都由 3 个苯环稠合而成，二者互为同分异构体。分子中所有原子都在同一个平面上,存在着共轭体系。1,4,5,8 位是等同的,为 α 位;2,3,6,7 位是等同的,为 β 位;9,10 位是等同的,为 γ 位。

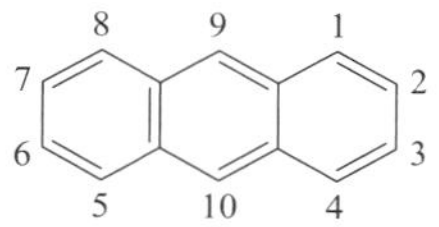

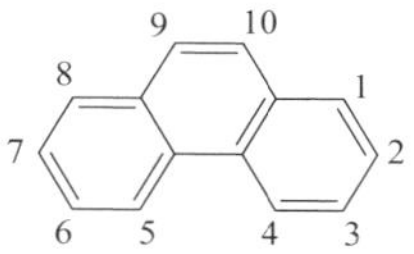

第六节　卤　代　烃

烃分子中的氢原子被卤原子取代所生成的化合物称为卤代烃,简称卤烃。常用 R(Ar)—X 表示,其中—X 代表卤原子(F、Cl、Br、I),是卤代烃的官能团。卤代烃是有机合成的重要中间体,很多有机物之间的相互转化都可以借助卤代烃来完成。许多卤代烃具有良好的药理活性,在医学领域有广泛的应用。

一、卤代烃的分类和命名

(一)卤代烃的分类

微课:卤代烃的分类和命名

根据卤原子的种类不同,卤代烃分为氟代烃、氯代烃、溴代烃和碘代烃。

根据卤原子所连烃基的种类不同,卤代烃分为饱和卤代烃、不饱和卤代烃和芳香族卤代烃。例如:

$$CH_3Br \qquad CH_2{=}CHCl$$

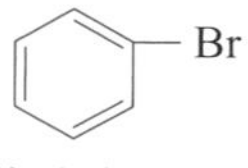

饱和卤代烃　　　不饱和卤代烃　　　芳香族卤代烃

根据卤原子直接连接的碳原子类型不同,卤代烃分为伯(1°)卤代烃、仲(2°)卤代烃和叔(3°)卤代烃。例如:

$$CH_3CH_2Cl \qquad CH_3CHClCH_3 \qquad (CH_3)_3CCl$$

伯卤代烃　　　　仲卤代烃　　　　叔卤代烃

根据卤原子的数目不同,卤代烃分为一卤代烃、二卤代烃和多卤代烃。例如:

$$CH_3Cl \qquad CH_2Cl_2 \qquad CHCl_3$$

一卤代烃　　　　二卤代烃　　　　多卤代烃

(二)卤代烃的命名

简单卤代烃可用普通命名法命名。可根据卤原子所连烃基的名称来命名,称"卤某烃"。有时也可以在烃基之后加上卤原子的名称来命名,称"某基卤"。例如:

$$CH_3Br$$

溴甲烷

$$CH_2{=}CHCl$$

氯乙烯

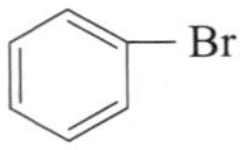

溴苯

$$Br{-}CH{=}CHCH_3$$

丙烯基溴

$$CH_2{=}CH{-}CH_2{-}Br$$

烯丙基溴

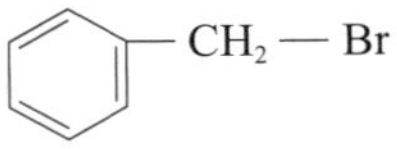

苄基溴(溴化苄)

复杂的卤代烃采用系统命名法,以烃为母体,将卤原子作为取代基。命名时,在烃名称前标上卤原子及支链等取代基的位置、数目和名称,按照次序规则写在"某烃"的前面。

$$(CH_3)_2CHCH_2CH_2Cl$$

3-甲基-1-氯丁烷

$$CH_2{=}CHCH_2CH_2Cl$$

4-氯-1-丁烯

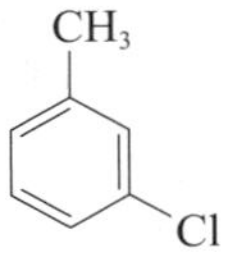

间氯甲苯

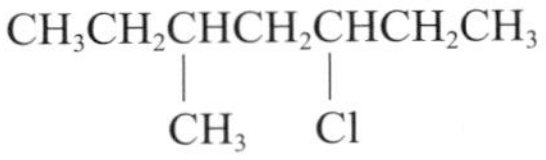

$$CH_3CH_2CHCH_2CHCH_2CH_3$$

3-甲基-5-氯庚烷

$$HC{\equiv}CCHCH_3$$

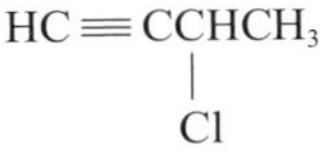

3-氯-1-丁炔

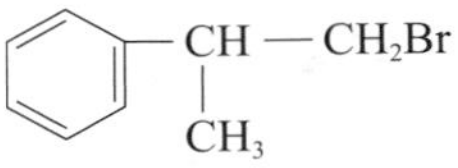

2-苯基-1-溴丙烷

【课堂讨论】

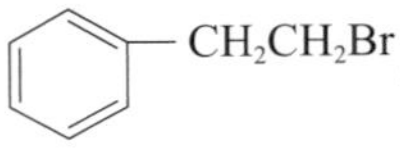

$${-}CH_2CH_2Br$$ 和 $$CH_3CHClCH_3$$

1. 以上两个化合物属于哪种类型的卤代烃?分类的依据是什么?

2. 如何用系统命名法命名?

二、卤代烃的性质

(一) 卤代烃的物理性质

微课:卤代烃
的性质

　　常温下,除氯甲烷、溴甲烷和氯乙烷为气体外,其他低级的卤代烷为液体。含15个碳原子以上的高级卤代烷为固体。卤代烃的沸点比碳原子数相同的烃高。在烃基相同的卤代烃中,沸点随卤原子的原子序数增大而升高。在卤原子相同的卤代烃中,沸点随碳原子数的增加而升高,相对密度随烃基增大而减小。

　　卤代烃的蒸气有毒,许多卤代烃具有强烈的气味,应尽量避免吸入体内。卤代烃难溶于水,能溶于乙醇、乙醚等有机溶剂。

【知识拓展】

卤代烃溶剂的特点及应用

卤代烃溶剂极性较弱,具有沸点低、易挥发、不易燃、难溶于水等特点,主要用于提取生物碱、苷类等亲脂性有机物。常用的卤代烃溶剂有二氯甲烷、三氯甲烷、四氯化碳、二氯乙烷等。

使用卤代烃时应注意通风和防护,因为卤代烃经皮肤吸收后,侵犯神经中枢或作用于内脏器官,会引起中毒。

(二)卤代烃的化学性质

卤原子是卤代烃的官能团。卤原子与碳原子的电负性不同,C—X 键为极性键,容易断裂,因此卤代烃的化学性质比较活泼,而且反应主要发生在碳卤键上,易发生取代反应、消除反应等。

1. 亲核取代反应　卤原子的电负性比碳原子大,吸引电子能力较强,C—X 键中共用电子对偏向于卤原子,使卤原子带有部分的负电荷,碳原子带有部分的正电荷,因此,α-碳原子易受到带负电荷或含有孤电子对的试剂进攻,导致 C—X 键发生异裂,卤原子以负离子的形式离去。

卤代烃的亲核取代反应是一类重要反应,在有机合成中用途广泛。

(1)水解反应:卤代烃与氢氧化钠或氢氧化钾的水溶液共热,卤原子被羟基(—OH)取代生成醇。

$$R-X + NaOH \xrightarrow[\triangle]{\text{水溶液}} R-OH + NaX$$
$$\text{醇}$$

(2)与醇钠反应:卤代烃与醇钠在加热条件下反应,卤原子被烷氧基(—OR)取代生成醚,此反应也称为醇解。例如:

$$CH_3CH_2CH_2Br + NaOCH_3 \xrightarrow{\triangle} CH_3CH_2CH_2OCH_3 + NaBr$$
$$\text{甲醇钠} \qquad\qquad \text{甲丙醚}$$

(3)与氨反应:卤代烃与氨作用,卤原子被氨基(—NH_2)取代生成胺,此反应称为氨解,常用于制备胺类化合物。例如:

$$CH_3Cl + NH_3 \xrightarrow{\triangle} CH_3NH_2 + HCl$$
$$\text{甲胺}$$

(4)与硝酸银反应:卤代烃与硝酸银的醇溶液反应,生成卤化银沉淀和硝酸酯。

$$R-X + AgNO_3 \xrightarrow{\text{醇溶液}} R-O-NO_2 + AgX\downarrow$$
$$\text{硝酸酯}$$

不同类型的卤代烃与硝酸银的醇溶液反应生成卤化银沉淀的速率不同。当卤原子相同时,卤代烃反应的活性次序为:叔卤代烃＞仲卤代烃＞伯卤代烃。当烃基相同时,卤代烃反应的活性次序为:R—I＞R—Br＞R—Cl。这一反应常用于鉴别卤代烃。

（5）与金属镁反应:卤代烃在无水乙醚中与金属镁作用,生成有机镁化合物,常被称为格氏试剂。格氏试剂是一类重要的金属有机化合物。

$$R—X + Mg \xrightarrow{\text{无水乙醚}} R—MgX$$

2. 消除反应　由于卤原子的电负性比较大,卤代烃中碳卤键的极性可以通过诱导效应影响到 β-碳原子,使 β-碳原子上的氢原子也表现出一定的活泼性。卤代烃与强碱的醇溶液共热,可脱去一分子的卤化氢生成烯烃。这种有机物分子内脱去一个小分子,生成不饱和化合物的反应称为消除反应。例如:

$$CH_3—\underset{\underset{Br}{|}}{CH}—\underset{\underset{H}{|}}{CH_2} + NaOH \xrightarrow[\triangle]{\text{醇}} CH_3—CH=CH_2 + NaBr + H_2O$$

反应中,卤代烃脱去卤原子的同时,还脱去了 β-碳原子上的氢原子,因此,也称为 β-消除反应。

该反应活性顺序为:叔卤代烃＞仲卤代烃＞伯卤代烃。当卤代烃分子中含有不止一个 β-碳原子时,消除反应的产物可能就不止一种。例如:

$$CH_3—\underset{\underset{H}{|}}{CH}—\underset{\underset{Br}{|}}{CH}—\underset{\underset{H}{|}}{CH_2} + NaOH \xrightarrow[\triangle]{\text{醇}} CH_3—CH=CH—CH_3 + CH_3—CH_2—CH=CH_2 + NaBr + H_2O$$

2-丁烯81%　　　　　1-丁烯19%

大量实验表明:卤代烃发生消除反应时,主要脱去含氢较少的 β-碳原子上的氢原子,生成双键上连有烃基较多的烯烃,这一规则称为扎依采夫（Saytzeff）规则。

【课堂讨论】

请写出 2-溴丁烷分别与 NaOH 的水溶液和 NaOH 的醇溶液共热的反应方程式,并比较上述两个反应的主产物是否相同? 为什么?

课后练习

一、名词解释

1. 烃　2. 同分异构现象　3. 取代反应　4. 马氏规则　5. 消除反应

二、写出下列化合物的结构式或名称

1. 反-2-戊烯　　2. 4-甲基-2-戊炔　　3. 3-甲基环戊烯

4. 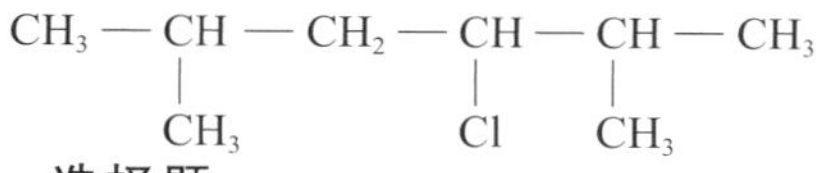 $CH_3 - CH - CH_2 - CH - CH - CH_3$
$\quad\quad\quad |\quad\quad\quad\quad\quad |\quad\quad |$
$\quad\quad\quad CH_3\quad\quad\quad\quad Cl\quad\quad CH_3$

5. 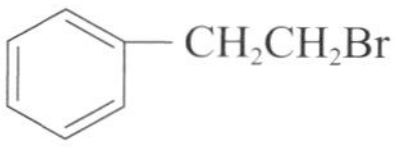 CH_2CH_2Br

三、选择题

1. 烷烃分子中碳原子的空间几何构型是( )。

    A. 平面四边形　　　　B. 正四面体　　　　C. 线形　　　　D. 金字塔形

2. 下列化合物中,不能使高锰酸钾溶液褪色的是( )。

    A. 4-甲基戊烯　　　B. 3-乙基-庚烷　　　C. 反-3-己烯　　　D. 1,4-辛二烯

3. 鉴定端基炔常用的试剂是( )。

    A. Br_2 的四氯化碳溶液　　　　　　　B. 高锰酸钾溶液

    C. 硝酸银的氨溶液　　　　　　　　　D. $NaNO_3$ 溶液

4. 下列脂环烃中,最稳定的是( )。

    A. 环丙烷　　　　　B. 环丁烷　　　　　C. 环戊烷　　　　D. 环己烷

5. 下列物质中,称为氯仿的是( )。

    A. $CHCl_3$　　　　　B. CH_2Cl_2　　　　C. CH_3Cl　　　　D. CCl_4

四、判断题

1. CO_2 是烃类化合物。　　　　　　　　　　　　　　　　　　( )

2. C_3H_6 是饱和烃。　　　　　　　　　　　　　　　　　　( )

3. 环丙烷在环烷烃中稳定性最强。　　　　　　　　　　　　　( )

4. 烷烃不能和高锰酸钾反应,但是烯烃可以。　　　　　　　　( )

5. 卤代烃能和水反应生成醇。　　　　　　　　　　　　　　　( )

五、用简单的化学方法区分下列化合物

1. 戊烷、1-戊烯、1-戊炔

2. 3-氯丙烯、3-溴丙烯、3-碘丙烯

(李　薇　叶群丽)

第十四章　醇、酚、醚

学习目标:

1. 掌握醇、酚、醚的概念,命名方法和化学性质。

2. 熟悉醇、酚、醚的分类和物理特性。

3. 了解常见的醇、酚、醚在医学中的应用。

【问题导入】

交警检查驾驶员是否酒后开车的化学原理是什么?

　　酒驾严重危害公共交通安全。驾驶员饮酒后,呼出的气体中含有乙醇,可被乙醇分析仪检测到,这样交警可以快速判断驾驶员是否酒后开车。

　　问题:1. 乙醇分析仪的化学原理是什么?

　　　　　2. 乙醇在医学上有什么用途?

　　醇、酚、醚分子组成中都含有 C、H、O 三种元素,是烃的含氧衍生物,可分别用下列通式表示:

$$R—OH \qquad\qquad Ar—OH \qquad\qquad (Ar)R—O—R'(Ar)$$

　　　　醇　　　　　　　　　酚　　　　　　　　　　　　醚

　　醇、酚、醚是一类重要的有机化合物,在医学中有重要用途,医院里常用的消毒酒精是体积分数为 0.75 的乙醇水溶液,苯酚可用于外科器械消毒,乙醚曾用作全身麻醉剂。

$$CH_3CH_2OH \qquad\qquad\qquad\qquad\qquad CH_3CH_2OCH_2CH_3$$

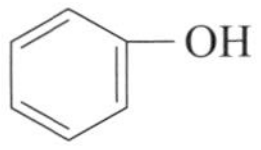

　　　乙醇　　　　　　　　　　　苯酚　　　　　　　　　　　乙醚

第一节　醇

一、醇的分类、命名

(一)醇的分类

醇从结构上可以看作是羟基取代脂肪烃、脂环烃或芳香烃侧链上的氢原子所形成的化合物,羟基(—OH)是醇的官能团。

醇有多种分类方法,根据羟基所连烃基的结构不同可分为脂肪醇、脂环醇和芳香醇,脂肪醇和脂环醇又可分为饱和醇和不饱和醇。例如:

CH_3CH_2OH

脂肪醇

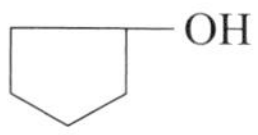

脂环醇

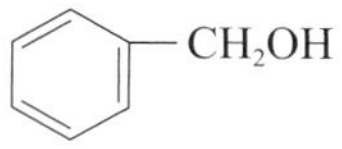

芳香醇

$CH_3CH_2CH_2OH$

饱和醇

$CH_3CH_2CH=CHCH_2OH$

不饱和醇

根据分子中所含羟基数目的不同,可把醇分为一元醇、二元醇和三元醇等,含有 2 个及以上羟基的醇称为多元醇。

CH_3CH_2OH

一元醇(乙醇)

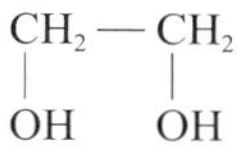

二元醇(乙二醇)

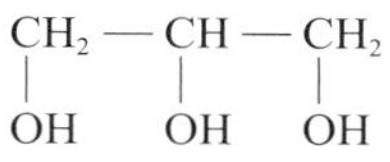

三元醇(丙三醇)

根据羟基所连碳原子的类型不同,可把醇分为伯醇(1°醇)、仲醇(2°醇)和叔醇(3°醇)。伯、仲、叔醇是指羟基分别连接在伯、仲、叔碳原子上。

$CH_3CH_2CH_2CH_2OH$

伯醇

仲醇

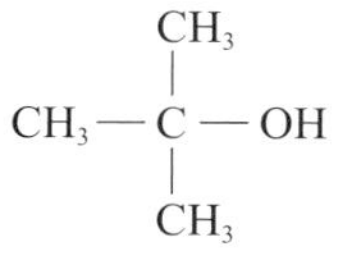

叔醇

(二) 醇的命名

1. 普通命名法　普通命名法适用于结构简单的醇,即在烃基名称后加上"醇",称为"某醇"。

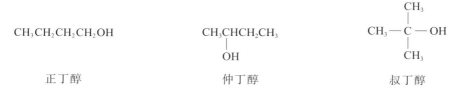

正丁醇

仲丁醇

叔丁醇

2. 系统命名法　系统命名法适用于各种结构的醇,其基本原则如下。

(1)选主链:选择分子中连有羟基的最长碳链为主链,按主链碳原子数目称为"某醇"。

(2)编序号:从距离羟基最近的一端开始,将主链碳原子用阿拉伯数字依次编号。

(3)定名称:将取代基的位次、数目、名称及羟基的位次依次写在母体名称"某醇"的前面,并分别用短线隔开。例如:

$$CH_3CHCH_2CH_3$$
$$|$$
$$OH$$

2-丁醇

$$CH_3 - \overset{\overset{\displaystyle CH_3}{|}}{\underset{\underset{\displaystyle CH_3}{|}}{C}} - OH$$

2-甲基-2-丙醇

不饱和一元醇的命名要选择连有羟基和不饱和键在内的最长碳链为主链,根据主链碳原子数目称为某烯(或某炔)醇;从靠近羟基一端开始编号,分别标注不饱和键和羟基的位次。例如:

$$CH_3CH_2CH_2 - \overset{\overset{\displaystyle }{|}}{\underset{\underset{\displaystyle CH=CH_2}{|}}{CH}} - CH_2 - CH_2 - CH_2OH$$

4-丙基-5-己烯-1-醇

脂环醇命名时从羟基所连的环碳原子开始编号,使环上其他取代基处于较小位次。而芳香醇命名时,则将芳基作为取代基,以脂肪醇为母体。例如:

环戊醇　　　　　　　　1-苯基-1-丙醇　　　　　　　　2-甲基苯甲醇

多元醇命名时,把羟基的位次和数目写在"某醇"的前面。例如:

$$\begin{array}{cc} CH_2 - CH_2 \\ | \quad\quad | \\ OH \quad OH \end{array}$$

乙二醇

$$\begin{array}{ccc} CH_2 - CH - CH_2 \\ | \quad\quad | \quad\quad | \\ OH \quad OH \quad OH \end{array}$$

丙三醇

$$\begin{array}{c} OH \\ | \\ CH_3CHCHCH_3 \\ | \\ OH \end{array}$$

2,3-丁二醇

【课堂讨论】

对下列醇进行命名或写出结构式,并指出各属于哪类醇。

1. $$CH_3 - \overset{\overset{\displaystyle }{|}}{\underset{\underset{\displaystyle CH_3}{|}}{CH}} - OH$$

2. $C_6H_5 - CH_2 - OH$

3. 2,3-二甲基-2-丁醇　　　4. 环己醇

二、醇的性质

(一)醇的物理性质

饱和一元醇中,含 4 个碳原子以下的低级醇为挥发性无色透明液体,易溶于水,具有酒味。例如,酒的主要成分就是含 2 个碳原子的乙醇;含有 5～11 个碳原子的醇为油状黏

稠的液体，具有令人不愉快的气味；含有 12 个碳原子以上的醇为无色、无味的蜡状固体。

低级醇易溶于水是因为可与水形成氢键，如甲醇、乙醇和丙醇能与水混溶。醇的水溶性随着碳原子数的增多逐渐降低，这是因为随着烃基的增大，醇与水形成氢键所占比例减小。高级醇几乎不溶于水。多元醇中，羟基的数目增多，可形成更多的氢键，导致溶解度增大。

醇的熔点和沸点随着碳原子数目的增多而升高，和烃的变化规律相似。直链一元醇中，沸点随碳原子数的增加而升高，如甲醇的沸点就低于乙醇；碳原子数相同的醇，所含支链越多沸点越低，如叔丁醇的沸点低于正丁醇。但由于醇分子间能以氢键形成缔合分子，因此，醇的沸点比分子量相近的烷烃要高很多。如乙烷的沸点为 $-88℃$，而与其分子量相近的甲醇的沸点为 $64.5℃$。

（二）醇的化学性质

醇的官能团是羟基，其化学反应主要发生在羟基及与之相连的α-碳原子上，主要反应形式是 O—H 键和 C—O 键的断裂。此外，由于α-氢原子和β-氢原子有一定的活泼性，醇还能发生α-氢原子的氧化反应和β-氢原子的消除反应。

$$R \underset{\underset{H}{|}}{\overset{\overset{H}{|}}{\underset{\beta}{C}}} \underset{\underset{H}{|}}{\overset{\overset{H}{|}}{\underset{\alpha}{C}}} \overset{\delta^+}{} \overset{\delta^-}{O} \overset{\delta^+}{H}$$

1. 与活泼金属反应 醇羟基上的氢原子可被活泼金属取代生成醇的金属化合物，同时放出氢气。如乙醇与金属钠反应生成乙醇钠和氢气，反应式为：

$$CH_3CH_2OH + Na \longrightarrow CH_3CH_2ONa + H_2\uparrow$$

$$\text{乙醇钠}$$

此反应和水与金属钠的反应相似，但要缓和得多。反应生成的乙醇钠是强碱，其碱性强于氢氧化钠，不稳定，遇水分解成氢氧化钠和醇，滴入酚酞试液后，溶液显红色。

各种不同结构的醇与金属钠反应的活性为：甲醇＞伯醇＞仲醇＞叔醇。

视频：醇与
金属钠反应

【课堂讨论】
　　实验室如何销毁反应中残余的金属钠？

---

2. 与无机酸反应
（1）与氢卤酸反应：醇与氢卤酸反应，卤素原子取代羟基，生成卤代烃和水。此反应是制备卤代烃的重要方法之一。

$$ROH + HX \rightleftharpoons RX + H_2O$$

氢卤酸（HX）的反应活性：HI＞HBr＞HCl。

动画：卢卡斯实验

醇的反应活性：叔醇＞仲醇＞伯醇。

浓盐酸和无水氯化锌的混合物称为卢卡斯试剂，结构不同的醇和卢卡斯试剂反应速率有明显差异。叔醇与卢卡斯试剂室温下很快发生反应，生成的氯代烷不溶于水，立刻出现浑浊；相同条件下仲醇作用稍慢，静置几分钟后才变浑浊或分层；伯醇在室温下放置数小时也无明显现象。因此，可以用卢卡斯试剂鉴别含 6 个碳原子以下的伯、仲、叔醇。

$$CH_3-\underset{\underset{OH}{|}}{\overset{\overset{CH_3}{|}}{C}}-CH_3 + HCl \xrightarrow[20℃]{ZnCl_2} CH_3-\underset{\underset{Cl}{|}}{\overset{\overset{CH_3}{|}}{C}}-CH_3 + H_2O$$

$$CH_3\underset{\underset{OH}{|}}{CH}CH_2CH_3 + HCl \xrightarrow[20℃]{ZnCl_2} CH_3\underset{\underset{Cl}{|}}{CH}CH_2CH_3 + H_2O$$

$$CH_3CH_2CH_2\underset{\underset{OH}{|}}{CH_2} + HCl \xrightarrow[\triangle]{ZnCl_2} CH_3CH_2CH_2\underset{\underset{Cl}{|}}{CH_2} + H_2O$$

（2）与无机含氧酸反应：醇与无机含氧酸如硝酸、硫酸、磷酸等反应，脱去水分子生成相应的无机酸酯。例如：

$$\underset{\underset{CH_2-OH}{|}}{\overset{\overset{CH_2-OH}{|}}{CH-OH}} + 3HONO_2 \xrightarrow{浓H_2SO_4} \underset{\underset{CH_2-ONO_2}{|}}{\overset{\overset{CH_2-ONO_2}{|}}{CH-ONO_2}} + 3H_2O$$

三硝酸甘油酯（硝酸甘油）

甘油与硝酸作用生成的三硝酸甘油酯在临床上用于治疗心绞痛，此外，由于三硝酸甘油酯遇热剧烈反应产生爆炸，亦可用作炸药。

醇的无机酸酯用途广泛，组成细胞的重要物质如核酸中都具有磷酸酯的结构，存在于人体软骨中的硫酸软骨素含有硫酸酯结构。

【化学史话】

诺贝尔和硝酸甘油

阿尔弗雷德·诺贝尔（Alfred Bernhard Nobel，1833—1896），瑞典化学家和炸药的发明者。他一生致力于炸药的研究，在硝酸甘油的研究方面取得了重大成就。他不仅从事理论研究，而且进行工业实践，一生积累了巨额财富。

诺贝尔晚年患有心脏病，医生开的药物就是硝酸甘油，但他始终拒绝服用。他去世前曾在给朋友的信中写道：这难道不是命运的极大讽刺吗？医生给我开的处方居然是服用硝酸甘油！

诺贝尔在逝世前一年留下遗嘱,设立诺贝尔奖,分别奖给物理学、化学、生理学或医学、文学、和平五个领域中成就最突出的人。首届诺贝尔奖于诺贝尔逝世 5 周年纪念日,即 1901 年 12 月 10 日颁发。

为了纪念诺贝尔做出的贡献,人造元素锘(Nobelium)以诺贝尔命名。

3. 脱水反应　醇的脱水反应有两种类型。

（1）分子内脱水:醇可发生分子内脱水生成烯烃。例如,将乙醇和浓硫酸加热到 170℃,乙醇可发生分子内脱水生成乙烯。

$$CH_2-CH_2 \xrightarrow[170℃]{浓H_2SO_4} CH_2=CH_2 + H_2O$$
$$\quad\ |\quad\ |$$
$$\quad\ H\quad OH$$

醇分子内脱水生成烯烃的反应属于消除反应。消除反应又称为消去反应,是指有机化合物分子在一定条件下,脱去 1 个或几个小分子（如 H_2O、HX 等）,而生成不饱和化合物的反应。消除反应遵循扎依采夫规则,当醇分子中有不止一种 β-氢原子时,主要脱去含氢原子较少的 β-碳原子上的氢原子。

不同结构醇的反应活性:叔醇＞仲醇＞伯醇。

（2）分子间脱水:醇能发生分子间脱水生成醚,将乙醇和浓硫酸加热到 140℃,可发生分子间脱水生成乙醚。

$$CH_3CH_2OH + HOCH_2CH_3 \xrightarrow[140℃]{浓H_2SO_4} CH_3CH_2OCH_2CH_3 + H_2O$$
$$乙醚$$

4. 氧化反应　由于羟基的影响,伯醇、仲醇分子中的 α-氢原子比较活泼,容易被氧化,而叔醇没有 α-氢原子,难以被氧化。

伯醇首先被氧化成醛,醛进一步氧化生成羧酸;仲醇被氧化成相应的酮。

$$R-CH_2OH \xrightarrow{[O]} R-CHO \xrightarrow{[O]} R-COOH$$
$$\quad\ 伯醇 \qquad\qquad 醛 \qquad\qquad\quad 羧酸$$

$$\qquad\qquad OH \qquad\qquad\qquad\quad O$$
$$\qquad\qquad | \qquad\qquad\qquad\qquad ‖$$
$$R-CH-R' \xrightarrow{[O]} R-C-R'$$
$$\quad\ 仲醇 \qquad\qquad\qquad\ 酮$$

常用的氧化剂是重铬酸钾的稀硫酸溶液,伯醇、仲醇分别被氧化成羧酸、酮,溶液颜色由橙红色转变为绿色,即 $Cr_2O_7^{2-}$（橙红色）被还原为 Cr^{3+}（绿色）。例如:

$$3C_2H_5OH + 2K_2Cr_2O_7 + 8H_2SO_4 \longrightarrow 3CH_3COOH + 2Cr_2(SO_4)_3 + 2K_2SO_4 + 11H_2O$$
$$\quad 橙红 \qquad\qquad\qquad\qquad\qquad\qquad\qquad\qquad\quad 绿色$$

叔醇在此条件下不发生反应。利用该反应可以鉴别伯醇、仲醇与叔醇。检查司机酒后驾车的"乙醇分析仪"就是据此原理设计的。

5. 多元醇的特性　多元醇分子中的羟基比较多,醇分子之间、醇分子与水分子之间形成氢键的机会相应增大,因此,低级多元醇的沸点比同碳原子数的一元醇高很多。羟基的增多还会使醇具有甜味,如丙三醇因为具有甜味,又称为甘油。

多元醇和一元醇的化学性质相似,但由于分子中羟基数目的增多,也会发生一些特殊的反应,如具有邻二醇结构的多元醇乙二醇、丙三醇等,能与氢氧化铜作用生成深蓝色物质,利用此反应可以鉴别含有 2 个相邻羟基(即邻二醇结构)的多元醇。

视频:乙醇和
甘油的鉴别

$$
\begin{array}{l}
CH_2—OH \\
| \\
CH—OH + Cu(OH)_2(s) \longrightarrow \\
| \\
CH_2—OH
\end{array}
\quad
\begin{array}{l}
CH_2—OH \\
| \\
CH—O \\
| \quad\quad Cu \\
CH_2—O
\end{array}
\quad + 2H_2O
$$

甘油铜

三、重要的醇

1. 甲醇　甲醇是最简单的醇,为无色、易挥发、透明有酒味的液体,沸点 64.7℃,因最初由木材干馏得到,俗称木醇。甲醇有毒性,误饮少量(10 mL)可致人失明,多量(30 mL)可致死。甲醇用途广泛,能与水和多数有机溶剂混溶,是一种优良的有机溶剂;可以合成甲醛、有机玻璃和许多医药产品,是重要的化工原料和医药产品的原料。

2. 乙醇　乙醇俗称酒精,是最常见的醇,为无色易燃液体,比水轻,沸点 78.3℃,能与水和多数有机溶剂混溶。乙醇在医药卫生、食品化工方面都有广泛用途,临床上不同浓度的乙醇有不同的作用。体积分数为 75％乙醇水溶液用作皮肤、医疗器械等的消毒,称为消毒酒精;40％～50％乙醇水溶液局部涂擦可防止压疮发生;20％～30％乙醇水溶液用于急性肺水肿患者湿化吸氧等。

3. 丙三醇　丙三醇为无色具有甜味的黏稠液体,俗称甘油。丙三醇的沸点为 290℃,比水重,能与水以任意比例混溶,难溶于有机溶剂。甘油具有很强的吸湿性,高浓度甘油对皮肤有刺激性,但用水稀释后的溶液则具有润滑、防止皮肤干裂的作用。甘油可作溶剂,制作碘甘油、酚甘油等,用 50％甘油溶液灌肠,可治疗便秘。

4. 苯甲醇　苯甲醇为具有芳香气味的无色液体,俗称苄醇,是最简单的芳香醇。苯甲醇微溶于水,易溶于乙醇、乙醚等有机溶剂,具有局部止痒的作用,亦具有微弱的麻醉作用和防腐功能。

【知识拓展】

硫　醇

硫醇是醇分子中羟基上的氧原子被硫原子所代替而形成的化合物,官能团是巯基(—SH)。

硫醇的命名和醇类似,只是在相应醇的名称前加上“硫”字即可。例如:

$$CH_3SH \qquad\qquad CH_3CH_2SH \qquad\qquad CH_3CH_2CH_2SH$$

甲硫醇　　　　　　　　乙硫醇　　　　　　　　　1-丙硫醇

结构复杂的硫醇则以巯基作为取代基进行命名。例如：

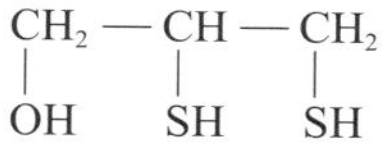

$$CH_2 - CH - CH_2$$
$$\quad OH \quad\; SH \quad\; SH$$

2,3-二巯基-1-丙醇

低级硫醇有恶臭味，空气中有极微量的硫醇，即可被人嗅到。因此常把叔丁硫醇加入燃气中，以便检查管道是否漏气。硫原子的电负性较小，硫醇很难形成氢键，故难溶于水，沸点也低于相应的醇。

硫醇酸性比醇强，能与氢氧化钠（或钾）成盐，在石油炼制中常用氢氧化钠除去硫醇。与无机硫化物类似，硫醇可与汞、银、铅等重金属形成难溶于水的硫醇盐。利用这一性质，临床上常用含巯基的药物如二巯基丙醇、二巯基磺酸钠等作为重金属铅、汞等中毒的解毒剂。重金属中毒就是重金属与人体酶中的巯基结合，从而使酶失活，严重的会危及生命。含有巯基的解毒剂进入体内，可以夺取已和酶结合的重金属离子，生成不易解离的水溶性大的无毒配合物从尿中排出，把酶释放出来，恢复其生理活性，从而达到解毒的目的。

第二节　酚

酚是芳香烃分子中芳环上的氢原子被羟基取代后生成的化合物，酚中的羟基称为酚羟基，是酚的官能团。

一、酚的分类、命名

微课：酚的
分类、命名

（一）酚的分类

酚根据羟基的数目不同可分为一元酚、二元酚和三元酚等，含有 2 个以上酚羟基的统称为多元酚。

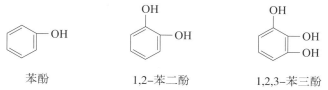

苯酚　　　　　1,2-苯二酚　　　　　1,2,3-苯三酚

根据芳香烃基的不同又可分为苯酚、萘酚等，其中萘酚因羟基位置不同又可分为α-萘酚和 β-萘酚。

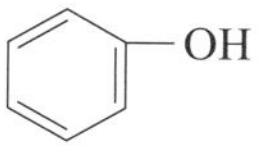

苯酚　　　　　α-萘酚　　　　　β-萘酚

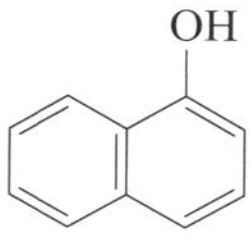

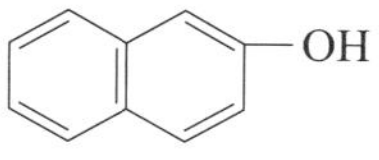

【课堂讨论】

酚和芳香醇在结构上有什么异同点？

（二）酚的命名

简单酚的命名是在酚字前面加上芳环的名称作为母体名称，在母体名称前写出取代基的位次、数目及名称。多元酚命名时，要标明酚羟基的数目和相对位置。例如：

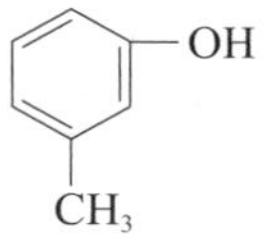

3-甲基苯酚
（间甲基苯酚）

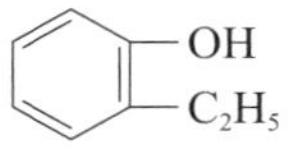

2-乙基苯酚
（邻乙基苯酚）

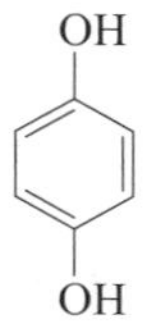

1,4-苯二酚
（对苯二酚）

结构复杂的酚，按照官能团优先规则命名；若苯环上有比羟基优先的基团，则将羟基作为取代基来命名。例如：

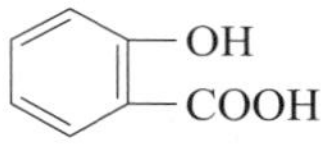

2-羟基苯甲酸
（邻羟基苯甲酸）

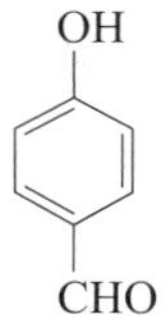

4-羟基苯甲醛
（对羟基苯甲醛）

二、酚的性质

（一）酚的物理性质

常温下，多数酚为结晶性固体，仅少数烷基酚（如甲酚）为液体。纯净的酚为无色物质，但在空气中易被氧化，常带有不同程度的红色。酚的分子中含有羟基，能形成分子间氢键，故其沸点比分子量相近的芳香烃高。

酚具有特殊的气味，能溶于乙醇、乙醚和苯等有机溶剂，常温下在水中的溶解度不大，加热时易溶于水，多元酚在水中溶解度增大。

（二）酚的化学性质

酚和醇都含有羟基，但由于酚羟基直接连在芳环上，所以其化学性质和醇有着明显的差异。酚分子中的 C—O 键相对比较稳定，O—H 键比醇更容易断裂，具有弱酸性，酚羟基使苯环活化而易于发生取代反应。

1. **弱酸性**　由于苯环的影响,酚表现出弱酸性,除了能和活泼金属反应外,还能与强碱水溶液反应生成盐,如苯酚和氢氧化钠反应生成苯酚钠。

$$\text{C}_6\text{H}_5\text{OH} + \text{NaOH} \longrightarrow \text{C}_6\text{H}_5\text{ONa} + \text{H}_2\text{O}$$

苯酚钠

苯酚的酸性比碳酸还要弱,向苯酚钠溶液中通入二氧化碳,可游离出苯酚而使溶液变浑浊。因此苯酚只能溶于氢氧化钠或碳酸钠溶液,不溶于碳酸氢钠溶液。

$$\text{C}_6\text{H}_5\text{ONa} + \text{H}_2\text{O} + \text{CO}_2 \longrightarrow \text{C}_6\text{H}_5\text{OH} + \text{NaHCO}_3$$

视频:酚的弱酸性

2. **与三氯化铁的显色反应**　大多数含酚羟基的化合物都能与三氯化铁溶液发生显色反应。

$$6\text{C}_6\text{H}_5\text{OH} + \text{FeCl}_3 \Longleftrightarrow \text{H}_3[\text{Fe}(\text{OC}_6\text{H}_5)_6] + 3\text{HCl}$$

紫色

不同的酚会产生不同的颜色,苯酚、间苯二酚、1,3,5-苯三酚显紫色;甲苯酚显蓝色;邻苯二酚、对苯二酚显绿色;1,2,3-苯三酚显红色。

此反应并不限于酚,具有烯醇式($-\overset{|}{\text{C}}=\overset{|}{\text{C}}-\text{OH}$)结构的有机物都能与三氯化铁作用发生显色反应。醇不能发生此反应,因此可用三氯化铁鉴别醇和酚。

视频:酚与三氯化铁的反应

3. **苯环上的取代反应**　羟基可以使苯环活化,受酚羟基的影响,酚的亲电取代反应比苯容易得多,其邻位和对位易发生卤代、硝化和磺化等取代反应。

（1）卤代反应:苯酚很容易发生卤代反应,常温下苯酚水溶液与溴水反应,迅速产生白色沉淀。反应式为:

2,4,6-三溴苯酚

该反应非常灵敏,常用于苯酚的定性鉴别和定量分析。

【课堂讨论】
如何用化学方法鉴别苯酚和苯甲醇溶液?

（2）硝化反应:苯酚比苯易硝化,在室温下即可与稀硝酸反应生成邻硝基苯酚和对硝基苯酚。

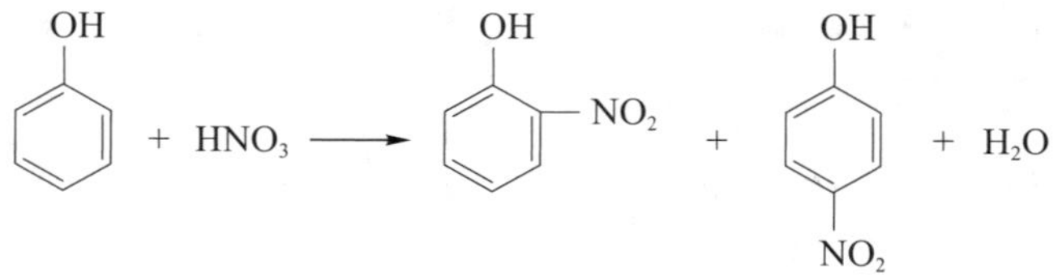

（3）磺化反应：苯酚磺化反应的产物和温度有关，在室温下，与浓硫酸作用生成邻羟基苯磺酸；在100℃时主要生成对羟基苯磺酸。

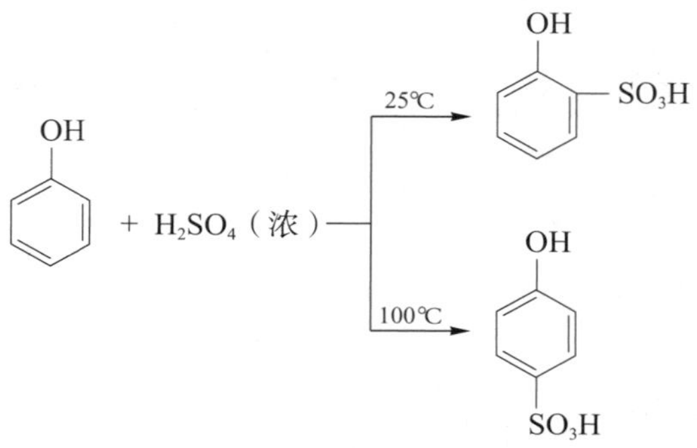

4. 氧化反应 酚很容易被氧化，空气中的氧就能使苯酚逐渐氧化而显红色或暗红色。如果在硫酸存在下，用重铬酸钾作氧化剂，苯酚可被氧化成对苯醌。

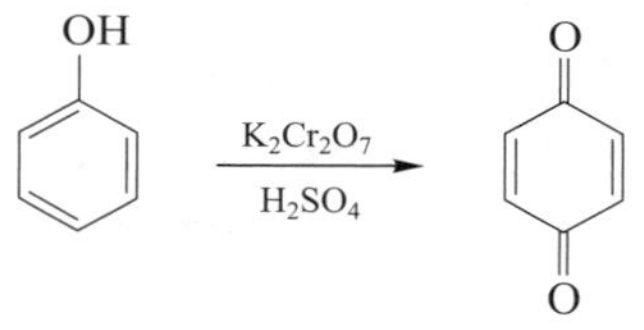

多元酚更易被氧化，甚至在室温也能被弱氧化剂所氧化，所以酚及含有酚羟基的药物，应避免与空气接触，必要时加抗氧剂。例如：

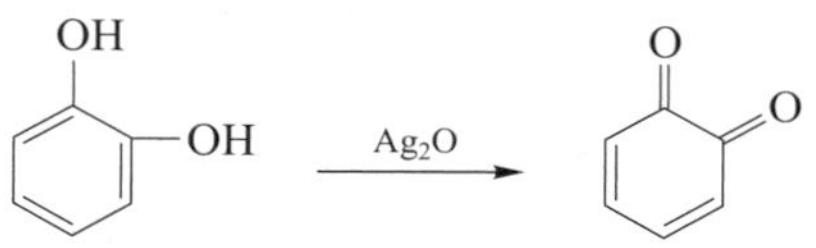

三、重要的酚

1. 苯酚 苯酚俗称石炭酸，是无色针状结晶，常温下微溶于水，70℃以上时，能与水以任意比例混溶，可溶于乙醇、乙醚、苯等有机溶剂。苯酚易于氧化，应装于棕色瓶中避光保存。苯酚对蛋白质有凝固作用，具有杀菌作用，是临床上使用最早的外科消毒剂。苯酚对皮肤有腐蚀性，使用时要小心。

2. 甲苯酚 甲苯酚简称甲酚，有邻、间、对三种异构体，因来源于煤焦油，所以又称煤酚。它们的沸点相近，不易分离，在实际中常用其混合物。煤酚的杀菌能力比苯酚强，50%煤酚的肥皂溶液称为煤酚皂溶液（俗称"来苏尔"），可用于器械和环境消毒。

3. 邻苯二酚　邻苯二酚俗称儿茶酚,为无色结晶,多数以衍生物的形式存在于自然界中,其重要衍生物肾上腺素具有升高血压和止喘的作用。

【知识拓展】

苯酚与外科消毒

苯酚俗称"石炭酸",是 1834 年德国化学家隆格(Runge,1795—1867)从煤焦油中首先发现的。最早把苯酚用于外科手术消毒的是英国著名医生约瑟夫·利斯特(JosePh Lister,1827—1912),利斯特选用石炭酸作消毒剂进行临床试验,使手术后创口感染致死的病例大大减少。利斯特也因为在外科消毒史上的杰出贡献被誉为"外科消毒之父"。

第三节　醚

醚是两个烃基通过氧原子连接而成的化合物,烃基可以相同,也可以不同。醚的通式为(Ar)R—O—R′(Ar),官能团是醚键(C—O—C)。

微课:醚的分类、命名及性质

一、醚的分类、命名

(一)醚的分类

根据醚分子中与氧原子相连的烃基是否相同,可将醚分为简单醚和混合醚,也称为单醚和混醚,2 个烃基相同的称为单醚,2 个烃基不相同的称为混醚。根据醚分子中与氧原子相连的烃基种类不同分为脂肪醚和芳香醚,与氧原子相连的 2 个烃基都是脂肪烃基的为脂肪醚,1 个或 2 个烃基是芳香烃基的则为芳香醚。

	单醚	混醚
脂肪醚	CH_3CH_2—O—CH_2CH_3	CH_3CH_2—O—CH_3
芳香醚	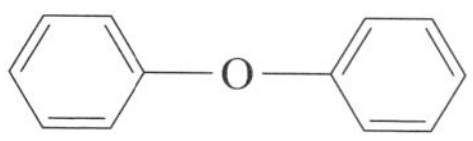 ⬡—O—⬡	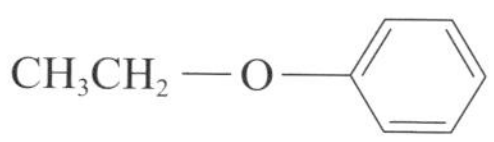 CH_3CH_2—O—⬡

此外,也根据醚键是否成环分为直链醚和环醚。具有环状结构醚键的称为环醚,如环氧乙烷。

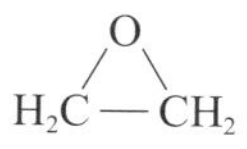

$$\overset{\displaystyle O}{\overset{\diagup\diagdown}{H_2C—CH_2}}$$

环氧乙烷

(二)醚的命名

结构简单的醚命名时,可采用普通命名法。若是单醚,直接写出与氧相连的烃基名称

（基字通常省去），再加上醚字即可，表示 2 个相同烃基的"二"字也可以省略。例如：

$$CH_3CH_2—O—CH_2CH_3$$

（二）乙醚

$$CH_3—O—CH_3$$

（二）甲醚

（二）苯醚

若是混醚，分别写出烃基的名称，一般将较小的烃基写在前面；若混醚中有 1 个芳香烃基，则将芳香烃基的名称写在脂肪烃基的前面。例如：

$$CH_3CH_2—O—CH_2CH_2CH_3$$

乙丙醚

$$CH_3CH_2—O—CH_3$$

甲乙醚

$$CH_3CH_2—O—$$

苯乙醚

对于复杂的醚，一般是采用系统命名法，将含氧的较小碳链作为取代基。

$$CH_3—CH_2—CH_2—\underset{\underset{OCH_3}{|}}{CH}—CH_3$$

2-甲氧基戊烷

$$CH_3CH_2—O—\text{〇}—OH$$

对乙氧基苯酚

二、醚的性质

大多数醚是具有挥发性的易燃液体，有特殊气味，沸点比相应的醇低得多。只有少数醚与水互溶，多数醚不溶于水，而易溶于有机溶剂。醚具有相对的稳定性，能溶解许多有机物，是良好的有机溶剂。

醚的化学性质不活泼，对碱、氧化剂、还原剂都十分稳定。醚在常温下与金属钠不反应，可以用金属钠来干燥。醚的稳定性仅次于烷烃，但由于醚键（C—O—C）的存在，也可以发生一些特有的反应。

1. 锌盐的形成　醚与浓强酸（如浓盐酸或浓硫酸）作用时，能形成一种不稳定的盐，称锌盐。

$$R—\overset{..}{\underset{..}{O}}—R+H^+Cl^- \longrightarrow [R—\underset{\underset{H}{|}}{\overset{+}{\overset{..}{O}}}—R]Cl^-$$

$$C_2H_5\overset{..}{\underset{..}{O}}C_2H_5+HCl \longrightarrow [C_2H_5\overset{\overset{H}{\uparrow}}{O}C_2H_5]^+Cl^-$$

生成的锌盐不稳定，遇水又会分解为原来的醚，而烷烃不能发生上述反应，利用这一性质，可以鉴别醚和烷烃。

2. 醚键的断裂　醚与氢卤酸共热，会发生醚键的断裂，生成卤代烃和醇（或酚），生成的醇进一步与氢卤酸作用生成卤代烃和水。例如：

$$C_2H_5OC_2H_5 + HI \xrightarrow{\triangle} C_2H_5OH + C_2H_5I$$

$$C_2H_5OH + HI \xrightarrow{\triangle} C_2H_5I + H_2O$$

氢卤酸的反应活性为:HI>HBr>HCl。

混醚与 HX 反应时,通常是较小烷基生成卤代烃,较大烷基或芳基生成醇或酚。例如:

$$CH_3OC_2H_5 + HI \xrightarrow{\triangle} CH_3I + C_2H_5OH$$

$$\langle\!\!\!\!\!\!\bigcirc\!\!\!\!\!\rangle\!-\!O\!-\!CH_3 + HI \xrightarrow{\triangle} CH_3I + \langle\!\!\!\!\!\!\bigcirc\!\!\!\!\!\rangle\!-\!OH$$

3. 过氧化物的生成　醚与空气长时间接触,会逐渐生成过氧化物。过氧化物不稳定,受热易分解发生爆炸。因此,醚类化合物应保存在密闭棕色玻璃瓶中,加入少量抗氧化剂以防止过氧化物的生成。

使用乙醚前要检查是否有过氧化物存在,检验的方法是用淀粉-碘化钾试纸,若试纸变蓝,说明有过氧化物存在。用硫酸亚铁或亚硫酸钠溶液等还原性物质洗涤乙醚可除去过氧化物。

【课堂讨论】

久置的乙醚使用前为什么要检验是否存在过氧化物?用什么方法检验?

三、重要的醚

1. 乙醚　乙醚为无色、易挥发、具有香味的液体,沸点为 34.5℃,极易燃烧,使用时要远离明火并采取必要的安全措施。这是因为乙醚蒸气与空气以一定比例混合,遇火就会猛烈爆炸。乙醚性质稳定,微溶于水,可溶解许多有机物,是常用的有机溶剂。乙醚有麻醉作用,曾被用作吸入全身麻醉剂,但由于乙醚易燃易爆、使用不安全、术后不良反应大,现已被更加安全、高效的麻醉剂如七氟醚所代替。

2. 环氧乙烷　环氧乙烷为无色气体,有一定毒性,具有致癌性,熔点为 −111.3℃,沸点为 10.7℃,能与水混溶,也溶于乙醇、乙醚等有机溶剂,易燃易爆,不宜长途运输。环氧乙烷有杀菌作用,在医药、洗涤等行业有广泛应用,临床上作为气体杀菌剂,穿透力强,常温下能杀灭各种微生物,可用于一些不能耐受高温的医疗用品的消毒。

【知识拓展】

乙醚的作用与危害

乙醚可溶于神经组织脂肪中引起生理变化,从而起到麻醉作用。1842 年,美国医生克劳福德·郎格(Crawford Long,1818—1878)应用乙醚吸入式麻醉方法,成功地为一名肿瘤患者进行了切除手术。这是人类历史上第一次把乙醚用于外科手术麻醉。乙醚也是优良的有机溶剂,常用作天然产物的萃取剂或反应介质。但乙醚有低毒性,主要是引起全身麻醉作用,大量吸入乙醚蒸气可使人失去知觉,此外,乙醚对皮肤及呼吸道黏膜有轻微的刺激作用。

课后练习

一、命名下列化合物或写出其结构简式

1. $CH_3CH_2CH(CH_3)CH(OH)CH_3$　　　　2. $CH_3CH(OH)CH_2CH_2CH_3$

3. CH_3OCH_3　　　　　　　　　　　　4. $CH_3CH_2OCH_3$

5. （苯环带 CH_2OH）　　　　　　　　　6. （苯环带 OCH_3）

7. 邻甲苯酚　　　　　　　　　　　　　8. 苯甲醚

9. 甘油　　　　　　　　　　　　　　　10. 环己醇

二、填空题

1. 乙醇俗称_____，临床上使用时用水稀释成_____作外用消毒剂。

2. $CH_3CH_2—O—CH_2CH_3$ 的名称是_____，在临床上曾被用作_____。

3. 乙醇在浓硫酸的作用下加热到170℃，可发生_____脱水反应，生成_____。

4. 甘油可与新制的_____作用，生成_____色的甘油铜溶液。

5. 在澄清的苯酚钠溶液里通入二氧化碳，溶液变_____，这是因为_____。

三、选择题

1. 与卢卡斯试剂作用立即产生浑浊现象的是（　　）。
   A. 正丁醇　　　　　B. 叔丁醇　　　　　C. 仲丁醇　　　　　D. 异丙醇

2. 醇的官能团是（　　）。
   A. 羧基　　　　　　B. 羰基　　　　　　C. 羟基　　　　　　D. 醛基

3. 遇溴水产生白色沉淀的是（　　）。
   A. $C_6H_5—OH$　　　　　　　　　　　B. $C_6H_5—CH_2—OH$
   C. $C_6H_5—COOH$　　　　　　　　　　D. $C_6H_5—CH_3$

4. 禁止用工业酒精兑制饮用酒，这是因为工业酒精中往往含有超标的、会使人中毒的（　　）。
   A. 乙醇　　　　　　B. 甲醇　　　　　　C. 乙二醇　　　　　D. 丙三醇

5. 下列有关苯酚的叙述不正确的是（　　）。
   A. 苯酚又名石炭酸　　　　　　　　　B. 苯酚易发生取代反应
   C. 苯酚与三氯化铁溶液作用显紫色　　D. 苯酚比碳酸的酸性强

四、判断题

1. 凡含有苯环和羟基的化合物都是酚。　　　　　　　　　　　　　　（　　）

2. 伯醇和仲醇都可以被氧化成相应的醛。　　　　　　　　　　　　　（　　）

3. 醇和酚的官能团相同，所以化学性质也相同。　　　　　　　　　　（　　）

4. 乙醚可使淀粉-碘化钾试纸变蓝色。　　　　　　　　　　　　　　（　　）

5. 对硝基苯酚的酸性比对甲基苯酚要强。　　　　　　　　　　　　　（　　）

五、用化学方法鉴别下列各组物质

1. 乙醇、甘油和苯酚
2. 乙醇、异丙醇和叔丁醇

六、完成下列反应式

1. $CH_3CH_2OH + Na \longrightarrow$

2. 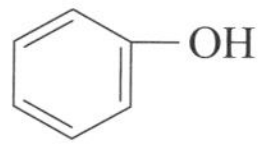 + NaOH $\longrightarrow$

3. 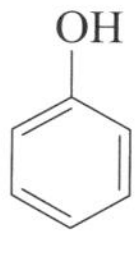 + $Br_2 \longrightarrow$

七、推断结构式

化合物 A 的分子式为 $C_5H_{12}O$,可与金属钠作用放出氢气,与浓硫酸共热时生成 B。B 的分子式为 C_5H_{10}。B 经酸性高锰酸钾氧化后生成丙酮和乙酸。B 与 HBr 作用得到化合物 C。C 的分子式为 $C_5H_{11}Br$;C 水解后又可生成原来的化合物 A。试推测 A、B、C 的结构式。

（张韶虹）

第十四章
在线测试

第十五章 醛和酮

第十五章
思维导图

学习目标：

1. 掌握醛和酮的命名方法、主要化学性质。
2. 熟悉醛、酮的分类，低级醛、酮的物理特性。
3. 了解医药中常见的醛和酮。

【问题导入】

新装修的房子可以直接入住吗？

房子在装修之后一般不能直接入住，主要原因是甲醛超标。甲醛超标对人的身体危害较大，可引起呼吸道和神经系统的疾病。所以，一定要采取适当的办法来降低甲醛的含量。

问题：1. 甲醛具有哪些性质？
　　　 2. 甲醛在医学上有什么用途？

碳原子与氧原子以双键相连构成的基团称为羰基，结构为 $\diagdown C=O$。醛和酮都是含有羰基的化合物，羰基分别与氢原子和烃基直接相连的化合物称为醛（甲醛除外，其羰基与 2 个氢原子直接相连），羰基与 2 个烃基直接相连的化合物称为酮，醛、酮的结构通式如下：

醛：　　$(H)R-\underset{\underset{O}{\|}}{C}-H$　　　　$Ar-\underset{\underset{O}{\|}}{C}-H$

酮：　　$R_1-\underset{\underset{O}{\|}}{C}-R_2$　　　$Ar-\underset{\underset{O}{\|}}{C}-R$　　　$Ar_1-\underset{\underset{O}{\|}}{C}-Ar_2$

醛可以简写为 $(Ar)RCHO$，基团 "$-\underset{\underset{O}{\|}}{C}-H$" 为醛的官能团，称为醛基，酮可以简写为 $(Ar)RCOR'(Ar')$，基团 "$-\underset{\underset{O}{\|}}{C}-$" 为酮的官能团，称为酮基。

醛和酮广泛存在于自然界，许多醛和酮是有机合成的重要原料或中间体，有些具有显著的生理活性，是参与生物代谢过程的中间体，有些是药物的有效成分，所以它们与生命活动和医药学有着密切联系。

第一节 醛、酮的分类和命名

微课：醛、酮的分类和命名

一、醛、酮的分类

1. 根据醛基或酮基所连接的烃基的种类不同，醛、酮可分为脂肪醛、酮；脂环醛、酮和芳香醛、酮。例如：

脂肪醛、酮 CH_3CHO $CH_3\underset{O}{\underset{\|}{C}}CH_3$

脂环醛、酮

芳香醛、酮

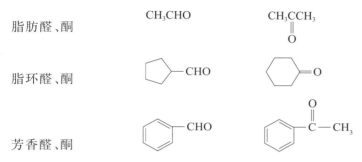

2. 对于脂肪醛、酮，根据烃基中是否有不饱和键，可分为饱和醛、酮和不饱和醛、酮。例如：

CH_3CH_2CHO $CH_3\underset{O}{\underset{\|}{C}}CH_3$

饱和醛、酮

$CH_2{=}CHCHO$ $CH_2{=}CH\underset{O}{\underset{\|}{C}}CH_3$

不饱和醛、酮

3. 根据分子中羰基的数目，可把醛、酮分为一元醛、酮和多元醛、酮等。例如：

$OHC—CHO$

二元醛

$CH_3\overset{O}{\overset{\|}{C}}CH_2\overset{O}{\overset{\|}{C}}CH_3$

二元酮

二、醛、酮的命名

（一）简单命名法

结构简单的醛和酮可采用普通命名法，脂肪醛的命名按所含碳原子数称为“某醛”，脂肪酮按照羰基所连两个烃基的名称命名。例如：

$CH_3\underset{CH_3}{\underset{|}{C}H}CHO$

异丁醛

$CH_3\overset{O}{\overset{\|}{C}}CH_3$

甲基酮

$CH_3\overset{O}{\overset{\|}{C}}CH_2CH_3$

甲乙酮

（二）系统命名法

1. 饱和脂肪醛、酮　选择含有羰基的最长碳链作为主链。从靠近羰基的一端给主链编号，根据主链的碳原子数称为"某醛"或"某酮"。主链碳原子位次除用阿拉伯数字表示外，也可以用希腊字母表示，与羰基直接相连的碳原子为α-碳原子，其余依次为β、γ、δ…位；酮分子中与羰基直接相连的两个碳原子都是α-碳原子，可分别用α，α'表示，其余以此类推。将取代基的位次、数目、名称及羰基的位次依次写在醛、酮母体名称之前。醛基总在碳链的首端，可不标明位次。例如：

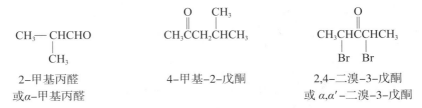

2-甲基丙醛　　　　　　4-甲基-2-戊酮　　　　　2,4-二溴-3-戊酮
或α-甲基丙醛　　　　　　　　　　　　　　　　或α,α'-二溴-3-戊酮

2. 不饱和醛、酮　命名不饱和醛、酮时，应使羰基的位次最小，同时标出不饱和键的位置。例如：

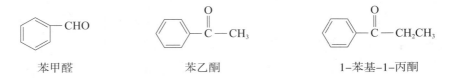

2-丁烯醛　　　　　　　　　3-甲基-6-庚炔醛

3. 芳香醛、酮　命名芳香醛、酮时，把芳香烃基作为取代基。例如：

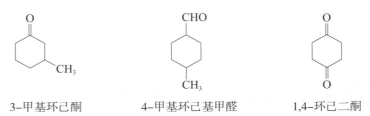

苯甲醛　　　　　　　　苯乙酮　　　　　　　　1-苯基-1-丙酮

4. 脂环醛、酮　羰基在环内的脂环酮，称为"环某酮"，如羰基在环外，则将环作为取代基。例如：

3-甲基环己酮　　　　　　4-甲基环己基甲醛　　　　　1,4-环己二酮

【课堂讨论】

对下列醛、酮进行命名或写出结构简式。

1. CH_3COCH_3 2. $C_6H_5—CHO$

$$\overset{\displaystyle CH_3}{\underset{\displaystyle |}{}}$$
3. $CH_3CHCH_2COCH_2CH_3$ 4. 苯乙酮

第二节　醛、酮的性质

一、醛、酮的物理性质

在常温常压下,甲醛为气体,其余 12 个碳原子以内的脂肪醛、酮都是液体。高级脂肪醛、酮及芳香醛、酮多为固体。醛、酮是极性化合物,分子间不能形成氢键,所以醛、酮的沸点较分子量相近的烷烃和醚高,但比分子量相近的醇低。

低级醛和酮在水中有相当大的溶解度,甲醛、乙醛、丙酮都能与水混溶,这是因为醛和酮分子中羰基上的氧原子可以与水分子中的氢原子形成氢键,但随着分子中碳原子数的增加,其在水中的溶解度也逐渐降低。醛和酮一般易溶于苯、乙醚等有机溶剂。

二、醛、酮的相似化学性质

醛、酮都是羰基化合物,碳氧双键中的氧原子电负性较大,吸引电子的能力较强,使得醛、酮性质比较活泼,容易发生加成反应、α-氢原子的反应、还原反应等相似的反应。醛还可以表现出一些特殊性质。醛、酮的化学性质主要表现在以下几个方面:

微课:醛、酮的
相似性质

$$
\begin{array}{c}
\text{O} \\
\| \qquad \longleftarrow \text{还原反应}\\
\text{R—CH—C—H(R')} \\
| \qquad\qquad \longleftarrow \text{醛的特殊反应(氧化、显色反应)}\\
\text{H} \qquad\quad \longleftarrow \text{亲核加成反应}\\
\longleftarrow \alpha\text{-氢原子反应}
\end{array}
$$

(一)加成反应

1. 与氢氰酸加成　醛、脂肪族甲基酮及 8 个碳原子以下的环酮能与氢氰酸发生加成反应,生成 α-羟基腈(α-氰醇)。

$$
\underset{(CH_3)H}{\overset{R}{}}\!\!>\!\!C{=}O + H{-}CN \underset{}{\overset{OH^-}{\rightleftharpoons}} \underset{(CH_3)H}{\overset{R}{}}\!\!>\!\!C\!\!<\!\!\underset{CN}{\overset{OH}{}}
$$

α-羟基腈(α-氰醇)

加入少量碱可以增大 CN⁻ 的浓度，有利于亲核加成反应的进行，因此，氢氰酸与醛、酮的加成通常是在碱催化下进行的。此反应常用于增长碳链。氢氰酸极易挥发且有剧毒，所以一般不直接用氢氰酸进行反应。实验操作应在通风橱内进行。

不同结构的醛、酮发生亲核加成反应的难易程度不同，由易到难的次序如下：

$$\underset{H}{\overset{H}{>}}C=O \quad > \quad \underset{H}{\overset{R}{>}}C=O \quad > \quad \underset{H_3C}{\overset{R}{>}}C=O \quad > \quad \underset{R'}{\overset{R}{>}}C=O$$

2. 与醇加成　在干燥氯化氢的作用下，醛与醇加成生成半缩醛。半缩醛分子中的羟基称为半缩醛羟基，较活泼，在同样条件下，可与醇继续反应失去一分子水生成稳定的缩醛。

$$R-\overset{\overset{O}{\|}}{C}-H + R'OH \underset{}{\overset{\text{干燥 HCl}}{\rightleftharpoons}} R-\overset{\overset{OH}{|}}{\underset{R'O}{C}}-H \underset{R'OH}{\overset{\text{干燥 HCl}}{\rightleftharpoons}} R-\overset{\overset{R'O}{|}}{\underset{R'O}{C}}-H + H_2O$$

醛　　　　　　　　　　　　　半缩醛　　　　　　　　　缩醛

同样条件下，酮也能发生类似的反应，但比醛要困难。

缩醛与缩酮在中性或碱性的条件下是稳定的，但在酸性溶液中容易水解成醛、酮。因此在药物合成中常用来保护羰基，使其在合成中不致受到氧化剂、还原剂及其他试剂破坏。

3. 与氨的衍生物加成　氨分子的氢原子被其他原子或原子团取代后生成的化合物称为氨的衍生物。如羟胺、肼、苯肼、2,4-二硝基苯肼等都是氨的衍生物。氨分子中的氮原子上有孤电子对，是亲核试剂，易于和醛、酮的羰基加成，但加成产物不稳定，立即脱去一分子水生成含有碳氮双键结构的化合物。这一反应可用下列通式表示：

$$>C=O + H-\overset{\overset{H}{|}}{N}-Y \underset{}{\overset{\text{加成}}{\rightleftharpoons}} \left[-\overset{\overset{OH}{|}}{C}-\overset{\overset{H}{|}}{N}-Y\right] \overset{-H_2O}{\longrightarrow} >C=N-Y$$

$$-Y: \quad -OH \quad -NH_2 \qquad -NH-\bigcirc \qquad -NH-\bigcirc\hspace{-0.3em}\begin{smallmatrix}NO_2\\ \\NO_2\end{smallmatrix}$$

表 15-1 列举了常见氨的衍生物与醛或酮反应的产物。这些产物多为固体结晶，具有特定的熔点，测定其熔点可推测它是由哪种醛或酮所生成的。特别是 2,4-二硝基苯肼，几乎能与所有的醛、酮反应，生成橙黄色或橙红色的 2,4-二硝基苯腙晶体，反应现象明显，易于观察，因此常用于鉴别醛、酮。在药物分析中，常用氨的衍生物鉴定具有羰基结构的药物，所以将氨的衍生物称为羰基试剂。此外，反应产物在稀酸作用下可分解成原来的醛或酮，因此又可用于醛、酮的分离和提纯。

表 15-1 氨的衍生物与醛、酮反应的产物

氨衍生物	氨衍生物的结构式	产物结构式	产物名称
羟胺	H_2N-OH	$\rangle C=N-OH$	肟
肼	H_2N-NH_2	$\rangle C=N-NH_2$	腙
苯肼	$H_2N-NH-C_6H_5$	$\rangle C=N-NHC_6H_5$	苯腙
2,4-二硝基苯肼	$H_2N-NH-\!\!\!\!\!\!\text{(苯环)}-NO_2,\ O_2N-$	$\rangle C=N-NH-\!\!\!\!\!\!\text{(苯环)}-NO_2,\ O_2N-$	2,4-二硝基苯腙
氨基脲	$H_2N-NH-\overset{O}{\overset{\|}{C}}-NH_2$	$\rangle C=N-NH-\overset{O}{\overset{\|}{C}}-NH_2$	缩氨脲

4. 与格氏试剂的加成 格氏试剂(RMgX)中的碳镁键是强极性键,碳原子带部分负电荷,镁带部分正电荷。因此与镁直接相连的碳原子具有很强的亲核性,极易与羰基化合物发生亲核加成反应,加成产物水解生成醇。有机合成中常利用此反应制备相应的醇。

$$\rangle C=O + RMgX \longrightarrow \rangle C\!\!\begin{smallmatrix}OMgX\\R\end{smallmatrix} \xrightarrow{H_2O} -\overset{\|}{\underset{R}{C}}-OH$$

甲醛与格氏试剂先加成后水解,生成伯醇;其他醛与格氏试剂反应得到仲醇;酮与格氏试剂反应得到叔醇。

(二) α-氢原子的反应

醛、酮分子中,与羰基直接相连的碳原子称为α-碳原子(α-C),α-C 上的氢称为α-氢原子(α-H)。因受羰基的强吸电子作用,使 C—H 键的极性增强,α-H 具有较大的活泼性,称为 α-活泼氢,很容易发生反应。

1. 羟醛缩合反应 在稀酸或稀碱的作用下,两分子醛能发生羟醛缩合反应,一分子醛的α-H 加到另一分子醛的羰基氧原子上,α-C 则加到羰基碳原子上,生成 β-羟基醛。β-羟基醛在加热下易脱水生成 α,β-不饱和醛。例如:

$$CH_3-\overset{O}{\overset{\|}{C}}-H + CH_2CHO \xrightarrow[5\,℃]{10\%NaOH} CH_3\overset{OH}{\overset{\|}{C}}H-\overset{H}{\overset{\|}{C}}HCHO \xrightarrow[\triangle]{-H_2O} CH_3CH=CHCHO$$

$$\qquad\qquad\qquad\qquad\qquad\qquad\qquad\quad β\text{-羟基丁醛}\qquad\qquad\quad 2\text{-丁烯醛(巴豆醛)}$$

凡是含有α-H 的醛、酮都能发生羟醛缩合反应。含有α-H 的酮,生成羟基酮但反应速率较慢。此反应的意义主要在有机合成上是增长碳链的一种方法。

2. 卤代和卤仿反应 醛、酮的α-H 在酸性或碱性条件下,易被卤原子取代,生成α-卤代醛、酮。醛或酮往往可以继续卤化为二卤代、三卤代产物。例如:

$$CH_3CHO \xrightarrow[H^+或OH^-]{Cl_2} CH_2ClCHO \xrightarrow{Cl_2} CHCl_2CHO \xrightarrow{Cl_2} CCl_3CHO$$

三氯乙醛

$\alpha-C$ 含有 3 个 H 的醛、酮(如乙醛、甲基酮等),和卤素的氢氧化钠溶液作用时,3 个 H 可全部被取代,生成三卤代醛、酮。三卤代物不稳定,易发生碳碳键的断裂,分解生成三卤代甲烷(卤仿)和羧酸盐,反应过程为:

$$(H)R-\overset{\overset{\displaystyle O}{\|}}{C}-CH_3 + 3NaOX \longrightarrow (H)R-\overset{\overset{\displaystyle O}{\|}}{C}-CX_3 + 3NaOH$$
$$\downarrow NaOH$$
$$(H)RCOONa + CHX_3 \downarrow$$

$$X_2 + 2NaOH \longrightarrow NaOX + NaX + H_2O$$

上式也可直接写成:

$$CH_3-\overset{\overset{\displaystyle O}{\|}}{C}-H(R) + 3NaOX \xrightarrow{OH^-} H(R)COONa + CHX_3 \downarrow + 2NaOH$$

上述生成卤仿的反应称为卤仿反应。若使用的卤素是碘,产物为碘仿,则称为碘仿反应。次碘酸钠不仅是碘化剂,而且是氧化剂,它可以把具有 $CH_3CH(OH)-H(R)$ 结构的醇氧化为乙醛或甲基酮,所以具有这类结构的醇也能发生碘仿反应。

碘仿为黄色晶体,难溶于水,并有特殊气味,容易识别,因此可利用碘仿反应来鉴别乙醛、甲基酮,以及含有"$CH_3\overset{\overset{\displaystyle OH}{|}}{CH}-$"结构的醇。

视频:碘仿反应

(三)还原反应

醛、酮分子中的羰基,在催化剂的作用下,加氢还原生成相应的伯醇或仲醇,此反应称为催化加氢反应,常用的催化剂有 Ni、Pt、Pd 等。反应通式如下:

醛:
$$R-\overset{\overset{\displaystyle O}{\|}}{C}-H + H_2 \xrightarrow{Ni} RCH_2OH \quad (伯醇)$$

酮:
$$R-\overset{\overset{\displaystyle O}{\|}}{C}-R' + H_2 \xrightarrow{Ni} R-\overset{\overset{\displaystyle OH}{|}}{\underset{\underset{\displaystyle H}{|}}{C}}-R' \quad (仲醇)$$

三、醛的特殊性质

(一)与弱氧化剂的反应

微课:醛和酮
的不同性质

醛的羰基碳原子上连接的氢原子,易被氧化,即使弱的氧化剂也可以将醛氧化成同碳原子数的羧酸。而酮不能被弱氧化剂氧化,但在强氧化剂(如重铬酸钾加浓硫酸)存在下,会发生碳链断裂,生成碳原子数较少的羧酸混合物。因此,可以利用弱氧化剂来区别醛和酮。常用的弱氧化剂有托伦试剂、斐林试剂。

1. 与托伦试剂的反应 托伦试剂是硝酸银的氨溶液,具有弱氧化性,当它与醛共热时,醛被氧化为羧酸,试剂中的银离子被还原生成单质银,附着在玻璃器壁上,形成银镜,故此反应也称为银镜反应。

$$RCHO + 2[Ag(NH_3)_2]OH \xrightarrow[\text{(水浴)}]{\triangle} RCOONH_4 + 2Ag\downarrow + 3NH_3\uparrow + H_2O$$
无色   银镜

醛均能发生银镜反应,酮则不能。此反应可用于鉴别醛和酮。

2. 与斐林试剂的反应 斐林试剂是由硫酸铜与酒石酸钾钠的碱溶液等体积混合而成的蓝色溶液。试剂中 Cu^{2+}(配离子)作为氧化剂,将脂肪醛氧化成相应的羧酸,而自身被还原生成砖红色的氧化亚铜沉淀。甲醛的还原性比较强,可以进一步将氧化亚铜还原为铜,在洁净的试管壁上形成铜镜。但斐林试剂不能氧化芳香醛。因此可用斐林反应来区别脂肪醛和芳香醛。

$$RCHO + Cu^{2+}(\text{配离子}) \xrightarrow[\triangle]{OH^-} RCOONa + Cu_2O\downarrow$$

(二)与希夫试剂的显色反应

将二氧化硫通入品红的水溶液,待红色褪去成为无色溶液,即为品红亚硫酸溶液,又称为希夫试剂。醛与希夫试剂作用,显紫红色;而酮不能发生该反应,故常用此反应鉴别醛和酮。甲醛与希夫试剂作用生成的紫红色物质遇硫酸紫红色不消失,而其他醛生成的紫红色物质遇硫酸后褪色,故用此方法也可将甲醛与其他醛区分开来。

【课堂讨论】
请同学们比较甲醛、乙醛、苯甲醛在化学性质方面的差异,并设计实验区分三种物质。

视频:与托伦
试剂反应

视频:与斐林
试剂反应

视频:与希夫
试剂反应

动画:醛的特性
反应

第三节 重要的醛和酮

一、甲醛

甲醛(HCHO)俗称蚁醛,常温下是具有强烈刺激性气味的无色气体,沸点 $-19.5℃$,易溶于水。甲醛有凝固蛋白质的作用,因此具有杀菌防腐能力。体积分数为 40% 的甲醛水溶液称为福尔马林,是常用的外科器械消毒剂和保存动物标本的防腐剂。

甲醛对健康危害较大,能与蛋白质结合,可表现为对皮肤黏膜的刺激,高浓度吸入时会对呼吸道造成严重刺激。皮肤直接接触甲醛可引起过敏性皮炎、色斑、坏死等。

二、乙醛

乙醛（CH_3CHO）是一种无色、易挥发、具有刺激性气味的液体，沸点 21℃，易溶于水、乙醇和乙醚，是重要的化工原料。

三氯乙醛是乙醛的重要衍生物，是一种无色易挥发油状液体，有刺激性气味。可溶于水、乙醇、乙醚和三氯甲烷，与水化合生成的三氯乙醛水合物，简称水合氯醛，具有催眠和镇静的作用。

三、丙酮

视频：与亚
硝酰铁氰
化钠反应

丙酮（CH_3COCH_3）是易挥发、易燃的无色液体，沸点 56.5℃，可与水混溶，丙酮能溶解许多有机化合物，是常用的有机溶剂。

丙酮是人体内脂肪代谢的产物之一。正常人血液中丙酮的浓度很低。糖尿病患者由于糖代谢障碍，体内常有过量的丙酮产生，并随尿排出或经肺呼出体外。临床上检查糖尿病患者尿液中是否含有丙酮，可将亚硝酰铁氰化钠溶液和氢氧化钠溶液加入尿中，如有丙酮存在，尿液即呈鲜红色。此外，也可用碘仿反应来检查。

课后练习

一、命名下列化合物或写出其结构简式

1. $CH_3CH_2CH(CH_3)CH_2CHO$

2. $HOCH_2CH_2CH_2CH_2CHO$

3. CH_3COCH_3

4. $CH_3COCH_2COCH_3$

5.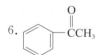

6. 苯基-CO-CH₃（苯乙酮，结构式为苯环连接 $\overset{O}{\overset{\|}{C}}CH_3$）

7. 3-甲基丁醛

8. 4-戊烯-2-酮

二、填空题

1. 醛和酮都是含有 _____ 的化合物，醛的官能团是 _____，酮的官能团是 _____。

2. _____、_____、_____ 能与 HCN 发生加成反应，生成 α-羟基腈。

3. 在药物分析中，常用氨的衍生物作为鉴定具有羰基结构的药物的试剂，所以将氨的衍生物称为 _____。

4. 能发生碘仿反应的有 _____、_____、_____ 和 _____。

5. 斐林试剂能将脂肪醛氧化，Cu^{2+} 被还原为 _____，其颜色为 _____。

三、选择题

1. 下列物质不能与托伦试剂反应的是（　　　）。

   A. 乙醛　　　　B. 丙酮　　　　C. 苯甲醛　　　　D. 甲醛

2. 下列物质不能发生卤仿反应的是（　　　）。

   A. 乙醛　　　　B. 丙醛　　　　C. 丙酮　　　　D. 2-戊酮

3. 以下物质与格氏试剂反应能制备伯醇的是(　　)。

A. 甲醛　　B. 乙醛　　C. 丙酮　　D. 苯乙酮

4. 醛加氢还原生成(　　)。

A. 伯醇　　B. 仲醇　　C. 羧酸　　D. 酮

5. 生物标本防腐剂“福尔马林”的成分是(　　)。

A. 40%甲醇水溶液　　B. 40%甲醛水溶液

C. 40%甲酸水溶液　　D. 40%丙酮水溶液

四、判断题

1. 醛、酮的沸点比分子量相近的烷、烃高,比相应的醇低。(　　)
2. 苯乙酮能与 HCN 发生加成反应。(　　)
3. 采用催化氢化可将醛、酮还原,醛还原为伯醇,酮还原为仲醇。(　　)
4. 斐林试剂能区分甲醛和乙醛。(　　)
5. 丙醇和丙酮都能发生碘仿反应。(　　)

五、完成下列反应式

1. $CH_3CHO + HCN \longrightarrow$
2. $HCHO + CH_3CH_2MgBr \longrightarrow$
3. $CH_3CH{=}CHCHO \xrightarrow[H_3O^+]{LiAlH_4/THF}$

六、简答题

设计一个简单的实验,区分甲醛、乙醛和苯甲醛。

(刘　超)

第十五章
在线测试

第十六章 羧酸和取代羧酸

第十六章
思维导图

学习目标:

1. 掌握羧酸及取代羧酸的结构和命名方法,主要化学性质。
2. 熟悉羧酸及取代羧酸的分类,羧酸的物理性质。
3. 了解医药中常见的羧酸及取代羧酸。

第一节 羧   酸

【问题导入】

在我们的生活当中,有些食物是大家所熟悉的,如食用醋、酸奶、苹果和柠檬等,这些食物的共同点是都有酸味,食用醋的酸味来源于醋酸,酸奶的酸味来源于乳酸,苹果的酸味来源于苹果酸,而柠檬的酸味来源于柠檬酸。

问题:1. 这些酸的化学结构是什么?

2. 这些酸属于哪类有机化合物? 它们有哪些性质?

自然界中羧酸和取代羧酸常以游离或结合状态存在于动植物体中,如苹果酸、醋酸、乳酸等。它们与医药卫生关系密切,许多物质是体内物质代谢的中间产物,有些物质具有重要的药用价值。因此本章的内容对生物化学、药理学等课程的学习具有重要意义。

一、羧酸的结构、分类和命名

微课:羧酸的
分类、命名、
性质

(一)羧酸的结构

一元羧酸的结构通式为 R—COOH(甲酸的 R 为 H)或 Ar—COOH,其官能团为羧基(—COOH)。

(二)羧酸的分类

根据烃基的种类不同,羧酸可分为脂肪族羧酸、脂环族羧酸和芳香族羧酸;按烃基是否饱和可分为饱和羧酸和不饱和羧酸;根据羧酸分子中所含羧基数目,又可分一元羧酸、二元羧酸和多元羧酸(表16-1)。

表16-1 羧酸的分类

分类	一元羧酸	二元羧酸
饱和羧酸	CH_3COOH 乙酸	$HOOC—COOH$ 乙二酸
不饱和羧酸	$H_2C\text{=}CHCOOH$ 丙烯酸	$HOOCCH\text{=}CHCOOH$ 丁烯二酸
脂环族羧酸	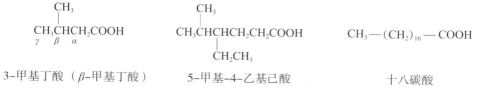 环己甲酸	1,2-环己甲酸
芳香族羧酸	苯甲酸	邻苯二甲酸

(三) 羧酸的命名

羧酸通常用俗名,许多羧酸是从天然产物中分离得到,因此常根据来源而得名。脂肪酸如蚁酸、醋酸、油酸,最初分别从蚂蚁、食醋和油脂中得到,故而得名。许多高级一元羧酸最早由脂肪水解而得,故又称高级脂肪酸,如十六碳酸称为软脂酸,十八碳酸称为硬脂酸。

羧酸的系统命名原则与醛相似,命名时将醛字改成酸字即可。

1. 命名饱和脂肪族羧酸时,选择含羧基的最长碳链作为主链,按主链碳原子数目称为某酸;从羧基碳原子开始用阿拉伯数字给主链编号,简单羧酸也可用希腊字母(α、β、γ等)从与羧基相邻的碳原子开始编号以确定取代基的位次。例如:

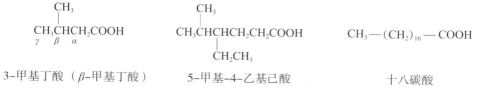

3-甲基丁酸(β-甲基丁酸)　　　5-甲基-4-乙基己酸　　　十八碳酸

2. 命名脂肪族二元羧酸时,选择含两个羧基在内的最长碳链作主链,称为某二酸。例如:

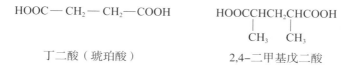

丁二酸(琥珀酸)　　　2,4-二甲基戊二酸

3. 命名不饱和羧酸时,选择含羧基和不饱和键在内的最长碳链为主链,称为"某烯酸"或"某炔酸"。主链碳原子的编号仍从羧基碳开始,把不饱和键位置写在主链名称之前。如主链碳原子数多于 10 个时,需要在中文数后加个"碳"字。例如:

$$CH_2{=}CHCHCOOH$$
$$CH_3$$(上方)

2-甲基-3-丁烯酸

$$CH_3CH_2CH{=}CHCOOH$$

2-戊烯酸

$$CH_3(CH_2)_4CH{=}CHCH_2CH{=}CH(CH_2)_7COOH$$

9,12-十八碳二烯酸(亚油酸)

4. 命名含有碳环的羧酸时,将碳环看作取代基,以脂肪酸作为母体进行命名。

苯甲酸   间苯二甲酸   环戊基乙酸

二、羧酸的性质

(一)物理性质

在常温下,饱和一元羧酸中,1~9 个碳原子的羧酸是有刺激性气味的液体,10 个以上碳原子的脂肪族羧酸则是无味无臭的蜡状固体;脂肪族二元羧酸和芳香羧酸都是结晶性固体。4 个以下碳原子的羧酸可与水混溶,但随着碳链的增长,水溶性迅速降低。羧酸的熔点、沸点都随着分子量的增加而升高,并且比分子量相近的醇高,这是由于两个羧酸分子间可通过 2 个氢键彼此缔合成二聚体的缘故。

$$R{-}C\begin{matrix}O{-}{-}{-}{-}{-}H{-}O\\\\O{-}H{-}{-}{-}{-}{-}O\end{matrix}C{-}R$$

(二)化学性质

1. 酸性   饱和一元羧酸属于弱酸,其酸性强于碳酸和酚,它们的酸性排序为:饱和一元羧酸>碳酸>酚。根据上面酸性排序,可知羧酸能与 $NaHCO_3$ 反应,而苯酚不能与 $NaHCO_3$ 反应,所以利用这个性质可鉴别羧酸和酚类化合物。

$$RCOOH+NaOH \longrightarrow RCOONa+H_2O$$
$$RCOOH+NaHCO_3 \longrightarrow RCOONa+CO_2\uparrow+H_2O$$
$$2RCOOH+Na_2CO_3 \longrightarrow 2RCOONa+CO_2\uparrow+H_2O$$

制药工业常把一些含羧基难溶于水的药物制成易溶于水的盐,如常用的青霉素 G 钾盐和钠盐,供临床注射用。

【课堂讨论】

1. 将少量的食醋和小苏打混合在一起后,会有什么现象发生? 为什么?

2. 下列化合物酸性强弱顺序如何?

乙酸、甲酸、碳酸、苯酚、苯甲酸

2. 羧酸衍生物的生成　羧酸分子中的羟基不易被取代,但在一定条件下,可以被卤素(—X)、酰氧基($R—\overset{\text{O}}{\underset{\|}{C}}—O—$)、烷氧基(—OR)、氨基(—NH$_2$)取代,生成相应的酰卤、酸酐、酯和酰胺等衍生物。

(1) 酰卤的生成:羧基中的羟基被卤素取代的产物为酰卤。最常见的为酰氯,可由羧酸与三氯化磷、五氯化磷和氯化亚砜等反应制取。

$$RCOOH + PCl_3 \longrightarrow R—\overset{O}{\underset{\|}{C}}—Cl + H_3PO_3$$

$$RCOOH + PCl_5 \longrightarrow R—\overset{O}{\underset{\|}{C}}—Cl + POCl_3 + HCl\uparrow$$

$$RCOOH + SOCl_2 \longrightarrow R—\overset{O}{\underset{\|}{C}}—Cl + SO_2\uparrow + HCl\uparrow$$

(2) 酸酐的生成:羧酸(除甲酸外)在乙酸酐、P_2O_5 等脱水剂存在的情况下加热,两个羧基间脱水生成的产物称为酸酐。例如:

$$R—\overset{O}{\underset{\|}{C}}—OH + HO—\overset{O}{\underset{\|}{C}}—R \xrightarrow[\triangle]{\text{脱水剂}} R—\overset{O}{\underset{\|}{C}}—O—\overset{O}{\underset{\|}{C}}—R + H_2O$$

二元羧酸受热发生分子内脱水生成较稳定的五元或六元的环状酸酐,如邻苯二甲酸酐可由邻苯二甲酸脱水得到。

(3) 酰胺的生成:向羧酸中通入氨生成羧酸的铵盐,加热后分子内脱水生成酰胺。

$$R—\overset{O}{\underset{\|}{C}}—OH + NH_3 \longrightarrow RCOONH_4 \xrightarrow{\triangle} R—\overset{O}{\underset{\|}{C}}—NH_2 + H_2O$$

3. 酯化反应　羧酸与醇在强酸作用下,生成酯和水的反应称为酯化反应。酯和水在同样条件下又可以生成羧酸和醇,这个反应称为酯的水解反应。所以酯化反应是可逆反应。为了提高酯的产率,通常是加入过量廉价的酸或醇,或从反应体系中不断分离出生成的酯或水,使平衡向右移动。

$$CH_3COOH + R'OH \underset{\triangle}{\overset{浓H_2SO_4}{\rightleftharpoons}} R-\overset{\overset{\displaystyle O}{\|}}{C}-OR' + H_2O$$

$$CH_3-\overset{\overset{\displaystyle O}{\|}}{C}\boxed{-OH + H}-\overset{18}{O}CH_2CH_3 \underset{\triangle}{\overset{浓H_2SO_4}{\rightleftharpoons}} CH_3\overset{\overset{\displaystyle O}{\|}}{C}-\overset{18}{O}CH_2CH_3 + H_2O$$
乙酸乙酯

如果用含有 ^{18}O 的乙醇与乙酸进行酯化反应,发现 ^{18}O 存在于生成酯的分子中,这一现象表明酯化反应是羧酸的酰氧键断裂,羧酸中的羟基被醇中的烃氧基取代。

4. 脱羧反应 羧酸分子脱去羧基中的 CO_2 的反应称为脱羧反应。饱和一元羧酸对热稳定,通常不易发生脱羧反应。但在特殊条件下,如低级羧酸的钠盐与碱石灰($NaOH-CaO$)共热,也可发生脱羧反应,生成少一个碳原子的烃。

$$CH_3COONa + NaOH \xrightarrow[\triangle]{CaO} CH_4 + Na_2CO_3$$

二元羧酸比一元羧酸容易脱羧,受热脱羧后生成少一个碳原子的一元羧酸。例如:

$$\begin{matrix} COOH \\ | \\ COOH \end{matrix} \xrightarrow{\triangle} HCOOH + CO_2\uparrow$$

$$HOOCCH_2COOH \xrightarrow{\triangle} CH_3COOH + CO_2\uparrow$$

在生物体内,羧酸可在脱羧酶的作用下直接脱羧。脱羧反应是生物体内的重要反应,是人体产生二氧化碳的主要反应。

三、重要的羧酸

(一) 甲酸

甲酸($HCOOH$)因最初从蚂蚁体内得到而俗称蚁酸,存在于蜂类、蚁类等昆虫的毒液中。甲酸是无色有刺激性气味的液体,易溶于水,具有较强的腐蚀性。甲酸具有杀菌能力,可用作消毒剂或防腐剂,在工业上用作还原剂和橡胶凝聚剂,也用来合成酯和某些染料。

甲酸的酸性比其他一元羧酸强($pK_a=3.75$)。甲酸因含有醛基,故甲酸能发生银镜反应,也能使高锰酸钾溶液褪色。

(二) 乙酸

乙酸(CH_3COOH)俗称醋酸,是食醋中主要的酸性物质。乙酸是具有强烈刺激性酸味的无色液体,熔点为 16.6℃,能与水混溶。纯乙酸在温度低于 16.6℃时凝成冰状固体,故又称冰醋酸。乙酸有抗细菌和真菌的作用,医药上常用乙酸稀溶液作为消毒防腐剂,用食醋消毒法预防流行性感冒,用 30% 的乙酸溶液外搽治疗甲癣等。

（三）乙二酸

乙二酸（HOOC—COOH）俗称草酸，是最简单的二元羧酸，常以盐的形式存在于草本植物中，通常为含有两分子结晶水的无色晶体，熔点为 101.5℃。加热失去结晶水而成为无水草酸。草酸的酸性是所有一元羧酸和二元羧酸中最强的，具有还原性，容易被高锰酸钾氧化，因草酸可与许多金属离子形成可溶性配合物，所以草酸还可用于去除铁锈和蓝墨水污渍。

（四）苯甲酸

苯甲酸（ ）俗称安息香酸，因最初从安息香中得到，是最简单的芳香酸。苯甲酸为白色鳞片或针状结晶，熔点为 121.7℃，微溶于冷水，易溶于热水。苯甲酸具有杀菌防腐作用，药用时通常涂在皮肤上，用以治疗因真菌感染而引起的癣类的皮肤疾病。苯甲酸及其钠盐常用作食品防腐剂。

苯甲酸的酸性比甲酸弱，但比其他一元羧酸强。

第二节　羟基酸和酮酸

微课：羟基酸

一、羟基酸

羟基酸是羧酸分子中烃基上的氢原子被羟基取代后生成的化合物，在自然界分布很广，如从苹果、柠檬中提取的苹果酸、柠檬酸，人体代谢中产生的乳酸等。许多羟基酸在食品和医药工业上有着广泛的用途。

（一）羟基酸的分类和命名

根据烃基的类别，羟基酸可分为醇酸和酚酸两类，羟基与脂肪烃基直接相连的羟基酸称为醇酸；羟基与芳环直接相连的称为酚酸。又根据羟基和羧基的相对位置不同，醇酸可分为 α-醇酸、β-醇酸和 γ-醇酸等。

$$\underset{\alpha\text{-醇酸}}{CH_3CH_2CH_2\overset{\overset{\displaystyle OH}{|}}{C}HCOOH} \qquad \underset{\beta\text{-醇酸}}{CH_3CH_2\overset{\overset{\displaystyle OH}{|}}{C}HCH_2COOH} \qquad \underset{\gamma\text{-醇酸}}{CH_3\overset{\overset{\displaystyle OH}{|}}{C}HCH_2CH_2COOH}$$

羟基酸的系统命名是以羧酸作为母体，羟基作为取代基来命名的，取代基的位置用阿拉伯数字或希腊字母表示。许多羟基酸是天然产物，常根据其来源而采用俗名。

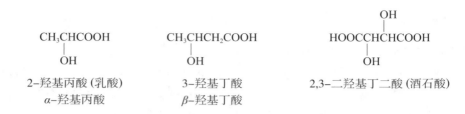

$$CH_3CHCOOH$$
$$|$$
$$OH$$

2-羟基丙酸(乳酸)
α-羟基丙酸

$$CH_3CHCH_2COOH$$
$$|$$
$$OH$$

3-羟基丁酸
β-羟基丁酸

$$\begin{array}{c}OH\\ |\\ HOOCCHCHCOOH\\ |\\ OH\end{array}$$

2,3-二羟基丁二酸(酒石酸)

(二)羟基酸的理化性质

羟基酸一般是黏稠液体或晶体,羟基酸在水中的溶解度大于相应的醇、酚或脂肪酸,因其分子中的羧基和羟基都能和水形成氢键。

羟基酸分子中含有羟基和羧基两种官能团,因此具有羟基和羧基的一般性质,如醇羟基可以氧化、酯化、脱水等,酚羟基有酸性并能与三氯化铁溶液显色,羧基具有酸性,可成盐、成酯等;又由于羟基和羧基间的相互影响,而使得羟基酸表现出一些特殊的性质。

1. 酸性 由于羟基的吸电子作用影响,使得醇酸的酸性比相应的羧酸强。随着羟基和羧基的距离增大,酸性逐渐减弱。

$$CH_3 — CH — COOH$$
$$|$$
$$OH$$

$$CH_2CH_2 — COOH$$
$$|$$
$$OH$$

$$CH_3CH_2COOH$$

pK_a 3.87   4.51   4.86

2. 氧化反应 醇酸中的羟基由于受羧基的影响更容易被氧化。如托伦试剂稀硝酸不能氧化醇,却能将醇酸氧化成醛酸或酮酸。例如:

$$CH_3 — CH — COOH \xrightarrow[\triangle]{托伦试剂} CH_3 — \overset{O}{\overset{\|}{C}} — COOH + Ag$$
$$|$$
$$OH$$

$$CH_3CHCH_2COOH \xrightarrow{稀硝酸} CH_3\overset{O}{\overset{\|}{C}}CH_2COOH$$
$$|$$
$$OH$$

3. 脱水反应 醇酸对热不稳定,加热后易发生脱水反应。由于羟基和羧基的相对位置不同,其脱水产物和脱水方式也不同。

(1) α-醇酸:α-醇酸受热时,两分子间交叉脱水,生成六元环的交酯。例如:

α-羟基丙酸   丙交酯

(2) β-醇酸:β-醇酸受热时,分子内脱水生成 α, β-不饱和酸。例如:

$$CH_3 — CH — CH — COOH \xrightarrow{\triangle} CH_3 — CH = CH — COOH + H_2O$$
$$\quad\quad | \quad\quad |$$
$$\quad\quad OH \quad\, H$$

（3）γ-醇酸和δ-醇酸发生分子内脱水,生成内酯。例如：

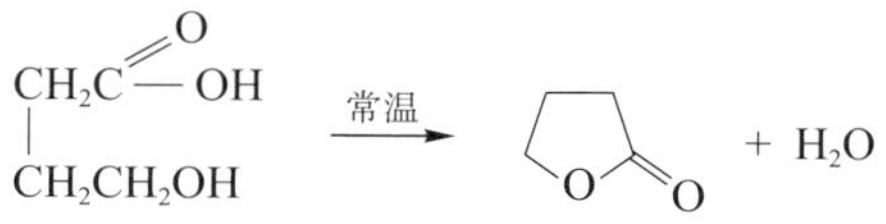

γ-丁内酯

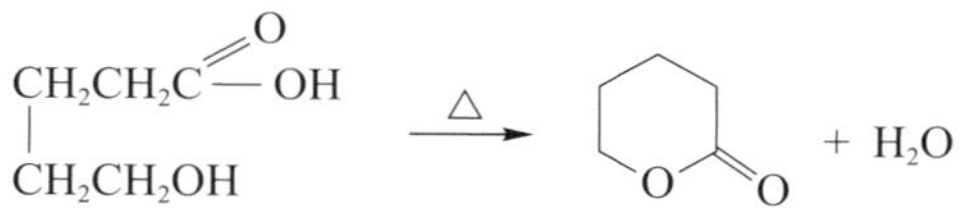

δ-戊内酯

药物中有一类称为大环内酯类抗生素,它们具有一个 14～16 元内酯环的基本结构。红霉素、麦迪霉素、乙酰螺旋霉素均为大环内酯类抗生素。

【课堂讨论】
　如何用化学方法鉴别苯甲酸和水杨酸？

（三）医学上常见的羟基酸

1. 乳酸（ $\underset{\underset{OH}{|}}{CH_3CHCOOH}$ ）　学名为 2-羟基丙酸。乳酸最初是从酸牛奶中得到的,故由此得名,是葡萄糖经乳酸菌发酵所得的产物。人在剧烈运动时,由于氧气供应不足,肌肉中的糖类通过酵解生成乳酸,肌肉会因乳酸的堆积而感到酸痛,休息后,酸痛感消失是由于乳酸被转化或者代谢生成了二氧化碳和水。

2. 酒石酸（ $\begin{array}{c} HO-CH-COOH \\ | \\ HO-CH-COOH \end{array}$ ）　学名为 2,3-二羟基丁二酸。酒石酸氢钾难溶于乙醇,在葡萄酒酿制的过程中会以细小的晶体析出,古代称这种附着在酒桶上的沉淀为酒石,酒石酸因此得名。酒石酸作为食品中的抗氧化剂,可使食物具有酸味。酒石酸最大的用途是用作食品添加剂,也是药物工业原料。酒石酸锑钾有抗血吸虫的作用。

3. 柠檬酸（ $\begin{array}{c} CH_2COOH \\ | \\ HO-C-COOH \\ | \\ CH_2COOH \end{array}$ ）　学名为 3-羟基-3-羧基戊二酸,存在于柠檬及柑橘类的水果中,故称为柠檬酸,又称为枸橼酸。柠檬酸为无色透明结晶,有较强的酸味,易溶于水、乙醇和乙醚。无水柠檬酸熔点为 153℃,含一分子结晶水的柠檬酸熔点为 100℃,在干燥空气中微有风化性。

柠檬酸常用作糖果和饮料的矫味剂、清凉剂,用于配制汽水和碳酸饮料,也是制药工业的重要原料,并在印染工业中作媒染剂。医药上,柠檬酸钠有抗凝血和利尿作用,柠檬酸的镁盐是温和的泻药,柠檬酸铁铵是常用的补血剂,枸橼酸哌嗪是驱虫药。

4. 水杨酸（ ）　学名为邻羟基苯甲酸，存在于柳树、水杨树皮及其他植物中。水杨酸是白色针状结晶，熔点为 159℃，微溶于水，易溶于沸水、乙醇和乙醚，加热至 79℃可升华。

水杨酸属酚酸，具有酚和羧酸的一般性质，遇三氯化铁试剂显紫红色，在空气中易氧化，水溶液显酸性，能成盐、成酯等，加热至熔点易发生脱羧反应。

水杨酸具有杀菌防腐、解热镇痛和抗风湿作用，常用作抗风湿和因霉菌感染引起的皮肤病的外用药。由于水杨酸对肠胃有刺激作用，不宜内服，常用水杨酸的衍生物乙酰水杨酸（即阿司匹林）作为解热镇痛和抗风湿药物。水杨酸的钠盐可作食品防腐剂和口腔清洁剂。

水杨酸与乙酸酐在冰醋酸中共热，可生成乙酰水杨酸，其商品名为阿司匹林。

$$\text{水杨酸} + (CH_3CO)_2O \xrightarrow[\triangle]{\text{冰醋酸}} \text{乙酰水杨酸} + CH_3COOH$$

阿司匹林是白色结晶，熔点为 135℃，无臭或微带酸味，难溶于水，易溶于乙醇、乙醚及三氯甲烷等有机溶剂。阿司匹林在潮湿空气中可水解生成水杨酸和乙酸。水解后生成的水杨酸遇 $FeCl_3$ 显紫色，《中国药典》（2020 年版）以此检验和鉴别乙酰水杨酸。

二、酮酸

分子中既含有酮基又含有羧基的化合物称为酮酸。酮酸可根据酮基与羧基相对位置，分为 α-酮酸、β-酮酸和 γ-酮酸等。

（一）酮酸的结构和命名

α-酮酸的结构通式为 $R-\overset{O}{\underset{}{C}}-COOH$，酮酸的官能团为—COOH（羧基）和—CO—（酮基）。

酮酸的系统命名是选择含有羧基和酮基的最长碳链为主链，称为某酮酸。编号从羧基碳开始，用阿拉伯数字或希腊字母标明酮基的位置。例如：

$$\underset{\text{丙酮酸}}{CH_3\overset{O}{\overset{\|}{C}}COOH} \qquad \underset{\text{3-丁酮酸（乙酰乙酸）}}{CH_3\overset{O}{\overset{\|}{C}}CH_2COOH} \qquad \underset{\text{丁酮二酸（草酰乙酸）}}{HOOC\overset{O}{\overset{\|}{C}}CH_2COOH}$$

（二）酮酸的性质

酮酸分子中含有酮基和羧基，所以既具有酮基的性质又具有羧基的性质。

1. 酸性　由于羰基的吸电子能力比羟基强，所以酮酸的酸性比相应的醇酸强。例如：

微课：酮酸

	CH₃COCOOH	CH₃CH₂COOH

$$\text{CH}_3\text{COCOOH} \qquad\qquad \text{CH}_3\text{CH}_2\text{COOH}$$
$$\text{p}K_a \qquad\qquad 2.5 \qquad\qquad\qquad 4.87$$

2. 脱羧反应　α-酮酸与稀硫酸共热时,可失去 CO_2 而生成少一个碳原子的醛。例如:

$$\text{CH}_3-\overset{\overset{\text{O}}{\|}}{\text{C}}-\text{COOH} \xrightarrow[\triangle]{\text{稀 H}_2\text{SO}_4} \text{CH}_3\text{CHO} + \text{CO}_2\uparrow$$

β-酮酸只有在低温下才稳定,受热易脱羧生成酮,称为酮式分解。例如:

$$\text{CH}_3\overset{\overset{\text{O}}{\|}}{\text{C}}\text{CH}_2\text{COOH} \xrightarrow[\text{或} \triangle]{\text{脱羧酶}} \text{CH}_3-\overset{\overset{\text{O}}{\|}}{\text{C}}-\text{CH}_3 + \text{CO}_2\uparrow$$

在生物体内,β-酮酸也可在脱羧酶的作用下发生类似的脱羧反应。

(三) 医学上常见的酮酸

1. 丙酮酸（$\text{CH}_3-\overset{\overset{\text{O}}{\|}}{\text{C}}-\text{COOH}$)　丙酮酸为无色液体,沸点为 165℃,易溶于水、乙醇和乙醚。丙酮酸是人体内糖类、脂类、蛋白质代谢的中间产物,在体内可转化成氨基酸或柠檬酸等,具有重要的生理作用。丙酮酸也是乳酸在人体内的氧化产物,丙酮酸与乳酸在体内酶的作用下可相互转化。

$$\text{CH}_3-\overset{\overset{\text{O}}{\|}}{\text{C}}-\text{COOH} \underset{\text{[O]}}{\overset{\text{酶 [H]}}{\rightleftharpoons}} \overset{\overset{\text{OH}}{|}}{\text{CH}_3\text{CHCOOH}}$$

2. β-丁酮酸（ $\text{CH}_3\overset{\overset{\text{O}}{\|}}{\text{C}}\text{CH}_2\text{COOH}$ ）　又称为乙酰乙酸,是最简单的 β-酮酸,为无色黏稠的液体,可与水或乙醇混溶。医学上将 β-羟基丁酸、β-丁酮酸和丙酮三者合称为酮体。酮体是脂肪酸在人体内代谢的中间产物,三者在人体内可相互转化。

$$\overset{\overset{\text{OH}}{|}}{\text{CH}_3\text{CHCH}_2\text{COOH}} \underset{+2\text{H}}{\overset{-2\text{H}}{\rightleftharpoons}} \text{CH}_3\overset{\overset{\text{O}}{\|}}{\text{C}}\text{CH}_2\text{COOH} \longrightarrow \text{CH}_3-\overset{\overset{\text{O}}{\|}}{\text{C}}-\text{COOH}$$
$$\beta\text{-羟基丁酸} \qquad\qquad \beta\text{-丁酮酸} \qquad\qquad 丙酮$$

【知识拓展】

酮症酸中毒

正常成人血中酮体含量很少,仅为 0.03～0.5mmol/L,但是在饥饿、患糖尿病及食入高脂低糖膳食时,肝中酮体生成的量会增多,当生成量超过肝外组织利用能力时,可使血中酮体的量升高,称为酮血症,如果尿中出现酮体称为酮尿症。由于乙酰乙酸、β-羟基丁酸都是较强的酸,所以当血中酮体的浓度过高,就会导致酮症酸中毒。

课后练习

一、填空题

1. 饱和一元羧酸的结构通式是_____,其官能团是_____。乙酸的酸性比碳酸_____,它能与 $NaHCO_3$ 反应,放出_____气体。

2. 酮体是_____、_____、_____三者的合称。血液中酮体含量增高,将会使血液中酸性增强,而有引发_____中毒的可能。

3. 乙酸是弱酸,能使紫色石蕊试液变_____。

4. 乙酸和乙醇发生酯化反应脱水时,_____失掉的是羟基,而_____失掉的是羟基上的氢原子。

5. 从结构上看,酯是由_____和_____组成的化合物。

二、选择题

1. 可以用来区分甲酸和乙酸的试剂是(　　　)。
   A. 石蕊试剂　　　　B. 金属钠　　　　C. 托伦试剂　　　　D. Na_2CO_3

2. 乙酰基($CH_3CO—$)是(　　　)去掉—OH 后余下的基团。
   A. 甲酸　　　　B. 乙酸　　　　C. 丙酸　　　　D. 丁酸

3. 下列羧酸中,加热能脱羧生成 $HCOOH$ 的是(　　　)。
   A. 丙酸　　　　B. 乙酸　　　　C. 乙二酸　　　　D. 己二酸

4. 人在剧烈运动后,感到全身酸痛,是因为肌肉中(　　　)。
   A. 碳酸含量增高　　　　　　　　B. 柠檬酸含量增高
   C. 乳酸含量增高　　　　　　　　D. 苹果酸含量增高

5. 下列化合物酸性最强的是(　　　)。
   A. $ClCH_2COOH$　　B. Cl_3CCOOH　　C. CH_3COOH　　D. $Cl_2CHCOOH$

三、判断题

1. 羧基是羧酸的官能团。 (　　　)
2. 甲酸的酸性比其他饱和一元羧酸强。 (　　　)
3. 酯化反应是可逆的,其逆反应是酯的水解反应。 (　　　)
4. 水果中含有芳香气味的低级酯。 (　　　)
5. 二元羧酸对热比较敏感,易发生脱羧反应。 (　　　)
6. 羧基就是由羰基和羟基结合而成。 (　　　)

四、命名或写出下列化合物的结构简式

1.
$$CH_3CH_2\overset{\overset{\displaystyle C_2H_5}{|}}{C}HCH_2COOH$$

2.

3.
$$CH_3CH_2\overset{\overset{\displaystyle OH}{|}}{C}HCH_2COOH$$

4.
$$CH_3\overset{\overset{\displaystyle O}{||}}{C}CH_2COOH$$

5. CH₃—CHCOOH
    |
    CH₂COOH

6. 草酸

7. 水杨酸

8. 酒石酸

9. 乳酸

10. 2-甲基-3-戊酮酸

五、完成下列反应方程式

1. 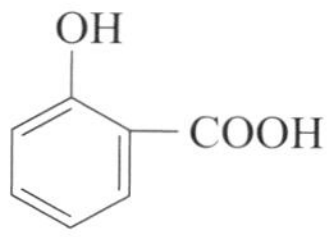 OH ——COOH ＋ NaHCO₃ ——→

2. $CH_3COOH + CH_3CH_2CH_2OH \xrightleftharpoons[\triangle]{浓硫酸}$

3. $HOOC—COOH \xrightarrow{\triangle}$

六、用化学方法鉴别下列各组化合物

1. 甲酸、乙酸、乙二酸

2. 水杨酸、乳酸

3. 苯甲醇、苯甲醛、苯甲酸

（马瑞菊）

第十六章
在线测试

第十七章 对映异构

第十七章
思维导图

学习目标:

1. 掌握手性、手性分子、旋光性和对映异构体等基本概念。

2. 熟悉物质的旋光性与结构的关系。

3. 了解含有手性碳原子化合物的对映异构体及构型的表示方法。

【问题导入】

"反应停"事件

20 世纪 50 年代,一种用于治疗孕妇妊娠早期的妊娠呕吐药物"反应停"(沙利度胺)在欧洲上市,但不久就发现服用此药物的孕妇生出的婴儿严重畸形。后来发现是由于其 R 型对映体具有镇静止吐作用,而 S 型对映体不具有镇静止吐作用,反而具有致畸作用。这次事件使人们对手性药物有了进一步的认识。

问题:1. 什么是手性药物?

2. 如何判断旋光异构体的构型?

在有机化合物中,同分异构现象普遍存在。同分异构分为构造异构和立体异构两大类(图 17-1)。构造异构包括碳链异构、位置异构和官能团异构;立体异构包括构象异构和构型异构。构型异构又可分为顺反异构和旋光异构。

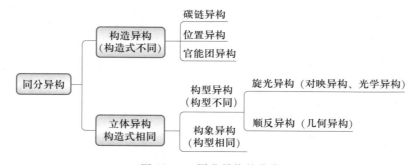

图 17-1　同分异构的分类

多数天然产物如糖类、蛋白质、核酸及许多药物都具有旋光性,存在旋光异构现象。通常旋光异构体中某一种构型的化合物可以与具有手性特征的生物大分子通过严格手性匹配和识别而发挥其生物活性,而其他构型的化合物生物活性很弱或者没有。因此,研究旋光异构在医学上具有重要的生理意义。

第一节　平面偏振光和物质的旋光性

旋光异构现象通过异构体对平面偏振光的作用表现出来,所以学习旋光异构需首先了解平面偏振光。

一、平面偏振光

光波是一种电磁波,并且是一种横波,即光的传播方向与振动方向垂直。当普通光通过棱镜时,只有在与棱镜晶轴平行的平面上振动的光才能够全部通过,这种只在一个平面内振动的光叫平面偏振光,简称偏振光(图 17-2)。

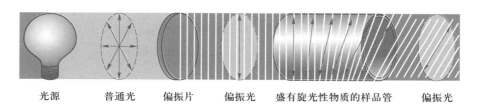

光源　　　　普通光　　　偏振片　　　偏振光　　盛有旋光性物质的样品管　　　偏振光

图 17-2　平面偏振光的形成和物质的旋光性

二、物质的旋光性

自然界中有许多物质能使偏振光的振动面发生偏转,这种能使偏振光的振动面发生偏转的物质叫作旋光性物质(也称为光学活性物质,图 17-2),使偏振光的振动面发生偏转的性质称为物质的旋光性。

当偏振光通过旋光性物质的溶液时,有些物质使偏振光的振动面向左旋转,这种物质具有左旋性,以"-"或"l"表示;另一些物质使偏振光向右旋转,具有右旋性,以"+"或"d"表示。

三、旋光度和比旋光度

旋光性物质使偏振光振动面偏转的角度称为旋光度,用 α 表示,其大小可用旋光仪测定,其工作原理如图 17-3 所示。

α 与溶液的质量浓度(ρ_B)、盛液管的长度(l)、测定时的温度,以及光源和溶剂的性质有关。为了消除溶液浓度和盛液管长度对旋光度 α 的影响,通常用比旋光度 $[\alpha]_\lambda^t$ 来表示某一物质的旋光性。

比旋光度是使用钠光(也称 D 线,波长 589 nm)和 1 dm 的盛液管在溶液质量浓度为

动画:旋光
性物质

动画:旋光仪
结构

视频:旋光
仪的使用

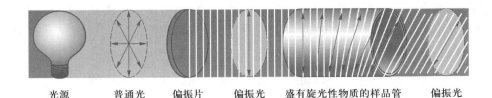

| 光源 | 普通光 | 偏振片 | 偏振光 | 盛有旋光性物质的样品管 | 偏振光 |

图 17-3　旋光仪的工作原理

1 g/mL 时测得的旋光度。因此,可根据测得的旋光度 α 计算比旋光度 $[\alpha]^t_\lambda$,单位为°·cm²·g⁻¹。

$$[\alpha]^t_\lambda = \frac{\alpha^t_\lambda}{l \times \rho_B} \tag{17-1}$$

一种化合物的比旋光度也与测量时的温度和使用的溶剂有关,所以在表示比旋光度时,必须同时注明温度 t(℃)和溶剂。例如,天然酒石酸的比旋光度表示为:

$$[\alpha]^{20}_D = +12.50° · cm^2 · g^{-1}$$

这里温度是 20℃,使用水作溶剂。对每一种旋光性物质而言,比旋光度是一个常数。

例 17-1　某葡萄糖水溶液,在 20℃、使用钠光(589 nm)作入射光,盛液管长度为 2 dm的条件下,测得该溶液的旋光度为+5.095°。已知葡萄糖的 $[\alpha]^{20}_D = +52.5° · cm^2 ·$ g⁻¹,计算该溶液的浓度。

解:根据式(17-1)得

$$[\alpha]^{20}_D = \frac{\alpha^{20}_D}{l \times \rho_B} = \frac{+5.095°}{2 \ dm \times \rho_B} = 52.5° · cm^2 · g^{-1}$$

计算得 $\rho_B = 0.004 \ 85$ g/mL

微课:偏振光和
旋光性

第二节　化合物的旋光性与其结构的关系

一、手性、手性分子及对映体

如将一个物体放在平面镜前使之成像,并设想把“像”从镜中取出,有些物体如螺丝钉等,它们与其镜像如人的左右手一样,不能完全重合(图 17-4),这种实物与其镜像不能重合的性质称为手性,具有手性的实物称为手性物体。

上述情况在有机化合物中也存在。如(+)-乳酸及(-)-乳酸分子结构之间的关系好比人的左手与右手的关系,所以乳酸分子是手性分子。我们将这种两者互为镜像但不能重合的分子称为对映异构体,简称对映体。一对对映体包括一个左旋体和一个右旋体,它们的比旋光度绝对值相等,旋光方向相反。乳酸对映体的分子构型如图 17-5 所示。

互为对映体的左、右旋乳酸具有相同的构造式 $CH_3CH(OH)COOH$,大部分物理、化学性质相同,但分子中各原子或原子团在空间的排列方式不同,表现出不同的旋光性(表 17-1),这种旋光性不同的立体异构体称为旋光异构体。

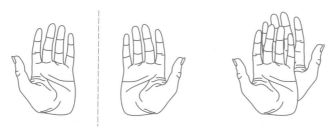

图 17 - 4　人的左手与其镜像(右手)不能完全重合

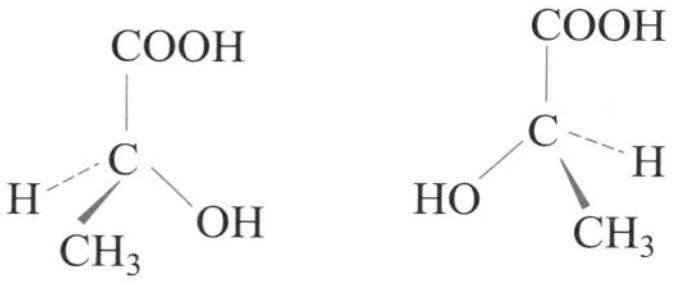

$$(+)\text{-乳酸}\qquad(-)\text{-乳酸}$$

图 17 - 5　（＋）-乳酸和（－）-乳酸的分子构型

表 17 - 1　两种乳酸的性质比较

乳酸	$[\alpha]_D^{20}/(° \cdot cm^2 \cdot g^{-1})$	熔点/℃	pK_a
（＋）-乳酸	＋3.82	53	3.79
（－）-乳酸	－3.82	53	3.79

二、分子的对称性和旋光性

一种物质的分子是否具有手性是由它的分子结构决定的。最常见的手性分子是含手性碳原子的分子。所谓手性碳原子是指在构造上连有四个不同的原子或原子团的碳原子,以"C＊"表示。例如,乳酸分子中有三个碳原子,只有 C_2 才是手性碳原子,它连接的是—H,—OH,—CH_3 及—COOH 这四个原子或原子团。而甲烷、乙醇、乙醚、丙酮等没有旋光性的分子中所有的碳原子在构造上都至少含有两个相同的原子或原子团。

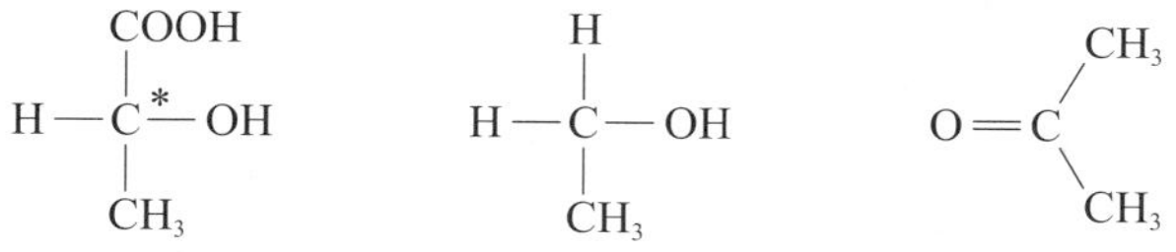

乳酸　　　　　乙醇　　　　　丙酮

比较分子的空间结构,发现手性分子没有对称因素,没有旋光性的分子有对称因素。常见的对称因素包括对称面和对称中心。

（一）对称面

若一个平面能把一个分子分成两个部分,且一部分正好是另一部分的镜像,则这个平面称为该分子的对称面（σ）。例如，氯溴甲烷有一个对称面，可以沿着氯原子和溴原子并通过碳原子将分子对称地分割成能重叠但互为实物与镜像关系的两个部分，因此氯溴甲烷是对称分子；又如，二氯甲烷有两个对称面，也是对称分子。氟氯溴甲烷分子中没有对称面，任意选择氟氯溴甲烷中的两个基团与中间碳原子形成的面，将分子分割成的两部分都是不对称的，所以氟氯溴甲烷有手性，具有旋光性（图17-6）。

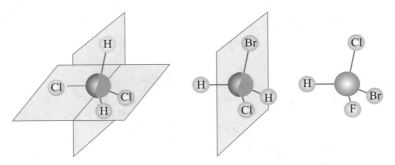

图17-6　二氯甲烷、氯溴甲烷和氟氯溴甲烷的对称性比较

（二）对称中心

设想有一个点，从分子中任何一个原子或原子团出发向该点引出一直线并延长至等距离处，若遇到相同原子或原子团，这个点称为分子的对称中心（i）（图17-7）。

从上面的例子可以看出，一个分子是否具有旋光性，可以根据分子的对称性来判断。若分子不具有对称面和对称中心，就可以认为分子具有旋光性。

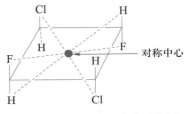

图17-7　分子对称中心示意图

三、外消旋体

上面讨论的具有光学活性的乳酸是肌肉乳酸或发酵乳酸，但从酸败的牛奶中得到的乳酸没有旋光性，即$[\alpha]_D^{20}=0$。这是因为牛奶中的乳酸是等物质的量的右旋乳酸和左旋乳酸的混合物，它们对平面偏振光的作用相互抵消，所以不显旋光性。这种乳酸称为外消旋乳酸，用（±）-乳酸或dl-乳酸表示。

左、右旋化合物的等物质的量混合体称为外消旋体，外消旋体和相应的左旋体或右旋体除旋光性外，其他物理性质也有差异。例如，左、右旋乳酸的熔点为53℃，而外消旋乳酸的熔点为18℃。在生理作用方面，外消旋体仍各自发挥其左旋体和右旋体的相应效能。

【课堂讨论】
怎么判断化合物有没有手性？

第三节　旋光异构体的构型

一、费歇尔投影式

旋光异构体的构造式相同,其原子或原子团在空间的排布不同。用图 17-8 的透视式可以准确地表示乳酸手性碳原子上原子或原子团的空间排布,但书写不便。因此,通常用费歇尔(Fischer)投影式把旋光异构体的空间结构转化成平面结构式(图 17-8)。

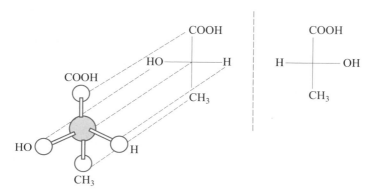

图 17-8　乳酸对映体的费歇尔投影式

转化的规则如下:①用十字交叉点代表手性碳原子,四端分别连四个不同的原子或原子团。②以水平线与手性碳原子相连的两个原子或原子团代表伸向纸前方;以竖直线与手性碳原子相连的两个原子或原子团代表伸向纸面后面。

在使用费歇尔投影式时,要注意投影式中基团的前后关系,要与立体结构相联系。投影式不能离开纸面翻转过来,因为这会改变手性碳原子周围四个原子或原子团的前后关系。但可以在纸平面内,按一定的规则改变费歇尔投影式的结构,而不改变分子的空间结构。规则如下。

1. 费歇尔投影式在纸面内转动 90°的偶数倍,不改变手性碳原子所连基团的前后关系,代表相同空间结构的手性分子。

2. 在费歇尔投影式中固定一个基团,另外三个基团按顺时针或逆时针方向依次调换位置,不会改变原化合物的构型。

3. 若将手性碳原子上所连接的任何两个原子或基团交换奇数次,将会使分子构型转化为对映体的构型。若交换偶数次,则不会改变分子构型。

动画:费歇尔
投影式

二、D/L 构型命名法

分子中各原子或基团在空间的实际排布称为这种分子的绝对构型。由于技术手段的限制,1951 年以前,人们还不能确定旋光性不同的一对对映体的真实空间构型。为了把旋光性与构型对应起来,便选择甘油醛作为标准来规定旋光异构体的构型。甘油醛有如下两种构型。

$$\begin{array}{c} \text{CHO} \\ \text{H} \underline{\qquad} \text{OH} \\ \text{CH}_2\text{OH} \end{array} \qquad \begin{array}{c} \text{CHO} \\ \text{HO} \underline{\qquad} \text{H} \\ \text{CH}_2\text{OH} \end{array}$$

D-（+）-甘油醛   L-（-）-甘油醛

    人为规定按系统命名法选择的主链竖向排列,把碳链中编号最小的碳原子放在费歇尔投影式的上端中,手性碳原子上—OH 在右边的为右旋甘油醛,称为 D 构型;手性碳原子上—OH 在左边的为左旋甘油醛,称为 L 构型。其他旋光性物质的构型就可以通过化学转化的方法与标准物质关联起来确定。例如,将右旋甘油醛的醛基氧化成羧基,得到甘油酸,将羟甲基还原为甲基,就得到乳酸。

$$\begin{array}{c} \text{CHO} \\ \text{H} \underline{\qquad} \text{OH} \\ \text{CH}_2\text{OH} \end{array} \longrightarrow \begin{array}{c} \text{COOH} \\ \text{H} \underline{\qquad} \text{OH} \\ \text{CH}_2\text{OH} \end{array} \longrightarrow \begin{array}{c} \text{COOH} \\ \text{H} \underline{\qquad} \text{OH} \\ \text{CH}_3 \end{array}$$

D-（+）-甘油醛   D-（-）-乳酸

微课:对映异构
（构型表示
方法）

    由于上述氧化和还原的步骤中与手性碳原子相连的四个键都没有发生断裂,所以与手性碳原子相连的原子或原子团的空间排列方式不会改变,故它们都是 D 构型。D-甘油醛是右旋的,而 D-乳酸则是左旋性的,可见,D/L 构型与物质的旋光方向没有必然的对应关系。

    D/L 构型命名法仍在氨基酸和糖类中使用,而其他具有旋光性的化合物,一般多采用 R/S 构型命名法。

三、R/S 构型命名法

（一）含一个手性碳原子的分子 R/S 构型命名法

    1970 年,国际上根据 IUPAC 的建议采用了 R/S 构型命名法。这种命名法是根据化合物的实际构型(绝对构型)或费歇尔投影式来确定的。

    R/S 构型命名法规则如下。

    1. 利用"次序规则"将手性碳原子所连的四个原子或原子团 a,b,c,d 按次序规则排序,如 a＞b＞c＞d。

    2. 将排序中最小的基团(即 d)放在距离观察者最远的地方。

    3. 其余三个基团按次序(a→b→c)观察,若为顺时针方向排列,则手性碳原子为 R 构型;若为逆时针排列,则手性碳原子为 S 构型(图 17－9)。

    用 R/S 构型命名法标记下列乳酸手性碳原子的构型分别为:

$$\begin{array}{c} \text{COOH} \\ \text{H} \diagup \overset{|}{\text{C}} \diagdown \text{OH} \\ \text{H}_3\text{C} \end{array} \qquad \begin{array}{c} \text{COOH} \\ \text{HO} \diagup \overset{|}{\text{C}} \diagdown \text{H} \\ \text{CH}_3 \end{array}$$

（S）-乳酸   （R）-乳酸

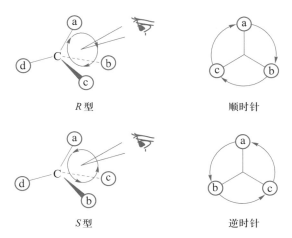

图 17-9 手性碳原子的 R/S 构型

R/S 构型命名法也可直接用于费歇尔投影式。当最小基团 d 位于竖键上时，处于纸平面的后面，符合观察条件。这时 a→b→c 顺时针方向排列，手性碳原子为 R 构型；逆时针方向排列，手性碳原子为 S 构型。

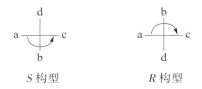

当最小基团 d 位于横键上时，处于纸平面的前面，与上述观察条件相对。这时 a→b→c 顺时针方向排列，手性碳原子为 S 构型；逆时针方向排列，则手性碳原子为 R 构型。

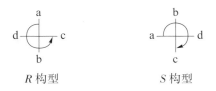

【课堂讨论】

下列化合物哪些与 D-乳酸的绝对构型相同？

$$\begin{array}{c} CH_3 \\ | \\ H{-}\!\!\!-{-}OH \\ | \\ COOH \end{array}$$

$$\begin{array}{c} NH_2 \\ | \\ H_3C{-}\!\!\!-{-}COOH \\ | \\ H \end{array}$$

$$\begin{array}{c} COOH \\ | \\ HO{-}\!\!\!-{-}CH_2CH_3 \\ | \\ H \end{array}$$

（二）含两个手性碳原子的分子 R/S 构型命名法

前面讨论的乳酸是含有一个手性碳原子的化合物，它有一对对映异构体。当分子中含有两个手性碳原子时，可根据两个手性碳原子所连接的四个原子或原子团是否相同分为两类。

1. 含两个不同手性碳原子化合物的 R/S 构型 2-羟基-3-氯丁二酸的 C_2 上连的是—H、—OH、—COOH 及—CHClCOOH，C_3 上连的是—H、—Cl、—COOH 及—CHOHCOOH，这是两个不同的手性碳原子，这种分子有四种立体异构体。它们的费歇尔投影式如下：

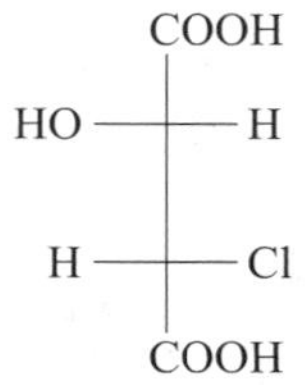

（2R，3S）-2-羟基-3-氯丁二酸
Ⅰ

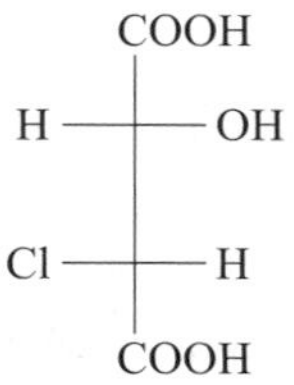

（2S，3R）-2-羟基-3-氯丁二酸
Ⅱ

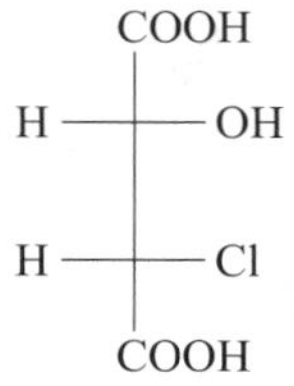

（2S，3S）-2-羟基-3-氯丁二酸
Ⅲ

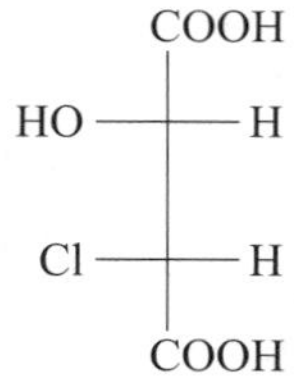

（2R，3R）-2-羟基-3-氯丁二酸
Ⅳ

上述四种立体异构体中，Ⅰ与Ⅱ、Ⅲ与Ⅳ两两互为实物与镜像的关系，分别是两对对映异构体。而Ⅰ与Ⅲ或Ⅳ、Ⅱ与Ⅲ或Ⅳ都不是实物与镜像的关系，不是对映体，互称为非对映体。

如果有机物分子中有 n 个不同的手性碳原子，则有 2^n 种对映体。

2. 含有两个相同手性碳原子化合物的 R/S 构型 酒石酸分子中，两个手性碳原子所连的四个原子或原子团完全相同，都是—H、—OH、—COOH 及—CH(OH)COOH，其可能的立体异构体的费歇尔投影式为

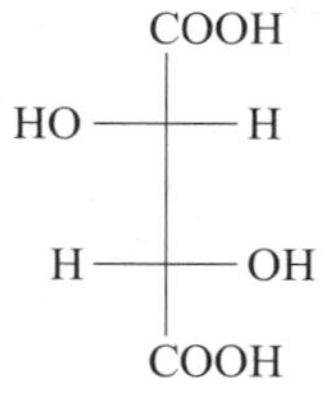

（2S，3S）-2,3-二羟基丁二酸
Ⅰ

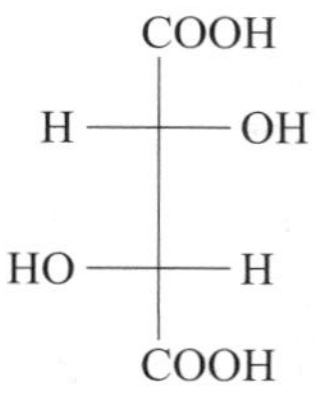

（2R，3R）-2,3-二羟基丁二酸
Ⅱ

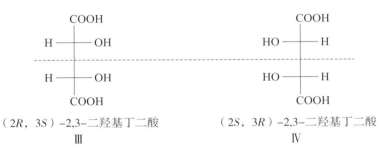

（2R，3S）-2,3-二羟基丁二酸　　　（2S，3R）-2,3-二羟基丁二酸
Ⅲ　　　　　　　　　　　　　　　　Ⅳ

其中，Ⅰ与Ⅱ为实物与镜像的关系，不能相互重叠，是一对对映异构体；Ⅲ与Ⅳ也是实物与镜像的关系，但在纸面内旋转 180° 后能相互重叠，实际上是同一种分子。可见，具有两个手性碳原子的化合物，其立体异构体的数目可能少于 2^2 种。在Ⅲ与Ⅳ的 C_2 和 C_3 之间有一个对称面（用虚线表示），可将分子分成两部分，呈实物与镜像的关系，这两个手性碳原子的旋光方向相反，旋光度相等，旋光性相互抵消，分子没有旋光性。这种由于分子内部具有对称因素，将旋光性相互抵消而不具有旋光性的化合物称为内消旋体。对映异构体（Ⅰ和Ⅱ）与内消旋体之间的关系为非对映体。

微课：对异结构
（含两个手性
碳原子的
化合物）

虽然内消旋体和外消旋体都不显示旋光性，但它们有着本质的区别，内消旋体是一种纯净物，而外消旋体是两种旋光性物质的等物质的量混合物。

四、旋光异构体性质的差异及生物活性

（一）旋光异构体的性质差异

旋光异构体之间的化学性质几乎没有差异，其不同点主要表现在物理性质及生物活性上。对映异构体的主要物理性质如熔点、沸点、溶解度等都相同，比旋光度也相同，只是旋光方向相反。非对映异构体之间主要的物理性质都不同。

（二）旋光异构体的生物活性

对映异构体的生物活性不同，这是它们之间的重要差别。因为生物体内的环境是手性的，所以一对对映体在这种生理环境下往往表现出不同的生理活性。如生物体中非常重要的催化剂——酶具有手性，由于体内的酶和受体的关系，人体所能利用的糖类都是 D 构型的，人体所需要的氨基酸都是 L 构型的。具有手性的药物，其对映体的生理作用也存在很大差异。例如，青霉胺的 S 构型异构体是一种有效治疗慢性关节炎的制剂，而它的 R 构型异构体对人体有很大的毒副作用。左旋维生素 C 具有抗维生素 C 缺乏症的作用，而其右旋体却无效。左旋肾上腺素的血管收缩作用比右旋体大 $12 \sim 15$ 倍。左旋咪唑是常用的驱虫药，右旋咪唑则没有治疗作用。

微课：对异结构
（旋光异构体
性质差异）

【知识拓展】

手　性　药　物

手性药物是指药物的分子结构中存在手性因素，通常指具有药理活性的手性化合物

组成的药物,只含有效对映异构体或者以有效对映异构体为主。手性化合物的一对对映体在生物体内有可能具有明显不同的药理活性。例如,抗高血压药物甲基多巴,它的 S 构型才具有功效;治疗伤寒的药物氯霉素,只有其中 $1R,2R$ 构型的左旋氯霉素有作用,而其对映体 $1S,2S$ 构型的右旋氯霉素无治疗作用,并且还抑制骨髓造血系统,引起再生障碍性贫血。

手性药物疗效的极大差异促进了手性药物的研究开发,以及分离技术的发展。单一对映异构体药物的合成及外消旋体药物的分离就是当前药物研究的新方向之一。

课后练习

一、名词解释

1. 手性分子　2. 比旋光度　3. 对映异构体　4. 外消旋体　5. 内消旋体

二、填空题

1. 具有使偏振光的振动平面旋转的性质称为_____,具有这种性质的物质称为_____。

2. 分子中凡与 4 个不同的原子或基团相连接的碳原子称为_____。

3. 含有手性碳原子的化合物不一定有_____性。

4. 具有旋光性的分子是_____分子。

5. D-(－)-乳酸中,D 表示_____,(－)表示_____。

三、选择题

1. 下列化合物中,含有两个手性碳原子的分子是(　　)。

    A. 3-甲基-2-丁酮　　　　　　　　B. 3-羟基-2-丁酮

    C. 酒石酸　　　　　　　　　　　　D. 1,1,2-三甲基环丁烷

2. 手性分子必然(　　)。

    A. 有手性碳原子　　　　　　　　　B. 有对称中心

    C. 有对称面　　　　　　　　　　　D. 无对称因素

3. 一对对映异构体以(　　)混合后得到外消旋体。

    A. 1∶1　　　　B. 2∶1　　　　C. 1∶3　　　　D. 4∶3

4. 已知胆固醇的 $[\alpha]_D^{20}=-96°\cdot cm^2\cdot g^{-1}$(三氯甲烷),以下说法错误的是(　　)。

    A. 测定时的温度为 20℃

    B. 测定时使用的溶剂为三氯甲烷

    C. 所测胆固醇样品的旋光度为－96°

    D. 测定时使用的是钠光

5. 下列化合物中,具有旋光性的是(　　)。

    A. (±)-甘油醛　　　　　　　　　　B. (＋)-甘油醛

    C. 甘油　　　　　　　　　　　　　D. (±)-乳酸

四、判断题

1. 对映异构体的比旋光度大小相等,旋光方向相反。　　　　　　　　　　（　　　）
2. 含有手性碳原子的分子都是手性分子。　　　　　　　　　　　　　　（　　　）
3. 费歇尔投影式使用时能旋转 90°或其奇数倍,构型保持不变。　　　　　（　　　）
4. 对映异构体的物理性质和化学性质都不同。　　　　　　　　　　　　（　　　）
5. 手性分子没有对称因素。　　　　　　　　　　　　　　　　　　　　（　　　）

五、简答题

1. 下列化合物中有无手性碳原子? 若有,请用 ＊ 标出。

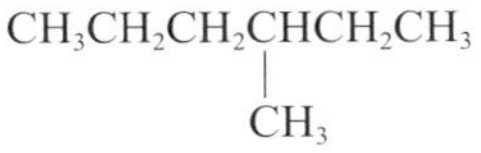

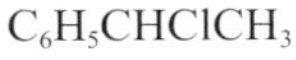

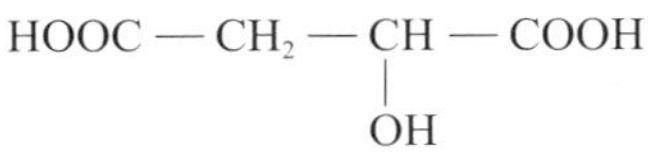

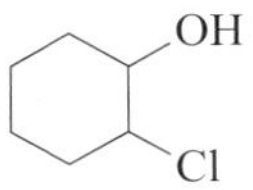

$$CH_3CH_2CH_2CHCH_2CH_3 \qquad\qquad C_6H_5CHClCH_3$$
$$|$$
$$CH_3$$

$$HOOC - CH_2 - CH - COOH$$
$$|$$
$$OH$$

2. 下列化合物哪个具有对称中心? 哪个有对称面?

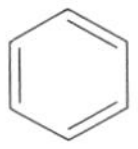

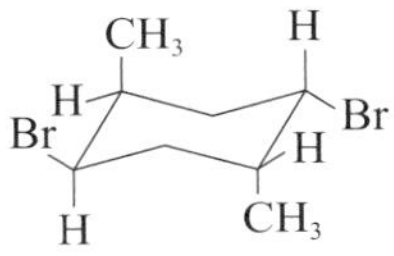

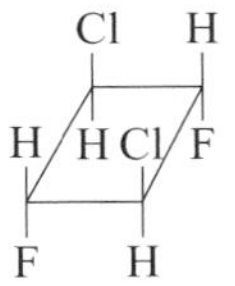

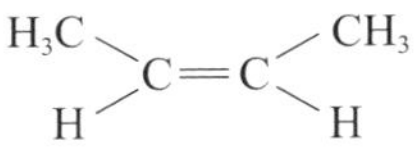

3. 将下列结构转化为费歇尔投影式,并指出手性碳原子是 R 构型还是 S 构型。

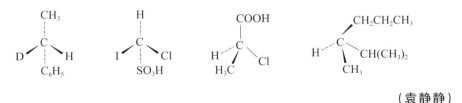

（袁静静）

第十八章 羧酸衍生物和脂类

第十八章
思维导图

学习目标：
1. 掌握羧酸衍生物的定义、结构、命名和化学性质。
2. 熟悉油脂的组成、结构和性质。
3. 了解羧酸衍生物的物理性质，磷脂和胆固醇的结构和功能。

【问题导入】

在我国江浙一带，广泛流传着"女儿红"酒的故事。相传古时候，人们在女儿出生的时候，将酿好的酒埋藏起来，待到女儿出嫁时，陈封多年的酒芳香扑鼻，口感极佳，大家便称之为"女儿红"酒。

问题：你知道酒为什么越陈越香吗？

羧酸分子中羧基上的羟基被其他原子或基团取代后的产物称为羧酸衍生物，包括酰卤、酸酐、酯、酰胺等，它们都有共同的基团——酰基（RCO—），可用下列通式表示：

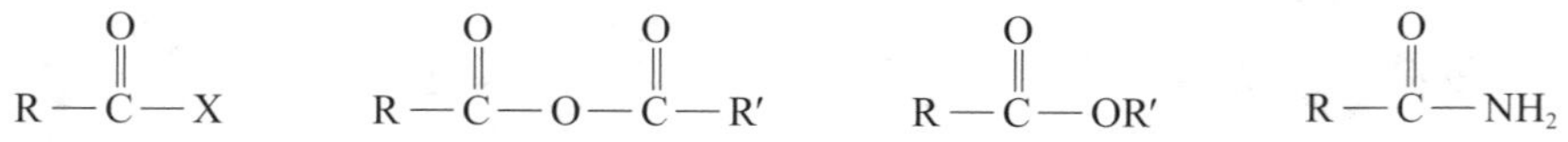

$$\underset{\text{酰卤}}{R-\overset{\overset{\textstyle O}{\|}}{C}-X} \qquad \underset{\text{酸酐}}{R-\overset{\overset{\textstyle O}{\|}}{C}-O-\overset{\overset{\textstyle O}{\|}}{C}-R'} \qquad \underset{\text{酯}}{R-\overset{\overset{\textstyle O}{\|}}{C}-OR'} \qquad \underset{\text{酰胺}}{R-\overset{\overset{\textstyle O}{\|}}{C}-NH_2}$$

羧酸衍生物广泛存在于自然界中，可用作合成多种药物的原料，而且是许多中草药的有效成分。

第一节 羧酸衍生物

一、羧酸衍生物的命名

（一）酰卤

酰卤根据所含的酰基命名，在酰基后面加卤素名称，称为"某酰卤"。例如：

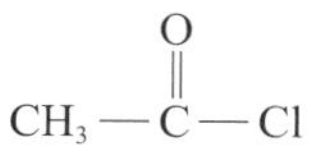

乙酰氯 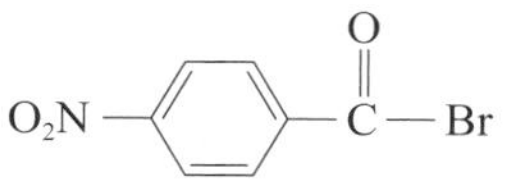　　　　　　对硝基苯甲酰溴 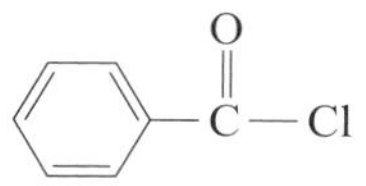　　　　　　苯甲酰氯

（二）酸酐

酸酐可以看作两分子羧酸失去一分子水后的产物，两个羧酸相同的为单酐，命名时在羧酸名称后加"酐"字，羧酸的"酸"字可省略；两个羧酸不同则为混酐，命名时简单的羧酸名称在前，复杂的羧酸名称在后，称"某某酸酐"。例如：

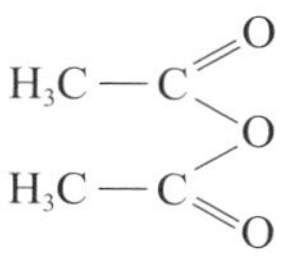

乙（酸）酐 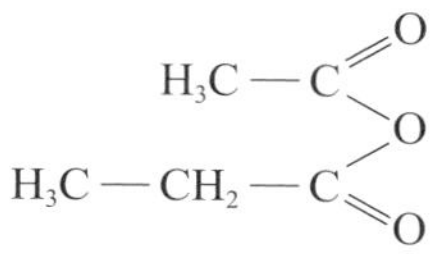　　　　　　乙丙（酸）酐 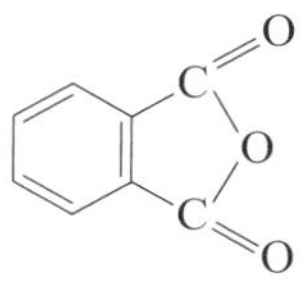　　　　　　邻苯二甲（酸）酐

（三）酯

一元醇和羧酸形成的酯命名时，根据生成酯的羧酸和醇的名称，羧酸的名称在前，醇的名称在后，将"醇"改为"酯"，称为"某酸某酯"。例如：

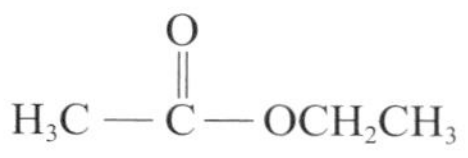

乙酸乙酯 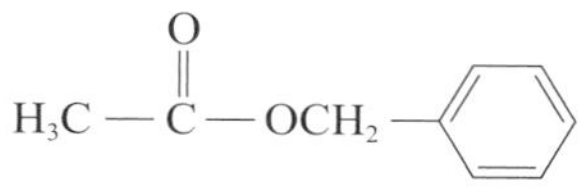　　　　　　乙酸苯甲酯 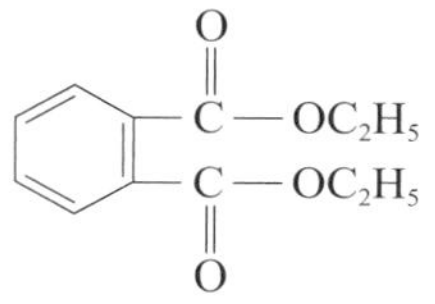　　　　　　邻苯二甲酸二乙酯

由多元醇和羧酸形成的酯，则将醇的名称放在前，羧酸的名称放在后，称为"某醇某酸酯"。例如：

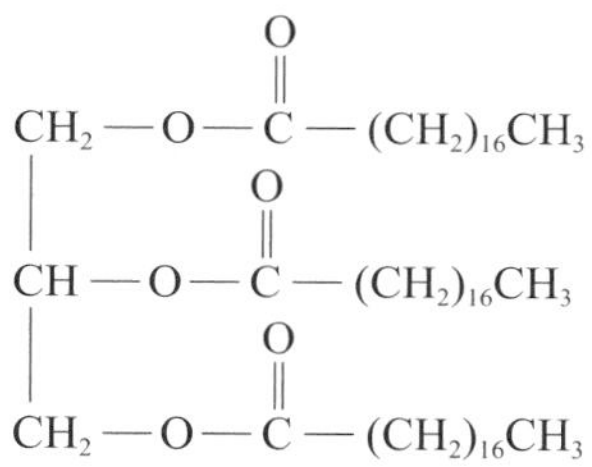

甘油三硬脂酸酯 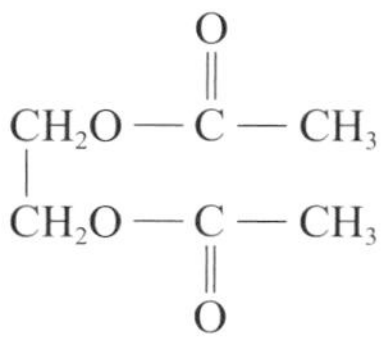　　　　　　　　　　乙二醇二乙酸酯

（四）酰胺

酰胺的命名与酰卤相似，也是根据所含的酰基命名，称为"某酰胺"；当酰胺氮原子上有取代基时，将 N -加取代基名称写在母体"某酰胺"之前，或者叫作"某酰某胺"。例如：

$$\underset{\substack{乙酰胺}}{H_3C-\overset{\displaystyle O}{\overset{\|}{C}}-NH_2}\qquad\underset{\substack{N,N-二甲基乙酰胺}}{H_3C-\overset{\displaystyle O}{\overset{\|}{C}}-N(CH_3)_2}\qquad\underset{\substack{乙酰苯胺}}{\text{苯环}-NH-\overset{\displaystyle O}{\overset{\|}{C}}-CH_3}$$

二、羧酸衍生物的性质

（一）羧酸衍生物的物理性质

酰卤和低级酸酐一般是具有强烈刺激性气味的无色液体或低熔点固体,高级酸酐是无色无味的固体。低级酯是易挥发的具有水果或花草香味的无色液体,高级酯是蜡状固体。酰胺中除甲酰胺常温下为液体外,其他多为固体。

酰卤、酸酐和酯分子间不能形成氢键,沸点比相应的羧酸低。酰胺分子之间可以形成氢键,发生缔合,所以酰胺的熔点、沸点比相应的羧酸高。

常见的羧酸衍生物在一般的有机溶剂中有良好的溶解性。

（二）羧酸衍生物的化学性质

羧酸衍生物含有相同的官能团酰基,因而化学性质相似,主要化学性质是水解、醇解和氨解等反应,但是反应活性有所差异,有些羧酸衍生物还表现出特殊的化学性质。

1. 水解反应　酰卤、酸酐、酯和酰胺水解反应的主要产物是相应的羧酸。例如:

$$R-\overset{\displaystyle O}{\overset{\|}{C}}-Cl + H-OH \longrightarrow R-\overset{\displaystyle O}{\overset{\|}{C}}-OH + HCl$$

$$R-\overset{\displaystyle O}{\overset{\|}{C}}-O-\overset{\displaystyle O}{\overset{\|}{C}}-R' + H-OH \longrightarrow R-\overset{\displaystyle O}{\overset{\|}{C}}-OH + R'-\overset{\displaystyle O}{\overset{\|}{C}}-OH$$

$$R-\overset{\displaystyle O}{\overset{\|}{C}}-OR' + H-OH \longrightarrow R-\overset{\displaystyle O}{\overset{\|}{C}}-OH + R'OH$$

$$R-\overset{\displaystyle O}{\overset{\|}{C}}-NH_2 + H-OH \longrightarrow R-\overset{\displaystyle O}{\overset{\|}{C}}-OH + NH_3$$

酰卤极易水解,低级酰卤与水反应剧烈;酸酐一般需加热才能水解;酯和酰胺水解需要加热并在酸或碱催化下才能发生反应。它们水解的活性大小次序为:酰卤＞酸酐＞酯＞酰胺。

2. 醇解反应　酰卤、酸酐和酯都能发生醇解反应,生成酯。例如:

$$R-\overset{\displaystyle O}{\overset{\|}{C}}-Cl + H-OR' \longrightarrow R-\overset{\displaystyle O}{\overset{\|}{C}}-OR' + HCl$$

$$R-\overset{\displaystyle O}{\overset{\|}{C}}-O-\overset{\displaystyle O}{\overset{\|}{C}}-R'' + H-OR' \longrightarrow R-\overset{\displaystyle O}{\overset{\|}{C}}-OR' + R''-\overset{\displaystyle O}{\overset{\|}{C}}-OH$$

$$R-\overset{\displaystyle O}{\overset{\|}{C}}-OR'' + H-OR' \rightleftharpoons R-\overset{\displaystyle O}{\overset{\|}{C}}-OR' + R''OH$$

它们进行醇解反应的活性次序与水解反应相同。

酯发生醇解反应,分子中的烷氧基被另一种醇的烷氧基取代,生成新的酯和醇,所以酯的醇解又叫酯交换反应。酯交换反应需要催化剂,而且反应是可逆的。通过酯交换反应,可用结构简单且廉价的酯制备结构复杂的酯。例如:

$$CH_3COOC_2H_5 + C_4H_9OH \underset{\triangle}{\overset{H^+ 或 OH^-}{\rightleftharpoons}} CH_3COOC_4H_9 + C_2H_5OH$$

3. 氨解反应 酰卤、酸酐和酯都能进行氨解反应,生成酰胺。例如:

$$R-\overset{O}{\overset{\|}{C}}-Cl + NH_3 \longrightarrow R-\overset{O}{\overset{\|}{C}}-NH_2 + HCl$$

$$R-\overset{O}{\overset{\|}{C}}-O-\overset{O}{\overset{\|}{C}}-R' + NH_3 \longrightarrow R-\overset{O}{\overset{\|}{C}}-NH_2 + R'-\overset{O}{\overset{\|}{C}}-O-H$$

$$R-\overset{O}{\overset{\|}{C}}-OR' + NH_3 \longrightarrow R-\overset{O}{\overset{\|}{C}}-NH_2 + R'OH$$

酰卤、酸酐和酯进行氨解反应的活性次序与水解、醇解相同。

在上面三类反应中,水、醇和氨分子的氢原子被酰基取代,这种在化合物分子中引入酰基的反应称为酰化反应。能为其他分子提供酰基的试剂称为酰化剂,乙酰氯和乙酸酐是常用的酰化剂。酰化反应在药物合成中具有重要意义。在某些药物中引入一个酰基,可增加药物的脂溶性,降低毒性,提高或延长药效。

4. 还原反应 在一定条件下,与还原剂作用,酰卤、酸酐和酯还原为伯醇,酰胺还原为相应的胺。若用氢化铝锂作还原剂,碳碳双键可不受影响。例如:

$$R-\overset{O}{\overset{\|}{C}}-Cl \xrightarrow{LiAlH_4} RCH_2OH + HCl$$

$$R-\overset{O}{\overset{\|}{C}}-O-\overset{O}{\overset{\|}{C}}-R' \xrightarrow{LiAlH_4} RCH_2OH$$

$$R-\overset{O}{\overset{\|}{C}}-OR' \xrightarrow{LiAlH_4} RCH_2OH + R'OH$$

$$R-\overset{O}{\overset{\|}{C}}-NH_2 \xrightarrow{LiAlH_4} RCH_2NH_2$$

$$H_2C=CHCH_2COOCH_3 \xrightarrow[H_3O^+]{LiAlH_4/EtOH} H_2C=CHCH_2CH_2OH$$

5. 酰胺的特性

(1) 酸碱性:酰胺分子中氮原子上的未共用电子对与羰基 π 键形成 p-π 共轭体系,使氮原子上的电子云密度降低,减弱了它接受质子的能力,因而碱性减弱,表现出弱碱性;同时,氮原子上的电子云密度降低,使 N—H 键的极性增强,表现出弱酸性。

(2) 与亚硝酸反应:酰胺与亚硝酸作用生成相应的羧酸,并放出氮气。

$$R-\overset{O}{\overset{\|}{C}}-NH_2 + HNO_2 \longrightarrow R-\overset{O}{\overset{\|}{C}}-OH + N_2\uparrow + H_2O$$

（3）脱水反应：酰胺和强脱水剂（如 P_2O_5、$POCl_3$、$SOCl_2$ 等）一起加热，发生分子内脱水生成腈。

$$R-\overset{O}{\overset{\|}{C}}-NH_2 \xrightarrow[\triangle]{SOCl_2} R-CN + SO_2 + 2HCl$$

三、碳酸衍生物

碳酸分子中的两个羟基被其他基团取代所形成的化合物，称为碳酸衍生物。碳酸衍生物在医药上具有重要的作用，常见的有尿素、丙二酰脲、胍等，下面重点介绍尿素。

尿素简称脲，是人类和哺乳动物体内蛋白质代谢的最终产物，存在于动物的尿中。尿素为无色晶体，熔点为 133℃，易溶于水和乙醇，难溶于乙醚。

尿素的结构可看作是碳酸的二酰胺，也称为碳酰胺。具有一般酰胺的化学性质，由于分子中的两个氨基连在同一个羰基上，所以表现出一些特殊的性质。

$$HO-\overset{O}{\overset{\|}{C}}-OH \qquad\qquad H_2N-\overset{O}{\overset{\|}{C}}-NH_2$$
$$\text{碳酸} \qquad\qquad\qquad\qquad \text{碳酰胺}$$

（一）弱碱性

尿素具有弱碱性，碱性略强于一般酰胺，其水溶液不能使石蕊试剂变色，只能与某些强酸作用生成盐，与硝酸作用形成白色不溶性盐沉淀，常利用此性质从尿液中分离提取尿素。

$$H_2N-\overset{O}{\overset{\|}{C}}-NH_2 + HNO_3 \longrightarrow H_2N-\overset{O}{\overset{\|}{C}}-NH_2 \cdot HNO_3 \downarrow$$

（二）水解反应

尿素在酸、碱或尿素酶的作用下，很容易水解，生成二氧化碳和氨。

$$H_2N-\overset{O}{\overset{\|}{C}}-NH_2 + H_2O \begin{cases} \xrightarrow{HCl} CO_2\uparrow + 2NH_4Cl \\ \xrightarrow{NaOH} 2NH_3\uparrow + Na_2CO_3 \\ \xrightarrow{\text{尿素酶}} 2NH_3\uparrow + CO_2\uparrow \end{cases}$$

（三）缩二脲反应

将尿素加热，两分子尿素间脱去一分子氨，生成缩二脲。

$$H_2N-\overset{\overset{\displaystyle O}{\|}}{C}\dashuline{+NH_2 + H}+\overset{\overset{\displaystyle H}{|}}{N}-\overset{\overset{\displaystyle O}{\|}}{C}-NH_2 \xrightarrow{\triangle} H_2N-\overset{\overset{\displaystyle O}{\|}}{C}-\overset{\overset{\displaystyle H}{|}}{N}-\overset{\overset{\displaystyle O}{\|}}{C}-NH_2 + NH_3\uparrow$$

缩二脲

缩二脲为无色结晶,熔点为 190℃,难溶于水,易溶于碱性溶液。

在缩二脲的碱性溶液中加入少量硫酸铜溶液,可呈现紫色,这个颜色反应称为缩二脲反应。凡分子中含有两个或两个以上酰胺键(肽键)($-\overset{\overset{\displaystyle O}{\|}}{C}-\overset{\overset{\displaystyle H}{|}}{N}-$)结构的化合物(如多肽、蛋白质等)都可发生缩二脲反应,该性质常用于有机分析鉴定。

第二节 脂 类

脂类包括油脂和类脂。脂类化合物是构成生物体的重要成分,在生理上意义重大。油脂是机体能量的主要来源,能提供必需脂肪酸,油脂还是体内脂溶性维生素 A、维生素 D、维生素 E 和维生素 K 的良好溶剂;类脂是构成生物膜的重要成分。脂类参与维持正常生物膜的结构与功能,转变成重要的生理活性物质,具有调节代谢、控制生长发育的功能。

一、油脂

油脂是油和脂肪的总称,广泛存在动植物体中。习惯上把常温下为液态的油脂称为油,如花生油、豆油及芝麻油等,而在常温下为固态或半固态的油脂称为脂肪,常见的如猪油、牛油等。

(一)油脂的结构和命名

油脂是由 1 分子甘油与 3 分子高级脂肪酸发生酯化作用形成的酯,称为三酰甘油,医学上也称为甘油三酯。其通式为:

$$
\begin{array}{l}
CH_2-O-\overset{\overset{\displaystyle O}{\|}}{C}-R_1 \\[2mm]
CH-O-\overset{\overset{\displaystyle O}{\|}}{C}-R_2 \\[2mm]
CH_2-O-\overset{\overset{\displaystyle O}{\|}}{C}-R_3
\end{array}
$$

式中,R_1、R_2、R_3 分别是脂肪酸的烃基,它们都相同者,称为单三酰甘油;不完全相同者称为混三酰甘油。天然的油脂多为混三酰甘油。三酰甘油的命名可按多元醇的命名法称为甘油某酸酯。如果是混三酰甘油,则命名时用 α、β 和 α' 标明脂肪酸的位次。例如:

$$
\begin{array}{l}
\text{CH}_2-\text{O}-\overset{\displaystyle\text{O}}{\overset{\|}{\text{C}}}-\text{C}_{15}\text{H}_{31} \\
\quad\ | \\
\text{CH}-\text{O}-\overset{\displaystyle\text{O}}{\overset{\|}{\text{C}}}-\text{C}_{15}\text{H}_{31} \\
\quad\ | \\
\text{CH}_2-\text{O}-\overset{\displaystyle\text{O}}{\overset{\|}{\text{C}}}-\text{C}_{15}\text{H}_{31}
\end{array}
$$

三软脂酸甘油
（甘油三软脂酸酯）

$$
\begin{array}{l}
\alpha\ \text{CH}_2-\text{O}-\overset{\displaystyle\text{O}}{\overset{\|}{\text{C}}}-\text{C}_{15}\text{H}_{31} \\
\quad\ | \\
\beta\ \text{CH}-\text{O}-\overset{\displaystyle\text{O}}{\overset{\|}{\text{C}}}-\text{C}_{17}\text{H}_{35} \\
\quad\ | \\
\alpha'\ \text{CH}_2-\text{O}-\overset{\displaystyle\text{O}}{\overset{\|}{\text{C}}}-(\text{CH}_2)_7\text{CH}=\text{CH}(\text{CH}_2)_7\text{CH}_3
\end{array}
$$

α-软脂酰-β-硬脂酰-α'-油酰甘油
（甘油-α-软脂酸-β-硬脂酸-α'-油酸酯）

　　组成油脂的脂肪酸种类很多,绝大多数是直链的含偶数碳原子的高级脂肪酸(表 18 - 1),其中以含 16 个和 18 个碳原子的高级脂肪酸最多,这些脂肪酸包括饱和脂肪酸和不饱和脂肪酸。饱和脂肪酸主要是软脂酸和硬脂酸。不饱和脂肪酸可分别含有 1 个、2 个、3 个或 4 个双键,顺式居多,主要有油酸、亚油酸和亚麻酸等。一般情况下,饱和脂肪酸含量较高的油脂熔点较高,常温下呈固态;不饱和脂肪酸含量较高的油脂熔点较低,常温下呈液态。

表 18 - 1　油脂中常见的重要脂肪酸

类型	名称	结构式	来源
饱和脂肪酸	月桂酸(十二烷酸)	$CH_3(CH_2)_{10}COOH$	椰子果油
	肉豆蔻酸(十四烷酸)	$CH_3(CH_2)_{12}COOH$	椰子果油
	软脂酸(十六烷酸)	$CH_3(CH_2)_{14}COOH$	猪油、牛油
	硬脂酸(十八烷酸)	$CH_3(CH_2)_{16}COOH$	猪油、牛油
不饱和脂肪酸	棕榈油酸(9 - 十六碳烯酸)	$CH_3(CH_2)_5CH=CH(CH_2)_7COOH$	橄榄油
	油酸(9 - 十八碳烯酸)	$CH_3(CH_2)_7CH=CH(CH_2)_7COOH$	大豆、玉米油
	亚油酸(9,12 - 十八碳二烯酸)	$CH_3(CH_2)_4CH=CHCH_2CH=CH(CH_2)_7COOH$	红花籽油、核桃油
	亚麻酸(9,12,15 - 十八碳三烯酸)	$CH_3CH_2(CH=CHCH_2)_2CH=CH(CH_2)_7COOH$	亚麻油、玉米油
	花生四烯酸(5,8,11,14 - 二十碳四烯酸)	$CH_3(CH_2)_4(CH=CHCH_2)_4CH_2CH_2COOH$	亚麻油、玉米油

　　多数脂肪酸能在人体内合成,但是亚油酸、亚麻酸不能合成,必须由食物提供,而花生四烯酸人体只能合成少量,多数需从食物中获取,故这三者又称为必需脂肪酸。

（二）油脂的性质

　　纯净的油脂是无色、无味、无臭的。但一般的油脂常因含有维生素和色素等杂质而有不同的气味和颜色。油脂的相对密度都小于 1,难溶于水,易溶于乙醚、三氯甲烷、苯或丙酮等极性较小的有机溶剂,难溶于冷乙醇而能溶于热乙醇。从动植物组织中提取油脂,可选用这类溶剂。天然油脂是混合物,没有确定的熔点和沸点,只有一定的熔点范围。如牛油为 42~49℃,猪油为 36~49℃。

1. 水解　油脂在酸、碱或酶(如胰脂酶等水解酶)的催化下可发生水解反应,生成 1 分子甘油和 3 分子脂肪酸。

$$
\begin{array}{c}
\text{CH}_2\text{—O—C—R}_1 \\
| \\
\text{CH—O—C—R}_2 \quad + \quad 3\text{H}_2\text{O} \underset{}{\overset{\text{胰脂酶}}{\rightleftharpoons}} \\
| \\
\text{CH}_2\text{—O—C—R}_3
\end{array}
\qquad
\begin{array}{c}
\text{CH}_2\text{—OH} \quad \text{R}_1\text{COOH} \\
| \\
\text{CH—OH} \quad + \quad \text{R}_2\text{COOH} \\
| \\
\text{CH}_2\text{—OH} \quad \text{R}_3\text{COOH}
\end{array}
$$

由于油脂在酸催化下的水解是可逆的,所以一般在碱(氢氧化钠或氢氧化钾)溶液中水解,生成甘油和高级脂肪酸盐。这种高级脂肪酸盐是肥皂的基本成分,故油脂在碱性溶液中的水解反应又称为皂化反应。

$$
\begin{array}{c}
\text{CH}_2\text{—O—C—R}_1 \\
| \\
\text{CH—O—C—R}_2 \quad + \quad 3\text{NaOH} \overset{\triangle}{\longrightarrow} \\
| \\
\text{CH}_2\text{—O—C—R}_3
\end{array}
\qquad
\begin{array}{c}
\text{CH}_2\text{—OH} \quad \text{R}_1\text{COONa} \\
| \\
\text{CH—OH} \quad + \quad \text{R}_2\text{COONa} \\
| \\
\text{CH}_2\text{—OH} \quad \text{R}_3\text{COONa}
\end{array}
$$

动画:手工皂的
制作

使 1 g 油脂完全皂化所需要的氢氧化钾的质量(单位 mg)称为皂化值。根据皂化值的大小可以判断油脂分子量的高低,还可以检验油脂是否掺有其他物质,并指示使一定质量油脂完全皂化时所需的碱量。油脂平均分子量越大,则 1 g 油脂所含三酰甘油的物质的量越少,皂化时所需碱的量也越少,即皂化值越小。反之,皂化值越大,表示油脂平均分子量越小。如猪油的皂化值为 193~200,花生油的皂化值为 185~195。

2. 加成

(1) 加氢:含不饱和脂肪酸较多的油脂通过催化加氢,可以转化为含饱和脂肪酸较高的油脂。经氢化后,原来液态的油变为半固态或固态的脂肪。因此,油脂的催化氢化也叫作油脂的硬化。硬化后的油脂不但有利于储存和运输,而且不易氧化变质,又能扩大应用范围。

(2) 加碘:油脂中所含不饱和脂肪酸的碳碳双键可与碘发生加成反应,100 g 油脂与碘加成时,所需碘的质量(单位 g)叫碘值。碘值越大,则表示油脂的不饱和程度越高。猪油的碘值为 46~66,花生油的碘值为 84~100。

3. 酸败　天然油脂在空气中放置过久,就会变质,产生难闻的气味,这个过程称为酸败。油脂酸败的主要原因是空气中的氧气、水分或微生物的作用,使油脂中的不饱和键被氧化、水解而产生有刺激性臭味的低分子醛、酮和游离脂肪酸等。

油脂的酸败程度可用酸值来表示。中和 1 g 油脂中的游离脂肪酸所需氢氧化钾的质量(单位 mg),称为油脂的酸值。酸值越大,说明油脂酸败程度越严重,通常酸值大于 6.0 的油脂不宜食用。为防止油脂的酸败,油脂应储存于密闭容器中,放置在阴凉处。

皂化值、碘值和酸值是油脂的重要指标,《中国药典》(2020 年版)对药用油脂的皂化值、碘值和酸值均有严格的规定。

微课：油脂的
组成、结构
和性质

> 【课堂讨论】
> 油脂酸败的重要标志是什么？油脂中游离脂肪酸的含量用什么指标来表示？

动画：磷脂的
结构(卵磷脂、
脑磷脂)

二、磷脂

磷脂是一类含磷酸基团的高级脂肪酸酯。它们广泛分布在动植物组织中,存在于动物的脑、神经组织、骨髓、心、肝、肾等器官组织中;蛋黄、种子、大豆中也含有丰富的磷脂。其中,重要的有卵磷脂、脑磷脂等。

(一) 卵磷脂

卵磷脂是分布最广的一种磷脂,因蛋黄中含量较多(8%～10%),故称卵磷脂。卵磷脂的结构与油脂相似,甘油的 3 个羟基中有 2 个与高级脂肪酸结合,另 1 个与磷酸结合,而磷酸又与胆碱结合。所以,卵磷脂又称为磷脂酰胆碱。其结构如下：

$$
\begin{array}{l}
\mathrm{CH_2-O-\overset{\displaystyle O}{\overset{\|}{C}}-R} \\[4pt]
\mathrm{CH-O-\overset{\displaystyle O}{\overset{\|}{C}}-R'} \\[4pt]
\mathrm{CH_2-O-\overset{\displaystyle O}{\underset{O^-}{\overset{\uparrow}{P}}}-O-CH_2-CH_2-\overset{+}{N}(CH_3)_3}
\end{array}
$$

脂肪酸部分

甘油部分　磷酸部分　胆碱部分

卵磷脂

(二) 脑磷脂

脑磷脂与卵磷脂同时共存于动植物各组织及器官中,因在脑组织中含量较多而得名。脑磷脂是由 1 分子磷脂酸与 1 分子胆胺形成的,又叫磷脂酰胆胺。其结构如下：

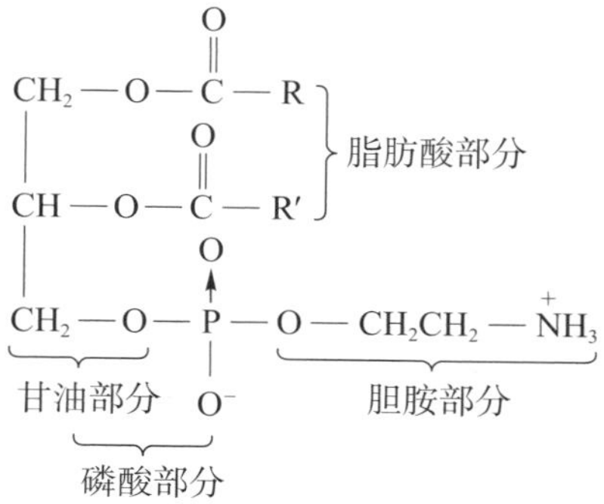

$$CH_2-O-\overset{O}{\overset{\|}{C}}-R$$
$$CH-O-\overset{O}{\overset{\|}{C}}-R'$$
$$CH_2-O-\overset{O}{\underset{O^-}{\overset{\uparrow}{P}}}-O-CH_2CH_2-\overset{+}{N}H_3$$

甘油部分　磷酸部分　脂肪酸部分　胆胺部分

脑磷脂

微课：磷脂

　　纯净的卵磷脂、脑磷脂都是白色蜡状固体，吸水性极强，在空气中易氧化成黄色。卵磷脂不溶于水和丙酮，易溶于乙醚、乙醇和三氯甲烷。脑磷脂难溶于乙醇，利用乙醇可以分离脑磷脂和卵磷脂。卵磷脂与脂肪的吸收和代谢有密切关系，在肝内能促进脂肪的转运，可作为抗脂肪肝药物。脑磷脂与血液的凝固有关，血小板内能促进血液凝固的凝血激活酶就是由脑磷脂与蛋白质组成的。

三、甾族化合物

　　甾族化合物又称类固醇化合物，结构类型及数目繁多，广泛存在于动植物体内，具有多种生理活性。甾族化合物的基本结构特征是含有 1 个环戊烷多氢菲的母核和 3 个侧链，四个环分别用 A、B、C、D 表示，环上的 17 个碳原子按如下顺序编号：

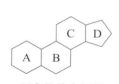

环戊烷并多氢菲

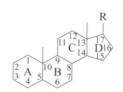

甾族化合物的基本结构

　　一般情况下，甾族化合物中的 C_{10}、C_{13} 的两个角甲基不变，C_{17} 上的 R 可以是不同的基团；分子中所含双键、羟基及其他取代基的数目和位置可以不同；骨架环和取代基的立体构型也有不同的类型。因此，甾族化合物的种类很多，天然存在的甾族化合物按其来源及生理作用不同，一般可分为甾醇、胆甾酸、甾类激素（性激素和肾上腺皮质激素）和强心苷等。

（一）甾醇

　　甾醇又称固醇，基本结构是胆烷，C_3 上有一个羟基，它们广泛存在于动植物体内，根据来源可分为动物甾醇和植物甾醇两类，并以酯和苷的形式存在。

　　人体中含量最多的甾族化合物是胆固醇，又称为胆甾醇，最初从胆结石中获得固体状醇而得名。结构式如下：

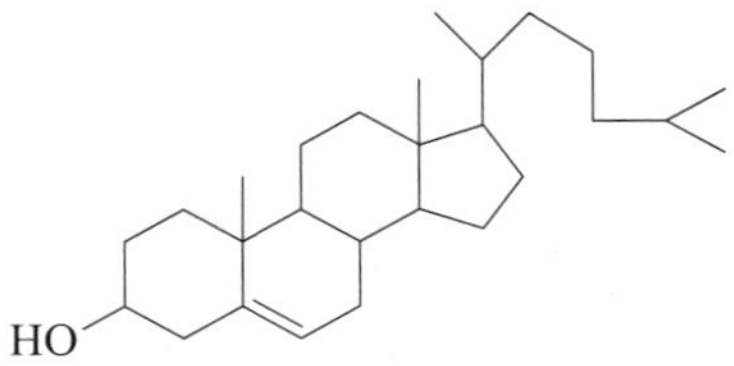

胆固醇为无色或略带黄色的结晶,熔点为 148.5℃,难溶于水,易溶于有机溶剂。胆固醇广泛存在于人和动物的组织中,尤其是血液、脊髓和脑组织,是细胞膜的重要组分,也是合成胆甾酸和甾体激素等的前体。它在人体内含量过高可引起胆结石和动脉粥样硬化。它也是合成维生素 D_2 的原料。

【知识拓展】

胆固醇与人体健康

胆固醇是重要的脂类物质之一,广泛存在于体内各组织。它主要来源于体内合成,其次是从食物中摄取,其中以禽卵和动物脏器及脑髓含量最多。

胆固醇是细胞膜的重要组成成分,可转化为多种重要的生理活性物质,参与机体代谢过程,如转化为胆汁酸后可促进脂类物质的消化,转化为类固醇激素如肾上腺皮质激素、性激素等参与体内物质代谢。

胆固醇代谢发生障碍,或长期高胆固醇饮食可造成血浆胆固醇升高,引发高胆固醇血症,刺激血管平滑肌细胞内胆固醇酯堆积,是形成动脉粥样硬化的原因之一,也是引起冠心病的危险因子之一。因此,维持体内胆固醇含量在合理的范围之内非常重要,既要提供足够的胆固醇来维持机体的正常生理功能,又要防止胆固醇过量造成的不良影响。

（二）胆甾酸

胆甾酸包括胆酸、脱氧胆酸、鹅胆酸和石胆酸等,在人体内以胆固醇为原料可直接合成。胆甾酸存在于动物的胆汁中,其中重要的是胆酸和脱氧胆酸。

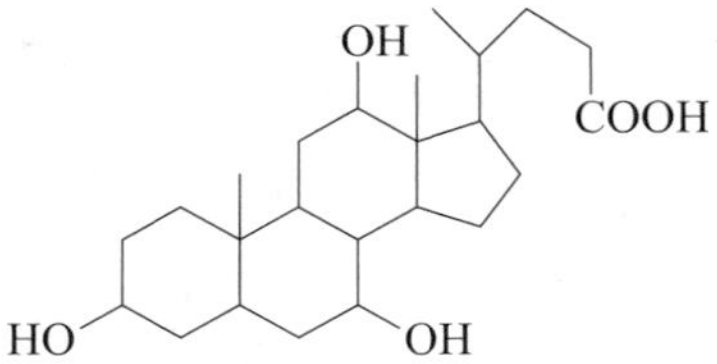

胆酸 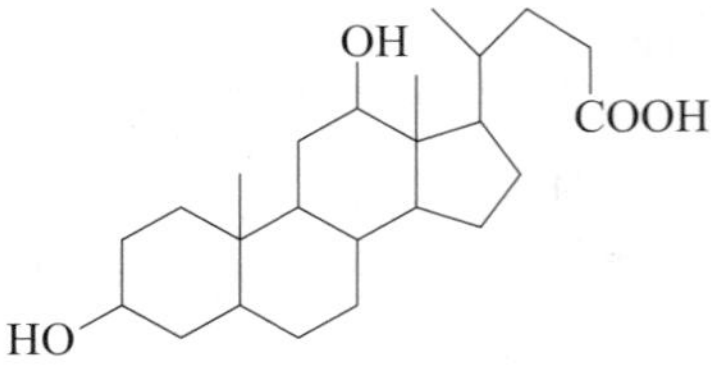　　　　　　　　　　　　　　　　脱氧胆酸

胆汁中的胆甾酸分别与甘氨酸或牛磺酸通过酰胺键结合成各种结合胆甾酸,它们统称为胆汁酸。在胆汁中,它们多以钠和钾盐的形式存在,称为胆汁酸盐或胆盐。胆盐是良好的乳化剂,有利于脂类物质的消化与吸收。

（三）甾体激素

激素是由内分泌腺及具有内分泌功能的一些组织所产生的具有调节物质代谢功能的

微量化学信息分子。它们在体内数量虽少,但生理作用很强。甾体激素根据其来源和生理功能的不同,分为肾上腺皮质激素和性激素两类。

1. **肾上腺皮质激素**　哺乳动物的肾上腺皮质分泌的甾体激素的总称。根据生理功能可分为两类:一类是主要影响糖类、蛋白质与脂质代谢的糖代谢皮质激素,并具有抗炎症、抗过敏和抗休克等药理作用,如可的松、氢化可的松等;另一类是主要影响组织中电解质的运转和水的分布的盐代谢皮质激素,如皮质酮、醛固酮等。

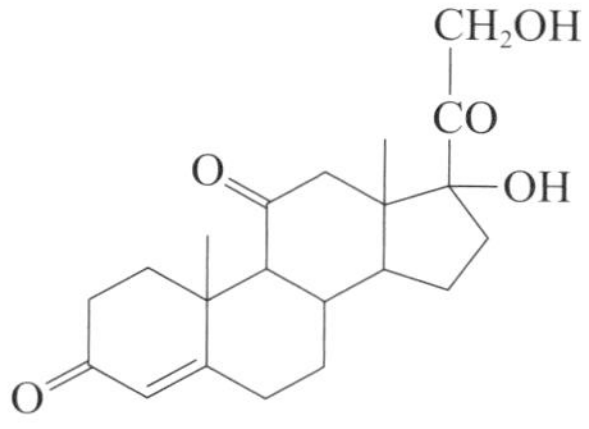

可的松 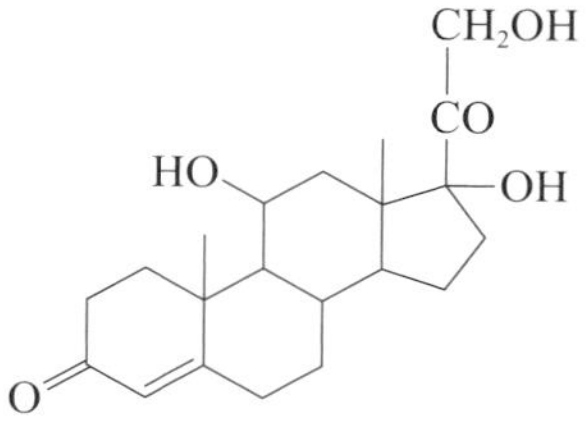　　　　　　氢化可的松 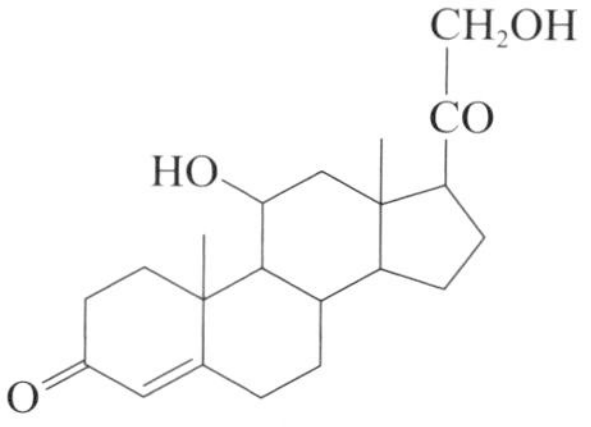　　　　　　皮质酮

2. **性激素**　性腺(睾丸、卵巢、黄体)所分泌的甾体激素,具有促进性器官形成、第二性征(如声音、体形等)发育及维持性特征的生理作用。性激素分为雄性和雌性激素两类。

雄性激素中睾酮的生理活性最强,它能促进和控制雄性器官和第二性征的生长发育。临床上常用人工合成的甲基睾酮和睾酮丙酸酯。

雌性激素主要由性腺卵巢分泌产生,分为雌激素和孕激素两类。雌激素由成熟的卵泡产生,又称为卵泡激素。β-雌二醇是自然界中活性最强的雌激素,主要用于卵巢功能不全引起的病症。另一类是由卵泡排卵后形成的黄体所分泌的,称为黄体激素或孕激素,常见的天然孕激素是黄体酮,黄体酮具有促进受精卵发育和保胎作用。

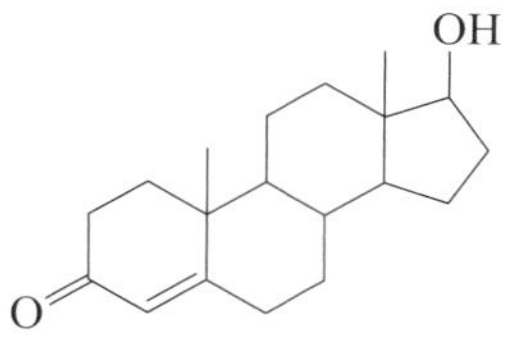

睾酮 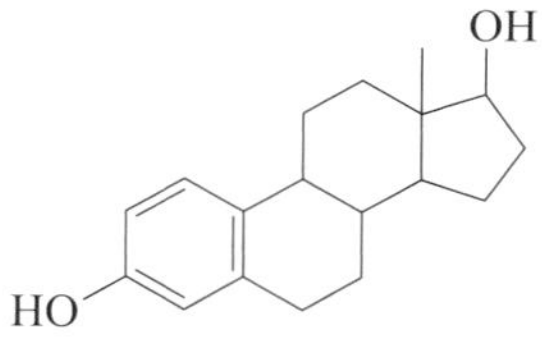　　　　　　　雌二醇 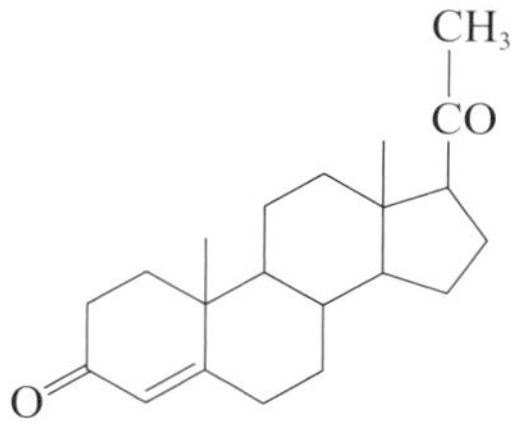　　　　　　　黄体酮

课后练习

一、名词解释

1. 碘值　2. 皂化反应　3. 酸败

二、填空题

1. 羧酸分子去掉羧基中的羟基剩余的部分称为_____。

2. 羧酸衍生物水解的主要产物是_____。

3. 羧酸衍生物水解的活泼性顺序是_____。

4. 常见的甘油磷脂有_____和_____。

5. 必需脂肪酸包括_____、_____、_____。

三、选择题

1. 羧酸衍生物水解的共同产物是（　　）。

　　A. 醇　　　　　　　　B. 氨　　　　　　　　C. 羧酸　　　　　　　　D. 酸酐

2. 下列化合物中不属于羧酸衍生物的是（　　）。

A. 　　　　　　B.

C. 　　　　　　D.

3. 测定油脂的不饱和程度,采用的方法是（　　）。

　　A. 加氢　　　　　　　B. 加溴　　　　　　　C. 加碘　　　　　　　D. 加氯化氢

4. 下列试剂中,能使油脂彻底水解的是（　　）。

　　A. 氯化钠　　　　　　B. 盐酸　　　　　　　C. 氢氧化钠　　　　　　D. 乙醇

5. 胆固醇曾称为（　　）。

　　A. 维生素　　　　　　B. 胡萝卜　　　　　　C. 胆甾醇　　　　　　D. 胆酸

四、判断题

1. 植物油中的脂肪酸不饱和程度较高,所以熔点较低。　　　　　　　　　　　　　（　　）

2. 肾上腺皮质激素属于甾族化合物。　　　　　　　　　　　　　　　　　　　　（　　）

3. 由皂化值可以判断脂肪酸的不饱和程度。　　　　　　　　　　　　　　　　　（　　）

4. 混三酰甘油属于混合物。　　　　　　　　　　　　　　　　　　　　　　　　（　　）

5. 人体内胆固醇越少越好。　　　　　　　　　　　　　　　　　　　　　　　　（　　）

五、简答题

1. 软脂酸和硬脂酸的碘值是否相同?

2. 试从组成、结构、性质上比较脑磷脂和卵磷脂的异同点。

六、命名下列化合物

1. 　　　　　　2.

3. 　　　　　　4.

七、完成下列反应方程式

1.

2. 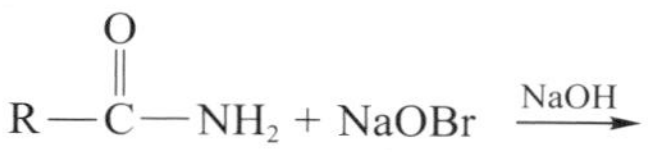 $\overset{\displaystyle O}{R-\overset{\|}{C}-NH_2} + NaOBr \xrightarrow{NaOH}$

3. 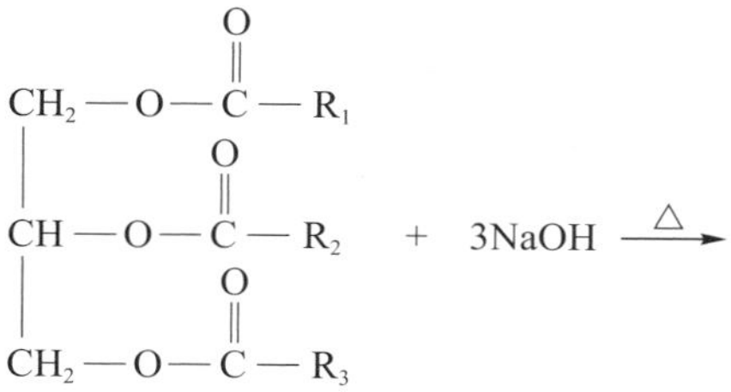 $\begin{array}{l} CH_2-O-\overset{\displaystyle O}{\overset{\|}{C}}-R_1 \\ CH-O-\overset{\displaystyle O}{\overset{\|}{C}}-R_2 \\ CH_2-O-\overset{\displaystyle O}{\overset{\|}{C}}-R_3 \end{array} + 3NaOH \xrightarrow{\triangle}$

4. 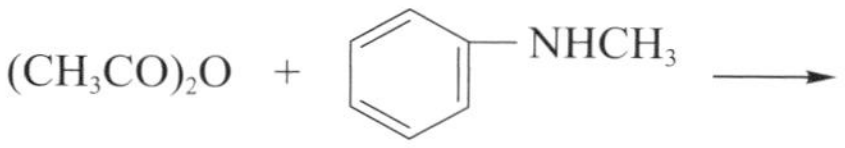 $(CH_3CO)_2O + $ ⬡—NHCH$_3$ $\longrightarrow$

（袁静静）

第十八章
在线测试

第十九章 糖 类

第十九章
思维导图

学习目标：

1. 掌握糖类的定义，单糖的结构及主要化学性质。

2. 熟悉糖类的分类，常见双糖的组成、结构特征及其生理功能。

3. 了解常见多糖的组成、结构特征及其生理功能。

【问题导入】

糖类物质在人体中起着什么作用？

能量供应是人体生命的基础，人体热能的产生和各器官系统活动时所需能量，主要由食物中所摄取的糖类分解、氧化后提供。

糖类是我们身体必不可少的营养之一。人们摄入谷物、蔬果等，经过消化系统转化为单糖（如葡萄糖等）进入血液，运送到全身细胞，作为能量的来源。血液中的葡萄糖称为血糖。在低血糖时，会出现饥饿感、出汗、焦虑、心慌、肢体震颤等表现，少量吃糖可以紧急补充。

当机体细胞能量充足时，多余的葡萄糖会以糖原的形式储存在肝和肌肉中。肝糖原有促进肝代谢的作用，增强肝再生功能，保护肝免受损害，进而促进肝的解毒功能。

问题：1. 食物中富含的糖类有哪些？

2. 糖类在人体中起着什么作用？

糖类是自然界广泛存在的一类重要的有机化合物，几乎存在于所有生物体中，是人类生命活动所需能量的主要来源。葡萄糖、果糖、淀粉、纤维素等都属于糖类，一些酶、激素和抗体等也含有糖类成分。

在结构上，糖类可看作是多羟基醛或多羟基酮及其脱水缩合产物。根据糖类水解情况不同，可将其分为单糖、低聚糖和多糖。单糖是不能水解为更小分子的多羟基醛或多羟基酮，如葡萄糖、果糖、核糖等；低聚糖是指水解后产生 2～10 个单糖分子的糖类，如蔗糖、乳糖、麦芽糖等；多糖是指水解后生成 10 个以上单糖分子的糖类，如淀粉、纤维素、糖原等。

【化学史话】

糖类主要由碳、氢、氧三种元素组成。早期研究发现,大多数糖类化合物中氢、氧原子的个数比为 2:1,且都可用通式 $C_m(H_2O)_n$ 表示,如葡萄糖、果糖的分子式为 $C_6H_{12}O_6$,可表示为 $C_6(H_2O)_6$,蔗糖的分子式为 $C_{12}H_{22}O_{11}$,可表示为 $C_{12}(H_2O)_{11}$ 等,所以糖类曾被称为"碳水化合物"。

但随着研究的深入,发现有的化合物具有糖类的结构和性质特点,但分子中氢和氧的比例不是 2:1,如脱氧核糖 $C_5H_{10}O_4$,鼠李糖 $C_6H_{12}O_5$ 等。而另一些化合物,如甲醛 CH_2O、乙酸 $C_2H_4O_2$、乳酸 $C_3H_6O_3$ 等,虽分子式符合碳水化合物的通式,但结构与性质与糖类化合物有很大不同,不属于糖类。因此,碳水化合物这个名称并不确切。

第一节 单 糖

单糖是最简单的糖类,是构成低聚糖和多糖的基本单元。按其结构中含有醛基或酮基可分为醛糖和酮糖;也可根据分子中所含碳原子的数目分为丙糖、丁糖、戊糖、己糖等。最简单的醛糖是丙醛糖(即甘油醛),最简单的酮糖是丙酮糖(即 1,3-二羟基丙酮)。自然界中存在最广泛的单糖是戊糖和己糖,其中与生命活动关系最为密切的有核糖、脱氧核糖、葡萄糖和果糖等。

```
      CHO              CH₂OH
       |                |
  H—C—OH             C=O
       |                |
    CH₂OH             CH₂OH

    甘油醛          1,3-二羟基丙酮
```

```
   H   O          H   O           CHO            CH₂OH
    \ //           \ //            |               |
     C              C          H—C—OH           C=O
     |              |              |               |
  H—C—OH         H—C—H        HO—C—H          HO—C—H
     |              |              |               |
  H—C—OH         H—C—OH       H—C—OH          H—C—OH
     |              |              |               |
  H—C—OH         H—C—OH       H—C—OH          H—C—OH
     |              |              |               |
   CH₂OH          CH₂OH         CH₂OH           CH₂OH

    核糖           脱氧核糖        葡萄糖            果糖
```

一、单糖的结构

单糖的开链式结构常用费歇尔投影式表示,其立体异构体习惯用 D/L 构型法标记,即以甘油醛为标准确定单糖的构型。

微课:单糖的
结构

（一）葡萄糖的结构

1. 葡萄糖的开链式结构　葡萄糖的分子式为 $C_6H_{12}O_6$，是一个五羟基己醛糖，分子中含有 4 个手性碳原子（C_2、C_3、C_4 和 C_5），有 16 种（$2^4 = 16$）旋光异构体。

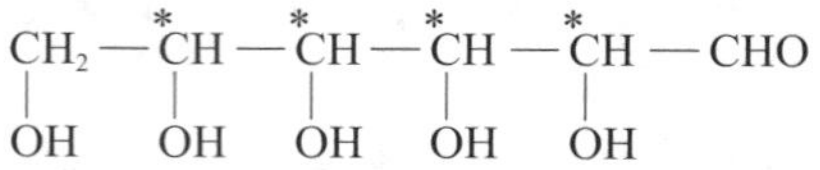

$$\overset{*}{CH_2} - \overset{*}{CH} - \overset{*}{CH} - \overset{*}{CH} - \overset{*}{CH} - CHO$$
$$\ \ \ \ \ OH\ \ \ \ \ OH\ \ \ \ \ OH\ \ \ \ \ OH\ \ \ \ \ OH$$

对于含有多个手性碳原子的单糖构型，人为规定距羰基最远的手性碳原子（即编号最大的手性碳原子）上的羟基和甘油醛比较，羟基位于右侧的为 D 构型，在左侧的为 L 构型。

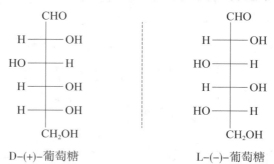

D-(+)-葡萄糖　　　　　　　　　　　L-(−)-葡萄糖

用费歇尔投影式表示葡萄糖的结构，书写时把醛基写在上方，碳原子的编号从醛基开始。为了书写方便，可以用横线和竖线的交叉点表示手性碳原子；手性碳原子上的羟基可以用短横线表示，而氢可省略；还可以用"△"代表醛基，用短横线代表羟基，长横线代表羟甲基。例如，D-葡萄糖的费歇尔投影式可表示如下：

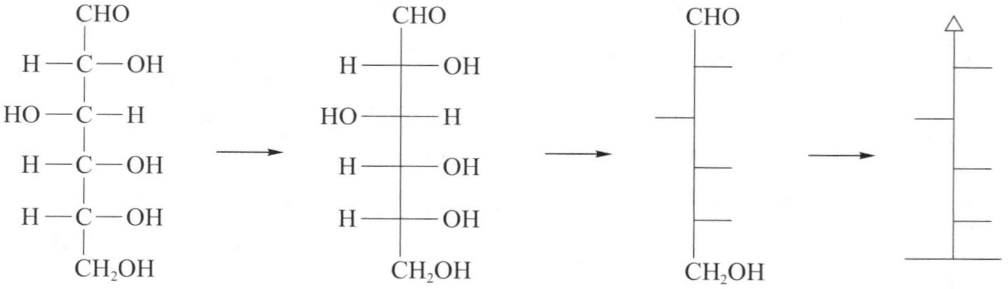

D-(+)-葡萄糖

自然界存在的单糖绝大部分是 D 型糖。例如：

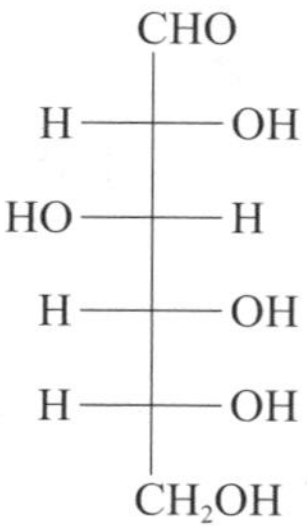

D-(+)-葡萄糖 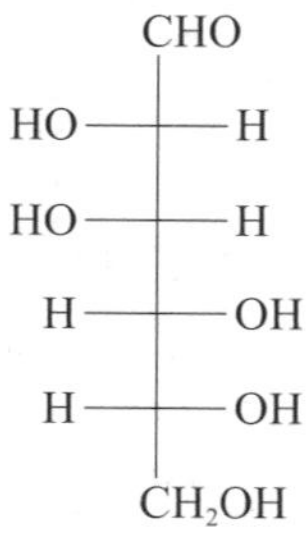　　　　D-(+)-甘露糖 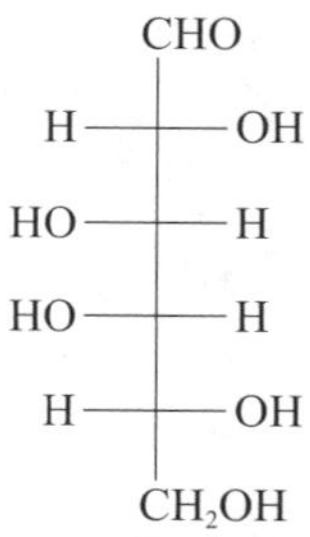　　　　D-(+)-半乳糖 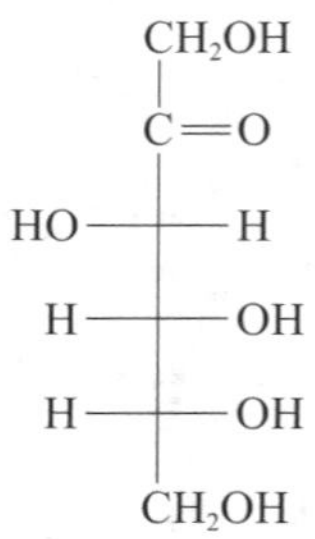　　　　D-(−)-果糖

2. 环状结构及其表示方法　在研究单糖的性质时,发现某些性质用开链式结构无法解释。如在常温下由乙醇溶液中结晶出来的葡萄糖,熔点为 146℃,比旋光度为 $+112° \cdot cm^2 \cdot g^{-1}$;而另一种在吡啶溶液中结晶得到的葡萄糖,熔点为 150℃,比旋光度为 $+18.7° \cdot cm^2 \cdot g^{-1}$。将两种晶体的溶液放置一段时间后,比旋光度都会随时间而发生改变,前者逐渐下降,后者不断上升,最终达到 $+52.7° \cdot cm^2 \cdot g^{-1}$ 时稳定不变。这种比旋光度随时间而自行发生变化的现象,称为变旋光现象。

经物理及化学方法证明,结晶状态的单糖是以氧环式结构存在的。这是由于葡萄糖分子中既含有醛基又含有醇羟基,两者可以发生分子内的加成反应,生成环状半缩醛结构。新生成的半缩醛羟基(苷羟基)在空间上有两种取向,因此 D-葡萄糖有 α 型和 β 型两种异构体。通常把半缩醛羟基与决定构型的 C_5 上的羟基在同侧的称为 α 型,在异侧的称为 β 型。两种异构体在溶液中可以通过开链式结构相互转化,平衡时 α 型约占 36%,β 型约占 64%,开链结构很少。

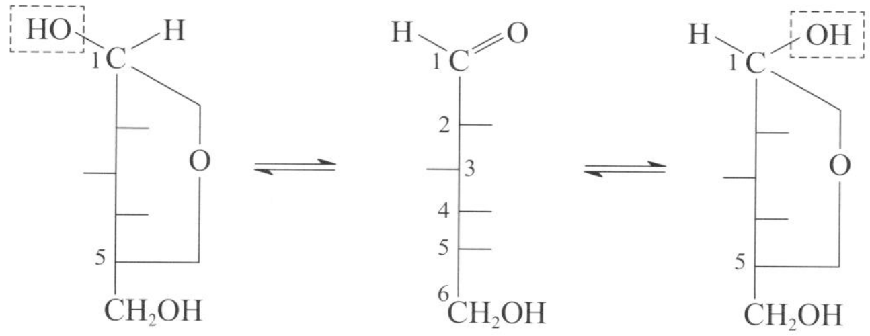

β-D-葡萄糖　　　　　开链结构　　　　　α-D-葡萄糖
64%　　　　　　　　　　　　　　　　　36%

葡萄糖在溶液中发生结构转变是其产生变旋光现象的原因。凡是分子结构中具有半缩醛或半缩酮的糖类均会产生变旋光现象。

3. 葡萄糖环状结构的哈沃斯式　为了能够更清楚和合理地反映环状结构,常用哈沃斯式(Haworth)表示葡萄糖的环状结构。把六元环看作是吡喃环的衍生物,故又称为吡喃糖;五元环看作是呋喃环的衍生物,称为呋喃糖。

书写哈沃斯式时,将成环原子置于同一平面上,把碳链写成六元氧环式,氧原子位于环的右上角,碳原子编号从最右端开始按顺时针方向排列。粗实线表示在纸平面的前方,细线表示在纸平面的后方;在葡萄糖链式结构中位于碳链左侧的基团写在环平面的上方,位于右侧的基团写在环平面的下方。因此,在哈沃斯结构式中半缩醛羟基写在环平面下方的为 α 型异构体,在环平面上方的为 β 型异构体。

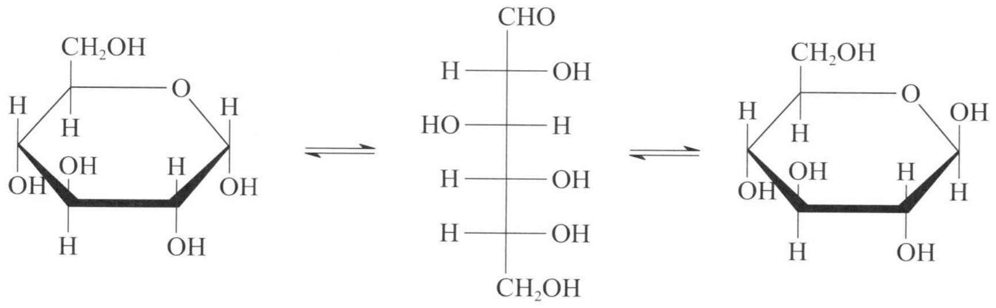

α-D-(+)-吡喃葡萄糖　　　　开链D-(+)-葡萄糖　　　　β-D-(+)-吡喃葡萄糖

【课堂讨论】

在一定的条件下,既可以发生氧化反应,又可以发生还原反应,还可以和酸发生酯化反应的是(　　)

A. 乙醇　　　　　B. 乙醛　　　　　C. 乙酸　　　　　D. 葡萄糖

(二) 果糖的结构

果糖的分子式也为 $C_6H_{12}O_6$,属于己酮糖,天然的果糖是 D 型左旋糖,所以称为 D-(-)-果糖。与葡萄糖相似,果糖也主要以氧环式结构存在。当 C_5 上的羟基与 C_2 上的酮基加成时,形成五元环的半缩酮结构,该五元环与呋喃相似,称为呋喃果糖;当 C_6 上的羟基与 C_2 上的酮基加成时,形成六元环的半缩酮结构,称为吡喃果糖。由于成环后,酮基碳原子变成手性碳原子,与其相连的半缩酮羟基(苷羟基)也有两种空间构型,所以果糖的两种环状结构都拥有各自的 α 型和 β 型两种异构体。

在 D-果糖的溶液中,两种异构体也通过开链结构相互转化,同时,也可由一种环状结构通过开链结构转换成另一种环状结构,形成互变平衡体系。因此,果糖也存在变旋光现象,达到平衡时,其比旋光度为 $-92° \cdot cm^2 \cdot g^{-1}$。

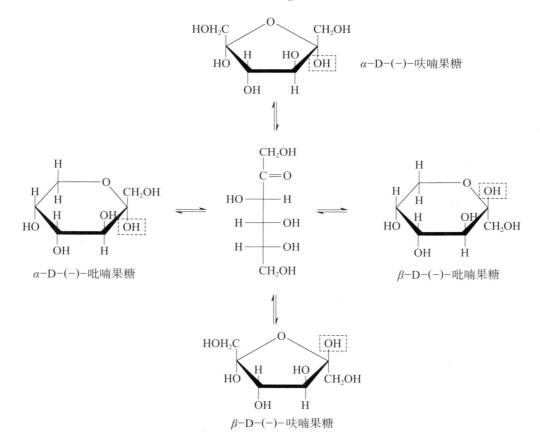

二、单糖的性质

单糖都是具有甜味的无色结晶性物质,由于多个羟基的存在,易溶于水,但难溶于乙醇。多个羟基存在使分子中氢键缔合很强,因而单糖有很高的沸点。

单糖分子中含有羟基和羰基,具有醇、醛、酮的一般性质,如可以发生加成反应、氧化反应,以及成酯反应和成醚反应等。由于羟基和羰基的相互影响,单糖又具有一些特殊性质。此外,由于单糖在溶液中存在开链结构和环状结构的互变平衡,所以单糖的反应有的按环状结构进行,有的按开链结构进行。

（一）互变异构

在碱性条件下,D-葡萄糖、D-果糖和D-甘露糖三者可通过烯醇式中间体相互转化,得到三种糖类的平衡混合物。

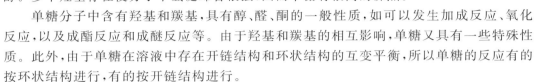

在含有多个手性碳原子的分子中,只有一个相对应的手性碳原子构型不同的异构体互称为差向异构体。差向异构体在一定条件下相互转化的反应称为差向异构化。D-葡萄糖和D-甘露糖仅在C$_2$位构型不同,互为差向异构体,二者在碱性条件下可发生差向异构化。而D-葡萄糖或D-甘露糖与D-果糖之间的转化则是醛糖与酮糖之间的转化。

（二）氧化反应

1. 与碱性弱氧化剂的反应　醛糖的开链结构具有醛基,能与托伦试剂发生银镜反应,与斐林试剂、班氏试剂反应生成砖红色沉淀,表现出较强的还原性。酮糖如 D－果糖在碱性条件下,可以通过烯醇式中间体转化成醛糖,也具有较强还原性。

　　凡能被碱性弱氧化剂氧化的糖类称为还原糖,反之则为非还原糖。单糖都是还原糖。

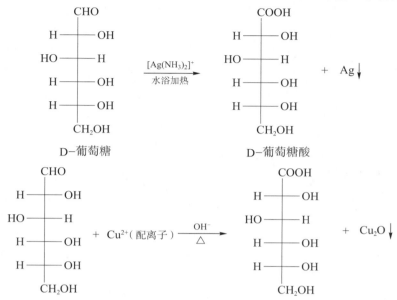

　　2. 与溴水反应　溴水可将醛糖氧化成相应的糖酸,但不能氧化酮糖,因此可以利用溴水来区别醛糖和酮糖。

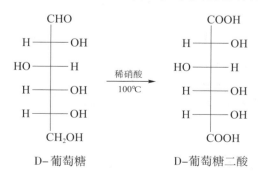

　　葡萄糖酸与氢氧化钙作用生成的葡萄糖酸钙,主要用于儿童补钙。

　　3. 与稀硝酸反应　稀硝酸的氧化能力强于溴水,不但能将醛基氧化成羧基,也能将羟甲基氧化成羧基,生成糖二酸。稀硝酸也能氧化酮糖,使其碳链断裂生成小分子二元酸。

D－葡萄糖　　　　　　　　　　　　D－葡萄糖二酸

【课堂讨论】

如何用化学方法鉴别葡萄糖和果糖？

（三）成脎反应

单糖与苯肼作用时，首先羰基与苯肼作用生成苯腙，当苯肼过量时，α-羟基能继续与苯肼反应，生成一种不溶于水的黄色晶体，称为糖脎。

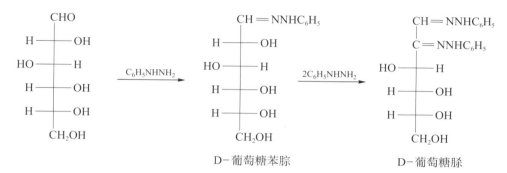

D-葡萄糖苯腙　　　　　D-葡萄糖脎

无论醛糖还是酮糖，脎的生成只发生在 C_1 和 C_2 上，其他碳原子一般不发生反应。含碳原子数相同的 D 型单糖，如果只是 C_1 和 C_2 的羰基不同或构型不同，而其他原子的构型完全相同时，与苯肼反应都生成相同的糖脎，如 D-葡萄糖脎、D-果糖脎及 D-甘露糖脎相同。

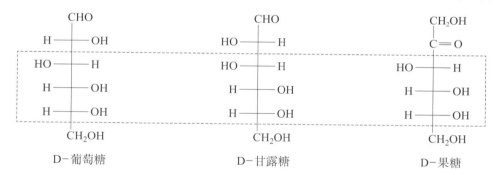

D-葡萄糖　　　　　　D-甘露糖　　　　　　D-果糖

糖脎不溶于水，是黄色结晶，不同的糖脎晶形和熔点不同，即使生成相同的脎，其反应速率也不同。因此，可利用糖脎的晶形（图 19-1）及生成时间来鉴别糖类。

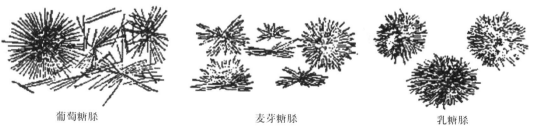

葡萄糖脎　　　　　　麦芽糖脎　　　　　　乳糖脎

图 19-1　几种糖脎的晶形图

255

（四）成酯反应

单糖分子中的羟基能与酸反应生成酯。如 D-葡萄糖在一定条件下可与磷酸作用生成葡萄糖-1-磷酸酯、葡萄糖-6-磷酸酯及葡萄糖-1,6-二磷酸酯。

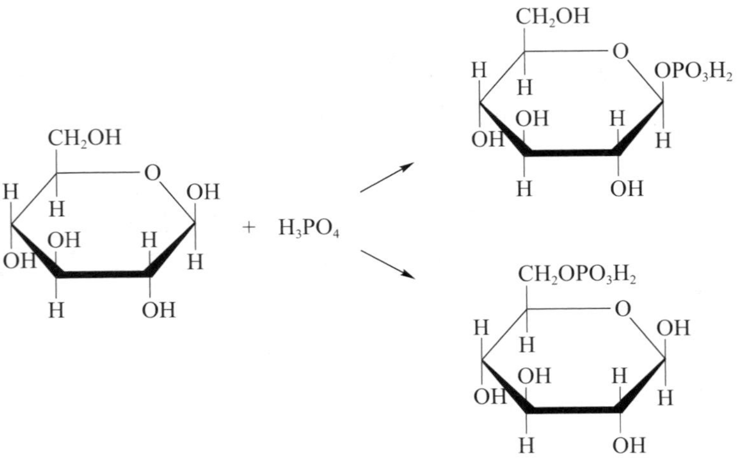

$β$-D-吡喃葡萄糖-1-磷酸酯

$β$-D-吡喃葡萄糖-6-磷酸酯

（五）成苷反应

单糖分子中的半缩醛（酮）羟基比较活泼，容易与其他分子中的羟基失水而生成缩醛（酮）的反应称为成苷反应。具有缩醛（酮）结构的产物称为配糖体或糖苷，简称"苷"。糖苷分子中糖类的部分称为糖苷基，非糖类部分称为配糖基或苷元。糖苷基和配糖基之间的键称为苷键。例如，在干燥 HCl 存在下，葡萄糖与甲醇作用脱水生成 D-吡喃葡萄糖甲苷。

糖苷分子中没有半缩醛（酮）羟基，不能转变成开链结构，因此糖苷无还原性和变旋光现象，不能生成糖脎。糖苷在酸和酶的作用下，可以水解为原来的糖类和非糖类化合物。

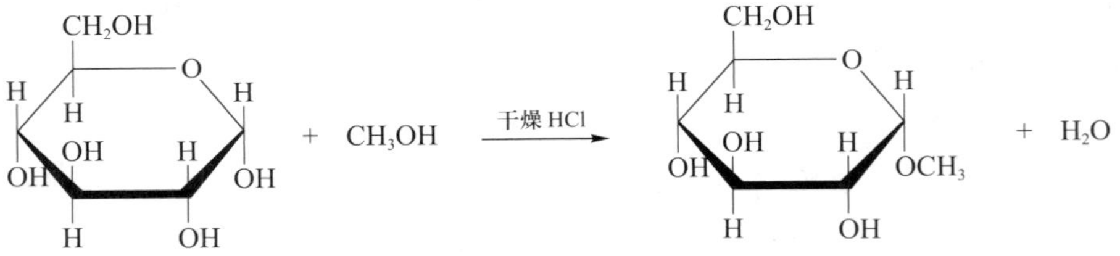

$α$-D-吡喃葡萄糖

$α$-D-吡喃葡萄糖甲苷

糖苷广泛分布于植物的根、茎、叶、花和果实中，大多具有生物活性。如苦杏仁中的苦杏仁苷有镇咳作用，甘草中的甘草皂苷是甘草解毒的有效成分，毛地黄中的毛地黄毒苷有强心作用等，葛根中的葛根黄素具有改善心血管功能的作用，同时也具有抗癌、降血脂等作用。

（六）颜色反应

1. 莫立许（Molisch）反应 在糖类的水溶液中加入$α$-萘酚的乙醇溶液，然后沿试管壁

视频：糖的莫立许反应

视频：酮糖的鉴定

小心地加入浓硫酸,不要摇动试管,则在两层液面之间会形成紫色的环,称为莫立许反应。所有糖类都能发生此反应,故用此法鉴别糖类物质。

2. 塞利凡诺夫(Seliwanoff)反应　塞利凡诺夫试剂是间苯二酚的盐酸溶液。在糖类溶液中加入塞利凡诺夫试剂,酮糖很快出现红色,醛糖反应速率很慢,以此来鉴别酮糖和醛糖。

三、重要的单糖

1. 葡萄糖　葡萄糖是植物光合作用的产物,也是自然界中分布最广、最重要的己醛糖,因最初从葡萄汁中分离结晶得到而得名。葡萄糖是白色结晶性粉末,易溶于水,难溶于乙醇,甜度约为蔗糖的 70% ,工业上多由淀粉水解制得。自然界存在的葡萄糖水溶液有右旋光性,故葡萄糖为右旋糖。

人体血液中的葡萄糖称为血糖,正常人空腹血糖浓度为 $3.9\sim6.1$ mmol/L,低于正常浓度时,可导致低血糖,过高可导致糖尿病。葡萄糖是生物体内重要的供能物质,因为不需要经过消化就可直接被吸收利用,所以体弱患者和血糖过低的患者可通过静脉注射葡萄糖溶液的方式来补充营养。50g/L 葡萄糖注射液是临床上常用的等渗溶液,有利尿、解毒作用,用于治疗水肿、低血糖、心肌炎等。

2. 果糖　果糖是自然界中分布最广的己酮糖,以游离状态存在于水果和蜂蜜中,是最甜的一种天然糖。纯净的果糖为无色结晶物质,易溶于水,可溶于乙醇和乙醚,天然存在的果糖水溶液旋光性为左旋,因此果糖为左旋糖。

人体内的果糖能与磷酸发生酯化反应生成果糖-6-磷酸酯和果糖-1,6-二磷酸酯,果糖形成的磷酸酯是体内糖代谢的中间产物,在糖代谢过程中占重要地位。

3. 半乳糖　半乳糖为无色晶体,熔点为 $165\sim166℃$,有还原性,也有变旋光现象,平衡时的比旋光度为 $+83.3°\cdot cm^2\cdot g^{-1}$ 。半乳糖与葡萄糖结合成乳糖,存在于哺乳动物的乳汁中,人体内的半乳糖来源是摄入食物中乳糖的水解产物。半乳糖也是脑苷和神经节苷的组分,存在于大脑和神经组织中。在酶的催化下半乳糖能转变为葡萄糖。

D-(+)-半乳糖　　　　D-(-)-核糖　　　　D-(-)-2-脱氧核糖

4. 核糖和脱氧核糖　核糖和脱氧核糖以糖苷形式存在于核酸中。含核糖的核苷酸统称为核糖核苷酸,是 RNA 的基本组成单位;含脱氧核糖的核苷酸统称为脱氧核糖核苷酸,是 DNA 的基本组成单位。核糖也是体内供能物质腺苷三磷酸(ATP)的主要成分。

糖类的甜度

糖类的甜味强弱用甜度来表示,由于这种甜度是相对的,所以又称比甜度。通常以蔗糖作为基准物,一般以 10% 或 15% 的蔗糖水溶液在 20℃ 时的甜度为 1.0,其他糖类的甜度则与之相比较得到。常见糖类的比甜度见表 19-1。

表 19-1　常见糖类的比甜度

常见糖类	比甜度	常见糖类	比甜度
蔗糖	1.0	木糖醇	1.0
葡萄糖	0.7	麦芽糖醇	0.9
果糖	1.5	甘露糖	0.59
乳糖	0.4	半乳糖	0.27
麦芽糖	0.5	木糖	0.5

微课:双糖

第二节　双　　糖

双糖是最重要的低聚糖,是由一分子单糖的半缩醛羟基和另一分子单糖中的羟基(醇羟基或半缩醛羟基)之间脱水缩合的产物。常见的双糖有蔗糖、麦芽糖、乳糖等,分子式为 $C_{12}H_{22}O_{11}$,互为同分异构体。根据还原性可将其分为还原性双糖和非还原性双糖。

一、还原性双糖

还原性双糖是由一分子单糖的半缩醛羟基与另一分子单糖的醇羟基脱水形成的缩合产物,分子中仍保留有半缩醛羟基,有变旋光现象和还原性,并能与苯肼成脎。麦芽糖和乳糖是典型的还原性双糖。

(一)麦芽糖

麦芽糖存在于发芽的种子中,特别是在麦芽中含量最多,纯净的麦芽糖为无色晶体,水解后可生成两分子葡萄糖。

麦芽糖是由一分子 α-D-葡萄糖 C_1 上的半缩醛羟基与另一分子 D-葡萄糖 C_4 上的醇羟基脱去一分子水后,通过 α-1,4-苷键连接而成的双糖。

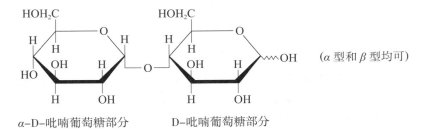

α-D-吡喃葡萄糖部分　　　D-吡喃葡萄糖部分

258

麦芽糖分子中仍有半缩醛羟基,是还原性糖。其水溶液有变旋光现象,达到平衡时比旋光度为 $+136° \cdot cm^2 \cdot g^{-1}$。能生成糖脎,能与托伦试剂、斐林试剂、班氏试剂作用。

(二)乳糖

乳糖主要存在于哺乳动物的乳汁中,人乳中含 $5\% \sim 8\%$,牛乳中含 $4\% \sim 5\%$。由牛乳制干酪时可得到乳糖。乳糖是白色晶体,易溶于水,无吸湿性,在医药中常作为散剂、片剂的填充剂。

乳糖是由一分子 β-D-半乳糖 C_1 上的半缩醛羟基与一分子 D-葡萄糖 C_4 上的醇羟基脱去一分子水后,通过 β-1,4-苷键连接而成的双糖。

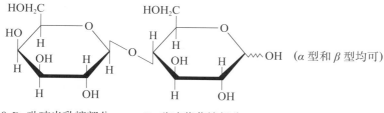

β-D-吡喃半乳糖部分　　D-吡喃葡萄糖部分

乳糖分子中仍保留半缩醛羟基,是还原性双糖,其水溶液有变旋光现象,达到平衡时的比旋光度为 $+53.5° \cdot cm^2 \cdot g^{-1}$。能与托伦试剂、斐林试剂、班氏试剂作用。

视频:蔗糖的
水解

二、非还原性双糖

非还原性双糖是由两个单糖的半缩醛羟基脱水缩合而成的,由于分子中不再存在半缩醛羟基,形成的双糖没有变旋光现象和还原性,也不与苯肼作用。

蔗糖是自然界分布最广、最重要的双糖,以甘蔗和甜菜中含量较高。蔗糖是无色晶体,熔点为 $186℃$,易溶于水而难溶于乙醇,溶液的比旋光度为 $+66.7° \cdot cm^2 \cdot g^{-1}$,甜度仅次于果糖。

蔗糖是由一分子 α-D-吡喃葡萄糖 C_1 上的半缩醛羟基与一分子 β-D-呋喃果糖 C_2 上的半缩醛羟基之间脱去一分子水后,以 α-1,2-苷键连接而成的双糖。

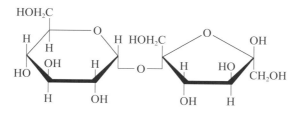

α-D-吡喃葡萄糖部分　　β-D-呋喃果糖部分

蔗糖分子中已无半缩醛羟基,是非还原性双糖。其水溶液无变旋光现象和还原性,不能与托伦试剂、斐林试剂、班氏试剂作用,也不能成脎。

【课堂讨论】
1. 蔗糖是非还原性糖类,为什么在酸性条件下也有变旋光现象?
2. 如何用化学方法区分蔗糖和麦芽糖?

微课:多糖

第三节　多　　糖

多糖是由许多单糖分子通过分子间脱水以糖苷键连接而成的高分子化合物,又称为高聚糖。多糖广泛存在于自然界中,是生物体的组分或养料,如淀粉、纤维素等。根据组成的单元可分为同多糖和杂多糖。由同一种单糖组成的多糖称为同多糖,如淀粉、纤维素和糖原等;由不同的单糖及其衍生物组成的多糖称为杂多糖,如透明质酸、肝素、α-球蛋白等。

多糖在结构和性质上与单糖和低聚糖有较大的差别,一般为无定形粉末,没有甜味,无固定熔点,多数难溶于水,少数能溶于水形成胶体溶液。多糖分子中的半缩醛羟基几乎都被结合成糖苷键,所以多糖无还原性和变旋光现象。

一、淀粉

淀粉是植物经光合作用而形成的多糖,广泛存在于植物的果实、种子和块根中,在大米、小麦、玉米及马铃薯中含量十分丰富。淀粉是白色的无定形粉末,不溶于一般的有机溶剂,也没有还原性。在酸或酶的作用下,淀粉可逐步水解,首先生成分子量较低的糊精,继续水解得到麦芽糖和异麦芽糖,完全水解为 D-葡萄糖。

$$(C_6H_{10}O_5)_n \xrightarrow[H_2O]{H^+ \text{或酶}} (C_6H_{10}O_5)_m \xrightarrow[H_2O]{H^+ \text{或酶}} C_{12}H_{22}O_{11} \xrightarrow[H_2O]{H^+ \text{或酶}} C_6H_{12}O_6$$

淀粉　　$m<n$　糊精　　　　麦芽糖或　　　D-葡萄糖
　　　　　　　　　　　　　　异麦芽糖

根据结构上的不同,淀粉分为直链淀粉和支链淀粉。天然淀粉中直链淀粉占 $10\%\sim30\%$,支链淀粉占 $70\%\sim90\%$。

(一) 直链淀粉

直链淀粉是由许多α-D-葡萄糖通过α-1,4-苷键连接而成的、没有分支的长链多糖分子。

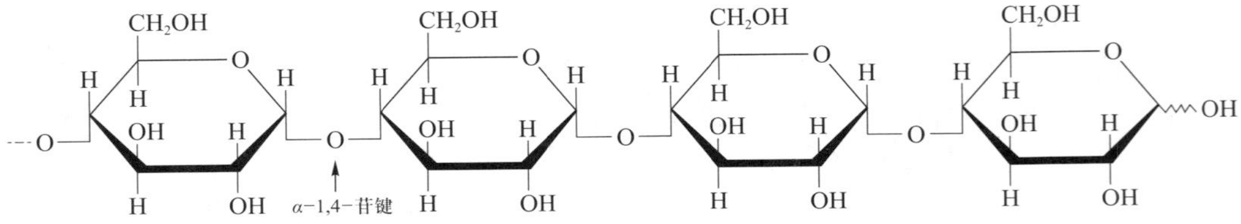

由于分子内氢键的作用,直链淀粉并不是直线形分子,而是借助分子内氢键的作用盘旋成螺旋状,每一螺圈约含 6 个 α-D-葡萄糖单元。其结构见图 19-2。

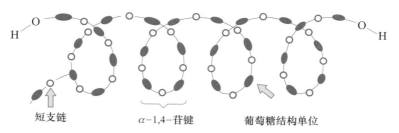

视频:淀粉的
鉴定

短支链　　　α-1,4-苷键　　　葡萄糖结构单位

图 19-2　直链淀粉的螺旋状结构示意图

直链淀粉遇碘显蓝色,是由于碘分子进入淀粉的螺旋状空隙中,借助范德华力,碘与淀粉溶液作用形成一种蓝色配合物的缘故(图 19-3)。这种现象很明显,常用于淀粉和碘的定性鉴别。

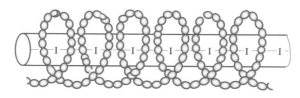

图 19-3　淀粉-碘配合物结构示意图

(二)支链淀粉

支链淀粉一般是由 6 000~40 000 个 α-D-葡萄糖聚合而成,主链部分的葡萄糖之间以 α-1,4-苷键相连接,支链的分支点则以 α-1,6-苷键连接。支链淀粉平均每隔 20~25 个 α-D-葡萄糖单元就有一个以 α-1,6-苷键连接的分支。其结构如图 19-4 所示。

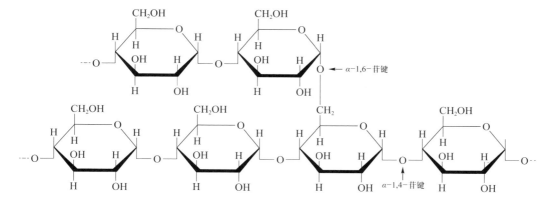

支链淀粉不溶于水中,与热水作用则成糊状。支链淀粉遇碘溶液呈紫红色。

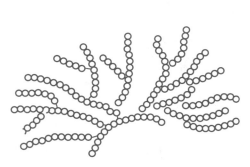

图 19-4　支链淀粉的分支状结构示意图

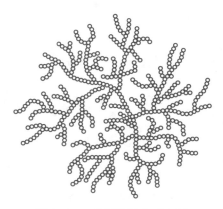

图 19-5　糖原的结构示意图

二、糖原

糖原是储存于动物体内的一种多糖,又称动物淀粉,主要存在于肝和肌肉中,因此有肝糖原和肌糖原之分。糖原水解的最终产物是 D-葡萄糖。

糖原在结构上与支链淀粉相似,D-葡萄糖之间也是以 α-1,4-苷键结合形成主链,主链和支链之间的连接点以 α-1,6-苷键结合。在糖原中,每隔 8~10 个葡萄糖单元就出现 α-1,6-苷键,分支程度比支链淀粉更高,属于高分子分支多糖。其结构见图 19-5。

糖原为无定形粉末,不溶于冷水,溶于热水呈透明胶体溶液,与碘作用呈红棕色。

糖原对维持人体内的血糖浓度起着重要的作用。当血液中葡萄糖含量增高时,多余的葡萄糖就转变成糖原储存于肝中;当血液中葡萄糖含量降低时,肝糖原就分解为葡萄糖进入血液中,供给机体能量。

三、纤维素

纤维素是自然界中分布最广、存在量最大的多糖,是植物细胞壁的主要成分。棉花中含纤维素 90% 以上,亚麻中约占 80%,木材中纤维素平均含量约为 50%,蔬菜中也含有丰富的纤维素。

纤维素是白色固体,不溶于水和一般的有机溶剂,无还原性和变旋光现象。纤维素是由许多 D-葡萄糖分子通过 β-1,4-苷键结合而成的天然高分子化合物。借助分子间氢键的作用,各纤维素的直链互相平行成束状,进一步绞扭成绳索状。纤维素具有一定的机械强度和韧性,在植物体内起着支撑的作用。其结构见图 19-6。

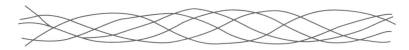

图 19-6 绳索状纤维素链示意图

将纤维素用纤维素酶(β-糖苷酶)水解,可生成 D-葡萄糖。食草动物的消化道中有纤维素酶,因此能将部分纤维素水解为葡萄糖。人体消化道内只有水解 α-1,4-苷键的酶,没有水解 β-1,4-苷键的酶,所以人不能消化纤维素作为营养物质。但纤维素有刺激胃肠蠕动,促进消化液分泌的作用,有利于食物的消化,能治疗便秘,预防直肠癌的发生。因此,纤维素是健康饮食不可缺少的一个重要组成部分。

【知识拓展】

右 旋 糖 酐

右旋糖酐又叫葡聚糖,是葡萄糖单元经脱水后所构成的高分子多糖化合物,为白色的无定形粉末,无臭无味,易溶于水,不溶于乙醇。右旋糖酐在人体内水解后会转变成较低分子量的化合物,与血浆具有相同的胶体特性,会迅速代谢成葡萄糖。临床上常用的有中分子右旋糖酐,主要用作血浆代用品,用于出血性休克、创伤性休克及烧伤性休克等。小分子及低分子右旋糖酐能改善微循环,预防或消除血管内红细胞聚集和血栓形成等,可用于治疗急性失血性休克、心肌梗死、脑血栓、脑供血不足、周围血管病,以及有防止弥散性血管内凝血和肾功能衰竭等功效。

右旋糖酐分子中,D-葡萄糖单元主要以 α-1,6-苷键相连,同时还杂有 α-1,3-苷键、α-1,4-苷键连接的分支,结构式如下:

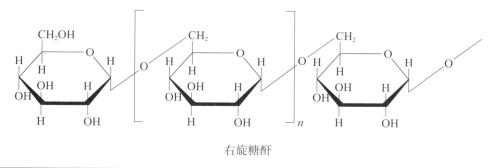

右旋糖酐

课后练习

一、填空题

1. 从化学结构看,糖类化合物是_____或_____和它们的脱水缩合物。

2. 根据水解情况,糖类化合物分为_____糖、_____糖和_____糖。根据官能团分类,葡萄糖属于_____糖,果糖属于_____糖。

3. 血液中的葡萄糖称为_____,正常人空腹的血糖含量为_____。临床上常用

_____试剂检验尿液中葡萄糖。

4. 淀粉水解的最终产物是_____;纤维素水解的最终产物是_____。

5. 糖苷由_____和_____两部分组成。_____称为糖苷基,_____称为配糖基。

二、选择题

1. 下列说法正确的是( )。

    A. 糖类都符合通式 $C_m(H_2O)_n$ B. 糖类都具有甜味

    C. 糖类一般含有碳、氢、氧三种元素   D. 糖类都能发生水解

2. 蔗糖水解的产物是( )。

    A. 葡萄糖   B. 葡萄糖和果糖

    C. 葡萄糖和半乳糖   D. 蔗糖

3. 能与碘作用显蓝色的物质是( )。

    A. 直链淀粉   B. 支链淀粉   C. 糖原   D. 纤维素

4. 能说明葡萄糖是一种还原性糖,依据是( )。

    A. 与 H_2 加成生成六元醇

    B. 能发生银镜反应

    C. 能发生酯化反应

    D. 能与新制 $Cu(OH)_2$ 悬浊液共热生成红色沉淀

5. 水解前和水解后都能发生银镜反应的物质是( )。

    A. 麦芽糖   B. 蔗糖   C. 甲酸乙酯   D. 乙酸甲酯

三、判断题

1. 纤维素和淀粉互为同分异构体。   ( )

2. 葡萄糖属于多糖。   ( )

3. 糖类化合物都具有甜味。   ( )

4. 葡萄糖和果糖互为同分异构体。   ( )

5. 纤维素水解的最终产物是麦芽糖。   ( )

四、命名或写出下列化合物的结构(用哈沃斯式表示)

1.

```
        CHO
H ————— OH
HO ———— H
H ————— OH
H ————— OH
        CH₂OH
```

2.

3. β-D-吡喃葡萄糖   4. D-半乳糖

五、用化学方法鉴别下列各组物质

1. 葡萄糖、果糖   2. 麦芽糖、蔗糖、果糖   3. 葡萄糖、蔗糖、淀粉

(于春霞)

第二十章　含氮有机化合物

学习目标：

1. 掌握胺的结构、命名和主要化学性质。

2. 熟悉胺的分类和物理性质，重氮化合物和偶氮化合物的结构特征。

3. 了解医药中常见的胺，重氮化合物和偶氮化合物的性质。

第二十章
思维导图

【问题导入】

三聚氰胺能用于食品添加剂吗？

2008 年，很多食用三鹿奶粉的婴儿被发现患有肾结石，随后在奶粉中发现了化工原料"三聚氰胺"。三聚氰胺俗称密胺、蛋白精，为白色晶体，几乎无味，微溶于水。长期摄入三聚氰胺会导致人体泌尿系统损害，膀胱、肾产生结石，并可诱发膀胱癌。三聚氰胺的结构如下所示：

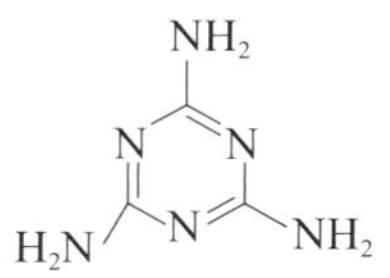

問題：1. 三聚氰胺属于哪一类有机物？ 能用于食品添加剂吗？

　　　2. 为什么不法企业要在奶制品中掺入三聚氰胺？

含氮有机化合物是分子中含有氮原子的有机化合物的统称。含氮有机化合物种类繁多，在医药领域中占有重要的地位，如与生命现象密切相关的氨基酸、核酸、蛋白质等是含氮有机化合物，临床上许多常用的药物如抗菌药磺胺嘧啶、抗高血压药尼群地平、局部麻醉药盐酸利多卡因等也都是含氮有机化合物。

第一节　胺

微课：胺的分
类和命名

一、胺的分类和命名

胺是氨的烃基衍生物，即氨（NH_3）分子中的一个或几个氢原子被烃基取代后的产物。

（一）胺的分类

1. 根据氮原子所连烃基的种类不同，胺可分为脂肪族胺（R—NH₂）和芳香族胺（Ar—NH₂）。氨基与脂肪烃基相连的是脂肪胺，与芳香环直接相连的是芳香胺。例如：

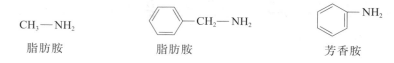

$CH_3—NH_2$	⬡—$CH_2—NH_2$	⬡—NH_2
脂肪胺	脂肪胺	芳香胺

动画：苯胺的
结构

2. 根据分子中氨基的数目，胺又可分为一元胺（含 1 个氨基）和多元胺（含 2 个及以上氨基）。例如：

$$CH_3—CH_2—NH_2 \qquad H_2N—CH_2—CH_2—HN_2$$
一元胺　　　　　二元胺（多元胺）

3. 根据氮原子所连烃基的数目不同，可将胺分为伯、仲、叔胺。例如：

$$R—NH_2 \qquad R—NH—R' \qquad R—\overset{\displaystyle R''}{\underset{|}{N}}—R'$$
伯胺　　　　　仲胺　　　　　叔胺

其中氨基（—NH₂）、亚氨基（—NH—）和次氨基（ —N— ），分别是伯、仲、叔胺的官能团。

伯、仲、叔胺与伯、仲、叔醇的概念不同，胺是根据氮原子上连接的烃基的数目进行分类，而醇是根据羟基所连的碳原子的种类来分的。例如：

$$CH_3—\overset{}{\underset{\underset{\displaystyle NH_2}{|}}{CH}}—CH_3 \qquad CH_3—\overset{}{\underset{\underset{\displaystyle OH}{|}}{CH}}—CH_3$$
伯胺　　　　　　仲醇

无机铵盐或氢氧化铵的 NH_4^+ 中的 4 个氢原子被 4 个烃基取代所形成的化合物，分别为季铵盐（$R_4N^+X^-$）或季铵碱（$R_4N^+OH^-$）。

（二）胺的命名

1. 简单胺的命名　采用普通命名法。以胺为母体，烃基作为取代基，称为"某胺"，当氮原子上连有多个烃基时，若相同则合并，若不同，则按从小到大依次命名烃基，再加"胺"字。例如：

$CH_3—NH_2$	$\begin{matrix} CH_3CH_2 \\ CH_3CH_2CH_2 \end{matrix}\rangle NH$	$CH_3—\overset{\displaystyle CH_3}{\underset{}{N}}—CH_3$
甲胺	乙丙胺	三甲胺
⬡—$CH_2—NH_2$	⬡—NH_2	⬡—NH—⬡
苯甲胺	苯胺	二苯胺

2. 芳香胺的氮原子上连有脂肪烃基的命名　命名时一般以芳香胺为母体,脂肪烃基作为取代基,若取代基在氮原子上,则取代基前加上字母"N-"或"N,N-"来表示取代基在氮原子上。例如:

NHCH₃
N-甲基苯胺

CH₃—N—CH₃
N,N-二甲基苯胺

CH₃—N—CH₂—CH₃
N-甲基-N-乙基苯胺

3. 复杂胺的命名　采用系统命名法,类似于醇的命名,以烃基为母体,氨基作为取代基。如:

CH₃CHCH₂CHCH₃
　　│　　│
　　CH₃　NH₂
2-甲基-4-氨基戊烷

$$CH_3—CH—CH_2—\overset{\overset{\displaystyle CH_3}{|}}{C}—CH_2—CH_3$$
　　　　│　　　　　│
　　　　CH₃　　　　NH₂
2,4-二甲基-4-氨基己烷

4. 多元胺的命名　多元胺的命名类似于多元醇。例如:

H₂NCH₂CH₂NH₂
乙二胺

H₂N—CH₂—CH₂—CH₂—CH₂—NH₂
1,4-丁二胺

邻苯二胺

5. 季铵盐和季铵碱的命名　与"铵盐"和"碱"的命名相同。将负离子和烃基名称放在"铵"字之前。例如:

(CH₃)₄N⁺Cl⁻
氯化四甲铵

(CH₃CH₂)₄N⁺OH⁻
氢氧化四乙铵

[HO—CH₂CH₂—N(CH₃)₃]⁺OH⁻
氢氧化三甲基(2-羟乙基)铵(胆碱)

应注意,在有机化学中,"氨""胺""铵"三字的用法。"氨"用来表示氨分子或取代基,如—NH₂称氨基,CH₃NH—称甲氨基;"胺"表示以氨基为主要官能团的物质种类名,如 CH₃CH₂NH₂ 称乙胺;而"铵"表示季铵类化合物或胺的盐,如 CH₃NH₃⁺Cl⁻ 称为氯化甲基铵。

【课堂讨论】

对下列胺进行命名或写结构简式,并指出各属哪类胺。

1. CH₃CH₂CH₂—N—CH₂CH₃
　　　　　　　　│
　　　　　　　　CH₃

2. 苯基—N—CH₃
　　　　　│
　　　　　CH₂CH₃

3. 间甲苯胺

4. 苯甲胺

二、胺的性质

(一) 物理性质

低级脂肪胺中的甲胺、二甲胺、三甲胺和乙胺在常温下是气体,丙胺以上是液体,十二

微课:胺的性质

碳以上的高级脂肪胺为固体。低级胺的气味与氨相似,三甲胺具有鱼腥味,丁二胺和戊二胺等有动物尸体腐烂后的特殊臭味,高级胺不易挥发,气味很小。低级胺能与水分子形成氢键而溶于水,但随着分子量的增加,溶解性降低。胺和氨相似为极性分子,伯胺、仲胺都能形成分子间氢键,因此沸点较相应的烷烃高,但比相应的醇和羧酸低。

芳香胺是无色高沸点的液体或低熔点的固体,有特殊的气味,在水中的溶解度较小,毒性较大,使用时应避免与皮肤接触或吸入其蒸气,如苯胺可因吸入或与皮肤接触而中毒,β-萘胺和联苯胺有很强的致癌性,已被禁止使用。

（二）化学性质

1. 碱性　胺和氨相似,氮原子上的孤电子对能接受质子(H^+)而呈碱性。

$$RNH_2 + H_2O \rightleftharpoons RNH_3^+ + OH^-$$

胺的碱性强弱由电子效应与空间效应共同决定。氮原子上电子云密度大,接受质子能力强,相应胺的碱性就强。氮原子周围空间位阻大,结合质子就困难,胺的碱性就弱。

季铵碱属于离子型化合物,是强碱,其碱性与氢氧化钠相近。

各类胺的碱性强弱顺序为:季铵碱＞脂肪胺＞氨＞芳香胺

脂肪胺的碱性强弱次序为:仲胺＞伯胺＞叔胺

胺能与酸反应生成盐,芳香胺碱性较弱,只能与强酸作用形成稳定的盐。例如:

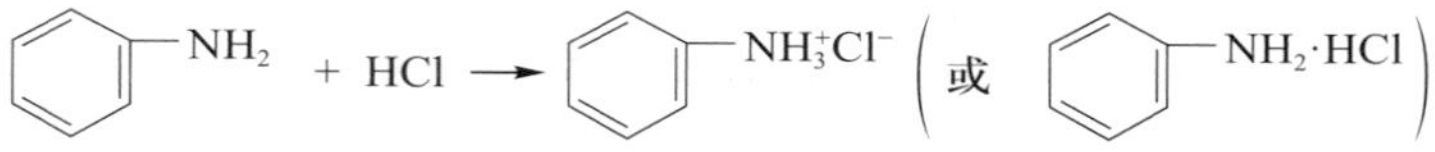

苯胺　　　　　　　　　　　氯化苯胺(盐酸苯胺或苯胺盐酸盐)

铵盐是结晶性固体,易溶于水,与氢氧化钠等强碱作用,可游离出原来的胺。因此,利用此性质可分离或精制胺。

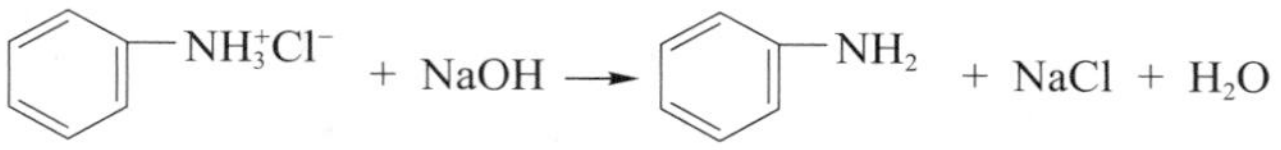

【知识拓展】

麻醉药普鲁卡因

在医药上常将难溶于水的胺类药物制成铵盐以增加其水溶性。如局部麻醉药普鲁卡因难溶于水,将其与盐酸成盐制成盐酸普鲁卡因注射液,供肌内注射使用。但此类注射液忌与碱性药物配伍,否则会析出胺而沉淀。盐酸普鲁卡因结构如下:

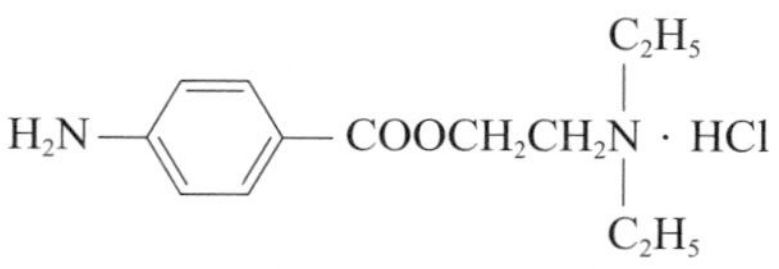

普鲁卡因盐酸盐(盐酸普鲁卡因)

2. 酰化反应　酰化反应又称酰基化反应,是指有机物分子中引入酰基的反应。能提供酰基的试剂称为酰化试剂,如酰卤、酸酐等。

伯胺、仲胺与酰卤或酸酐作用,氮原子上的氢原子被酰基(RCO—)取代生成酰胺。例如:

$$
\text{苯胺} \quad \text{乙酰氯} \longrightarrow \text{乙酰苯胺} + HCl
$$

$$
CH_3NH_2 + CH_3C—O—CCH_3 \longrightarrow CH_3NHCCH_3 + CH_3COOH
$$
乙酸酐　　　　　　N-甲基乙酰胺

叔胺的氮原子上没有氢原子,不能发生酰化反应。

胺经酰化后生成的酰胺大多是具有一定熔点的固体,在强酸、强碱或酶的催化下水解生成原来的胺,因此酰化反应常用于胺类的分离、提纯和鉴定。在有机合成上,酰化反应还常用来保护芳环上的氨基。

3. 与亚硝酸反应　不同类型的胺与亚硝酸反应有不同的产物和现象。该方法可用来鉴别伯胺、仲胺和叔胺。亚硝酸不稳定,一般在反应过程中用亚硝酸钠与盐酸反应制得。

(1) 伯胺与亚硝酸反应:脂肪伯胺与亚硝酸在常温下作用,定量放出氮气并生成醇类、烯烃等混合物。

$$
RNH_2 + NaNO_2 + HCl \longrightarrow R—OH + H_2O + N_2\uparrow
$$

芳香伯胺与亚硝酸反应,在低温(<5℃)下生成重氮盐,称为重氮化反应。重氮盐不稳定,在室温下即分解放出氮气。例如:

$$
\text{苯胺} + NaNO_2 + HCl \xrightarrow{0\sim5℃} \text{—}N_2^+Cl^- + NaCl + H_2O
$$

$$
\text{—}N_2^+Cl^- + H_2O \xrightarrow{室温} \text{—}OH + N_2\uparrow + HCl
$$

因此,伯胺与亚硝酸的反应,可用于伯胺的定量测定。

(2) 仲胺与亚硝酸反应:脂肪仲胺和芳香仲胺与亚硝酸反应,仲胺氮上氢原子被亚硝基(—NO)取代,生成难溶于水的黄色油状液体或固体 N -亚硝基化合物(简称亚硝胺)。例如:

$$
(CH_3CH_2)_2NH + NaNO_2 + HCl \longrightarrow (CH_3CH_2)_2N—NO
$$
二乙胺　　　　　　　　　　　　N-亚硝基二乙胺

$$
\text{N-甲基苯胺} + HO—NO \longrightarrow \text{N-亚硝基-N-甲基苯胺} + H_2O
$$

N –亚硝基胺的毒性很强,具有致癌作用。

(3) 叔胺与亚硝酸反应:脂肪叔胺与亚硝酸反应,生成不稳定的水溶性亚硝酸盐。例如:

$$(CH_3CH_2)_3N + NaNO_2 + HCl \longrightarrow (CH_3CH_2)_3NH^+NO_2^-$$

三乙胺   亚硝酸三乙胺

芳香叔胺与亚硝酸作用,不生成盐,而是在芳环上引入亚硝基,生成对亚硝基芳香叔胺;如对位被其他基团占据,则亚硝基在邻位上取代。例如:

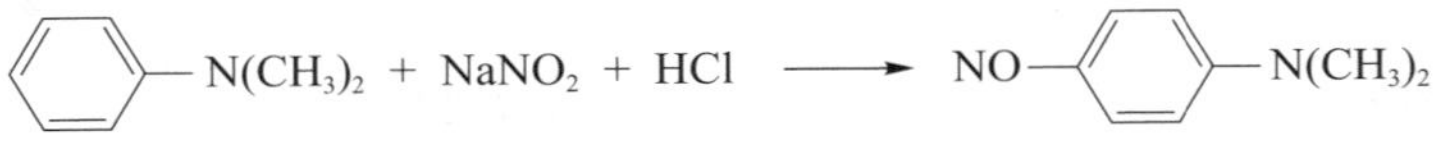

$$\text{（苯环）}-N(CH_3)_2 + NaNO_2 + HCl \longrightarrow NO-\text{（苯环）}-N(CH_3)_2$$

N,N-二甲基苯胺   对亚硝基-N,N-二甲基苯胺

亚硝基芳香叔胺在碱性溶液中呈翠绿色,在酸性溶液中呈橘黄色。

综上所述,根据不同的胺类与亚硝酸反应的现象和产物不同,可用来鉴别脂肪族和芳香族伯、仲、叔胺。

4. 氧化反应 胺易被氧化,尤其是芳香胺更易被氧化。空气中的氧可使苯胺氧化,苯胺在空气中久置后,由无色透明液体逐渐变为黄、红、棕色,生成醌类、偶氮化合物等有色物质。

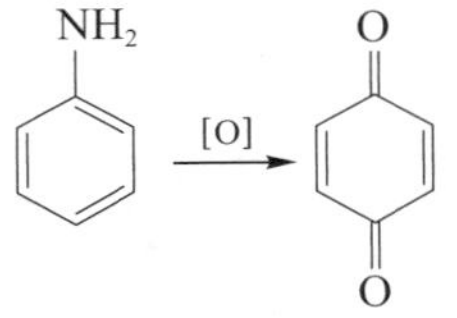

$$\text{（苯胺）} \xrightarrow{[O]} \text{（对苯醌）}$$

对苯醌

5. 芳环上的取代反应 芳环上的氨基使苯环活化,所以芳香胺易发生亲电取代反应。例如,苯胺与溴水反应,立即产生 2,4,6–三溴苯胺白色沉淀,此反应可用于苯胺的定性鉴别和定量分析。

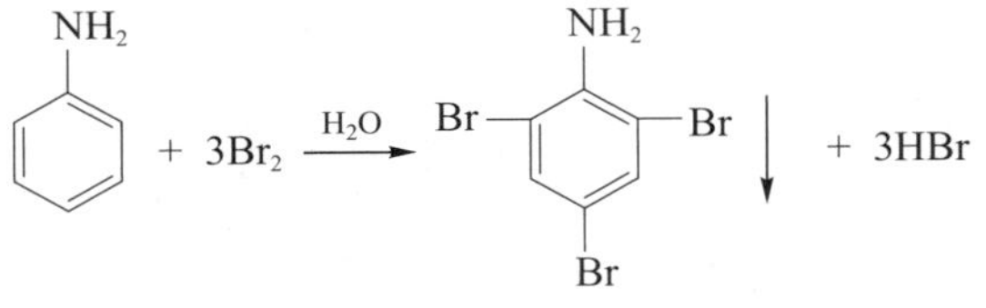

$$\text{（苯胺）} + 3Br_2 \xrightarrow{H_2O} \text{（2,4,6-三溴苯胺）} \downarrow + 3HBr$$

2,4,6–三溴苯胺(白色)

第二节　重氮化合物和偶氮化合物

重氮化合物和偶氮化合物都含有—N_2—原子团。官能团的一端与烃基相连,另一端与其他基团相连的称为重氮化合物。官能团两端都与烃基相连的称为偶氮化合物。

例如：

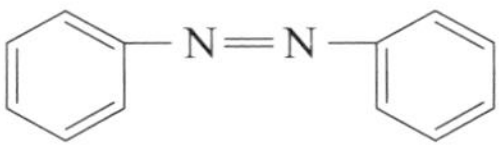

偶氮苯 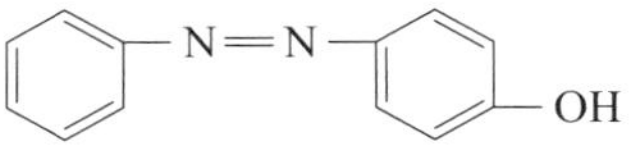　　　　　　　　　　　　　　对羟基偶氮苯

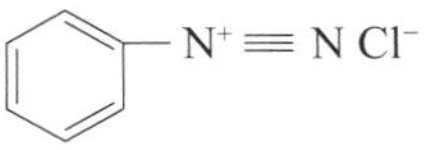

氯化重氮苯 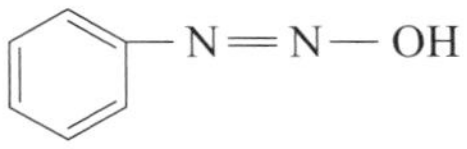　　　　　　　氢氧化重氮苯 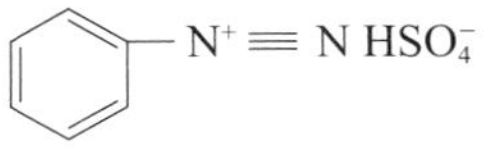　　　　　　硫酸重氮苯

一、重氮化合物

（一）重氮盐的生成

在低温、强酸性水溶液中，芳香族伯胺和亚硝酸作用，生成重氮化合物，此反应称为重氮化反应。例如：

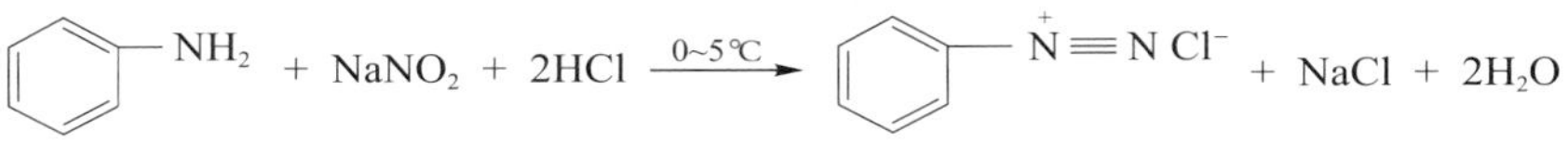

（二）重氮盐的性质

重氮盐具有盐的性质，易溶于水，不溶于有机溶剂。干燥的重氮盐不稳定，受热或震动易发生爆炸，而其水溶液则较安全。重氮盐的化学性质很活泼，可发生许多反应。在有机合成上应用最广的主要有取代和偶联反应。

1. 取代反应　重氮盐分子中的重氮基被其他原子或原子团所取代，同时放出氮气，所以又称为放氮反应。例如：

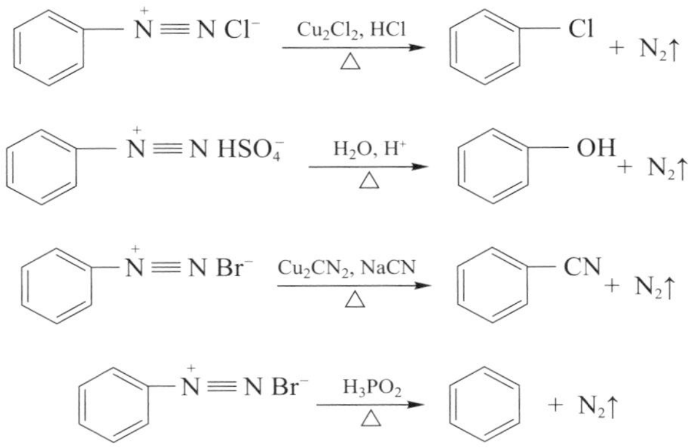

2. 偶联反应　重氮盐在低温下与酚或芳香胺作用，生成有颜色的偶氮化合物的反应称为偶联反应。例如：

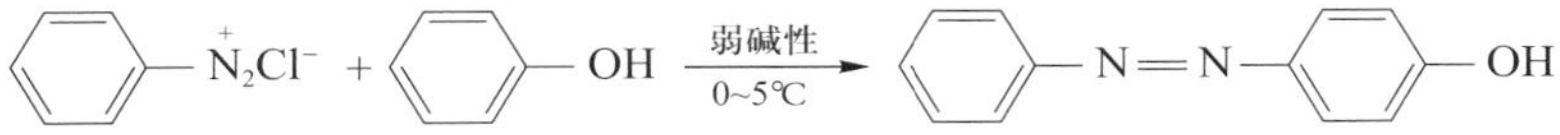

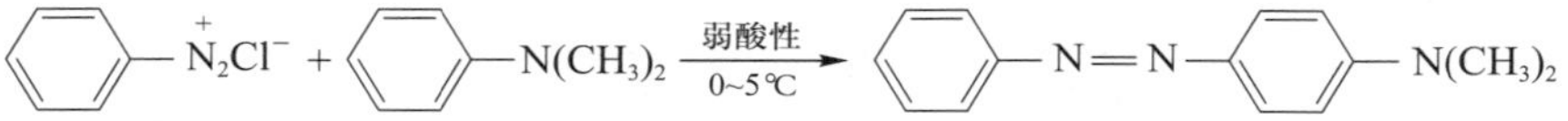

偶联反应一般发生在羟基或氨基的对位，若对位已有取代基，则偶联反应发生在邻位，若邻、对位均被其他基团占据，则不发生偶联反应。例如：

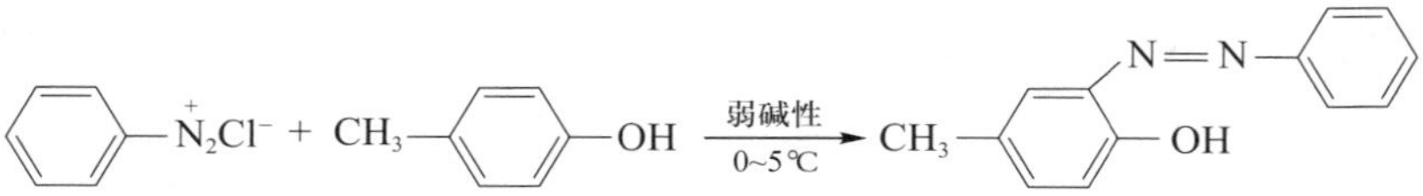

偶联反应的适宜 pH 条件是：芳香胺为弱酸性至中性（pH 5～7）；酚为弱碱性（pH 8～9）。偶氮化合物都有颜色，在有机药物分析中，常利用偶联反应产生的颜色对具有苯酚或芳香胺结构的药物进行鉴定。

二、偶氮化合物

偶氮化合物中的 —N═N— 是一种发色基团，含有这些基团的化合物都是有颜色的物质，所以偶氮化合物是有颜色的固体。它的颜色与其分子结构有关，在偶氮芳烃分子中，—N═N— 与两个芳环均形成 π-π 共轭，共轭体系的进一步增长，使吸收光的波段移到了可见光区域，因此具有鲜艳的颜色。且共轭体系越长颜色越深。例如：

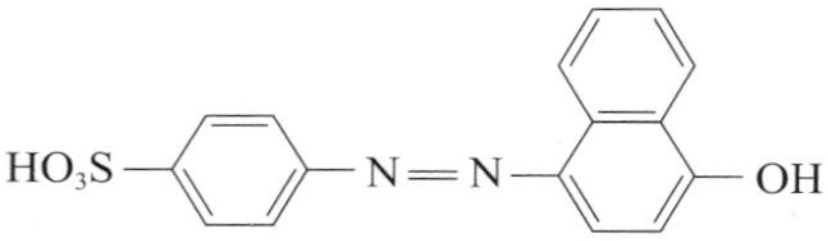

橙色

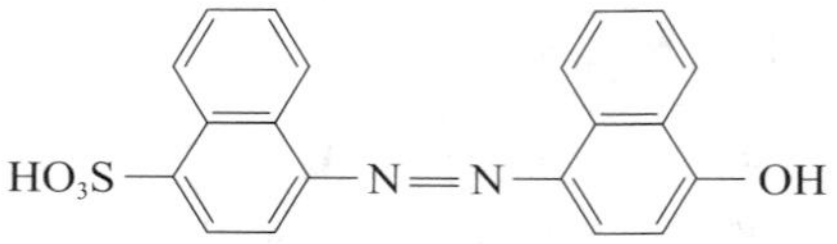

红色

偶氮化合物有色，有的能牢固地附着在纤维织品上，耐洗耐晒，经久而不褪色，可以作为染料，称为偶氮染料。有的偶氮化合物能随着溶液的酸碱度改变而灵敏地变色，可以作为酸碱指示剂。有的可凝固蛋白质，能杀菌消毒而用于医药。有的可作为食用色素。例如：

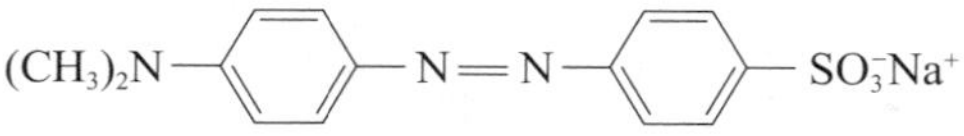

甲基橙（酸碱指示剂）

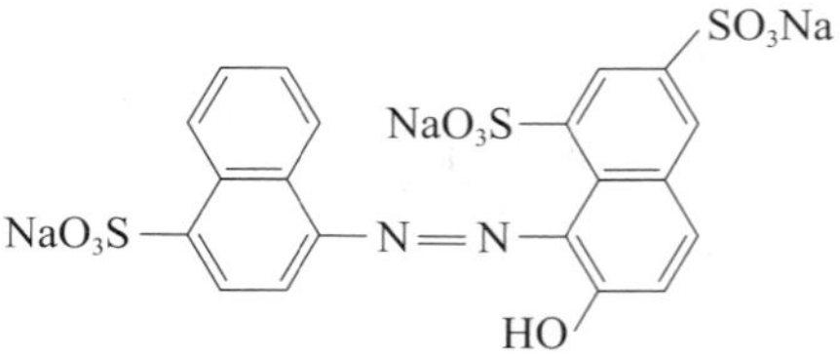

胭脂红（食用色素）

课后练习

一、名词解释

1. 酰化反应　2. 偶联反应

二、命名下列化合物或写出其结构简式

1. $CH_3CH_2CH_2{-}NH_2$

2. $(CH_3)_3N$

3. 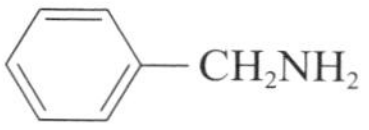 (苯环)CH_2NH_2

4. 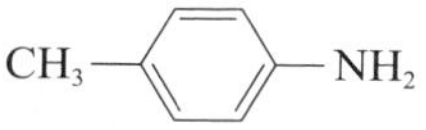 $CH_3{-}$(苯环)${-}NH_2$

5. 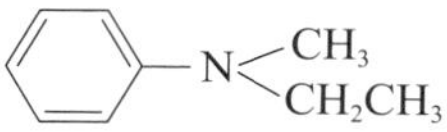 (苯环)${-}N\begin{smallmatrix}CH_3\\CH_2CH_3\end{smallmatrix}$

6. $[(CH_3CH_2)_4N]^+OH^-$

7. 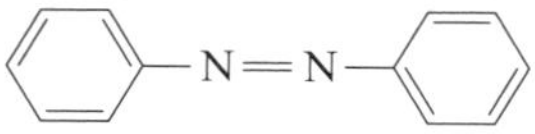 (苯环)${-}N{=}N{-}$(苯环)

8. 乙二胺

9. 苯胺

10. 氯化重氮苯

三、用化学方法鉴别下列各组化合物

1. 苯胺、苯酚、苯甲酸

2. 甲胺、甲乙胺、三甲胺

四、完成下列反应方程式

1. $CH_3NH_2 + CH_3COCl \longrightarrow$

2. 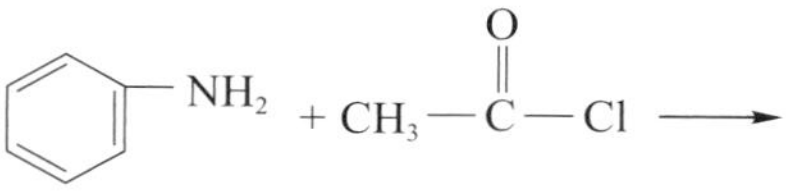 (苯环)${-}NH_2 + CH_3{-}\overset{O}{\underset{}{C}}{-}Cl \longrightarrow$

3. (苯环)${-}NH_2 + 3Br_2 \xrightarrow{H_2O}$

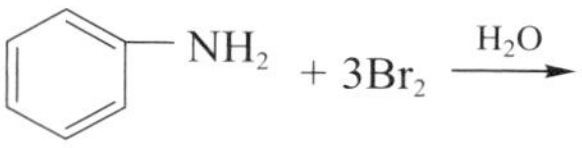

4. 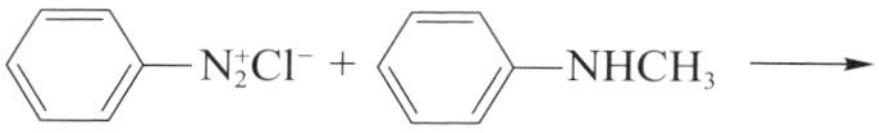 (苯环)${-}\overset{+}{N_2}Cl^- + $(苯环)${-}NHCH_3 \longrightarrow$

五、推断结构式

化合物 A 的分子式为 C_7H_9N，A 的盐酸盐与 HNO_2 作用生成 $B(C_7H_7N_2Cl)$，B 加热后能放出 N_2 生成对甲苯酚，B 与苯酚作用生成具有颜色的化合物 $C(C_{13}H_{12}ON_2)$。试写出 A、B 和 C 的结构式。

（叶群丽）

第二十章
在线测试

第二十一章　杂环化合物和生物碱

第二十一章
思维导图

学习目标：

1. 掌握杂环化合物的概念、基本结构、分类和命名。

2. 熟悉杂环化合物的性质，生物碱的概念、性质。

3. 了解重要杂环化合物和生物碱在医学中的应用。

【问题导入】

血红素含有什么基本环状结构？

红细胞中最重要的成分是血红蛋白，血红素是血红蛋白的辅基，参与血红蛋白的合成，其功能是运输氧和二氧化碳，维持血液酸碱平衡。

问题：1. 血红素含有什么基本环状结构？

　　　2. 血红素有什么主要功能？

杂环化合物在医药上有重要作用，很多药物如磺胺类、青霉素类都具有杂环结构。生物碱分子中大多含有含氮杂环，是一类重要的天然有机化合物，是中草药重要的有效成分。

本章将讨论杂环化合物的分类、命名、结构和重要杂环化合物的性质，重要生物碱的性质及生理活性等。

第一节　杂环化合物

一、杂环化合物和杂原子

杂环化合物是指构成环的原子除碳原子外，还有其他原子的环状化合物。环中的非碳原子称为杂原子，常见的杂原子有氧、硫、氮等，其中数量最多的是含氮杂环。由于内酯、环醚、环酮等化合物性质和同类链状化合物相似，所以不将其归类于杂环化合物。本章主要介绍芳香族杂环化合物，是一类在结构上与芳香族相似，具有不同程度芳香性的杂环化合物。

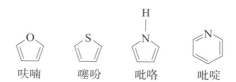

呋喃　　　噻吩　　　吡咯　　　吡啶

杂环化合物在自然界分布很广,数量庞大,种类繁多,大多具有生理活性。例如,血红蛋白中的血红素、绿色植物中的叶绿素都是杂环化合物;部分维生素及组成蛋白质的某些氨基酸也含有杂环结构。此外,在染料、香料中也有杂环化合物,可见杂环化合物与人类的关系十分密切。

二、杂环化合物的分类和命名

(一)杂环化合物的分类

杂环化合物是根据杂环的母环来进行分类的。按环中所含环的数目可分为单杂环(含一个环)和稠杂环(含多个环)两类。单杂环又根据成环原子数的多少来分,最常见的有五元杂环和六元杂环。稠杂环又分为苯稠杂环和杂稠杂环,苯稠杂环由苯环与杂环稠合而成,杂稠杂环由杂环与杂环稠合而成。表 21-1 为常见杂环化合物的结构和名称。

表 21-1　常见杂环化合物的结构和名称

类别	常见杂环化合物的结构和名称
五元杂环	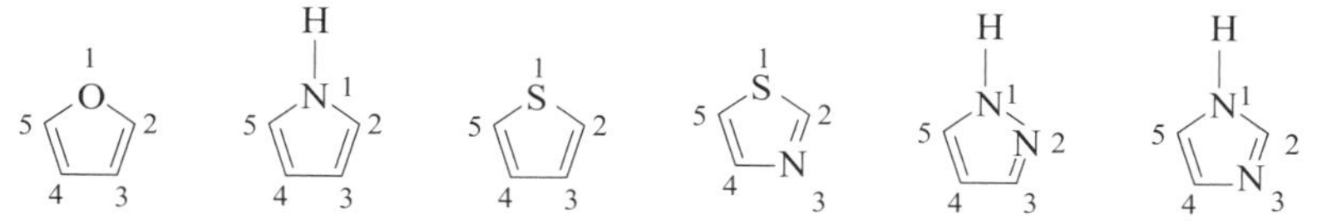 呋喃　吡咯　噻吩　噻唑　吡唑　咪唑
六元杂环	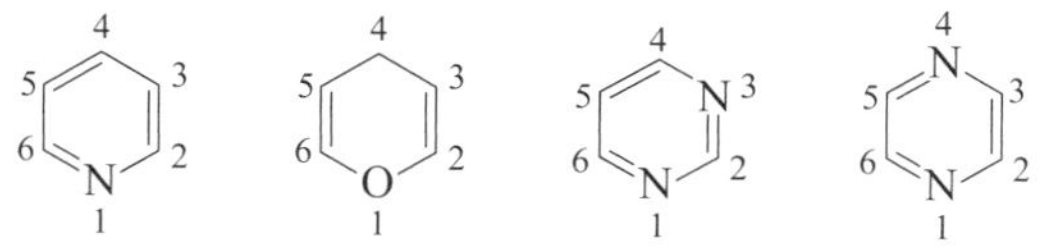 吡啶　吡喃　嘧啶　吡嗪
苯稠杂环	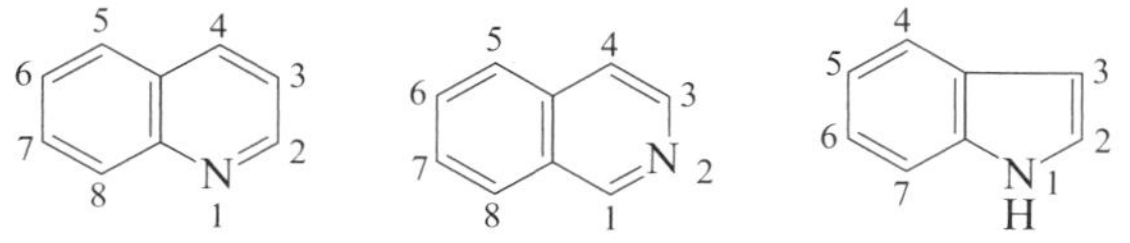 喹啉　异喹啉　吲哚 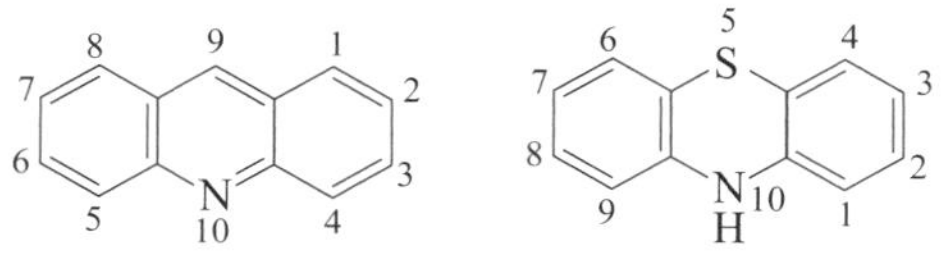 吖啶　吩噻嗪

续表

类别	常见杂环化合物的结构和名称
杂稠杂环	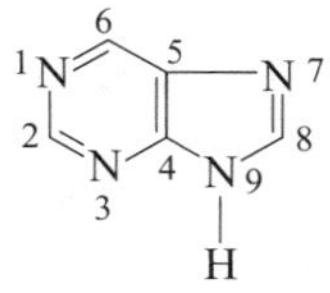 嘌呤

（二）杂环化合物的命名

杂环母环的命名一般采用音译法，即根据杂环化合物英文名称音译成带"口"字旁的同音汉字。例如，常见的五元杂环 pyrrole、furan、thiophene 就是依据其英文名称分别音译为吡咯、呋喃、噻吩。

杂环编号时，若环上只有一个杂原子，从杂原子开始依次用阿拉伯数字编号，或从杂原子相邻的碳原子开始用希腊字母 α、β、γ…编号。例如：

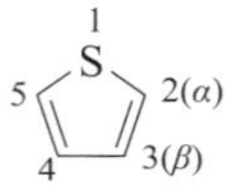

噻吩 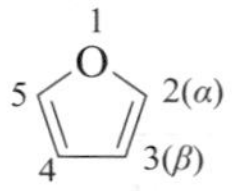　　　　呋喃 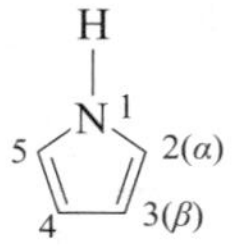　　　　吡咯 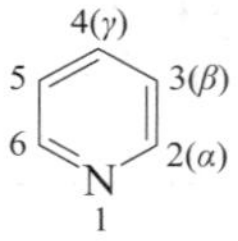　　　　吡啶

若环上有两个相同的杂原子时，从连有氢原子（或取代基）的杂原子开始编号，顺次定位，并尽可能使杂原子位次最小；若环上有多个不同的杂原子时，则按 O、S、NH、N 的顺序编号。例如：

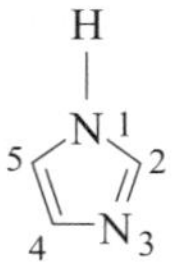

咪唑 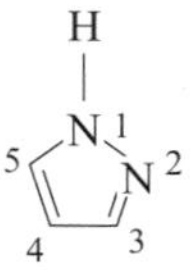　　　　吡唑 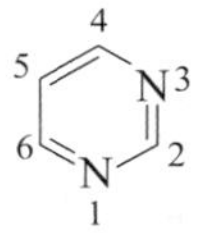　　　　嘧啶 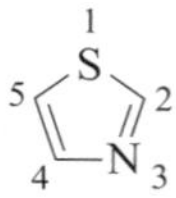　　　　噻唑

稠杂环有固定的编号顺序，通常是从杂原子开始，依次编号一周（共用碳原子一般不编号），并使杂原子的编号尽可能小，如吲哚、喹啉等。有一些稠杂环有特定的编号顺序，如嘌呤、吖啶等。

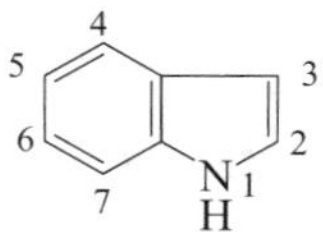

吲哚 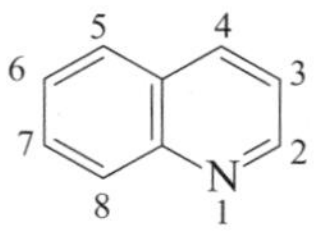　　　　喹啉

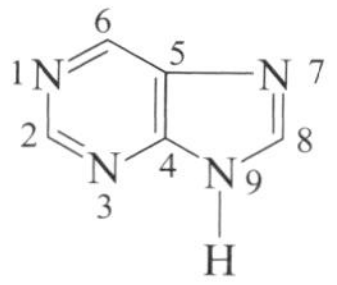

嘌呤 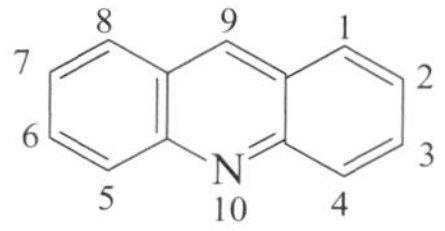　　　　　　　　吖啶

当杂环上连有取代基时,把杂环作为母体,将取代基的位次、数目和名称写在杂环母体名称的前面。例如:

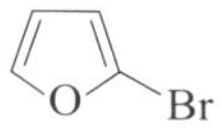

2-溴呋喃　　　　　　　3-乙基吡啶　　　　　　　2-硝基咪唑
（α-溴呋喃）　　　　　（β-乙基吡啶）　　　　　（α-硝基咪唑）

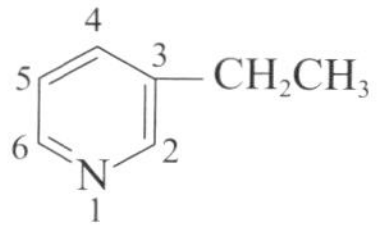

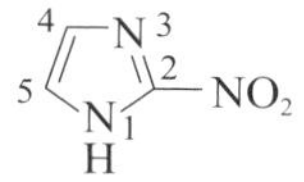

当杂环上连有的取代基为—CHO、—COOH、—SO$_3$H 等基团时,也可将杂环作为取代基来命名。例如:

2-呋喃甲醛　　　　　　3-吡啶甲酸　　　　　　　3-吲哚乙酸
（α-呋喃甲醛）　　　　（β-吡啶甲酸）　　　　　（β-吲哚乙酸）

【课堂讨论】

命名下列杂环化合物。

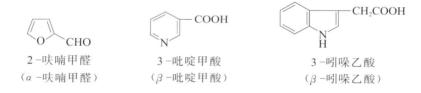

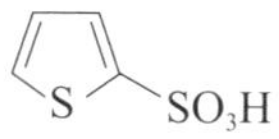

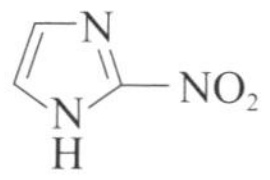

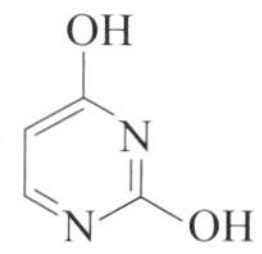

三、常见的杂环化合物

（一）五元杂环化合物

五元杂环化合物中比较重要的有吡咯、呋喃、噻吩和噻唑等。

1. 吡咯、呋喃、噻吩的分子结构　　吡咯、呋喃和噻吩成环的 5 个原子都为 sp^2 杂化,都处在同一平面,每个原子都有 1 个未杂化的 p 轨道与环平面垂直,碳原子的 p 轨道上有 1 个电子,而杂原子的 p 轨道上有 2 个电子,这些 p 轨道从侧面相互重叠形成闭合共轭体系,与苯环相似,具有芳香性。吡咯、呋喃、噻吩的原子轨道如图 21-1 所示。

因为杂原子电负性的不同,吡咯、呋喃和噻吩的共轭体系中,电子云密度分布不均匀,因此芳香性强弱有所差异,但都比苯弱。其芳香性顺序为:苯＞噻吩＞吡咯＞呋喃。

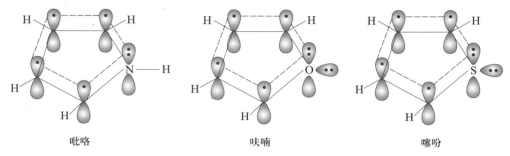

图 21-1　吡咯、呋喃、噻吩的原子轨道

2. 吡咯、呋喃、噻吩的性质

(1) 吡咯的酸碱性：由于吡咯氮原子上的未共用电子对参与了环上的共轭，氮原子上的电子云密度降低，不易与质子结合，所以吡咯碱性很弱。另一方面，N—H 键极性增加，显弱酸性，能与强碱如干燥的氢氧化钾共热成盐。

$$\text{吡咯} + KOH \longrightarrow \text{吡咯}^- K^+ + H_2O$$

(2) 亲电取代反应：吡咯、呋喃、噻吩杂环上碳原子的电子云密度比苯高，容易发生亲电取代反应，反应活性顺序为：吡咯＞呋喃＞噻吩＞苯。亲电取代反应主要发生在 α 位。

以卤代反应为例：吡咯、呋喃和噻吩由于比苯活性高，在室温下即能与氯或溴剧烈反应，得到多卤代产物；若要得到一卤代产物，需要用溶剂稀释并在低温下进行。吡咯容易生成四卤吡咯。不活泼的碘则需在催化剂作用下进行。

$$\text{吡咯} + Br_2 \xrightarrow[0℃]{\text{乙醚}} \text{四溴吡咯} + HBr$$

$$\text{呋喃} + Br_2 \xrightarrow[0℃]{\text{二氧六环}} \text{溴代呋喃} + HBr$$

$$\text{噻吩} + Br_2 \xrightarrow[\text{室温}]{CH_3COOH} \text{溴代噻吩} + HBr$$

3. 吡咯及其衍生物　吡咯存在于煤焦油和骨焦油中，是无色液体，有弱的苯胺气味，微溶于水，易溶于乙醇、乙醚等有机溶剂。吡咯蒸气遇盐酸浸湿的松木片呈红色，此反应可鉴别吡咯。

吡咯的芳香性比苯差，易发生加成反应。例如，吡咯催化加氢生成四氢吡咯。四氢吡咯具有一般脂肪族仲胺的碱性。

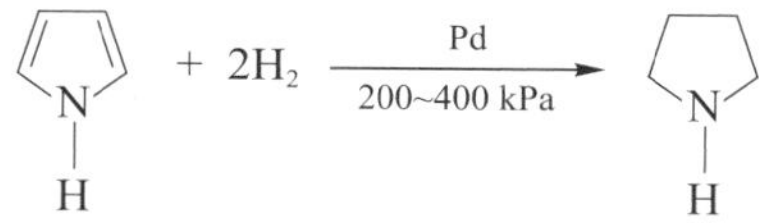

$$\text{吡咯} + 2H_2 \xrightarrow[200\sim400\ kPa]{Pd} \text{（四氢吡咯）}$$

吡咯的衍生物广泛存在于自然界中,叶绿素、血红素、维生素 B_{12} 及多种生物碱中均含有吡咯环,它们在动植物生理活动中起着重要作用。图 21-2 为叶绿素和血红素的结构式。

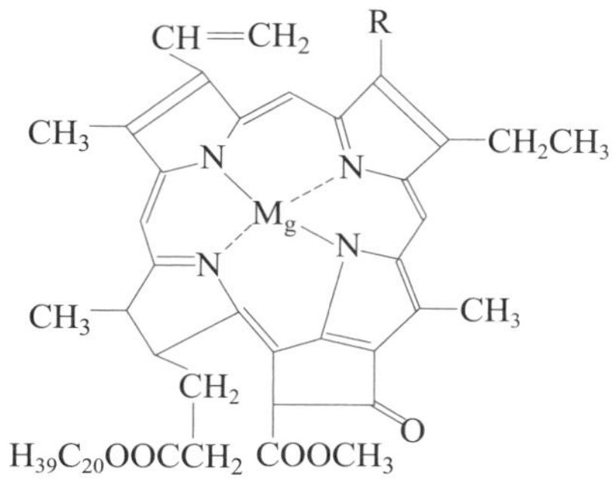

(叶绿素a:R=−CH₃；叶绿素b:R=−CHO)

叶绿素　　　　　　　血红素

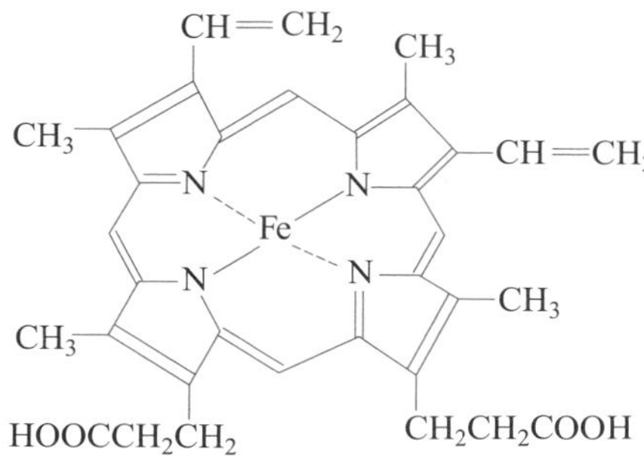

图 21-2　叶绿素、血红素的结构式

4. 呋喃及其衍生物　呋喃是一种无色易挥发液体,存在于松木焦油中。难溶于水,易溶于乙醇、乙醚等有机溶剂,可用于制造药物、染料、农药等。呋喃蒸气遇到盐酸浸湿的松木片呈绿色,用此反应可以鉴别呋喃。

2-呋喃甲醛,又名糠醛,可用于合成呋喃类药物。如呋喃坦啶主要用于敏感菌所致急性肾炎、膀胱炎、前列腺炎、尿道炎等尿路感染,口服吸收迅速而完全。呋喃唑酮又名痢特灵,主要用于菌痢、肠炎,但口服时肠道不易吸收。

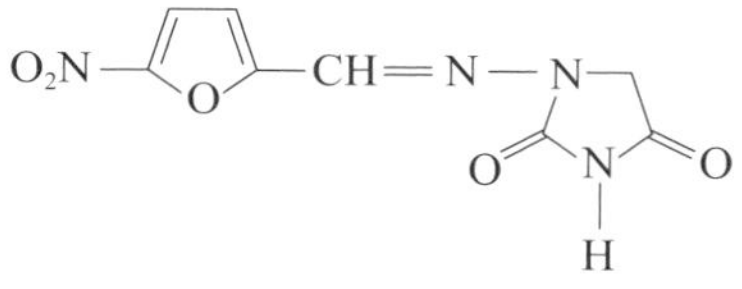

呋喃坦啶 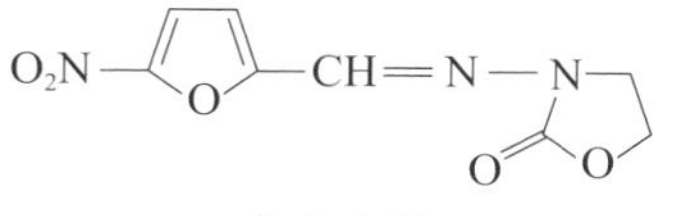　　　　　　　　　　呋喃唑酮

5. 噻吩　噻吩为无色而有特殊气味的液体,沸点为 84℃,与苯共存于煤焦油中,微溶于水而易溶于有机溶剂。噻吩的电子云密度高于苯环,比苯容易发生取代反应,取代基多进入 α 位。例如,噻吩在室温就能与浓硫酸发生磺化反应:

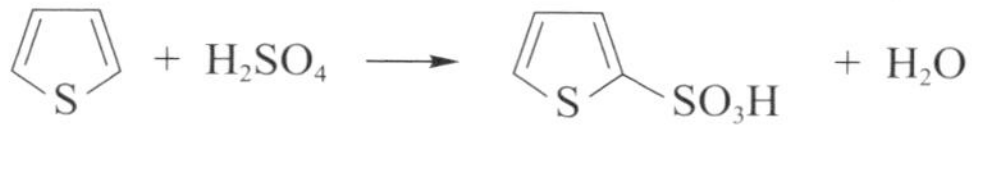

利用噻吩比苯容易磺化的性质,将含有少量噻吩的苯和浓硫酸混合振摇,噻吩溶于浓硫酸中,即可除去苯中的少量噻吩。

6.噻唑及其衍生物 噻唑是含有 2 个杂原子的五元杂环化合物,为无色有臭味的液体,沸点为 117℃,具有弱碱性。噻唑性质比较稳定,在空气中不会自动氧化。噻唑的一些衍生物在医药上有重要意义,如青霉素 G、维生素 B₁等都含有噻唑环。青霉素是一种高效、低毒、临床应用广泛的重要抗生素,难溶于水,为增加溶解度,根据其分子中含有羧基的特点,常制成钠盐或钾盐使用。维生素 B₁又称硫胺素,有保护神经系统、增进食欲的作用,对治疗脚气病和多种神经炎症有显著疗效。

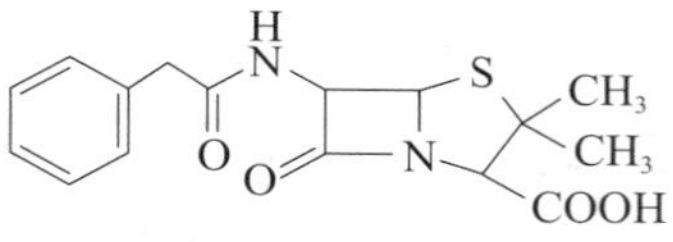

青霉素 G 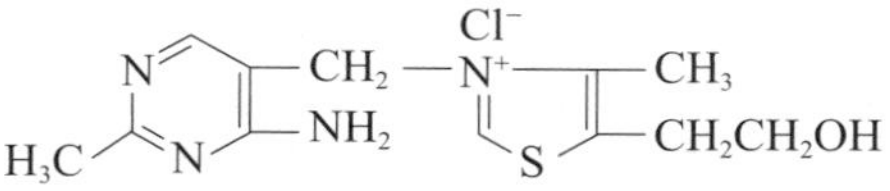   维生素 B₁

> **【知识拓展】**
>
> ### 青霉素的发现与应用
>
> 青霉素是英国微生物学家亚历山大·弗莱明(Alexander Fleming,1881—1955)于 1928 年首次发现的。一次偶然的机会,弗莱明发现与空气接触过的金黄色葡萄球菌培养皿中长出了一团青霉菌,而青霉菌周围的葡萄球菌菌落溶解了。经过进一步深入研究发现青霉菌能分泌一种杀死细菌的物质,他将这物质称为"青霉素"。1939 年弗莱明将菌种提供给病理学家弗洛里和生物化学家钱恩进行研究,经过不懈努力,从青霉菌培养液中提取出青霉素晶体,并在治疗人类细菌感染方面取得成功,美国制药企业于 1942 年开始对青霉素进行大批量生产。
>
> 弗莱明、弗洛里和钱恩三人因"发现青霉素及其临床效用"而共同获得 1945 年诺贝尔生理学或医学奖。

(二)六元杂环化合物

六元杂环化合物中比较重要的有吡啶、嘧啶和吡喃等,下面主要讨论含 1 个氮原子的杂环化合物——吡啶。

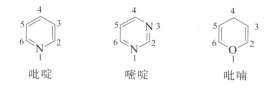

吡啶   嘧啶   吡喃

1.吡啶的结构 吡啶结构与苯相似,但由于吡啶环的氮原子电负性比碳强,使得环上碳原子的电子云密度降低,所以发生亲电取代反应较苯困难。吡啶的原子轨道如图 21-3 所示。

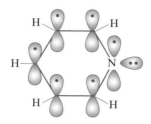

图 21-3 吡啶的原子轨道

2. 吡啶的性质 吡啶是具有特殊臭味、有毒的无色液体,触及人体易使皮肤灼伤。沸点为 115.3℃,能与水、乙醇、乙醚等混溶,还能溶解许多极性和非极性化合物,是一种用途广泛的有机溶剂。吡啶对酸或碱稳定,对氧化剂也相当稳定。

吡啶的化学性质主要表现为以下几个方面。

(1) 碱性:吡啶具有弱碱性,其碱性比苯胺稍强,但比氨弱,能与强酸反应成盐。

吡啶盐酸盐

(2) 亲电取代反应:吡啶的亲电取代反应比苯要难以进行,反应主要发生在 β 位上。例如:

3-吡啶磺酸

(3) 还原反应:吡啶的加氢还原比苯容易,如吡啶在常压下,催化加氢可被还原为六氢吡啶。

六氢吡啶

3. 吡啶的衍生物 吡啶的衍生物广泛存在于自然界。如维生素 PP(包括烟酸和烟酰胺)、维生素 B_6 和部分生物碱。

β-吡啶甲酸
(烟酸)

β-吡啶甲酰胺
(烟酰胺)

维生素B_6

含 2 个氮原子的六元杂环化合物中,最重要的是嘧啶。嘧啶是无色晶体,熔点为 22℃,易溶于水,具有弱碱性。嘧啶的衍生物在自然界分布广泛,如胞嘧啶、尿嘧啶和胸腺嘧啶是核酸的重要组成成分,许多药物中也含有嘧啶环,如巴比妥类药物、磺胺嘧啶等。

(三)稠杂环化合物

1. 喹啉　喹啉是无色油状液体,沸点为 238℃,有特殊气味,水溶性很小,与乙醇和乙醚混溶,可用于制备烟酸类及 8-羟基喹啉类药物等。喹啉的碱性比吡啶弱,化学性质与吡啶相似。喹啉的很多衍生物在医药上极为重要,如奎宁可治疗疟疾,双碘喹啉可治疗阿米巴痢疾等。

2. 吲哚　吲哚存在于煤焦油中,是无色片状结晶,可溶于有机溶剂和热水中,吲哚的稀溶液有愉快的花香味,可作为香料用,但不纯的吲哚有粪臭味。吲哚遇浸有盐酸的松木片显红色。吲哚的衍生物在自然界分布很广,含吲哚环的生物碱广泛存在于植物中,如麦角碱、马钱子碱、利血平等;有些吲哚的衍生物与生命活动密切相关,如哺乳动物及人脑中思维活动的重要物质 5-羟色胺,植物生长调节剂 β-吲哚乙酸,以及蛋白质组分的色氨酸都含有吲哚环。

3. 嘌呤　嘌呤为无色晶体,熔点为 217℃,易溶于水,难溶于有机溶剂。嘌呤既具有弱酸性又具有弱碱性,可与强碱或强酸成盐。嘌呤本身在自然界并不存在,但其衍生物广泛存在于动植物体中,参与生命活动过程,如腺嘌呤和鸟嘌呤为核酸的碱基。

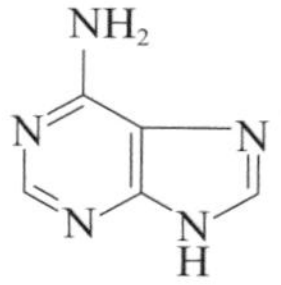

腺嘌呤 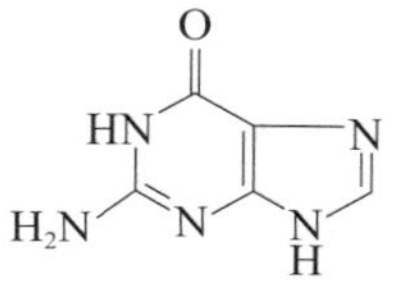　　　　　　鸟嘌呤

黄嘌呤和尿酸存在于哺乳动物的尿和血液中,尿酸是哺乳动物体内嘌呤衍生物的代谢产物,随尿排出。当嘌呤代谢发生障碍时,体内尿酸会增加,造成尿酸盐在关节和肾部位的沉积,严重时会导致痛风疾病。

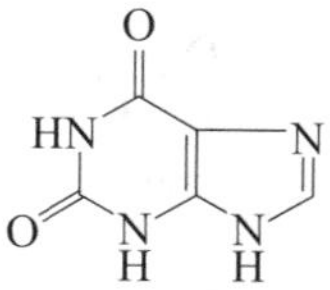

黄嘌呤 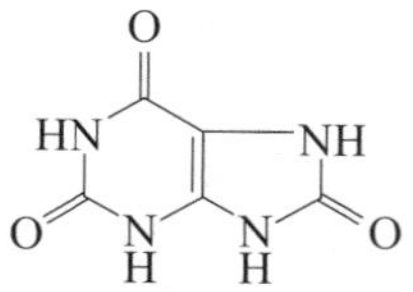　　　　　　尿酸

第二节　生　物　碱

生物碱是一类存在于生物体内有明显生理活性的碱性含氮有机化合物。由于这类物质主要存在于植物体内,也称为植物碱。生物碱大多有含氮杂环,也有少数是有机胺类化

合物。生物碱在植物中分布很广,一种植物中往往含有几种甚至几十种生物碱,如烟草中就含有十种以上的生物碱。生物碱在植物体内含量一般很低,通常与有机酸或无机酸结合生成盐。

生物碱多是中草药的有效成分,如黄连中的小檗碱有抗菌消炎的功效;麻黄中的麻黄碱能发汗解表,平喘镇咳;长春花中的长春新碱具有抗癌活性等。

一、生物碱的性质

生物碱大多是无色或白色的结晶性固体,少数是液体,如烟碱、毒芹碱;个别有颜色,如小檗碱呈黄色。多数生物碱难溶于水,能溶于乙醚、苯、三氯甲烷等有机溶剂。生物碱一般有苦味,多数生物碱具有旋光性。

生物碱结构复杂,种类繁多,彼此间性质多有差异,但也有一些相似的化学性质。

(一)碱性

生物碱分子中含有氮原子,能接受质子呈碱性,可与无机酸或有机酸结合成盐。生物碱成盐后易溶于水,临床上利用这一性质,把生物碱类药物制成盐类如硫酸阿托品、盐酸吗啡、盐酸麻黄碱等,以利于机体吸收。生物碱遇强碱则从它的盐中游离出来,利用这一原理可提取或精制生物碱。

$$生物碱 \underset{\text{NaOH}}{\overset{\text{HCl}}{\rightleftharpoons}} 生物碱盐$$
　　(难溶于水)　　　　　(易溶于水)

(二)沉淀反应

大多数生物碱或其盐的水溶液能与一些试剂反应,生成难溶于水的盐而沉淀。能与生物碱发生反应生成沉淀的试剂称为生物碱沉淀剂,常用的生物碱沉淀剂多是一些重金属盐类、分子量较大的复盐和一些酸性物质,如碘化汞钾(K_2HgI_4)、碘化铋钾($KBiI_4$)、磷钨酸($H_3PO_4 \cdot 12WO_3$)、苦味酸、鞣酸等。可利用沉淀的性状、颜色等,进行生物碱的鉴别,如生物碱与碘化汞钾多生成白色或淡黄色沉淀、与碘化铋钾多生成红棕色沉淀。利用沉淀反应也可以分离和精制生物碱。

(三)显色反应

生物碱可以与一些试剂发生显色反应,随着生物碱的结构不同,会出现不同的颜色。能使生物碱产生颜色反应的试剂称为生物碱显色剂,常用的生物碱显色剂有浓硝酸、浓硫酸、钒酸铵的浓硫酸试剂和甲醛-浓硫酸溶液。例如,吗啡与甲醛-浓硫酸溶液作用呈现紫色,可待因与甲醛-浓硫酸溶液作用呈现蓝色。利用生物碱的显色反应可进行生物碱的鉴别。

二、重要的生物碱

（一）小檗碱

小檗碱又名黄连素,属异喹啉类生物碱,存在于黄连、黄柏和三棵针等植物中,也可以人工合成。小檗碱为黄色结晶,味极苦,能溶于水,难溶于有机溶剂。具有抗菌、消炎作用。游离的小檗碱以季铵碱为主要存在形式,容易与酸作用成盐,在植物中主要以盐酸盐的形式存在。临床上常使用其盐酸盐,治疗肠胃炎和细菌性痢疾等疾病。

（二）烟碱

烟碱又名尼古丁,是存在于烟草中的一种吡啶类生物碱,为无色油状液体,味辛辣,易溶于水、乙醇和三氯甲烷等溶剂。烟碱有毒,少量吸入能兴奋中枢神经,使呼吸增强,血压升高;大量吸入则抑制中枢神经,出现头痛、恶心等症状,严重者则会使心脏麻痹以致死亡。

（三）莨菪碱

莨菪碱又称天仙子碱,存在于颠茄、莨菪、曼陀罗等许多中草药的叶中,白色晶体,味苦,难溶于水。莨菪碱为左旋体,在碱性条件下或受热时易渐渐失去旋光性变为消旋体,即阿托品。临床上硫酸阿托品用于治疗胃、肠平滑肌痉挛,十二指肠溃疡、胃酸过多等,也可用于解救有机磷农药中毒。

（四）麻黄碱

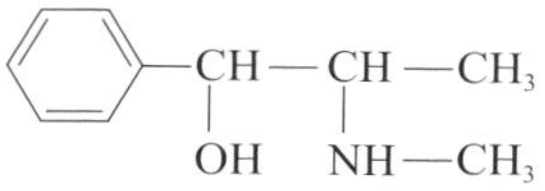

麻黄碱又名麻黄素,是中药麻黄的主要成分,具有旋光性,其分子中有 2 个手性碳原子(如结构式所示)。麻黄中含量较多的生物碱是麻黄碱和伪麻黄碱。麻黄碱是左旋体,为无色晶体,伪麻黄碱是右旋体,是麻黄碱的非对映异构体。麻黄碱具有平喘、镇咳、发汗、升高血压等作用,临床上常用其盐酸盐治疗支气管哮喘、过敏性反应和低血压等。

（五）吗啡碱

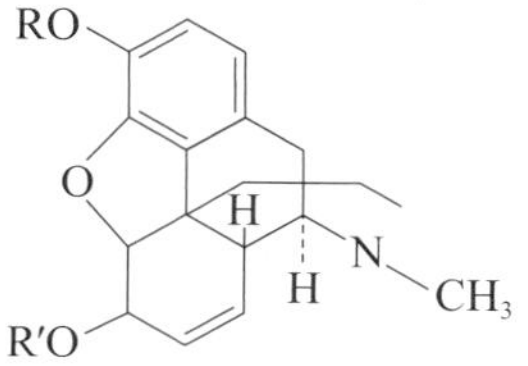

吗啡　R＝R′＝H
可待因　R＝CH₃　R′＝H
海洛因　R＝R′＝CH₃C—

吗啡是人类使用最早的一种镇痛剂,也是第一个被提纯的生物碱,可从阿片中提取获得,属异喹啉类生物碱。吗啡为白色晶体,味苦,微溶于水,有强效镇痛、麻醉等作用,但容易成瘾,必须严格控制使用。一般只为解除癌症晚期患者的痛苦而使用。

可待因又名甲基吗啡,是吗啡的酚羟基被甲基化的产物,其镇痛作用比吗啡弱,临床可用作镇咳药,成瘾性比吗啡小,但也不能滥用。

海洛因是吗啡的酚羟基发生乙酰化反应的产物,麻醉作用与毒性均比吗啡强很多,极易成瘾,是对人类危害较大的毒品之一。

【知识拓展】

毒品的危害

鸦片、海洛因、冰毒、吗啡和可待因等属于《中华人民共和国刑法》规定管制的毒品,服用后容易成瘾,难以戒断,对身心健康造成极大危害。甲基苯丙胺,俗称冰毒,吸食后会产生强烈的心理依赖,严重损害躯体健康,长期服用会损害心、肺、肝、肾及神经系统,严重者甚至死亡。摇头丸又称"俱乐部毒品"或"休闲毒品",服用后会使人摇头不止,行为失控,导致危害社会的行为发生。毒品问题是当今世界面临的严重社会问题之一,我们应充分认识毒品的危害,"珍爱生命,远离毒品"!

视频:新型毒品和传统毒品的区别

课后练习

一、名词解释

1.杂原子　2.杂环化合物　3.生物碱　4.生物碱沉淀剂

二、命名下列化合物或写出结构简式

1. [结构式：3-甲基吡啶] 2. [结构式：4-吡啶甲酸] 3. [结构式：2-呋喃甲酸]

4. 2-呋喃甲醛　　　　5. β-吡啶甲酸　　　　6. 8-羟甲基喹啉

三、填空题

1. 杂环化合物是指构成环的原子除_____原子外,还含有其他原子的_____化合物。

2. 杂环化合物根据环的数目可分为_____杂环(含一个环)和_____杂环(含多个环)两类。

3. 吡啶发生亲电取代反应比苯_____,取代基主要进入_____位。

4. 生物碱是一类存在于生物体内具有_____性和明显的生理活性的含_____有机化合物。

5. 小檗碱又名黄连素,存在于黄连、黄柏和三棵针等植物中,也可以人工合成,属_____类生物碱。

四、选择题

1. 常见的五元杂环化合物是(　　　)。
   A. 吡啶　　　　B. 嘌呤　　　　C. 呋喃　　　　D. 喹啉

2. 属于六元杂环化合物的是(　　　)。
   A. 呋喃　　　　B. 噻吩　　　　C. 吡啶　　　　D. 吲哚

3. 下列化合物发生亲电取代反应的活性由大到小的顺序是(　　　)。
   A. 吡咯＞噻吩＞呋喃＞吡啶＞苯　　　　B. 吡咯＞呋喃＞噻吩＞苯＞吡啶
   C. 呋喃＞吡咯＞噻吩＞吡啶＞苯　　　　D. 苯＞吡咯＞呋喃＞噻吩＞吡啶

4. 下列物质碱性最弱的是(　　　)。
   A. 吡啶　　　　B. 吡咯　　　　C. 苯胺　　　　D. 氨

5. 下列化合物不属于生物碱的是(　　　)。
   A. 麻黄碱　　　　B. 吗啡　　　　C. 吡啶　　　　D. 肾上腺素

五、判断题

1. 吡啶是含一个杂原子的六元杂环化合物。　　　　　　　　　　　　(　　　)

2. 嘌呤、喹啉均属于稠杂环化合物。　　　　　　　　　　　　　　　(　　　)

3. 呋喃、噻吩、吡啶都比苯容易发生亲电取代反应。　　　　　　　　(　　　)

4. 生物碱种类繁多,彼此性质完全不同。　　　　　　　　　　　　　(　　　)

5. 生物碱沉淀剂能使所有的生物碱发生沉淀。　　　　　　　　　　　(　　　)

六、简答题

1. 生物碱具有哪些主要化学性质?

2. 下列化合物发生亲电取代反应的活性由大到小的顺序是怎样的?
   a. 吡咯　　　b. 噻吩　　　c. 呋喃　　　d. 吡啶　　　e. 苯

(张韶虹)

第二十一章
在线测试

第二十二章　氨基酸和蛋白质

学习目标：

1. 掌握氨基酸的分类和结构特征,氨基酸和蛋白质的化学性质。
2. 熟悉氨基酸的命名,肽和肽键的结构,蛋白质的组成和结构。
3. 了解氨基酸的物理性质,蛋白质的分类。

第二十二章
思维导图

【问题导入】

如何合理补充蛋白质?

蛋白质被誉为"生命的基石",是一切生命的物质基础,在促进人体生长发育、更新和修复组织,以及运送营养物质等方面发挥着重要作用。

人体蛋白质占总体重的 15%～20%,当体内蛋白质不足时,人的基本生命活动就会受到影响。但过多的蛋白质最终会增加脂肪,进而增加体重。根据《中国居民膳食指南(2016)》推荐,每人每天应摄入富含优质蛋白质的畜禽肉类 40～75 g、水产品 40～75 g、蛋类 40～50 g、大豆和坚果类 25～35 g,奶及奶制品 300 g。

问题:1. 如何科学合理地补充蛋白质?

2. 哪些食物含有优质蛋白质?

蛋白质是一切生物体中普遍存在的生物大分子,是生命的物质基础。氨基酸是构成蛋白质的基本结构单位,是人体不可缺少的物质。氨基酸通过脱水缩合形成肽链,蛋白质分子是由一条或多条多肽链组成的。蛋白质是细胞的重要组成成分,一切重要的生理功能和生命现象,比如生物的运动、生长、消化、吸收、遗传和繁殖等都与蛋白质密切相关,没有蛋白质就没有生命。

第一节　氨　基　酸

氨基酸是一类分子中既含有氨基又含有羧基的化合物。不同种类的蛋白质在酸、碱或蛋白酶的作用下,最终水解产物都是氨基酸。

一、氨基酸的结构

在结构上,氨基酸可以看作羧酸分子中与羧基相连的烃基上的一个或几个氢原子被氨基取代后生成的化合物。自然界中的氨基酸有几百种,但组成人体蛋白质的氨基酸仅有 20 种。这些氨基酸除脯氨酸外,都是 α-氨基酸。其结构通式表示如下:

$$R-\overset{\alpha}{\underset{NH_2}{CH}}-COOH$$

α-氨基酸的不同之处在于其 R 基团不同。除甘氨酸以外,其他 α-氨基酸分子中的 α-碳原子均为手性碳原子,具有旋光性。

$$H_2N-\overset{COOH}{\underset{R}{C}}-H \qquad\qquad H-\overset{COOH}{\underset{R}{C}}-NH_2$$

$$\text{L-}\alpha\text{-氨基酸} \qquad\qquad\qquad \text{D-}\alpha\text{-氨基酸}$$

氨基酸的构型通常采用 D/L 构型标记法。科学研究证明,从天然蛋白质水解得到的氨基酸,其构型均为 L 构型。

二、氨基酸的分类和命名

根据氨基酸分子的结构特征,氨基酸有以下几种分类方法。

1. 根据氨基酸分子中 R 基团的结构不同,将氨基酸分为脂肪族氨基酸、芳香族氨基酸和杂环氨基酸。

$$CH_3-\overset{}{\underset{NH_2}{CH}}-COOH \qquad HOOCCH-CH_2-\bigcirc \qquad \underset{H}{\overset{}{N}}{-}COOH$$

脂肪族氨基酸 芳香族氨基酸 杂环氨基酸

2. 根据氨基酸分子中氨基(—NH_2)和羧基(—$COOH$)的相对数目不同,将氨基酸分为中性氨基酸(羧基和氨基数目相等)、酸性氨基酸(羧基数目多于氨基数目)和碱性氨基酸(氨基的数目多于羧基数目)。

$$H_2NCH_2COOH \qquad HOOCCHCH_2CH_2COOH \qquad HOOCCHCH_2CH_2CH_2NH_2$$
$$\underset{NH_2}{|} \qquad\qquad\qquad \underset{NH_2}{|}$$

中性氨基酸 酸性氨基酸 碱性氨基酸

3. 根据 R 基团的极性不同,将氨基酸分为非极性氨基酸和极性氨基酸。

氨基酸是取代羧酸,根据系统命名法,命名时以羧酸为母体,氨基为取代基,取代基的位次以希腊字母或阿拉伯数字表示。例如:

$$CH_3—CH—COOH$$

$$NH_2$$

α-氨基丙酸
（2-氨基丙酸）

（苯环）$CH_2—CH—COOH$

$$NH_2$$

α-氨基-β-苯基丙酸
（2-氨基-3-苯基丙酸）

　　天然氨基酸常按其来源或某些性质而采用俗名，如天冬氨酸因最初从天门冬植物中发现而得名，甘氨酸因具甜味而得名。构成蛋白质的 20 种氨基酸常使用英文三字母缩写符号，有时也使用单字母符号（表 22-1）。

表 22-1　组成蛋白质的 20 种 α-氨基酸

中英文名称	结构式	中英文缩写符号		等电点
中性氨基酸				
甘氨酸　glycine （氨基乙酸）	$H—CH—COOH$ $\quad\quad\quad\vert$ $\quad\quad\,NH_2$	甘	Gly	5.97
丙氨酸　alanine （α-氨基丙酸）	$CH_3—CH—COOH$ $\quad\quad\quad\quad\vert$ $\quad\quad\quad\,NH_2$	丙	Ala	6.02
缬氨酸*　valine （α-氨基-β- 甲基丁酸）	$CH_3—CH—CH—COOH$ $\quad\quad\quad\vert\quad\quad\vert$ $\quad\quad\,CH_3\quad NH_2$	缬	Val	5.96
异亮氨酸* isoleucine （α-氨基-β-甲基 戊酸）	$\quad\quad\quad\quad\quad CH_3$ $\quad\quad\quad\quad\quad\vert$ $CH_3—CH_2—CH—CH—COOH$ $\quad\quad\quad\quad\quad\quad\,\vert$ $\quad\quad\quad\quad\quad\,NH_2$	异亮	Ile	6.02
亮氨酸*　leucine （α-氨基-γ-甲基 戊酸）	$\quad\quad CH_3$ $\quad\quad\vert$ $CH_3—CH—CH_2—CH—COOH$ $\quad\quad\quad\quad\quad\quad\vert$ $\quad\quad\quad\quad\quad NH_2$	亮	Leu	5.98
丝氨酸　serine （α-氨基-β-羟基 丙酸）	$HO—CH_2—CH—COOH$ $\quad\quad\quad\quad\quad\vert$ $\quad\quad\quad\quad\,NH_2$	丝	Ser	5.68
半胱氨酸 cysteine （α-氨基-β-巯基 丙酸）	$HS—CH_2—CH—COOH$ $\quad\quad\quad\quad\vert$ $\quad\quad\quad\,NH_2$	半胱	Cys	5.05

中英文名称	结构式	中英文缩写符号		等电点
苯丙氨酸* phenylalanine (α-氨基-β-苯基丙酸)	$\bigcirc$—CH_2—CH—$COOH$ 　　　　　│ 　　　　NH_2	苯	Phe	5.46
蛋氨酸* methionine (α-氨基-γ-甲硫基丁酸)	CH_3—S—CH_2—CH_2—CH—$COOH$ 　　　　　　　　　　│ 　　　　　　　　　NH_2	蛋	Met	5.74
苏氨酸* threonine (α-氨基-β-羟基丁酸)	CH_3—CH—CH—$COOH$ 　　　│　　│ 　　HO　NH_2	苏	Thr	5.60
脯氨酸 proline (α-羧基四氢吡咯)	⬠—$COOH$ N H	脯	Pro	6.30
酪氨酸 tyrosine (α-氨基-β-对羟苯基丙酸)	HO—$\bigcirc$—CH_2—CH—$COOH$ 　　　　　　　　│ 　　　　　　　NH_2	酪	Tyr	5.68
天冬酰胺 asparagine (α-氨基丁酰氨酸)	$\quad\quad$O $\quad\quad‖$ H_2N—C—CH_2—CH—$COOH$ 　　　　　　　│ 　　　　　　NH_2	天酰或 天-NH_2	Asn 或 Asp-NH_2	5.41
谷氨酰胺 glutamine (α-氨基戊酰氨酸)	$\quad\quad$O $\quad\quad‖$ H_2N—C—CH_2—CH_2—CH—$COOH$ 　　　　　　　　　│ 　　　　　　　　NH_2	谷酰或 谷-NH_2	Gln	5.63
色氨酸* tryptophan [α-氨基-β-(3-吲哚基)丙酸]	⬡—CH_2—CH—$COOH$ N　　　　　│ H　　　　NH_2	色	Try (Trp)	5.89
酸性氨基酸				
天冬氨酸 aspartic acid (α-氨基丁二酸)	H_2N—CH—$COOH$ 　　　│ 　CH_2—$COOH$	天	Asp	2.77

续表

中英文名称	结构式	中英文缩写符号		等电点
谷氨酸 glutamic acid (α-氨基戊二酸)	HOOC—CH$_2$—CH$_2$—CH—COOH 　　　　　　　　　| 　　　　　　　　NH$_2$	谷	Glu	3.22
碱性氨基酸				
精氨酸 arginine (α-氨基-δ-胍基 戊酸)	H$_2$N—C—NH—CH$_2$—CH$_2$—CH$_2$—CH—COOH 　　||　　　　　　　　　　　　　| 　　NH　　　　　　　　　　　　NH$_2$	精	Arg	10.76
组氨酸 histidine [α-氨基-β-(5- 咪唑基)丙酸]	—CH$_2$—CH—COOH N＝〉NH　| 　　　　　NH$_2$	组	His	7.59
赖氨酸* lysine (α,ε-二氨基 己酸)	CH$_2$—CH$_2$—CH$_2$—CH$_2$—CH—COOH |　　　　　　　　　　　　| NH$_2$　　　　　　　　　　NH$_2$	赖	Lys	9.74

组成蛋白质的氨基酸有 8 种(表 22-1 中注 * 号的)在人体内不能合成,或合成数量不能满足人体需要,必须从食物中补充以维持机体正常生长发育,因此把这类氨基酸称为必需氨基酸。

【课堂讨论】

含硫的必需氨基酸是( )。

A. 半胱氨酸　　　　B. 蛋氨酸　　　　C. 苏氨酸　　　　D. 亮氨酸

三、氨基酸的性质

(一)氨基酸的物理性质

常温下 α-氨基酸一般为无色晶体,可溶于强酸或强碱溶液中,除少数外一般都能溶于水,而难溶于有机溶剂。熔点大多数在 200℃ 以上,熔化时分解。

(二)氨基酸的化学性质

氨基酸分子中既含有羧基又含有氨基,因此既能发生氨基的典型反应如与酸成盐、与亚硝酸的反应等;又能发生羧基的典型反应如与碱成盐、加热脱羧等;同时,由于氨基与羧基之间的相互影响及分子中 R 基团的某些特殊结构的作用,又显示出一些特殊的性质。

1. 氨基酸的两性解离和等电点　氨基酸分子中同时含有羧基（—COOH）和氨基（—NH₂），因此既能和碱反应也能和酸反应，表现出两性化合物的特征。氨基酸分子中的羧基和氨基可以相互作用形成内盐（也称为两性离子或偶极离子）。

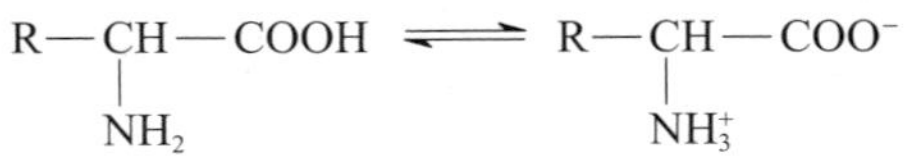

$$R—CH—COOH \rightleftharpoons R—CH—COO^-$$

两性离子（内盐）

氨基酸在溶液中的存在形式与溶液的 pH 有关。在酸性溶液中，它的羧基负离子（—COO⁻）可接受质子，平衡向左移，氨基酸带正电荷，在电场中向负极移动。而在碱性溶液中，它的铵根正离子（—NH₃⁺）给出质子，平衡向右移，氨基酸带负电荷，在电场中向正极移动，这种现象称为两性解离。将氨基酸溶液的 pH 调到某一特定数值，氨基酸所带的正电荷数量与负电荷数量正好相等，即净电荷为 0，此时氨基酸在溶液中主要以两性离子存在，在电场中既不向正极移动，也不向负极移动。氨基酸以两性离子为主要存在形式时溶液的 pH 称为等电点，用"pI"表示。氨基酸的存在形式在酸、碱溶液中的变化，可用下式表示：

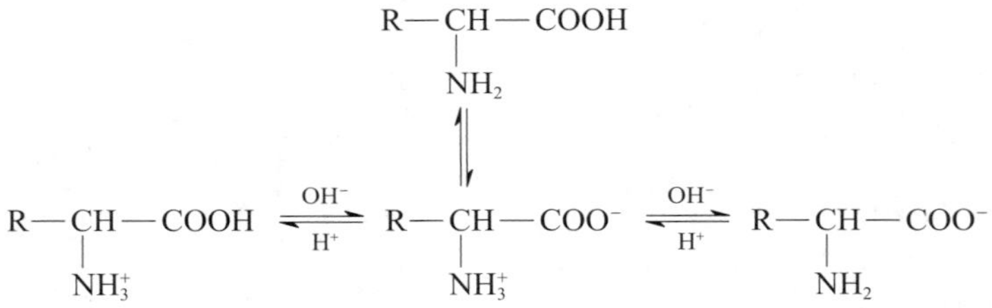

阳离子　　　　　　两性离子　　　　　阴离子
pH＜pI　　　　　　pH＝pI　　　　　pH＞pI

分子结构不同的氨基酸，等电点也各不相同，常见氨基酸的等电点见表 22－1。由于在等电点时氨基酸的溶解度最小，所以可通过调节溶液 pH 的方法，将等电点不同的氨基酸从其混合液中分离出来。

【课堂讨论】
中性氨基酸的 pH 等于 7 吗？为什么？

---

2. 与水合茚三酮的显色反应　α-氨基酸在弱碱性溶液中，与水合茚三酮共热，可生成蓝紫色或紫红色的化合物。脯氨酸或羟脯氨酸与茚三酮生成黄色化合物。

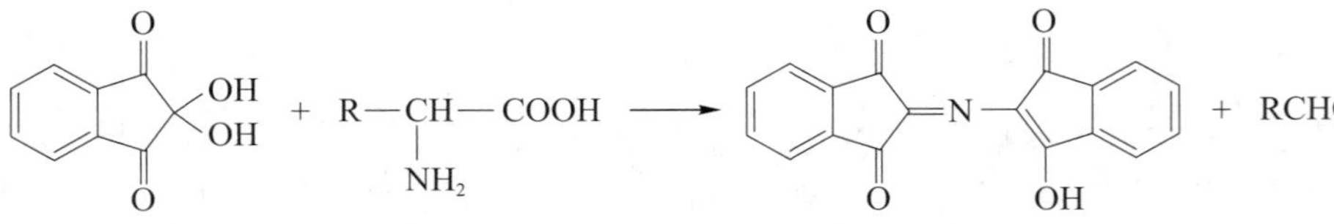

水合茚三酮（无色）　　　　　　　　　　紫色化合物

利用茚三酮显色可定性或定量测定各种氨基酸,是鉴定氨基酸的灵敏方法,此法还可以用于氨基酸的比色测定和刑侦中的指纹显示。

3. 与亚硝酸反应　氨基酸的氨基和亚硝酸的反应与伯胺相似,根据放出氮气的量,可以算出样品中氨基的含量。此方法称为范斯莱克(van Slyke)氨基氮测定法,可用于氨基酸的定量分析和蛋白质水解程度的测定。

$$R-\underset{\underset{NH_2}{|}}{CH}-COOH + HNO_2 \longrightarrow R-\underset{\underset{OH}{|}}{CH}-COOH + N_2\uparrow + H_2O$$

4. 脱羧反应　将氨基酸与氢氧化钡共热可以发生脱羧反应,放出二氧化碳生成胺。

$$R-\underset{\underset{NH_2}{|}}{CH}-COOH \xrightarrow[\triangle]{Ba(OH)_2} R-CH_2-NH_2 + CO_2\uparrow$$

生物体内的脱羧反应是在酶的催化下发生。例如,蛋白质腐败时,赖氨酸脱羧生成1,5-戊二胺(尸胺)。

$$HOOCCH-CH_2CH_2CH_2-\underset{\underset{NH_2}{|}}{CH_2} \xrightarrow{酶} CH_2-CH_2CH_2CH_2-\underset{\underset{NH_2}{|}}{CH_2}$$
$$\underset{NH_2}{|}$$

1,5-戊二胺(尸胺)

5. 成肽反应　一分子 α-氨基酸的氨基和另一分子 α-氨基酸的羧基之间脱水,缩合成以酰胺键相连接的化合物,该化合物称为肽。

二肽

肽分子中的酰胺键也叫肽键。由两个氨基酸形成的肽称二肽,由三个氨基酸形成的肽称三肽,以此类推。一般十肽以下的统称为寡肽,十肽以上的称为多肽。

肽链中每个氨基酸都失去了原有结构的完整性,因此肽链中的氨基酸通常称为氨基酸残基。肽链一端含有 α-氨基的氨基酸残基称为"N 端";含有游离羧基的氨基酸残基称为"C 端"。书写分子式时,一般把 N 端写在左边,C 端写在右边。

$$NH_2CHCO-NHCHCO-\cdots-NHCHCOOH$$
$$\underset{R_1}{|} \qquad \underset{R_2}{|} \qquad\qquad \underset{R_n}{|}$$
N 端　　　　　　　　　　　　　C 端

肽的命名,一般以 C 端含有完整羧基的氨基酸作为母体,称为"某氨酸",而肽链中其他氨基酸残基从 N 端开始依次称为"某氨酰",放在母体前面,总称为"某氨酰某氨酸"。例如:

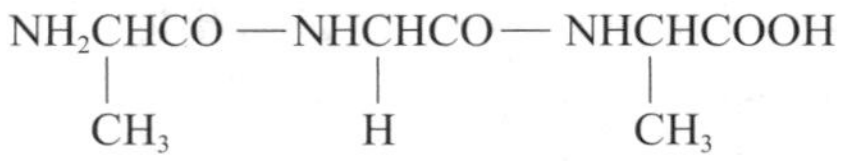

$$NH_2CHCO \longrightarrow NHCHCO \longrightarrow NHCHCOOH$$

丙氨酰甘氨酰丙氨酸(丙甘丙肽)

第二节　蛋　白　质

蛋白质是许多氨基酸分子以肽键连接而成的生物高分子化合物,即分子量很大的多肽。蛋白质是生命的基础物质之一,广泛存在于生物体内,具有催化和调节功能的各种酶,调节体内物质代谢和生理活性的激素等都是蛋白质。

人体内蛋白质的种类很多,性质、功能各异,但都是由 20 种 α-氨基酸组合而成的,并在体内不断进行代谢与更新。

一、蛋白质的组成和分类

(一)蛋白质的组成

根据蛋白质组成元素分析,证明蛋白质主要由碳、氢、氧、氮四种元素组成,多数蛋白质还含有硫元素。有的蛋白质还含有少量的磷、碘、铁、铜、锌及锰等元素。在生物体内,各种来源不同的蛋白质的含氮量都十分接近且恒定,平均约为 16%,既 1 g 氮元素相当于 6.25 g 蛋白质,因此 6.25 称为蛋白质系数。通常可以通过检测生物样品中的含氮量,推测出样品中蛋白质的含量。

$$样品中蛋白质的含量(\%)=每克样品含氮量(g)\times6.25\times100\%$$

(二)蛋白质的分类

蛋白质的结构复杂,种类繁多,分类方法也多样,最常用的分类方法有如下几种。

1. 按照蛋白质分子的形状分类　按照蛋白质分子的形状不同可分为球状蛋白质(球蛋白)和纤维状蛋白质(纤维蛋白)两大类。形状近似于球形或椭圆形的蛋白质称为球状蛋白质,如血红蛋白、酶、肌红蛋白、激素蛋白等都属于球状蛋白质。纤维状蛋白质的分子形状类似细棒或纤维,如角蛋白、骨胶蛋白、丝心蛋白等。

2. 按照蛋白质的组成分类　按照蛋白质的化学组成不同可分为单纯蛋白质和结合蛋白质。结构比较简单,完全由氨基酸组成的蛋白质称为单纯蛋白质,其水解的最终产物只有氨基酸,如白蛋白、球蛋白、精蛋白等。结合蛋白质是由单纯蛋白质与非蛋白质成分(称为辅基)结合而成的复杂蛋白质,如核蛋白、血红蛋白等。非蛋白质成分包括含磷化合物、金属、糖类、脂肪、色素等。

3. 按照蛋白质的生物功能分类　按照蛋白质的生物功能不同可分为活性蛋白质和非活性蛋白质。生命运动中一切有活性的蛋白质及它们的前体称为活性蛋白质,如起调节作用的激素蛋白,血液中运输氧气的血红蛋白,调节葡萄糖代谢的胰岛素,还有生物催

动画：蛋白质
的结构

化剂——酶等。非活性蛋白质主要包括一大类对生物体起保护或支持作用的蛋白质，是构成各种组织的基本结构，如角蛋白是构成毛发、指甲、皮肤等的组成成分，骨胶蛋白是组成腱、骨的重要成分等。

二、蛋白质的结构

蛋白质分子是由 α -氨基酸通过肽键相连形成的多肽链，肽链在三维空间具有特定而复杂的精细构象。各种蛋白质的特殊功能和活性不仅取决于多肽链中氨基酸的组成、数目和连接顺序，而且与其特定的空间构象关系密切。为了研究方便，蛋白质的结构通常分为一级结构、二级结构、三级结构和四级结构。蛋白质的一级结构又称初级结构或基本结构，蛋白质的二级、三级、四级结构又统称为蛋白质的空间构象或高级结构。有些蛋白质三级结构是其最高结构形式，有些蛋白质还需要两个以上的三级结构结合在一起，才具有完整的生物学功能。

（一）蛋白质的一级结构

蛋白质的一级结构是指多肽链中氨基酸残基的排列顺序。肽键是维系一级结构的主要连接方式。有些蛋白质分子是由一条多肽链组成的，有些蛋白质则是由两条或多条多肽链组成的。在肽链中每个氨基酸单位称为氨基酸残基。图 22 - 1 是人胰岛素的一级结构示意图。

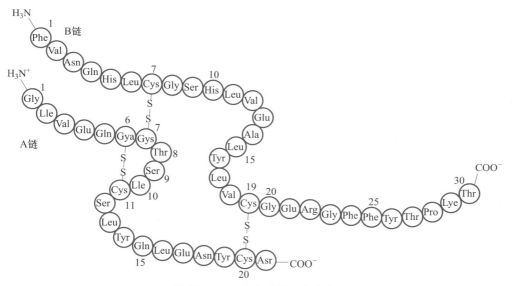

图 22 - 1　人胰岛素的一级结构

人胰岛素是由 51 个氨基酸残基组成，共有 A、B 两条多肽链，其中，A 链由 21 个氨基酸残基构成，B 链由 30 个氨基酸残基构成。两条链通过 A_7 和 B_7、A_{20} 和 B_{19} 之间的二硫键连接起来，A 链内部在 A_6 与 A_{11} 之间也有一个二硫键。

【知识拓展】

人工合成结晶牛胰岛素

　　牛胰岛素是牛胰中胰岛 B 细胞所分泌的一种调节糖代谢的蛋白质激素。牛胰岛素是一种蛋白质分子,其化学结构于 1955 年由英国科学家桑格(Sanger,1918—2013)测定、阐明。这是人类第一次阐明一种重要蛋白质分子的全部结构,桑格也因此荣获 1958 年诺贝尔化学奖。

　　牛胰岛素分子也是由 A、B 两条多肽链组成的,与人胰岛素的一级结构有 3 个氨基酸残基不同:A 链的第 8 位是丙氨酸、第 10 位是缬氨酸;B 链的第 30 位是丙氨酸。牛胰岛素在医学上有抗炎、抗动脉硬化、抗血小板聚集、治疗骨质增生、治疗精神疾病等作用。

　　1965 年我国科学工作者用人工方法合成出了具有生物学活性的结晶牛胰岛素,实现了世界上首次人工合成蛋白质的壮举,为人类认识生命、揭开生命奥秘迈出了可喜的一大步。这项成果获 1982 年中国自然科学一等奖。

(二) 蛋白质的空间结构

　　蛋白质分子在一级结构的基础上,多肽链折叠、盘曲形成特有的空间结构,包括二级结构、三级结构和四级结构。蛋白质的空间结构是决定蛋白质生物学活性和理化性质等的基础。

　　1. 二级结构　二级结构是指蛋白质多肽链本身的折叠和盘绕的方式,是肽链主链骨架原子的空间位置排布,不涉及氨基酸残基侧链,主要有 α 螺旋和 β 折叠,此外还有 β 转角和无规则卷曲,它们是构成蛋白质高级结构的基本要素。

　　蛋白质分子中多个肽平面通过氨基酸 α-碳原子的旋转,围绕中心轴盘曲成螺旋形结构,称为 α 螺旋,天然蛋白质多为右手螺旋。α 螺旋是蛋白质二级结构的主要形式。在 α 螺旋中,螺旋每上升 1 圈,包含 3.6 个氨基酸残基,螺距 0.54 nm;氨基酸残基侧链伸向外侧。α 螺旋是通过骨架上的羰基和酰胺基团之间形成的氢键维持的,这种氢键大致与螺旋轴平行。氢键是维系二级结构的主要作用力。α 螺旋结构见图 22 - 2。

　　β 折叠由两条或多条伸展的多肽链侧向集聚,通过相邻肽链间的氢键形成的锯齿状片层结构,又称为 β 片层。β 折叠也是一种重复性的结构,可分为顺向平行和反向平行两种类型。肽链的 N 端在同侧的为顺向平行构象,不在同侧的为反向平行构象。β 折叠见图 22 - 3。

　　β 转角常发生于肽链 180° 回折时的转角上,以氢键维持该构象的稳定。β 转角通常由 4 个氨基酸残基组成,其第一个残基的羰基氧与第四个残基的亚氨基氢可形成氢键。

　　无规则卷曲是指没有规律性的局部肽链构象。

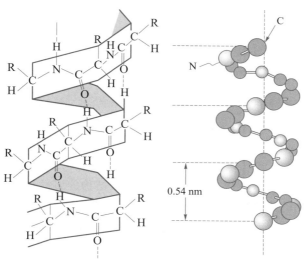

图 22-2 α 螺旋

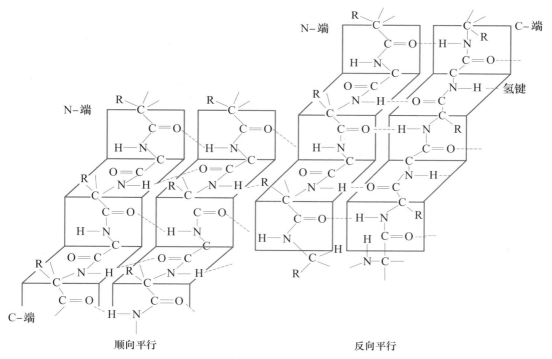

图 22-3 β 折叠

【课堂讨论】

维持蛋白质二级结构的化学键是（　　　）。

A. 肽键　　　　B. 二硫键　　　　C. 氢键　　　　D. 疏水键

2. 三级结构　蛋白质的多肽链在各种二级结构的基础上再进一步卷曲或折叠形成具有一定规律的三维空间结构，称为蛋白质的三级结构。维系蛋白质三级结构的主要作用力是疏水键，其次还有氢键、离子键、范德华力及二硫键等。图 22-4 是肌红蛋白的三级结构。

3. 四级结构　由两条或两条以上具有独立三级结构的多肽链通过非共价键结合，形成具有一定空间结构的聚合体，称为蛋白质的四级结构。其中，每一条具有独立三级结构的多肽链称为亚基，亚基与亚基之间呈特定的三维空间分布，维持亚基之间的化学键主要是疏水键，同时也有氢键、离子键、范德华力等的参与。如血红蛋白是由两种不同亚基构成的四聚体（图 22-5）。

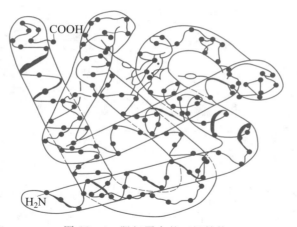

图 22-4　肌红蛋白的三级结构

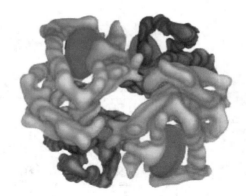

图 22-5　血红蛋白的四级结构

三、蛋白质的性质

蛋白质是由氨基酸组成的，因此具有一些与氨基酸相似的性质，如两性解离和等电点等。但由于蛋白质是结构复杂的高分子化合物，又具有不同于氨基酸的一些特性，如具有胶体性质，会发生变性、沉淀和水解反应等。

（一）蛋白质的两性解离和等电点

蛋白质分子中含有游离的氨基和羧基，因此，蛋白质与氨基酸相似，也具有两性性质。在水溶液中，蛋白质分子的氨基和羧基都可以解离，但解离的程度及形成离子的性质和溶液的 pH 有关。

$$\underset{\substack{\text{阴离子} \\ \text{pH>pI}}}{Pr{\bigg\langle}_{COO^-}^{NH_2}} \;\underset{OH^-}{\overset{H^+}{\rightleftharpoons}}\; \underset{\substack{\text{两性离子} \\ \text{等电点（pI）}}}{Pr{\bigg\langle}_{COO^-}^{NH_3^+}} \;\underset{OH^-}{\overset{H^+}{\rightleftharpoons}}\; \underset{\substack{\text{阳离子} \\ \text{pH<pI}}}{Pr{\bigg\langle}_{COOH}^{+NH_3}}$$

$$\left(Pr{\bigg\langle}_{COO^-}^{NH_2} \text{表示蛋白质分子} \right)$$

蛋白质以两性离子为主要存在形式时溶液的 pH 称为蛋白质的等电点（pI）。蛋白质溶液的 pH 大于等电点时，蛋白质颗粒带负电荷，在电场中向正极移动；蛋白质溶液的 pH 小于等电点时，蛋白质颗粒带正电荷，在电场中向负极移动。不同蛋白质的组成和结构不同，因而具有不同的等电点。人体蛋白质的等电点大多是 5.0 左右，由于人体体液的 pH 约为 7.4，故人体内蛋白质大多以阴离子形式存在。蛋白质在等电点时，溶解度、渗透压、黏度最小，易沉淀析出，可作为分离和提纯蛋白质的依据。

（二）蛋白质的胶体性质

蛋白质为生物大分子之一，分子直径在 $1 \sim 100$ nm 的范围内，具有胶体的性质。蛋白质分子表面有许多亲水基团，如—COOH、—NH_2、—OH、—SH 等，可与水分子发生水合作用，使蛋白质分子表面形成一层水化膜，从而阻断蛋白质颗粒的相互聚集。另外，蛋白质是两性离子，在非等电点状态下，蛋白质颗粒带相同电荷，分子间相互排斥，也使颗粒不相互凝聚沉淀。如破坏蛋白质的水化膜或中和蛋白质的电荷，蛋白质就会沉淀出来。利用蛋白质的沉淀反应，可以从含有蛋白质的溶液中分离、提纯蛋白质。

（三）蛋白质的沉淀反应

1. 盐析　在蛋白质溶液中加入某些盐溶液（如硫酸铵、硫酸钠、氯化钠等），破坏蛋白质颗粒的水化膜或中和颗粒所带电荷，使蛋白质凝聚而从溶液中沉淀析出的现象称为盐析。蛋白质盐析并未改变蛋白质的空间结构，性质也没有发生变化，在一定条件下又可重新溶解，并恢复原有活性，盐析是可逆过程。这种沉淀蛋白质的方法在分离、浓缩、储存、纯化蛋白质的工作中都有广泛的应用。

2. 重金属盐沉淀　常用的重金属离子有 Cu^{2+}、Hg^{2+}、Pb^{2+}、Ag^+ 等，当蛋白质溶液的 pH 大于其等电点时，蛋白质带负电荷，可与重金属离子结合形成不溶性的蛋白盐而沉淀。临床上常用蛋清或牛乳解救误服重金属盐的患者，目的是使重金属离子与蛋白质结合而沉淀，阻止重金属离子的吸收。

3. 有机溶剂沉淀　甲醇、乙醇、丙酮等亲水性强的有机溶剂，在 pH 小于等电点时，能破坏蛋白质的水化膜，在等电点时使其沉淀析出。常温下，有机溶剂与蛋白质长时间接触，容易发生变性，析出沉淀。如消毒酒精可破坏细菌的水化膜，使其发生沉淀和变性，从而起到消毒的作用。但若在低温条件下，则变性进行较缓慢，可用于分离制备各种血浆蛋白质。

4. 生物碱试剂沉淀　能沉淀生物碱或与其产生颜色反应的物质称为生物碱试剂，如鞣酸、苦味酸和磷钨酸等。一般生物碱试剂都为酸性物质,当溶液 pH 小于等电点时,蛋白质在酸性溶液中带正电荷,容易与生物碱试剂的负离子结合成盐而沉淀。

(四)蛋白质的变性

视频:蛋白
质的变性

天然蛋白质在某些物理(如高温、高压、紫外线照射、超声波、X 射线等)或化学(如强酸、强碱、重金属盐、乙醇、丙酮等有机溶剂)因素的作用下,分子内部特定的空间结构被破坏,从而导致其理化性质的改变和生物活性的丧失,称为蛋白质变性。

一般认为蛋白质的变性主要是氢键等次级键被破坏,造成空间构象的变化,但一级结构并未发生改变。变性后的蛋白质溶解性降低,容易发生沉淀或结絮凝固现象。

蛋白质变性可分为可逆变性和不可逆变性。若变性程度较轻,去除变性因素后,蛋白质仍可恢复原有的空间构象和生物学活性,这一变性称为可逆变性。但许多蛋白质变性后,空间结构严重破坏,不能复原,称为不可逆变性。

【课堂讨论】

蛋白质的变性在生活和医疗实践中有哪些实际作用?请举例说明。

(五)蛋白质的颜色反应

视频:氨基酸
和蛋白质的
性质——
缩二脲反应

视频:氨基酸
和蛋白质的
性质——
茚三酮反应

蛋白质与某些试剂生成有色物质的反应称为蛋白质的颜色反应。常被用来作为检测和鉴定蛋白质的依据。

1. 缩二脲反应 在蛋白质的碱性溶液中加入少量硫酸铜溶液,立即呈现紫红色,该颜色反应称为缩二脲反应。凡是分子中含有两个以上酰胺键的化合物,都能发生这一反应。

2. 黄蛋白反应 含有苯环的蛋白质与浓硝酸混合加热后呈现黄色的反应,称为黄蛋白反应。皮肤、指甲不慎沾上浓硝酸会出现黄色就是这个缘故。

3. 水合茚三酮反应 与氨基酸相似,蛋白质与水合茚三酮溶液共热,生成蓝紫色的化合物,该反应也可用于对蛋白质进行定性定量测定。

4. 米伦反应 含有酪氨酸残基的蛋白质溶液和米伦试剂(亚硝酸汞、硝酸汞及硝酸的混合液)反应会产生白色沉淀,加热则变为红色沉淀,此反应称为米伦反应,可以用于酪氨酸及含有酪氨酸残基的蛋白质定性测定。

课后练习

一、名词解释

1. 必需氨基酸 2. 等电点 3. 盐析 4. 蛋白质的变性

二、填空题

1. α -氨基酸的结构通式为_____,氨基酸分子既含有_____,又含有_____,所以氨基酸既有_____性,又有_____性。

2.组成人体蛋白质的α-氨基酸有_____种,其中_____种是必需氨基酸。

3.自然界中各种蛋白质分子中的_____元素含量相对均一,其平均含量约为_____。

4.氨基酸溶液的pH等于pI时,氨基酸以_____离子存在;pH大于pI时,氨基酸以_____离子存在;pH小于pI时,氨基酸以_____离子存在。

5.蛋白质的空间结构中常见的二级结构有_____、_____、_____和无规则卷曲等形式。

6.人体内大多数蛋白质的等电点在_____左右,而人体体液的pH约为_____,所以体内的蛋白质多数以_____形式存在。

7.向蛋白质溶液中加入大量电解质,破坏蛋白质颗粒的_____或中和颗粒所带_____,使蛋白质_____的现象称为_____。这个过程是一个_____。

8.蛋白质的变性是指在一些_____或_____的作用下,空间结构发生变化,使蛋白质的理化性质和_____发生变化的现象。

三、选择题

1.蛋白质一级结构的主要化学键是(　　　)。
　　A. 肽键　　　　　　B. 氢键　　　　　　C. 疏水键　　　　　　D. 离子键

2.与α-氨基酸作用生成蓝色物质的是(　　　)。
　　A. 氢氧化铜　　　　B. 氢氧化钠　　　　C. 茚三酮　　　　　　D. 氯化铜

3.下列使蛋白质最容易聚沉的情况是(　　　)。
　　A. pH＝pI　　　　B. pH≤pI　　　　　C. pH＞pI　　　　　D. pH＜pI

4.75％的乙醇溶液能消毒灭菌,是因为它能使细菌的蛋白质发生(　　　)。
　　A. 水解　　　　　　B. 盐析　　　　　　C. 变性　　　　　　D. 氧化

5.蛋白质变性的原因是(　　　)。
　　A. 肽键遭到破坏　　　　　　　　　　B. 一级结构遭到破坏
　　C. 空间结构遭到破坏　　　　　　　　D. 蛋白质发生水解

四、判断题

1.组成蛋白质的氨基酸都是α-氨基酸。　　　　　　　　　　　　　　(　　　)

2.维持蛋白质一级结构的作用力为氢键。　　　　　　　　　　　　　(　　　)

3.氨基酸、多肽、蛋白质都是两性物质。　　　　　　　　　　　　　(　　　)

4.蛋白质分子中氨基酸之间是通过肽键连接的。　　　　　　　　　　(　　　)

5.中性氨基酸的等电点等于7。　　　　　　　　　　　　　　　　　(　　　)

五、简答题

1.使蛋白质沉淀的方法有哪些?

2.什么是蛋白质的变性?影响蛋白质变性的因素有哪些?为什么可用大量服用鲜牛奶、豆浆或鸡蛋清的方法来抢救重金属盐中毒的患者?

(于春霞)

第二十二章
在线测试

3

第三篇
实验指导

医用化学实验基本知识

一、实验室规则

1. 实验前应认真预习实验内容,明确实验目的要求,弄清实验基本原理、方法、步骤和注意事项。

2. 进入实验室必须穿工作服。实验开始前,应检查仪器是否完好,试剂、药品是否齐全,否则,应及时报告教师补领或调换。对仪器的使用方法、药品的性能不明确时,不得进行实验,以免发生意外事故。

3. 实验过程中应保持实验室安静,集中精力,认真操作,严格按照教材所规定的方法、步骤和试剂用量进行,仔细观察现象,积极思考问题,如实记录实验结果。做规定以外的实验必须经过教师批准。

4. 实验操作中对试剂、药品的使用应严格按照正确的方法和要求进行。各种试剂和药品应置于试剂台上,摆放有序,严禁挪到他处。取用药品后,应立即盖上瓶塞;自瓶中取出的药品不能倒回原瓶中;滴瓶的滴管严禁"张冠李戴";公用试剂和药品用完后应立即放回原处。

5. 实验中应严格遵守实验室各项规章制度,注意安全,不得擅自离开操作岗位。应爱护仪器,节水节电,节约试剂、药品。使用精密仪器时,必须严格按照仪器操作规则进行,要谨慎细致,发现仪器有故障应立即停止使用。所有仪器有损坏,都应履行报损手续,及时报告教师处理。实验室内一切物品未经教师批准,不准带入室外。

6. 实验中应保持实验室和桌面清洁整齐,火柴梗、废纸屑等应投入垃圾箱,废液应倒入废液缸中,水槽应保持清洁与畅通。

7. 实验完毕后,应将玻璃仪器洗涤干净,放回原处,整理好实验用品和桌面。值日生负责打扫实验室卫生,检查电源插头或闸刀是否断开,水龙头是否关闭等,经教师检查合格后,方可离开实验室。

8. 实验结束后,应根据实验内容和有关要求,及时规范地完成实验报告。

二、实验室安全守则

1. 使用易燃、易爆的试剂一定要远离火源,操作时严格遵守操作规程。

2. 凡产生有毒、有恶臭、有刺激性气体的实验,应在通风橱内进行。

3. 加热液体的操作要十分小心,不能俯视加热的液体,加热的试管口更不能对着自己或别人,以避免液体溅出,受到伤害。

4. 不允许用手直接取用固体药品;禁止品尝试剂的味道;不允许随意混合各类化学试剂。剩余的药品及金属片不许倒入下水道,应集中回收处理。

5. 不得直接对着容器口嗅闻气体的味道,可用手把逸出的气体扇向自己。

6. 使用酒精灯时,应随用随点,不用时则盖上灯罩,不要用点燃的酒精灯去点燃别的酒精灯,以免酒精溢出而引发火灾。

7. 浓酸、浓碱具有强腐蚀性,使用时切勿溅在衣服或皮肤上,尤其是眼睛里。稀释浓硫酸时,应将浓硫酸缓慢注入水中,且不断搅拌。

8. 注意检查电线、插座是否完好;电源插头随用随插,严禁用湿手操作电器,以免触电。水、电及其他各种气、灯使用完毕应立即关闭。

9. 实验室内严禁饮食、抽烟,实验完毕后洗净双手方能离开实验室。

三、试剂使用规则

1. 取用试剂首先应看清标签,不能取错。取用时,将瓶塞倒放在实验台上,若瓶塞顶端不是平的,可放在洁净的表面皿上。

2. 不能用手和不洁净的工具接触试剂。瓶塞、药匙、滴管都不得相互串用。

3. 应根据用量取用试剂。取出的多余试剂不得倒回原瓶,以防玷污整瓶试剂。对确认可以再用(或另作他用)的要另取清洁容器回收。

4. 每次取用试剂后都应立即盖好试剂瓶盖,并把试剂瓶放回原处,保持标签朝外。

5. 取用试剂时,转移的次数越少越好。

6. 取用易挥发的试剂,应在通风橱中操作,防止污染室内空气。有毒药品要在教师指导下按规程使用。

四、医用化学实验基本操作

(一)玻璃仪器的洗涤和干燥

1. 玻璃仪器的洗涤 化学实验中经常使用各种玻璃仪器,玻璃仪器是否干净直接影响实验结果的准确性。玻璃仪器上的污物一般为灰尘、可溶性物质、不溶性物质、有机物和油垢等,应根据实验要求、污物的性质、沾污的程度和仪器的特点来选择合适的洗涤方法。

(1)水洗:对于灰尘、水溶性的污物,一般可以直接用水冲洗,冲洗不掉的物质,可以选用合适的毛刷刷洗,如果毛刷刷不到,可用碎纸捣成糊浆,放进容器,剧烈摇动,使污物脱落下来,再用水冲洗干净。如洗涤试管时,可用大小合适的试管刷在盛水的试管内转动或上下移动,但用力不要过猛,以防刷尖的铁丝将试管戳破。这样既可以使可溶物质溶解,也可以除去灰尘,使污物脱落。

(2)洗涤剂洗:对于有机物和油污,可以选用毛刷蘸取肥皂液或合成洗涤剂进行刷洗,再用水冲洗。

(3)铬酸洗液洗:铬酸洗液是重铬酸钾($K_2Cr_2O_7$)和浓硫酸的混合物,具有很强的氧

动画:防爆炸
安全

动画:防毒
安全

动画:防火
安全

动画:用水、
用电安全

化性和腐蚀性,对油污和有机物的去污能力特别强。沾污严重或口径细小的玻璃仪器(如移液管、容量瓶、滴定管等),可用铬酸洗液洗涤。

使用铬酸洗液时,先往玻璃仪器内加入少量洗液(约为仪器容量的 1/5),将仪器倾斜至水平,并慢慢转动,使洗液在仪器内壁流动,让其内壁全部被洗液润湿,转动几圈后,把洗液回收至原试剂瓶中。然后用自来水冲洗干净,最后用蒸馏水冲洗 2～3 次。根据需要,也可用热的洗液进行洗涤,效果更好。

使用铬酸洗液应注意:①铬酸洗液具有很强的腐蚀性,使用时一定要注意安全,防止溅在皮肤和衣服上。如果不慎将洗液洒在衣物、皮肤或桌面时,应立即用水冲洗。②铬酸洗液的颜色为橙红色,可重复使用,使用后的洗液应倒回原瓶,若洗液颜色呈绿色,则表明失效,不能继续使用。③使用过的洗液严禁直接倒入下水道,以免污染环境。必须指出,能用其他方法洗干净的仪器,尽量不要用铬酸洗液洗,因为其有腐蚀性和毒性。

(4)特殊污物的洗涤:如果仪器壁上某些污物用上述方法仍不能去除时,可根据污物的性质,选用适当试剂处理。如沾在器壁上的二氧化锰用浓盐酸处理;银镜反应沾附的银和斐林(班氏)反应产生的氧化亚铜可用 6 mol/L 硝酸处理等。

仪器用自来水洗净后,还需用蒸馏水洗涤 2～3 次,洗净后的玻璃仪器应透明,不挂水珠。凡已洗净的仪器,不能用布或纸擦拭,否则布或纸上的纤维及污物会再次污染仪器。

2. 玻璃仪器的干燥

(1)晾干:对于不急用的仪器,可将仪器插在仪器的格栅上或实验室的干燥架上晾干。

(2)吹干:将仪器倒置控去水分,并擦干外壁,用电吹风的热风将仪器内残留水分赶走。

(3)烘干:将洗净的仪器控去残留水,放在电烘箱的隔板上,将温度控制在 105℃左右烘干。也可置于气流烘干机上烘干。

(4)用有机溶剂干燥:在洗净的仪器内加入少量有机溶剂(如乙醇、丙酮等),转动仪器,使仪器内的水分与有机溶剂混合,倒出混合液(回收),仪器即迅速干燥。

必须指出,在化学实验中,许多情况下并不需要将玻璃仪器干燥,如在使用刚清洗洁净的量器、容器时,只需用少量待取溶液润洗仪器 2～3 次,洗去残留水滴即可。另带有刻度的计量容器不能用加热法干燥,否则会影响仪器的精度。如需要干燥时,可采用晾干或有机溶剂干燥、冷风吹干等方法。

(二)普通试管和胶头滴管的使用

1. 普通试管　普通试管一般用作少量试剂的反应容器,使用时注意以下事项。

(1)普通试管可以直接加热。装溶液时不能超过试管容量的 1/2,加热时则应不超过试管容量的 1/3。

(2)使用试管夹时,试管夹需从试管底部向试管口套进,取的时候也从试管下部取出,夹在试管口中上部(接近试管口 1/3)。

(3)加热时试管外壁要干燥,先使试管均匀受热,然后在试管底部加热,并不断移动试管。这时应将试管倾斜约 45°,管口不要对着自己或他人。

（4）振荡试管时，拇指、示指和中指三个手指拿住试管，手腕使劲而不是摆臂，用力振荡。试管里的液体受离心力，不会飞溅出来。

2. 胶头滴管　胶头滴管用于吸取和滴加少量液体，使用时注意以下事项。

（1）使用前先捏紧胶头，再放入液体中吸取液体。

（2）取液后应注意使滴管竖直，保持橡胶滴头在上，不要平放和倒置。

（3）滴液时，把它悬空放在容器上方，不要接触容器壁。

（4）用后应立即洗净，再去吸取其他药品。

（5）滴瓶中配套使用的滴管，需一一对应，不得"张冠李戴"，以免试剂失效。

（三）常压过滤和减压过滤装置的组装及使用

1. 常压过滤　常压过滤准备工作如下。

（1）根据沉淀性质选择滤纸，一般粗大晶形沉淀用中速滤纸，细晶或无定形沉淀选用慢速滤纸，沉淀为胶体状时应用快速滤纸。所谓快慢之分是按滤纸孔隙大小而定，快则孔隙大。

（2）选出合适的滤纸后，将滤纸沿圆心对折两次，但先不要折死。按三层一层比例将其撑开呈圆锥状放入漏斗中，如果上沿不十分密合，可改变滤纸的折叠角度，并且要求滤纸边缘应低于漏斗沿 0.5~1.0cm，直到与漏斗密合为止。这时可将滤纸的折边折死。撕去滤纸三层外面两层的一角，要横撕不要竖撕，撕角的目的是使滤纸能紧贴漏斗。

（3）将折好的滤纸放入漏斗，加少量蒸馏水润湿滤纸，轻压滤纸赶走气泡。

（4）按照实验图 0-1 组装好常压过滤装置。

常压过滤操作过程：用玻璃棒引流使被过滤的液体沿玻璃棒流进漏斗中，漏斗内液面要略低于滤纸边缘。被过滤的液体量较多时，可分多次倒入漏斗。

2. 减压过滤　减压过滤准备工作如下。

（1）根据沉淀性质选择滤纸，按照常压过滤选择滤纸的方法，确定合适的滤纸。

（2）选出合适的滤纸后，将滤纸剪成圆形，大小要求是把布氏漏斗的底面孔全部盖住，又不留翘边。然后用蒸馏水将滤纸湿润，以便其更好地贴合布氏漏斗底部。

（3）将布氏漏斗插入抽滤瓶，要求布氏漏斗的斜截面正对着抽气口。如实验图 0-2 所示。

减压过滤操作过程如下。

（1）先打开真空泵，连接抽滤瓶的抽气口，此时滤纸紧压在漏斗底部。

（2）将被过滤的液体直接倒入布氏漏斗中，开始抽滤。

（3）当布氏漏斗下口不再流出液体时，过滤结束。先把抽滤瓶和真空泵分开，然后再关闭真空泵。**注意**：真空泵的抽气口有 2 个，如果有其他小组同时在使用，不能关闭真空泵，防止液体倒吸。

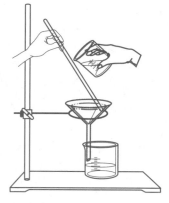

实验图 0-1　过滤操作

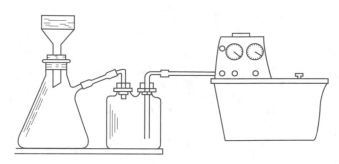

实验图 0-2　减压过滤操作

（4）滤液应从抽滤瓶的上口倒出。滤纸上的固体直接垂直扣出来。

（四）容量仪器的使用

1. 量筒　量筒是用于粗略量取液体的容量仪器。量取液体时,量筒应放置水平,试剂瓶标签在上,用玻璃棒将液体引流至量筒中,读数时应平视,即视线与量筒内液体凹液面、刻度线三者相切,根据量筒的规格要求读出所取液体的体积。

2. 移液管　移液管又称吸量管,是用于准确量取液体的仪器。移液管通常有两种:一种中间为膨大部分,只有一个刻度,只能量取规定的某一体积,称为腹式吸管。另一种为直形,管上有分刻度,称为刻度吸管。见实验图 0-3。

移液管操作时,通常右手持管,用拇指和中指、小指与环指捏住管的上端靠近管口处,保证示指能够舒服地压在管口上;左手拿洗耳球,吸取溶液时,先用拇指、示指、中指将洗耳球中的空气排空,再将洗耳球尖端紧压在管的上口处;然后把管下端插入溶液液面下 1~2 cm 处;松开左手三指,将溶液缓缓吸取至管内,至液面上升到所需量的刻度线上端 2 cm 处,迅速用右手示指快速压紧管的上口,不能将溶液吸入洗耳球内;最后将管从溶液中提起,擦干管壁外的溶液,见实验图 0-4。

移液管操作主要包括以下步骤。

（1）检查:检查管尖是否完整,有破损的移液管不能使用。

（2）洗涤:按照上述操作手法,先吸取少量洗液至管中,端平管并匀速转动,至管内壁均匀沾上洗液,直立,将洗液自管尖放回原瓶中,然后用自来水充分洗净后,用蒸馏水淋洗 3 次。注意:如果管比较干净,可直接用自来水、蒸馏水洗涤,不必用洗液洗。

（3）润洗:取液前,应用待取的溶液按操作步骤（2）,润洗管 2~3 次。

（4）取液:按照操作方法,量取待取的溶液至所需体积刻度线的上方 2 cm 处。

（5）调整刻度:轻轻松开右手示指或左右微微转动管,将溶液的凹液面调整至与目标线相切（注意平视）,然后再用示指压紧上管口。

（6）放出溶液:将管垂直靠在盛接仪器（如小烧杯）的内壁上（小烧杯略微倾斜）,松开示指,使溶液自然全部流出。注意:如果管上标有"吹"或"快"字,管尖口处的最后一滴

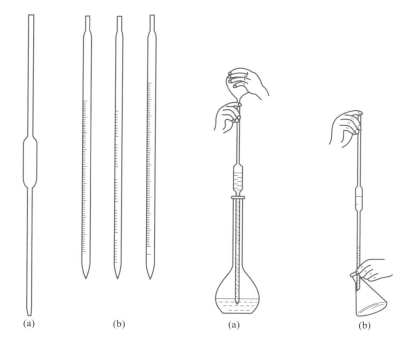

实验图 0-3　腹式吸管和刻度吸管
（a）腹式吸管；（b）刻度吸管

实验图 0-4　移液管的使用
（a）取液；（b）放液

溶液也要用洗耳球吹到盛接仪器中；如果没有这两个字，则不需要吹出管尖口处的最后一滴溶液。

3. 容量瓶　容量瓶是用来精确地配制一定体积、一定浓度溶液的量器。容量瓶具有不同的规格，当瓶内液体液面与其颈部刻度线相切时，液体的体积恰好为指定温度下，该容量瓶所注明的体积，见实验图 0-5。

容量瓶在使用前，要检查是否完好，瓶口处是否漏水。检查的方法如下：在容量瓶内装入 1/2 体积的水，旋紧瓶塞。一手示指顶住瓶塞，另一手托住容量瓶瓶底，将容量瓶倒立，观察容量瓶是否漏水。若不漏水，将容量瓶正立后旋转瓶塞 180°，再次倒立检查是否漏水，若不漏水，即容量瓶不漏水，见实验图 0-6。

配制溶液时，若溶质是固体，先准确称量溶质后放入烧杯中，用少量溶剂溶解。用玻璃棒一端靠在容量瓶颈内壁，使溶液沿着玻璃棒转移至容量瓶中，见实验图 0-7，再用溶剂洗涤烧杯 3 次，并把洗涤液全部转移至容量瓶中。待溶液及洗涤液转移完毕，继续向容量瓶里加入溶剂，直至容量瓶容积的 2/3，轻轻振摇容量瓶，使溶液充分混合，再向容量瓶内继续加入溶剂至液面距离标线 1 cm 左右，改用滴管小心滴加溶剂，直到溶液的凹液面与标线刚好相切，盖紧瓶塞，将容量瓶倒转两次，使溶液充分混合。若溶质是液体，则用移液管量取所需体积的溶质，移入容量瓶中，再用蒸馏水稀释，方法同上。

动画：吸量管的
使用

动画：容量瓶的
使用

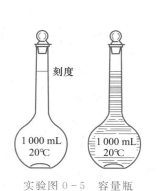

刻度

1 000 mL
20℃

1 000 mL
20℃

实验图 0-5　容量瓶

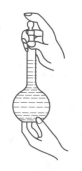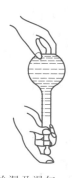

实验图 0-6　检漏及混匀

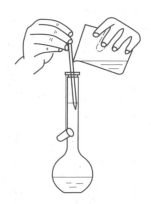

实验图 0-7　溶液转入

(五) 天平的使用方法

1. 托盘天平的使用　托盘天平依据杠杆原理制成,是一种实验室常用的称量用具,由托盘、横梁、平衡螺母、刻度尺、刻度盘、指针、刀口、底座、标尺、游码、砝码等组成。精确度一般为 0.1 g 或 0.2 g,荷载有 100 g、200 g、500 g、1 000 g 等。

托盘天平的操作要点如下。

(1) 放置:托盘天平要放在水平的地方,游码要指向红色 0 刻度线。

(2) 调零:调节平衡螺母(天平两端的螺母),直至指针对准中央刻度线。(注意游码必须归"0",平衡螺母向相反方向调,使用口诀:左端高,向左调。)

(3) 称量:按照左物右码的原则,左托盘放称量物,右托盘放砝码。不能将称量物直接放置在托盘上,应根据其性状放在玻璃器皿或洁净的称量纸上。砝码要用镊子夹取,不能用手拿。严禁把砝码弄湿、弄脏(这样会让砝码生锈,砝码质量变大,导致测量结果不准确),游码也要用镊子拨动。

1) 对于称量未知质量的称量物,添加砝码应从估计称量物的最大值加起,逐步减小。加减砝码并移动标尺上的游码,直至指针再次对准中央刻度线。称量物的质量＝砝码的总质量＋游码在标尺上所对的刻度值。

2) 对于称量固定质量的固体称量物,先将所需质量的砝码放置在右托盘中,游码标尺调整至所需质量大小和位置,再用药匙缓慢将称量物加入左托盘上,直至指针再次对准中央刻度线。

(4) 称量完毕:将砝码放回砝码盒中,把游码移回零点,托盘擦拭干净。

托盘天平使用时须注意:①过冷过热的物体不可放在天平上称量。应先在干燥器内放置至室温后再称。②称量干燥的固体药品时,应在两个托盘上先各放一张相同质量的称量纸,再次调零后,再把药品放在称量纸上称量。③易潮解的药品,必须放在玻璃器皿(如小烧杯、表面皿)里称量。

2. 电子天平的使用　电子天平是根据电磁力平衡原理来确定物质质量的电子称量仪器。电子天平可直接称量,不需要加减砝码,在天平盘中央放上被称量物后,在几秒钟内天平即可达到平衡,显示被称量物的质量,具有称量速度快、精度高等特点。

电子天平的操作要点如下。

(1) 调水平:调整天平地脚螺栓高度,使水平仪内空气气泡处于圆环的中央。

(2) 预热:接通电源,预热 30 min。

(3) 开机:按开启按钮【ON/OFF】,天平显示器显示天平的型号,自动校正,或按下校正键【CAL】手动校正。校正结束,选择称量模式,按下去皮键【TARE】,清零去皮,天平显示 0.000 0 g,至稳定,待用。

(4) 测量:打开天平门,将被称量物品置于天平盘的中央,关闭天平门,待显示器数字稳定后,读数。

(5) 关机:称量完毕,按关闭按钮【ON/OFF】,拔下电源插头。

（王红波　白　斌）

实验一 医用化学实验基本操作技术

【实验目的】

1. 能正确认领医用化学实验中常用的玻璃仪器,学会试管、滴管、量筒、移液管、容量瓶等常用玻璃仪器的使用,并进行洗涤、干燥等操作。

2. 学会常压过滤与减压过滤装置的组装及其使用方法。学会正确取用及加热固体和液体试剂的操作。

3. 学会托盘天平和电子天平的使用方法,并进行称量练习。

【实验原理】

玻璃仪器的洗涤一般分为水洗、洗涤剂洗涤和铬酸洗液洗涤。水洗适用于除去灰尘和水溶性的污物,冲洗不掉的物质还可以用毛刷刷洗。洗涤剂适用于有机物和油污的洗涤。对于不易用洗涤剂除去的油污和有机物,可以使用铬酸洗液洗涤,铬酸洗液具有极强的氧化性和腐蚀性,使用时要注意安全,防止溅在皮肤和衣服上。

容量瓶是用来精确地配制一定体积、一定浓度溶液的量器。在使用前,要检查是否完好,瓶口处是否漏水。配制溶液时,若溶质是固体,先准确称量溶质后放入烧杯中,用少量溶剂溶解,然后转入容量瓶中定容。若溶质是液体,则用移液管量取所需体积的溶质,移入容量瓶中,再用蒸馏水定容。

液体和固体试剂一般放在试管中加热,普通试管可以直接加热,加热时试管中的液体不能超过试管容量的 1/3。加热过程中需要移动试管,使其均匀受热,注意,加热时管口一定不要对着自己或他人。

固体试剂的称量一般使用电子天平和托盘天平。电子天平称量速度快,精确度高,一般可以精确至 0.1 mg。托盘天平操作繁琐,精确度低,称量质量不需要特别精确时可以选用托盘天平。

【仪器和试剂】

仪器:试管、烧杯、量筒、吸量管、移液管、容量瓶、试管刷、玻璃棒、胶头滴管、药匙、试管夹、酒精灯、托盘天平、电子天平、称量纸等。

试剂:食盐、蒸馏水、洗衣粉等。

【实验内容】

1. 玻璃仪器的洗涤与使用

(1) 练习试管、烧杯、量筒、移液管、容量瓶的洗涤:将玻璃仪器洗涤干净,至不挂水珠。用自来水练习取液、转移、放液操作。

（2）练习容量瓶的使用与试漏：用自来水练习容量瓶的试漏、转移与定容操作。

2. 固体、液体试剂的取用和加热

（1）固体试剂的取用：取食盐少许，放入试管中，并进行固体食盐的加热。另取食盐少许，放入另一支试管中，加少量蒸馏水溶解，并进行溶液的加热。

（2）液体试剂的取用：选择合适的量筒，分别量取蒸馏水 7.5 mL 和 75.0 mL。用移液管精确量取蒸馏水 10.00 mL。

3. 称量练习

（1）用托盘天平称取食盐约 2.0 g，平行测定 3 次。

（2）用电子天平称取食盐约 0.200 0 g，平行测定 3 次。步骤：检查电子天平水平状态，开机、校正、清零去皮、待用。打开天平左侧门，将称量纸置于天平盘中央，关闭天平门，清零去皮，至稳定，天平显示 0.000 0 g。打开天平右侧门，用药匙将食盐轻轻加入称量纸中，至天平显示数字约为 0.200 0 g，关闭天平门，等待数字稳定后，读数，记录。称量结束，关机，拔下电源插头。

视频：容量瓶的
操作练习

视频：吸量管的
操作练习

【注意事项】

1. 如果铬酸洗液洒在衣物、皮肤或桌面时，应立即用水冲洗。

2. 仪器用自来水洗净后，还需用蒸馏水洗涤 2～3 次，洗净后的玻璃仪器应透明，不挂水珠。

3. 试管加热时外壁一定要干燥，先使试管均匀受热，加热过程中应将试管倾斜约 45°，管口不要对着自己或他人。

4. 称量的物质易潮解或具有腐蚀性时，应先将其放在玻璃器皿上再称量。

【思考题】

1. 使用容量瓶配制溶液时，发现有未溶解的溶质被转移至容量瓶中，此时可以进行定容操作吗？

2. 如需精密量取 5.50 mL 的溶液，应该使用哪种容量仪器？

（王红波）

实验二　溶液的配制与稀释

【实验目的】

1. 熟练掌握溶液的配制与稀释的方法及操作技术。
2. 巩固练习托盘天平、量筒、移液管和容量瓶的使用。
3. 巩固练习固体、液体试剂的正确取用。

【实验原理】

溶液的配制是将一定量固体、纯液体溶质与溶剂混合，使其成为具有指定浓度和体积的溶液的过程。

在配制溶液时，首先应根据所要配制溶液的指定浓度和所需用量（质量或体积），利用溶液组成标度的定义式、变式或换算公式，计算出溶质的量（质量或体积）。在计算固体溶质的用量时，如果该物质含有结晶水，则应将结晶水也计算在内。

其次按照配制的要求，正确选择所用的仪器。对浓度准确度要求不高的溶液，可采用台秤、量筒等仪器进行粗略配制；对浓度准确度要求高的溶液，则应采用托盘天平、移液管、容量瓶等仪器进行精确配制。

溶液的稀释是将一定量溶剂加入一定量浓溶液中，与其混合均匀，使其成为具有指定浓度和体积的稀溶液的过程。

在稀释溶液时，首先应根据稀释前后溶质的量不变这一溶液稀释的原则进行计算，即根据所用浓溶液的浓度 c_1，所要配制稀溶液的浓度 c_2 和体积 V_2，利用稀释公式 $c_1 \cdot V_1 = c_2 \cdot V_2$（或 $\rho_1 \cdot V_1 = \rho_2 \cdot V_2$），计算出所需浓溶液的体积 V_1；然后将体积为 V_1 的浓溶液加水稀释至指定体积 V_2。使用稀释公式时，需注意稀释前后溶液浓度和用量的表示形式和单位要统一。

配制溶液的操作步骤一般如下。

由固体试剂配制溶液：计算→称量→溶解→转移→定容→保存。

由液体试剂配制（稀释）溶液：计算→量取→转移→定容→保存。

进行溶液的配制与稀释时，还应注意以下事项。

1. 在配制易水解的固体试剂溶液时，如 $FeCl_3$、$Bi(NO_3)_2$、$SnCl_2$ 等，必须同时加入适量一定浓度的相应强酸溶液，使之溶解，再加水稀释至所需体积，以防止其水解。

2. 一些不稳定、容易发生氧化还原反应的溶液通常保存在棕色瓶中，最好现配现用，不要久存，或加入稳定剂，置于冷暗处，以免在保存期失效。如在配制 Fe^{2+}、Sn^{2+} 溶液时，常加入一些铁屑和锡粒，以避免其被氧化成 Fe^{3+}、Sn^{4+}。

3. 配制硫酸溶液时,需特别注意要将浓硫酸在不断搅拌下缓慢地倒入盛有纯水的容器中,切不可将纯水倒入浓硫酸中。

视频:溶液的
配制与稀释

【仪器和试剂】

仪器:100 mL 烧杯、100 mL 量筒、100 mL 容量瓶、10 mL 刻度吸管、玻璃棒、滴管、洗瓶、洗耳球、托盘天平、称量纸。

试剂:氯化钠(固体)、葡萄糖(固体)、医用酒精($\varphi_B=0.95$)、浓盐酸、蒸馏水。

【实验内容】

1. 溶液的配制

(1) 配制 9 g/L 氯化钠溶液 100 mL:计算出配制 9 g/L 氯化钠溶液 100 mL 所需固体氯化钠的质量。用托盘天平称取所需固体氯化钠,置于 100 mL 烧杯中;向烧杯中加入约 50 mL 蒸馏水,用洁净玻璃棒搅拌,使氯化钠完全溶解;将溶液转移至 100 mL 量筒中;用 10～15 mL 蒸馏水洗涤烧杯 2～3 次,将洗液一并转移至量筒中;继续往量筒中加入蒸馏水,当溶液液面接近 100 mL 刻度线时,改用滴管逐滴滴加蒸馏水,至溶液凹液面与刻度标线相切,再用玻璃棒搅拌均匀即可。将配制好的溶液倒入指定试剂瓶中,贴上标签,保存。

(2) 配制 0.05 mol/L 葡萄糖溶液 100 mL:计算出配制 0.05 mol/L 葡萄糖溶液 100 mL 所需葡萄糖晶体的质量。用托盘天平称取所需葡萄糖晶体,置于 100 mL 烧杯中;向烧杯中加入约 50 mL 蒸馏水,用洁净玻璃棒搅拌,使葡萄糖完全溶解;将溶液转移至 100 mL 容量瓶中;用 10～15 mL 蒸馏水洗涤烧杯 2～3 次,将洗液一并转移至容量瓶中;继续往容量瓶中加入蒸馏水,当溶液液面接近 100 mL 刻度线时,改用滴管逐滴滴加蒸馏水,至溶液凹液面与刻度标线相切,盖好容量瓶的塞子,摇匀即可。将配制好的溶液倒入指定试剂瓶中,贴上标签,保存。

2. 溶液的稀释

(1) 用 φ_B 为 0.95 的医用酒精配制 φ_B 为 0.75 的消毒酒精 95 mL:计算出配制 $\varphi_B=0.75$ 的消毒酒精 95 mL 所需 $\varphi_B=0.95$ 的医用酒精的体积。根据计算结果,用 100 mL 量筒量取所需 φ_B 为 0.95 的医用酒精的体积;向量筒中加入蒸馏水,当溶液液面至接近 95 mL 刻度线时,改用滴管逐滴滴加蒸馏水,至溶液凹液面与 95 mL 刻度标线相切,再用玻璃棒搅拌均匀即可。将配制好的溶液倒入指定试剂瓶中,贴上标签,保存。

(2) 用市售浓盐酸配制 1 mol/L 盐酸溶液 100 mL:计算出配制 1 mol/L 盐酸溶液 100 mL 所需质量分数为 0.37,密度为 1.19 kg/L 的市售浓盐酸的体积。根据计算结果,用 10 mL 刻度吸管吸取所需浓盐酸的体积,并转移至 100 mL 容量瓶中;向容量瓶中缓慢加入蒸馏水,当溶液液面距离刻度标线约 1 cm 处时,改用滴管逐滴滴加蒸馏水,直至溶液凹液面与标线相切。盖好容量瓶的瓶塞,摇匀即可。将配制好的溶液倒入指定试剂瓶中,贴上标签,保存。

【思考题】

1. 在配制溶液时,能否在量筒、容量瓶中直接溶解固体试剂? 为什么?

2. 在配制溶液时,若不慎将蒸馏水加过量筒或容量瓶的标线,能否通过倒出一些溶液再重新加蒸馏水至标线来补救? 为什么?

动画:溶液
的配制与
稀释

3. 由液体试剂配制溶液时常需用移液管取液,移液管用蒸馏水洗净后为什么还需用待取溶液润洗? 容量瓶是否也需要润洗? 为什么?

4. 简述如何用 112 g/L 乳酸钠($M=112$ g/mol)溶液配制 1/6 mol/L 乳酸钠溶液 600 mL。

（白　斌）

实验三　缓冲溶液的配制与性质

【实验目的】

1. 掌握缓冲溶液的配制方法及其性质。
2. 熟悉缓冲容量的影响因素。
3. 学会用 pH 试纸测定溶液的 pH。

【实验原理】

能够抵抗外加少量强酸、强碱或适当稀释而能保持 pH 基本不变的溶液称为缓冲溶液。缓冲溶液的缓冲对(缓冲系)由共轭酸碱对组成,其中的共轭酸为抗碱成分,共轭碱为抗酸成分。由于缓冲溶液中存在大量的抗酸成分和抗碱成分,所以能维持溶液 pH 的相对稳定。

不同的缓冲对配制成的缓冲溶液具有不同的缓冲范围,配制缓冲溶液时应根据所需 pH 选择合适的缓冲对,使所选共轭酸的 pK_a 与要配制缓冲溶液的 pH 尽可能地相等或接近,才能使所配制缓冲溶液的 pH 在缓冲范围之内,从而具有较强的缓冲能力。

利用缓冲公式,可以计算缓冲溶液的 pH:

$$pH = pK_a + \lg \frac{c_b}{c_a}$$

当共轭酸和共轭碱的浓度相等时,可以利用以下公式进行计算:

$$pH = pK_a + \lg \frac{V_b}{V_a}$$

计算出所需共轭酸溶液和其共轭碱溶液的体积(V_a、V_b),将所需体积的共轭酸溶液和其共轭碱溶液混合即得所需缓冲溶液。

缓冲溶液的缓冲能力用缓冲容量来衡量,缓冲容量越大,其缓冲能力就越强。缓冲容量与总浓度和缓冲比有关,当缓冲比一定时,总浓度越大,缓冲容量越大;当总浓度一定时,缓冲比越接近 1,缓冲容量越大,缓冲比等于 1 时,缓冲容量最大。

【仪器和试剂】

仪器:大试管,玻璃棒,广泛 pH 试纸,精密 pH 试纸,刻度吸量管,洗耳球。

试剂:0.1 mol/L HAc 溶液,0.1 mol/L NaAc 溶液,0.1 mol/L NaH_2PO_4 溶液,0.1 mol/L Na_2HPO_4 溶液,0.1 mol/L NH_4Cl 溶液,0.1 mol/L $NH_3 \cdot H_2O$ 溶液,0.1 mol/L HCl 溶液,0.1 mol/L NaOH 溶液,1 mol/L HAc 溶液,1 mol/L NaAc 溶液,1.0 mol/L NaOH 溶液,蒸馏水。

【实验内容】

1. 缓冲溶液的配制　取干净的大试管 3 支,标记为甲、乙、丙,按实验表 3-1 所示量取液体,配制 pH 为 5、7、9 的缓冲溶液各 10 mL。取甲、乙、丙三种缓冲液各 1 mL,用广泛 pH 试纸测定 pH,余者备用。将测定结果计入实验表 3-1 中。

实验表 3-1　缓冲溶液的配制

缓冲溶液	pH(理论)	pK_a	各组分体积		pH(实测)
甲	5	4.75	0.1 mol/L HAc 溶液 0.1 mol/L NaAc 溶液	3.60 mL 6.40 mL	
乙	7	7.21	0.1 mol/L NaH_2PO_4 溶液 0.1 mol/L Na_2HPO_4 溶液	6.20 mL 3.80 mL	
丙	9	9.25	0.1 mol/L NH_4Cl 溶液 0.1 mol/L $NH_3 \cdot H_2O$ 溶液	6.40 mL 3.60 mL	

2. 缓冲溶液的性质　按照实验表 3-2、实验表 3-3 和实验表 3-4 中的顺序添加试剂,用广泛 pH 试纸测定各溶液的 pH,并与实验表 3-1 中相应溶液的 pH 比较,判断缓冲溶液的抗酸、抗碱和抗稀释能力。

动画:缓冲溶液的配制

(1) 抗酸作用

实验表 3-2　缓冲溶液的抗酸作用

溶液/3 mL	加入液	pH(实测)	能否抗酸
甲			
乙	2 滴 0.1 mol/L HCl 溶液		
丙			
蒸馏水			

(2) 抗碱作用

实验表 3-3　缓冲溶液的抗碱作用

溶液/3 mL	加入液	pH(实测)	能否抗碱
甲			
乙	2 滴 0.1 mol/L NaOH 溶液		
丙			
蒸馏水			

（3）抗稀释作用

实验表 3-4   缓冲溶液的抗稀释作用

溶液/1 mL	加入液	pH（实测）	能否抗稀释
甲			
乙	5.00 mL 蒸馏水		
丙			
0.1 mol/L HCl 溶液			
0.1 mol/L NaOH 溶液			

3. 缓冲容量（β）的比较   按照实验表 3-5 和实验表 3-6 中的顺序添加试剂，用精密 pH 试纸测定各溶液的 pH，判断缓冲容量与总浓度及缓冲比有何关系。

（1）与总浓度的关系

实验表 3-5   缓冲容量与总浓度的关系

序号	各组分体积	$c_{总}$	pH（实测）	加 1.0 mL 1.0 mol/L NaOH 溶液后，pH（实测）	结论
1	0.1 mol/L HAc 溶液 5.00 mL 0.1 mol/L NaAc 溶液 5.00 mL	0.1			
2	1 mol/L HAc 溶液 5.00 mL 1 mol/L NaAc 溶液 5.00 mL	1.0			

（2）与缓冲比的关系

实验表 3-6   缓冲容量与缓冲比的关系

序号	各组分体积	c_{Ac^-}/c_{HAc}	pH（实测）	加 1.0 mL 1.0 mol/L NaOH 溶液后，pH（实测）	结论
1	0.1 mol/L HAc 溶液 5.00 mL 0.1 mol/L NaAc 溶液 5.00 mL	1：1			
2	0.1 mol/L HAc 溶液 1.00 mL 0.1 mol/L NaAc 溶液 9.00 mL	9：1			

视频：缓冲溶液
的性质

【注意事项】

1. 实验表 3-1 中各组分的体积是根据缓冲公式所得计算结果，实际测量的 pH 与理论计算值存在误差。

2. 配制缓冲溶液时，应根据计算结果，用刻度吸量管准确地移取共轭酸和共轭碱溶液。

3. 缓冲溶液在加入酸、碱及蒸馏水后，需搅拌均匀后再测定其 pH。

【思考题】

1. 为什么在缓冲溶液中加入少量强酸或强碱,溶液的 pH 不发生明显的变化?
2. 影响缓冲容量的因素有哪些?

（王红波）

实验四　电解质溶液

【实验目的】

1. 掌握弱电解质的解离平衡及同离子效应。
2. 熟悉难溶强电解质的沉淀-溶解平衡及溶度积规则。
3. 学会离心机、pH 试纸的使用等基本操作。

【实验原理】

1. 弱电解质的解离平衡及同离子效应　弱电解质 AB 在水溶液中存在下列解离平衡：$AB \rightleftharpoons A^+ + B^-$。各物质浓度关系满足 $K = \dfrac{[A^+][B^-]}{[AB]}$，$K$ 称为解离平衡常数。在弱电解质的溶液中，若加入含有相同离子的强电解质，则解离平衡向生成分子的方向移动，使弱电解质的解离度降低，这种效应叫作同离子效应。

2. 沉淀-溶解平衡　在难溶强电解质的饱和溶液中，固体与其解离的离子之间的动态平衡称为沉淀-溶解平衡，难溶强电解质有关离子浓度幂的乘积为一常数，称为溶度积常数，简称溶度积，用符号 K_{sp} 表示。若以 Q 表示任意情况下溶液中难溶强电解质的离子浓度幂的乘积，根据溶度积规则，$Q > K_{sp}$ 时有沉淀生成，$Q = K_{sp}$ 时溶液达到沉淀-溶解平衡，$Q < K_{sp}$ 时沉淀溶解。

【仪器和试剂】

仪器：试管、烧杯、量筒、洗瓶、玻璃棒、酒精灯（或水浴锅）、离心机。

试剂：0.1 mol/L HCl 溶液、0.1 mol/L HAc 溶液、2 mol/L $NH_3 \cdot H_2O$ 溶液、0.1 mol/L NaCl 溶液、0.001 mol/L KI 溶液、0.1 mol/L KI 溶液、0.1 mol/L $MgCl_2$ 溶液、0.001 mol/L $Pb(NO_3)_2$ 溶液、0.1 mol/L $Pb(NO_3)_2$ 溶液、0.1 mol/L $AgNO_3$ 溶液、NaAc（固体）、NH_4Cl（饱和溶液）、锌粒、甲基橙（0.1%）、pH 试纸。

【实验内容】

1. 强弱电解质的比较　在两支试管中分别加入 1 mL HAc(0.1 mol/L)、HCl(0.1 mol/L) 溶液，用 pH 试纸分别测定上述溶液的 pH。再各加入一小颗锌粒并加热，观察试管中产生氢气的反应剧烈程度有何不同并说明原因。

2. 同离子效应

（1）在两支试管中，均加入 1 mL 0.1 mol/L HAc 溶液和 1 滴 0.1% 甲基橙指示剂，摇匀，观察溶液颜色。在一支试管中加入少量 NaAc 固体，振荡使之溶解，观察溶液颜色变化，与另一支试管溶液进行比较，指出同离子效应对解离度的影响。

（2）在两支试管中,各加 5 滴 0.1 mol/L $MgCl_2$ 溶液,在其中一支试管中加入 5 滴饱和 NH_4Cl 溶液。在两支试管各加入 5 滴 2 mol/L $NH_3 \cdot H_2O$,观察两支试管发生的现象,写出有关反应方程式并说明原因。

3. 溶度积规则的应用

（1）沉淀的生成

1）取一支试管,加入 10 滴 0.1 mol/L $Pb(NO_3)_2$ 溶液,再缓慢加入 10 滴 0.1 mol/L KI 溶液,观察沉淀的生成和颜色。

2）取一支试管,加入 10 滴 0.001 mol/L $Pb(NO_3)_2$ 溶液,再缓慢加入 10 滴 0.001 mol/L KI 溶液,观察有无沉淀生成。

试以溶度积规则解释上述现象。

（2）沉淀的溶解:在一支离心试管中,加入 5 滴 0.1 mol/L $AgNO_3$ 溶液和 2 滴 0.1 mol/L NaCl 溶液,观察混合后的现象。离心沉降,弃去上层清液,向沉淀中滴加 2 mol/L $NH_3 \cdot H_2O$,观察沉淀是否溶解。解释上述现象。

视频:沉淀的
生成与溶解

【注意事项】

1. 试管加热时,管内液体体积不可超过试管容积的 1/3,试管受热要均匀,试管口不要对着人。

2. 注意固体、液体取用的正确操作,以免试剂弄混和交叉污染。

3. 使用离心机时要保持机身平衡,转速调整不要过快、过猛,停止时不要马上打开机盖。

视频:离心机
使用时常见
的注意事项

【思考题】

1. 同离子效应对弱电解质的解离度和难溶强电解质的溶解度各有何影响？

2. 为保证溶液中 Ag^+ 完全沉淀,加入的 Cl^- 应与 Ag^+ 恰好完全反应。这种说法是否正确？为什么？

（张　舟）

实验五　氧化还原反应

【实验目的】

1. 掌握原电池的组成及其电动势的测定方法。

2. 熟悉电极电势的影响因素及浓度、酸度对氧化还原反应的影响。

3. 了解常见氧化剂、还原剂的氧化还原性质。

【实验原理】

氧化还原反应的本质是物质在反应过程中有电子的得失或偏移。元素氧化数升高的过程称为氧化反应，元素氧化数降低的过程称为还原反应。在氧化还原反应中，氧化与还原这两个相反的过程总是同时发生的。

在氧化还原反应中，氧化剂在反应中得到电子，发生还原反应，变成还原产物，含有较高氧化数元素的化合物如高锰酸钾、重铬酸钾、浓硝酸、浓硫酸等都是常见氧化剂。还原剂在反应中失去电子，发生氧化反应，变成氧化产物，含有较低氧化数元素的化合物如碘化钾、硫酸亚铁、亚硫酸钠、氯化亚锡等都是常见还原剂。

根据电极电势的大小，可以定性判断氧化剂的氧化能力或还原剂的还原能力的强弱。电极电势的大小取决于电极的本性，并受溶液的浓度、气体的分压和温度等外界因素的影响。如果有氢离子、氢氧根参与电极反应，根据能斯特方程可知，酸度的改变会对电极电势产生较大影响。

【仪器和试剂】

仪器：试管、烧杯、伏特计、盐桥（充满饱和氯化钾溶液和琼脂胶的 U 形管）、电极（锌片、铜片）、导线。

试剂：1 mol/L $ZnSO_4$ 溶液、1 mol/L $CuSO_4$ 溶液、0.5 mol/L $K_2Cr_2O_7$ 溶液、3 mol/L H_2SO_4 溶液、0.05 mol/L Na_2SO_3 溶液、$FeSO_4$（固体）、0.01 mol/L NH_4SCN 溶液、30 g/L H_2O_2 溶液、0.1 mol/L KI 溶液、0.1 mol/L $FeCl_3$ 溶液、0.1 mol/L KBr 溶液、浓 HNO_3、6 mol/L HNO_3 溶液、0.5 mol/L H_2SO_4 溶液、0.2 g/L $KMnO_4$ 溶液、6 mol/L NaOH 溶液、CCl_4、蒸馏水。

【实验内容】

1. 原电池电动势的测定　在两个 50 mL 烧杯中，分别加入 1 mol/L 的 $ZnSO_4$ 溶液 30 mL 和 1 mol/L 的 $CuSO_4$ 溶液 30 mL。在 $ZnSO_4$ 溶液中插入锌片，在 $CuSO_4$ 溶液中插入铜片，用导线将锌片和铜片分别与伏特计的负极和正极相连，用盐桥连通两个烧杯中的溶液，测量电动势。

视频:亚铁离子
的还原性

视频:三价铁的
氧化性、碘离子
与溴离子还原
性比较

视频:浓硝酸与
稀硝酸的
氧化性比较

2. 常见氧化剂和还原剂

（1）向试管中依次加入 0.5 mol/L $K_2Cr_2O_7$ 溶液 1 mL、3 mol/L H_2SO_4 溶液 1 mL、0.05 mol/L Na_2SO_3 溶液 1 mL，振荡试管，观察实验现象，解释原因并写出化学反应方程式。

（2）向试管中依次加入固体 $FeSO_4$ 少许、适量蒸馏水、3 mol/L H_2SO_4 溶液 2 滴、0.01 mol/L NH_4SCN 溶液 2 滴，摇匀，再加入 30 g/L H_2O_2 溶液 4 滴，振荡试管，观察实验现象，解释原因并写出化学反应方程式。

3. 电极电势和氧化还原反应

（1）向试管中加入 0.1 mol/L KI 溶液 10 滴、0.1 mol/L $FeCl_3$ 溶液 2 滴，摇匀，再加入 10 滴 CCl_4，充分振荡，观察 CCl_4 层颜色的变化。

（2）向试管中加入 0.1 mol/L KBr 溶液 10 滴、0.1 mol/L $FeCl_3$ 溶液 2 滴，摇匀，再加入 10 滴 CCl_4，充分振荡，观察 CCl_4 层颜色的变化。

根据实验结果，比较 Br_2/Br^-、I_2/I^-、Fe^{3+}/Fe^{2+} 三个电对电极电势的相对大小，指出最强的氧化剂和还原剂。

4. 浓度对氧化还原反应的影响

（1）向盛有一片铜片的试管中加入 1 mL 浓 HNO_3，观察实验现象。

（2）向盛有一片铜片的试管中加入 6 mol/L HNO_3 溶液 1 mL，观察实验现象。

比较实验现象，解释原因并写出化学反应方程式。

5. 酸度对氧化还原反应的影响

（1）向试管中依次加入 0.05 mol/L Na_2SO_3 溶液 0.5 mL、0.5 mol/L H_2SO_4 溶液 0.5 mL、0.2 g/L $KMnO_4$ 溶液 2 滴，振荡试管，观察实验现象。

（2）向试管中依次加入 0.05 mol/L Na_2SO_3 溶液 0.5 mL、蒸馏水 0.5 mL、0.2 g/L $KMnO_4$ 溶液 2 滴，振荡试管，观察实验现象。

（3）向试管中依次加入 0.05 mol/L Na_2SO_3 溶液 0.5 mL、6 mol/L NaOH 溶液 0.5 mL、0.2 g/L $KMnO_4$ 溶液 2 滴，振荡试管，观察实验现象。

比较实验现象，解释原因并写出化学反应方程式。

【注意事项】

1. 电极（锌片、铜片）、导线头等必须用砂纸打磨干净，若接触不良，会影响伏特计读数。

2. Na_2SO_3 溶液必须新鲜配制。

3. 滴液操作过程中不能倒持滴管，也不能将滴管插入试管中，而要悬空从试管上方按实验用量滴入，用完后立即插回原试液滴瓶中。

【思考题】

1. 电极电势受哪些因素的影响？

2. 氧化还原反应中，为什么一般不用硝酸、盐酸作为反应的酸性介质？

3. 试比较高锰酸钾在何种条件下氧化性最强，并说明原因。

（张　舟）

实验六 配位化合物的生成和性质

【实验目的】

1. 学会制备配位化合物及验证配离子的稳定性。

2. 会区别配离子和简单离子、配位化合物和复盐。

3. 巩固和规范试剂取用,滴管、试管使用等基本操作技术,掌握离心试管、离心机的使用技术。

【实验原理】

1. 配位化合物的组成　配合物分子是由中心原子与配体组成的内界和外界其他离子所构成。中心原子和配体组成配离子,配离子带正电荷或负电荷。

2. 配合物与复盐的解离情况

(1) 配合物的解离:在水溶液中解离出的配离子很稳定,只有部分解离成简单离子。例如,配合物 $[Cu(NH_3)_4]SO_4$ 的解离:

$$[Cu(NH_3)_4]SO_4 \longrightarrow [Cu(NH_3)_4]^{2+} + SO_4^{2-}$$

$$[Cu(NH_3)_4]^{2+} \rightleftharpoons Cu^{2+} + 4NH_3$$

平衡时:　$K_{稳} = \dfrac{c([Cu(NH_3)_4]^{2+})}{c(Cu^{2+})c^4(NH_3)}$　或　$K_{不稳} = \dfrac{c(Cu^{2+})c^4(NH_3)}{c[Cu(NH_3)_4]^{2+}}$

$K_{稳}$ 越大,配合物越稳定;$K_{不稳}$ 越大,配合物稳定性越差。

(2) 复盐的解离:复盐是强电解质,在水溶液中全部解离为简单离子。例如,铁铵矾 $NH_4Fe(SO_4)_2$ 的解离:

$$NH_4Fe(SO_4)_2 \longrightarrow NH_4^+ + Fe^{3+} + 2SO_4^{2-}$$

3. 配位平衡移动的应用　通过配位反应形成的配合物,其颜色、溶解度、稳定性等性质往往与原物质有很大的差别。例如,$AgCl$ 难溶于水,但 $[Ag(NH_3)_2]Cl$ 易溶于水,因此可通过 Ag^+ 和 NH_3 的配位反应使 $AgCl$ 溶解;Fe^{3+} 和 $KSCN$ 溶液反应后,生成的配合物呈血红色,因此可以通过溶液颜色改变,进行 Fe^{3+} 或 SCN^- 的鉴定。

【仪器和试剂】

仪器:试管、试管架、试管夹、酒精灯、烧杯、玻璃棒、表面皿(5 cm、8 cm)、石棉网、点滴板、漏斗、抽滤装置或离心机、红色石蕊试纸。

试剂:0.1 mol/L $CuSO_4$、0.1 mol/L $BaCl_2$、0.1 mol/L $NaOH$、0.1 mol/L $NH_3 \cdot H_2O$、0.1 mol/L $AgNO_3$、0.1 mol/L KI、0.1 mol/L $NH_4Fe(SO_4)_2$、0.1 mol/L $KSCN$、0.1 mol/L $FeCl_3$、0.1 mol/L $FeSO_4$、0.1 mol/L $K_3[Fe(CN)_6]$、0.1 mol/L $NaCl$;

1.0 mol/L $BaCl_2$、1.0 mol/L NaOH、3.0 mol/L $NH_3 \cdot H_2O$、6 mol/L NaOH、95％乙醇、0.01 mol/L EDTA－2Na、蒸馏水。

【实验内容】

1. 配合物的制备及稳定性

(1) 配合物的制备：向试管中加入约 2 mL 0.1 mol/L $CuSO_4$ 溶液，逐滴加入 3.0 mol/L $NH_3 \cdot H_2O$，直至生成的沉淀溶解。观察沉淀和溶液颜色的变化，并写出反应方程式。

向上述溶液中加入约 4 mL 95％乙醇，观察深蓝色晶体的析出。过滤，弃滤液。在漏斗下放一试管，然后慢慢滴加 3.0 mol/L $NH_3 \cdot H_2O$ 于晶体上，观察现象并解释原因。

(2) 配合物的稳定性：取试管 2 支，各加入 0.1 mol/L $CuSO_4$ 溶液 10 滴，再分别加入 1.0 mol/L $BaCl_2$ 溶液 5 滴和 1.0 mol/L NaOH 溶液 5 滴。

另取 1 支试管，加入 0.1 mol/L $CuSO_4$ 溶液 10 滴，逐滴加入 3 mol/L $NH_3 \cdot H_2O$，边加边振荡，至沉淀溶解生成深蓝色溶液，再多加几滴，观察现象。再将深蓝色溶液分装在 2 支试管中，分别加入 0.1 mol/L $BaCl_2$ 溶液 5 滴和 1.0 mol/L NaOH 溶液 5 滴。

认真观察、记录各实验现象，写出对应反应方程式，分析讨论，解释原因。

2. 配合物与复盐的区别

(1) 配离子与简单离子的区别

1) 取 1 支试管加入 10 滴 0.1 mol/L $FeCl_3$ 溶液，再加入 10 滴 0.1 mol/L KSCN 溶液，边滴边摇。观察现象，写出反应方程式并加以解释。

2) 取 1 支试管，用 0.1 mol/L $K_3[Fe(CN)_6]$ 代替 0.1 mol/L $FeCl_3$ 溶液，重复上述操作。观察现象，并加以解释。

(2) 复盐 $NH_4Fe(SO_4)_2$ 中简单离子的鉴定

1) 取 1 支试管滴加 10 滴 0.1 mol/L $NH_4Fe(SO_4)_2$ 溶液，2 滴 0.1 mol/L $BaCl_2$ 溶液，观察现象，写出反应方程式，并加以解释。

2) 取 1 支试管滴加 10 滴 0.1 mol/L $NH_4Fe(SO_4)_2$ 溶液，10 滴 0.1 mol/L KSCN 溶液，边滴边摇。观察现象，并加以解释。

3) 取 0.1 mol/L $NH_4Fe(SO_4)_2$ 溶液 1 mL 置于直径为 8 cm 的表面皿内，再加入 6 mol/L NaOH 溶液 2 mL，迅速用一个内表面贴有润湿红色石蕊试纸、直径为 5 cm 的表面皿盖上，置于水浴上加热，观察现象并解释(此法为"气室法"，主要用于检验溶液中的 NH_4^+)。

结合配合物稳定性实验，总结配合物和复盐的区别。

3. 配位平衡的移动

(1) 取 1 支试管加入 15 滴 0.1 mol/L $AgNO_3$ 溶液，滴加 3 mol/L $NH_3 \cdot H_2O$ 至生成的沉淀溶解，再多加 10 滴 $NH_3 \cdot H_2O$，得 $[Ag(NH_3)_2^+]$ 溶液。将其分盛在两支试管中。向其中一支试管加 1~2 滴 0.1 mol/L NaCl 溶液；向另一支试管加 1~2 滴 0.1 mol/L KI 溶液。观察现象，并予简要解释。

(2) 在试管中加入 0.1 mol/L $FeCl_3$ 溶液和 0.1 mol/L KSCN 溶液各 2 滴、蒸馏水 8 滴，振摇。向该溶液逐滴加入 0.01 mol/L EDTA－2Na 溶液，观察溶液颜色的变化。试用配位平衡的移动加以解释。

【注意事项】

1. 实验过程中，公用试剂取用后要及时放回原处，以方便他人取用。

2. 取用试剂前，注意认真对照查看试剂瓶标签上的浓度、名称是否无误。

3. 滴加试剂时，滴管不能伸入试管内部，以免污染试剂。

4. 实验过程中，保持实验台上的物品放置合理、整齐、安全；保持台面清洁，及时擦除滴落的液体等；实验结束后将试管等清洗干净，倒置于试管架上，其他物品摆放整齐。

【思考题】

1. 如何鉴别配合物和复盐？

2. 哪些因素会影响配离子的解离平衡？

（李　　峰）

实验七　常压蒸馏和沸点测定

微课:沸点的
测定

【实验目的】

1. 掌握常压蒸馏的基本操作方法。
2. 熟悉沸点测定的方法。
3. 了解常压蒸馏的原理及应用。

【实验原理】

蒸气压是指液体和它的蒸气处于动态平衡时蒸气所产生的压力,在一定温度下液体具有一定的蒸气压,它与体系中存在的液体和蒸气的绝对量无关。当液体的蒸气压与液面上所受到的外界总压力(通常是大气压力)相等时液体开始沸腾,这时的温度称为该液体的沸点。沸点是物质的一个重要物理常数,与外界压力有关。在一定压力下,纯净物具有恒定的沸点,其沸程较小(一般在 0.1~1.0 ℃)。沸程较宽说明物质不纯。

在大气压力下,将液体加热至沸腾,使其变为蒸气,再将蒸气冷凝到另一容器中成为液体,这一过程称为常压蒸馏。蒸馏常用于测定液体有机物的沸点,定性检测液体有机物的纯度,分离提纯有机物、挥发性与非挥发性的物质,还可用于分离沸点相差较大的物质及有色杂质等。常压蒸馏用于沸点不同的液态物质分离时,只有两种物质沸点相差 30 ℃以上,才能得到较好的分离效果。

动画:沸点的
测定

【仪器和试剂】

仪器:电热套或酒精灯、100 mL 蒸馏烧瓶、温度计、直形冷凝管、接液管、锥形瓶(2 个)、铁架台(2 台)、橡胶管(2 根)、铁夹(2 个)、铁圈、石棉网、长颈漏斗、量筒。

试剂:95％乙醇、沸石。

【实验内容】

1. 仪器的安装　常压蒸馏装置由汽化、冷凝、接收三大部分组成(如实验图 7-1)。仪器的安装一般从下到上,从左到右。

先根据接收器(实验图 7-1 中为锥形瓶)、冷凝管的大致高度把酒精灯放置在适当高度,然后用铁夹夹住蒸馏烧瓶瓶颈处,将其垂直地固定在铁架台上。

在另一铁架台上用铁夹夹住冷凝管的中上部(冷凝管不能太水平,进水口一端稍向下倾斜),调整其高度,使冷凝管与蒸馏烧瓶支管在同一条直线上,松开固定冷凝管的铁夹,移动冷凝管,使之与蒸馏瓶相连,夹玻璃仪器的铁夹不能太紧或太松,以夹住后稍用力尚能转动为宜,铁夹内应垫有橡胶或软性物质,以免夹破玻璃仪器,用一根橡胶管连接冷凝管下端进水口和自来水水龙头,另一根橡胶管一端连接冷凝管上端出水口,另一端导入

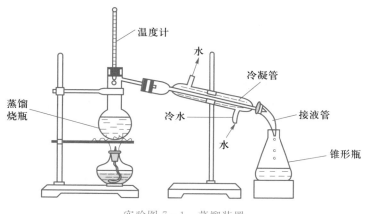

实验图 7-1　蒸馏装置

水池。

冷凝管末端接接液管,接液管末端接锥形瓶,接液管和锥形瓶要与大气相通;在蒸馏烧瓶瓶口塞上插有温度计的塞子,调节温度计高度,使温度计水银柱上限和蒸馏烧瓶支管的下限在同一水平线上。

仪器安装好后,检查仪器各部位连接处是否严密不漏气(方法:接液管末端插入装有水的锥形瓶中,然后用酒精灯微微加热蒸馏瓶,如果接液管口有气泡冒出,则气密性良好)。

仪器装置要求准确端正,所有的铁夹和铁架尽可能放在仪器的后面,整套装置做到"正看一个面,侧看一条线。"相邻的两组蒸馏装置应采取接收器对接收器或蒸馏烧瓶对蒸馏烧瓶的安装方式,以使蒸馏产品远离热源,确保整套装置安全、规范。

2. 乙醇的蒸馏和沸点测定

(1) 加料:取下温度计,将 30 mL 待蒸馏的 95% 乙醇通过长颈漏斗小心地倒入蒸馏瓶中(勿使液体流入支管中),放入 3 粒沸石,装好温度计,再次检查气密性。

(2) 加热:先打开自来水水龙头并调到适当的流速,当自来水从冷凝管上端出水口流出时开始加热,控制加热调节蒸馏速度,通常以每秒蒸出 1～2 滴为宜。在整个蒸馏过程中,应使温度计水银球上常有被冷凝的液滴。

(3) 观察沸点及收集馏液:观察温度计,当其读数上升到一定程度并保持基本不变时,更换一个洁净、干燥的锥形瓶并记录此时和最后剩余约 5 mL 液体时的温度,这两次温度变化的范围就是乙醇的沸程,这时停止蒸馏。注意不能蒸干,蒸馏结束前应留 3～4 mL 液体,以免蒸馏烧瓶破裂或发生其他意外事故。

(4) 结束蒸馏,拆除装置:蒸馏完毕,先应停止加热,稍冷后停止通冷凝水。拆除仪器的顺序与装配时相反,先取下温度计,放在干燥的桌面上,不能立即用冷水冲洗,以免炸裂,再依次取下锥形瓶、接液管、冷凝管,待冷却后,取下蒸馏烧瓶,倒出沸石,清洗整理仪器。记录乙醇的沸点并对实验结果进行分析。

【注意事项】

1. 根据所蒸馏液体的容量、沸点来选择合适的蒸馏烧瓶、温度计和冷凝管等。蒸馏烧瓶选择以蒸馏物体积占瓶体积的 1/3～2/3 为宜。蒸馏液体沸点在 130℃ 以下时,可用直形冷凝管。易挥发、易燃液体,冷却水流速大一些;沸点在 100～130℃ 时应缓慢通水;沸点在 130℃ 以上时必须用空气冷凝管。

2. 冷凝管的循环冷却水必须在加热前通入。

3. 蒸馏任何液体时,应在加热前加入 2～3 粒沸石使沸腾保持平稳,以防止液体过热暴沸。蒸馏中途严禁加入沸石。如果事先忘记,也绝对不能在液体将近沸腾时加入,应停止加热待液体冷却一会儿后再补加,对于中途停止蒸馏的液体,在重新蒸馏之前,应补加新的沸石。

4. 整个装置不能密闭,以免由于加热或气体产生使瓶内压力增大而发生爆炸。接收器与大气相通。

5. 用常压蒸馏法测定沸点时,温度计水银球的位置应恰当,否则,会使测定结果不准确。

【思考题】

1. 在常压蒸馏装置中,若温度计水银球的位置在支管的上端或者插至液面上,会出现什么结果?

2. 如果蒸馏中途由于某种原因停止加热,蒸馏停止一段时间后,在重新加热蒸馏前,是否需加入新的沸石?

3. 为什么要控制蒸馏速度? 快了有什么影响?

(马瑞菊)

实验八　熔点的测定

【实验目的】

1. 掌握熔点测定的意义和操作。
2. 熟悉测定熔点仪器的组装及使用。
3. 了解测定熔点的原理和影响因素。

微课:熔点的
测定

【实验原理】

晶体物质的固、液两态在大气压力下达到平衡时的温度称为该物质的熔点。也可简单理解为固体物质在大气压力下加热熔化的温度。纯净的固体有机化合物一般都有固定的熔点,即在一定的压力下,固、液两态之间的变化是非常敏锐的,从开始熔化到全部熔化的温度变化不超过 0.5~1℃,此范围称为熔程。因此,测定熔点时记录的数据应该是初熔和全熔的温度,如 123~124℃,不能记录平均值123.5℃。当纯物质中含有杂质时,熔点会下降,熔程增大。利用熔点测定,可以初步判断该化合物的纯度。也可将两种熔点相近的物质混合后,看其熔点是否下降,以此来判断它们是否为同一物质。

测定熔点的方法有毛细管法和显微熔点测定法,本实验采用毛细管法,用液状石蜡为传热液,测定尿素和桂皮酸的熔点。

影响熔点测定准确性的因素很多。如温度计的误差、读数的准确性、样品的干燥程度、毛细管口径的圆匀性、样品的填装是否紧密均匀、所用的传热液体是否合适,以及加热的速度是否得当等,都会影响测定的准确性。因此,在实验时要注意上述因素,做到耐心、细致、正确的操作。

动画:熔点的
测定

【仪器和试剂】

仪器:熔点测定管(提勒管)、200℃温度计、铁架台、铁夹、铁环、毛细管(长 7~8 cm,内径 1 mm)、酒精灯、表面皿、牛角匙、玻璃管(内径 10 mm 左右,长 50 cm)。

试剂:液状石蜡、尿素、桂皮酸。

【实验内容】

1. **毛细管的熔封**　取毛细管,呈 45°在小火焰的边缘加热,并不断捻动,使其熔化,端口封闭(可把封口的一端插入水中,检验是否漏水)。注意封口后底部封口处的玻璃壁应尽可能薄且均匀,使其具有良好的热传导性。

2. **样品的填装**　将待测熔点的干燥样品研磨成细粉后,取少许(约 0.1 g)堆于干燥的表面皿上,将毛细管未封口的一端向下插入粉末中,使粉末进入毛细管。取一根玻璃管垂直立于桌面上,由玻璃管上口将装有样品的毛细管(开口端向上)放入玻璃管中,使其自由落下,反复多次,使所装样品有 2～3mm 高,并紧密填装在毛细管熔封端。

　　3.仪器的安装　按实验图 8-1 安装仪器。向提勒管中加传热液液状石蜡,使液面刚能没过提勒管的上侧管口,把装有样品的毛细管用橡皮筋固定在温度计上(橡皮筋不要浸入液体中),样品部分位于水银球中部,然后把温度计插入带缺口的软木塞中,并用其塞紧提勒管管口,使水银球位于提勒管的上下两侧管中间。

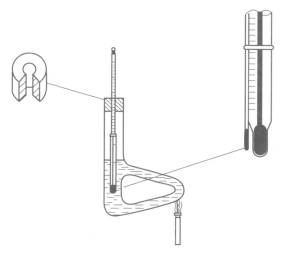

实验图 8-1　熔点测定装置

　　4.熔点测定　首先粗测,用酒精灯在提勒管的侧管末端加热。开始时以每分钟约5℃的速度升温,到距熔点 10～15℃时,减慢升温速度并控制在每分钟上升 1～2℃,当接近熔点时,加热速度要更慢,每分钟上升 0.2～0.3℃。在加热的同时要仔细观察温度计所示温度与样品的变化情况,当毛细管内样品形状开始萎缩塌落(如实验图 8-2)并有液滴出现时(始熔),记下此时的温度,再记下固体完全消失时(全熔)的温度。始熔到全熔之间的温度范围即为熔程。

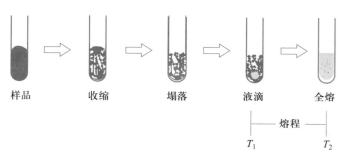

实验图 8-2　毛细管内样品形状的变化

　　待热浴的温度下降大约 30℃时,换一根装有样品毛细管,重复上述操作进行精确测定。

　　尿素和桂皮酸每个样品测定 2～3 次。第 1 次为粗测,加热可稍快,测知其大概熔点范围后,再做 2 次精测(两次测量误差不能超过±1℃),求取平均值。

5. 混合物熔点的测定　将少量尿素和桂皮酸等量混合,按上述实验方法测定尿素和桂皮酸混合物的熔点。

测定完毕,待传热液冷却后再倒回原瓶中,温度计冷却后,用废纸擦去传热液再用水冲洗,否则温度计易炸裂。

【注意事项】

1. 根据样品熔点选择传热液。测定熔点 200℃以下的样品,可用液状石蜡作传热液。样品熔点在 200℃左右,可用浓硫酸作传热液(用浓硫酸进行热浴时,应特别小心,不仅要防止灼伤皮肤,还要注意勿使样品或其他有机物触及浓硫酸,以免加热时浓硫酸变黑)。熔点较低的样品,可用甘油作传热液。

2. 样品一定要干燥、研细、装实,使热量传导迅速均匀。沾附于毛细管外的样品要用卫生纸擦干净。

3. 升温速度不宜太快,特别是当温度将要接近该样品的熔点时,升温速度更不能快。

4. 每一次测定熔点都必须用新的毛细管,装新样品。进行第二次测定时,要等浴温冷至其熔点以下约 30℃左右再进行。

5. 一般情况下,提勒管在使用前后不要用水洗。

【实验结果及分析】

将实验结果填入实验表 8－1 中。

实验表 8－1　尿素和桂皮酸的熔点测定结果　　　　　　　　　　单位:℃

样品	(粗测)	1(精测)	2(精测)	精测平均值
尿素				
桂皮酸				
尿素＋桂皮酸				

分析:

【思考题】

1. 什么是固体物质的熔点? 固体纯净物与混合物在熔点上有何不同?

2. 若有两种样品,其熔点相同,如何判断它们是否为同一物质?

3. 接近熔点时升温速度为什么要控制得很慢? 如升温太快,对所测熔点将产生什么影响?

(马瑞菊)

实验九　醇、酚的性质

【实验目的】

1. 巩固加深对醇、酚化学性质的理解。

2. 掌握醇、酚等物质的化学鉴别方法。

3. 巩固加热的方法和滴管的使用等基本操作技术。

【实验原理】

醇可以与活泼金属钠反应，生成醇钠放出氢气，醇钠很容易水解，其水溶液显强碱性。卢卡斯试剂与不同结构的醇反应速率不同，可用此反应鉴别 6 个碳原子以下的伯醇、仲醇、叔醇。伯醇和仲醇分子中含有 $\alpha - H$，容易被重铬酸钾的酸性溶液所氧化，而叔醇没有 $\alpha - H$，难以被氧化。伯醇被氧化生成醛并进一步氧化生成羧酸，仲醇被氧化生成酮，利用此反应也可鉴别伯醇、仲醇和叔醇。具有两个相邻羟基的多元醇与新配制的氢氧化铜反应，能形成深蓝色的溶液。因此可用该反应鉴别含有相邻羟基的多元醇如乙二醇、丙三醇等。

酚具有弱酸性，但比碳酸酸性弱，不溶于碳酸氢钠溶液。大多数酚类或含有酚羟基的化合物能和三氯化铁溶液发生显色反应，不同结构的酚显示不同的颜色。酚类很容易被氧化成醌类化合物。苯酚很容易发生取代反应，在极稀的苯酚溶液中加入溴水后，立即产生白色沉淀。

【仪器和试剂】

仪器：试管、烧杯、镊子、小刀。

试剂：无水乙醇、正丁醇、仲丁醇、叔丁醇、甘油、苯酚、0.2 mol/L 乙醇溶液、0.2 mol/L 苯酚溶液、0.2 mol/L 邻苯二酚溶液、酚酞试液、0.17 mol/L 重铬酸钾溶液、3 mol/L 硫酸、2 mol/L 氢氧化钠溶液、0.3 mol/L 硫酸铜溶液、0.06 mol/L 三氯化铁溶液、0.03 mol/L 高锰酸钾溶液、饱和碳酸氢钠溶液、饱和溴水、金属钠、卢卡斯试剂、蒸馏水。

【实验内容】

1. 醇的性质

（1）乙醇与金属钠的作用：取 1 支干燥试管，加入 0.5 mL 无水乙醇，再加入 1 粒绿豆大小洁净的金属钠，观察和解释变化。冷却后，加入蒸馏水少许，然后再加入 1 滴酚酞试液，观察、记录并解释变化。

（2）醇与卢卡斯试剂的反应：取 3 支试管，分别加入正丁醇、仲丁醇、叔丁醇各 5 滴，再分别向 3 支试管中加入 1mL 卢卡斯试剂，振摇，观察、记录并解释现象。

（3）醇的氧化：取 4 支试管，分别加入正丁醇、仲丁醇、叔丁醇、蒸馏水各 3 滴，然后在 4 支试管中分别加入 3 mol/L 硫酸溶液、0.17 mol/L 重铬酸钾溶液各 2～3 滴，振摇，观察、记录和解释现象。

（4）甘油与氢氧化铜的反应：取 2 支试管，各加入 2 mol/L 氢氧化钠溶液 1 mL 和 0.3 mol/L 硫酸铜溶液 10 滴，摇匀。然后分别加入 1 mL 无水乙醇、1 mL 甘油，振摇，观察、记录并解释现象。

2. 酚的性质

（1）酚的弱酸性：取 2 支试管，编号，分别加入苯酚晶体少许和蒸馏水 1 mL，振摇，观察现象。往 1 号试管中加数滴 2 mol/L 氢氧化钠溶液，振摇，观察现象；在此溶液中再加入 3 mol/L 硫酸溶液至酸性，振摇，观察和解释现象。往 2 号试管中加 1 mL 饱和碳酸氢钠溶液，振摇，观察和解释现象。

（2）酚与三氯化铁的反应：取 3 支试管，分别加入 0.2 mol/L 苯酚溶液、0.2 mol/L 邻苯二酚溶液、0.2 mol/L 乙醇溶液各 10 滴，再各加 0.06 mol/L 三氯化铁溶液 1 滴，振摇，观察、记录和解释现象。

（3）酚的氧化：取 1 支试管，加入 5 滴 2 mol/L 氢氧化钠溶液、1～2 滴 0.03 mol/L 高锰酸钾溶液，再加入 2～3 滴 0.2 mol/L 苯酚溶液，振摇，观察、记录和解释现象。

（4）苯酚与溴水的反应：取 1 支试管，加入 2 滴 0.2 mol/L 苯酚溶液，再逐滴加入饱和溴水，振摇，直至白色沉淀生成，观察、记录和解释现象。

【注意事项】

1. 醇钠的生成和水解要用无水乙醇和干燥的试管。

2. 使用饱和溴水时应及时盖好瓶塞，防止挥发。

3. 苯酚对皮肤有腐蚀作用，使用时需注意安全。

【思考题】

1. 乙醇和金属钠反应要注意什么问题？在化学实验室有什么作用？

2. 用哪些试剂可以鉴别苯酚溶液和乙醇溶液？

（张韶虹）

实验十 醛、酮的性质

【实验目的】

1. 熟练掌握醛、酮的化学鉴别方法。

2. 巩固加深对醛、酮化学性质的理解。

3. 熟悉水浴加热的方法。

【实验原理】

醛、酮分子中都含有官能团羰基,由于氧的电负性较大,使得羰基双键电子云密度向氧偏移,结果羰基碳原子上带有正电荷,有利于亲核试剂的进攻,所以醛、酮易发生亲核加成反应。

醛和酮的 α - C 上有 3 个氢原子时,能与碘的氢氧化钠(次碘酸钠)溶液发生碘仿反应,利用此反应可鉴别乙醛、甲基酮或能被次碘酸钠氧化生成乙醛或甲基酮的醇。

醛基上的氢原子受羰基的影响变得活泼,易被碱性弱氧化剂(托伦试剂、斐林试剂等)氧化。而酮分子中无此活泼氢,不易被氧化,利用上述反应可鉴别醛和酮。

丙酮在碱性溶液中能与亚硝酰铁氰化钠反应显鲜红色,此反应可鉴别丙酮。

【仪器和试剂】

仪器:大试管、小试管、试管架、烧杯、温度计、恒温水浴箱。

试剂:甲醛、乙醛、苯甲醛、丙酮、乙醇、2,4 -二硝基苯肼试剂、碘试剂、2 mol/L NaOH 溶液、0.05 mol/L AgNO$_3$ 溶液、0.5 mol/L 氨水、斐林试剂 A、斐林试剂 B、0.05 mol/L Na$_2$[Fe(CN)$_5$NO]溶液、希夫试剂。

【实验内容】

1. 醛、酮与 2,4 -二硝基苯肼的反应　取 4 支大试管,分别加入 3 滴甲醛、乙醛、苯甲醛、丙酮,再各加入 10 滴 2,4 -二硝基苯肼试剂,充分振摇后,静置片刻,观察、记录并解释发生的现象。若无沉淀析出,可微热,冷却后再观察。

2. 碘仿反应　取 4 支大试管,编号,各加入 10 滴碘试剂,再分别滴加 5 滴甲醛、乙醛、丙酮、乙醇,然后分别滴加 2 mol/L NaOH 溶液至碘的颜色恰好褪去,振摇,观察有何现象。若无沉淀,可在温水浴中温热数分钟,冷却后再观察,记录并解释发生的现象。

3. 银镜反应　在 1 支洁净的大试管中加入 2 mL 0.05 mol/L AgNO$_3$ 溶液,再加入 1 滴 2 mol/L NaOH 溶液,然后边振摇边滴加 0.5 mol/L 氨水,直到生成的沉淀恰好溶解为止(即为托伦试剂)。将托伦试剂分装在 4 支编号的洁净小试管中,分别加入 2 滴甲醛、乙醛、丙酮、苯甲醛,摇匀后放在 60℃ 左右的热水浴中加热,观察、记录现象并加以解释。

4. **斐林试剂反应**　在 1 支大试管中加入 2 mL 斐林试剂 A 和 2 mL 斐林试剂 B，混合均匀，即为斐林试剂。然后分装到 4 支编号的洁净小试管中，再分别加入 3 滴甲醛、乙醛、丙酮、苯甲醛，振摇，放在 80℃ 左右的水浴中加热数分钟。观察、记录现象并加以解释。

5. **希夫试剂反应**　取 4 支大试管，分别加入 5 滴甲醛、乙醛、乙醇、丙酮，然后各加入 10 滴希夫试剂，观察、记录现象并加以解释。

6. **丙酮的鉴定**　取 2 支大试管，各加入 1 mL 0.05 mol/L $Na_2[Fe(CN)_5NO]$ 和 10 滴 0.5 mol/L 氨水，摇匀，再分别加入 5 滴乙醛和丙酮，摇匀，观察、记录现象并加以解释。

【注意事项】

1. 2,4 -二硝基苯肼试剂的配制：称取 3 g 2,4 -二硝基苯肼，溶于 15 mL 浓硫酸中，将此溶液慢慢加入 70 mL 95％ 乙醇中，再用纯化水稀释到 100 mL，过滤。将 2,4 -二硝基苯肼试剂储存于棕色瓶中。

2. 斐林试剂的配制

（1）斐林试剂 A：5 g 无水硫酸铜溶于蒸馏水，稀释至 100 mL。

（2）斐林试剂 B：17 g 酒石酸钾钠加入 20 mL 热水中溶解，再加入 5 mol/L 氢氧化钠溶液 20 mL，加蒸馏水稀释至 100 mL。

3. 进行银镜反应将试管洗涤干净，加入碱液不能过量，否则会影响实验效果。另外，反应时必须采用水浴加热，以防生成具有爆炸性的雷酸银而发生意外。实验完毕，立即用硝酸银洗去银镜。

【思考题】

1. 进行银镜反应时要注意什么？

2. 怎样鉴别甲醛和乙醛？

（刘　超）

实验十一 羧酸和取代羧酸的性质

【实验目的】

1. 掌握羧酸和取代羧酸的鉴别方法。
2. 验证羧酸和取代羧酸的主要化学性质。
3. 了解有机化合物结构与性质的关系。

【实验原理】

羧酸均有酸性,一元羧酸的酸性小于无机强酸而大于碳酸,都属于弱酸,其中以甲酸酸性较强,多元羧酸(如草酸)的酸性大于饱和一元羧酸。羧酸在浓硫酸催化下,与醇分子之间生成酯和水的反应,称为酯化反应。羧酸是不易被氧化的,但因为甲酸的结构中含有醛基,故具有还原性。草酸因为是两个羧基直接相连,所以受热容易脱羧。

羧酸分子中烃基上的氢原子被其他原子或原子团取代后形成取代羧酸。取代羧酸也具有酸性。水杨酸因含有酚羟基,因此遇三氯化铁会显紫色。

视频:苯酚、乙酸、甲酸、草酸酸性比较

【仪器和试剂】

仪器:试管架、试管、试管夹、酒精灯、火柴、带导气管的大试管、胶头滴管、药匙、烧杯、恒温槽、铁架台、pH 试纸。

试剂:1 mol/L 甲酸溶液、1 mol/L 醋酸溶液、1 mol/L 草酸溶液、1 mol/L 乳酸溶液、1 mol/L 丙酮酸溶液、0.1 mol/L AgNO₃ 溶液、1 mol/L NaOH 溶液、2 mol/L 氨水、5 g/L KMnO₄ 溶液、石灰水、无水乙醇、冰醋酸、饱和食盐水、苯甲酸(固体)、氧化铜、碳酸钠(固体)、草酸(固体)、蒸馏水、托伦试剂、水杨酸晶体、乙酰水杨酸晶体、浓硫酸、0.02 mol/L FeCl₃ 溶液。

【实验内容】

1. 羧酸的酸性

(1)酸性检验:用 pH 试纸分别测定 1 mol/L 甲酸溶液、1 mol/L 醋酸溶液、1 mol/L 草酸溶液、1 mol/L 乳酸溶液、1 mol/L 丙酮酸溶液的 pH,排列其酸性强弱顺序并解释。

(2)与碱反应:取苯甲酸(固体)少量于试管中,加蒸馏水 15 滴,振荡。滴加 1 mol/L NaOH 溶液数滴至溶液澄清。解释现象。

(3)与碱性氧化物反应:在试管中滴加 1 mol/L 醋酸溶液 20 滴,然后加入少许氧化铜,加热,观察和记录现象并解释。

(4)与碳酸盐反应:在试管中加入碳酸钠(固体)少许,然后加入 1 mol/L 醋酸溶液 10 滴,观察和记录现象并解释。

2. 羧酸的还原性

（1）与高锰酸钾反应：取 4 支试管，分别滴加 2 滴 5 g/L $KMnO_4$ 溶液，再各滴加 1 mol/L NaOH 溶液至碱性（用 pH 试纸检验），然后在 4 支试管中分别滴加 1 mol/L 甲酸溶液、1 mol/L 醋酸溶液、1 mol/L 草酸溶液、蒸馏水 10 滴，混匀，60～70℃ 水浴加热片刻，观察和记录现象并解释。

（2）与托伦试剂的反应：取 1 支洁净的试管，加入 5 滴甲酸溶液，边振摇，边用 1 mol/L NaOH 中和至碱性，再加入新制的托伦试剂 10 滴，摇匀，放入 50～60℃ 的水浴中加热数分钟，观察和记录现象并解释。

3. 脱羧反应 在 1 支干燥的大试管中加入约 1 g 草酸，装上导气管，试管口稍向下倾斜固定在铁架台上，导气管插入另 1 支盛有 3 mL 澄清石灰水的试管中，加热大试管底部，观察石灰水的变化并解释原因，记录和解释发生的现象并写出化学反应方程式。

4. 酯化反应 取 1 支干燥试管，依次加入 0.5 mL 冰醋酸、1 mL 无水乙醇，再逐滴加入浓硫酸 10 滴，摇匀后，将试管放于恒温槽中，调节温度为 60～70℃，热水浴 10 min，取出试管待其冷却后加入 2 mL 饱和食盐水，闻其浮在液面酯层的气味，并解释原因。

5. 水杨酸和乙酰水杨酸与三氯化铁的反应 取 2 支试管，分别加入 0.02 mol/L 三氯化铁溶液 1～2 滴，各加水 1 mL。再向第 1 支试管中加入少许水杨酸晶体，第 2 支试管中加入少许乙酰水杨酸晶体，充分振摇。观察和记录现象并解释。

【注意事项】

1. 浓硫酸有强烈的腐蚀性，小心使用，注意不与皮肤或衣物相接触。

2. 加热草酸固体时，将试管口略向下倾斜，以防固体中水分或倒吸使试管破裂。

【思考题】

1. 甲酸和草酸都具有还原性，均可被 $KMnO_4$ 酸性溶液氧化，为什么？

2. 具有哪些结构的化合物才能与氯化铁发生颜色反应？

（马瑞菊）

实验十二　旋光度的测定

【实验目的】

1. 掌握旋光仪的使用和测定物质旋光度的方法。
2. 熟悉比旋光度的计算。
3. 了解旋光仪的构造。

【实验原理】

某些有机化合物能使偏振光振动平面发生旋转,这些物质称为旋光性物质。旋光性物质使偏振光的振动平面旋转的角度称为旋光度(用 α 表示)。由于物质的旋光度与溶液的浓度、溶剂、温度、盛液管长度和所用光源的波长等都有关系,所以常用比旋光度(用 $[\alpha]_\lambda^t$ 表示)来表示物质的旋光性。比旋光度和旋光度之间的关系可用下式表示:

$$[\alpha]_\lambda^t = \frac{\alpha_\lambda^t}{l \times \rho_B}$$

α——用旋光仪测定的旋光度;

ρ_B——被测物质 B 的质量浓度(g/mL),当测定液是纯液体时,ρ_B 为该物质的密度;

l——盛液管的长度(dm);

λ——入射光波长(一般是钠光,其波长为 589 nm);

t——测定时的温度(℃)。

比旋光度是旋光性物质的一个物理常数,测定旋光度可用于鉴定旋光性物质,也可确定旋光性物质的纯度和含量。测定旋光度的仪器为旋光仪。

旋光仪的工作原理见第十七章图 17-3,光线从光源经过起偏镜,再经过盛有旋光性物质的盛液管时,因物质的旋光性致使偏振光不能通过检偏镜,必须转动检偏镜才能通过。因此,要调节检偏镜进行配光。由标尺盘上转动的角度,可以指示出检偏镜转动的角度,即为该物质在当前条件下的旋光度。

【仪器和试剂】

仪器:自动数显旋光仪(或圆盘式旋光仪);温度计(100℃);烧杯(50 mL);玻璃棒;电子天平;容量瓶(100 mL)。

试剂:葡萄糖(AR)或葡萄糖注射液,葡萄糖溶液(未知浓度),蒸馏水。

【实验步骤】

1. 50 g/L 葡萄糖溶液的配制　用电子天平准确称取 5.000 0 g 葡萄糖(AR)于烧杯中,加入少量蒸馏水,搅拌使其溶解,定量转移到 100 mL 的容量瓶中定容。

2. 装管

（1）将测定管洗干净，装上蒸馏水，使液面凸出管口，将玻璃盖沿管口边缘轻轻平推盖好，不能带入气泡，否则将影响测定结果。然后拧上螺丝帽盖，使之不漏水，但不要拧得过紧，用擦镜纸将测定管擦干（用于清零或零点的校正）。

（2）将测定管洗干净，用 50 g/L 葡萄糖溶液（或葡萄糖注射液）将测定管润洗 2～3 次，按上述方法将溶液装入测定管中（用于旋光度的测定）。

（3）将测定管洗干净，用未知浓度的葡萄糖溶液将测定管润洗 2～3 次，按上述方法将溶液装入测定管中（用于旋光度的测定）。

3. 旋光度的测定

（1）将装好蒸馏水的测定管，放入旋光仪上进行清零（自动旋光仪）或零点校正（目测旋光仪）的操作。

（2）将装好 50 g/L 葡萄糖溶液（或葡萄糖注射液）的测定管，放入旋光仪上测出旋光度。重复操作 3 次，取其平均值并记下读数。根据公式计算葡萄糖溶液的比旋光度。

（3）将装好未知浓度的葡萄糖溶液的测定管，放入旋光仪上测出旋光度。重复操作 3 次，取其平均值并记下读数。根据所测旋光仪数值和上述实验所得比旋光度代入公式，确定未知溶液的浓度。

【注意事项】

1. 所有镜片不得用手擦拭，应用擦拭纸擦拭。

2. 仪器连续使用时间不宜超过 4 h。如需要使用较长时间，中间应关灯 10～15 min，待钠光灯冷却后再使用。在连续使用时，不宜经常开关。

3. 旋光度与温度有关，当用钠光测定时，温度每升高 1℃，大多数旋光性物质的旋光度减少 0.3%。对要求较高的测定，需恒温在 20℃±2℃ 的条件下进行。

4. 测毕，关闭钠光灯，取出盛液管将溶液倒出，用蒸馏水洗净，擦干放好。

【思考题】

1. 测定旋光性物质的旋光度有何意义？

2. 旋光度与比旋光度有何不同？

3. 使用旋光仪应注意哪些事项？

【附：旋光仪的使用】

测定旋光度的仪器叫旋光仪，一种是自动数显旋光仪（实验图 12-1），另一种是圆盘式旋光仪（也称目测旋光仪）（实验图 12-2）。

微课：葡萄糖
溶液旋光度
测定

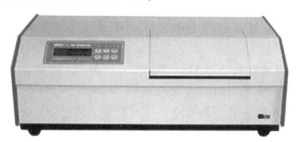

实验图 12-1　自动数显旋光仪的外形

一、自动数显旋光仪的操作方法

1. **接通电源**　打开电源开关后,再打开光源开关,待钠光灯发光稳定后(5～10 min),即可进行正常工作。

2. **清零**　将装有蒸馏水的测定管放入样品室,盖上箱盖,按"清零"键,使数码显示屏显示为零。

3. **测试**　关闭测定开关,取出装有蒸馏水的测定管,将装有待测液的测定管放入样品室,盖上箱盖,再打开测定开关,数码屏上自动显示出待测液的旋光度。

4. **复试**　按"复测"键一次,指示灯"2"点亮,表示仪器显示第二次测量结果,再次

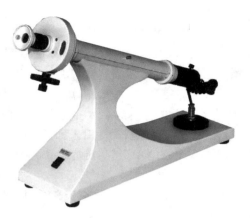

实验图 12 - 2　圆盘式旋光仪的外形

按"复测"键,指示灯"3"点亮,表示仪器显示第三次测量结果。按"平均"键,显示平均值。

二、圆盘式旋光仪的操作方法

圆盘式旋光仪近光源的棱镜叫起偏镜,不能转动,其作用是将单色光变成偏振光,近目镜的棱镜叫检偏镜,它和旋转刻度盘连在一起,随着刻度盘的旋转而转动,其作用是测定偏振光旋转的角度。测定管装待测溶液,刻度盘用来读取偏振光被旋转的度数。为了便于观察,在仪器中设计了一种三分视场,即在检偏镜后的中部装一狭长的石英片,其宽度约为视场的 1/3。常用旋光仪的视场是分为三部分的,称三分视场(实验图 12 - 3)。当整个视场的三部分有同等最大限度的偏振光通过时,整个视场亮度是一致的,即为零点视场,如实验图 12 - 3(b)所示,否则整个视场显出明暗不同的三部分,如实验图 12 - 3(a)和实验图 12 - 3(c)所示。

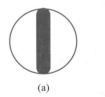 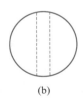 

(a)　　　　　　　　(b)　　　　　　　　(c)

实验图 12 - 3　旋光仪目镜视场的调节

1. **接通电源**　打开电源开关,开启钠光灯,预热约 5 min 使钠光灯发光稳定后,方可开始测量。

2. **零点的校正**　将装有蒸馏水的测定管放入样品室,盖上盖子。慢慢旋转手轮,调整检偏镜,使视场中三分视场的明暗程度一致(如实验图 12 - 3(b)所示),读取旋转刻度盘上所示的刻度值(旋光度),记下其读数。反复操作 3 次,取其平均值。测样品时在读数中加上或减去该数值。若零点相差太大,应对仪器重新校正。

3. **测试**　取出装有蒸馏水的测定管,将装有待测液的测定管放入样品室,盖上盖子,

按上述同样的方法测定待测液的旋光度,使偏振光向右旋转(刻度盘顺时针旋转)为右旋,读数用"＋"表示;使偏振光向左旋转(刻度盘逆时针旋转)为左旋,读数用"－"号表示。反复操作 3 次,取其平均值,减去或加上零点读数,即为待测液的旋光度。

（袁静静）

实验十三 乙酸乙酯的制备

【实验目的】

1. 巩固酯化反应的原理和反应进行的条件。

2. 掌握乙酸乙酯的制备方法。

3. 掌握蒸馏、洗涤、干燥等基本操作。

【实验原理】

羧酸和醇在酸催化下发生酯化反应生成酯。以乙酸和乙醇为原料，浓硫酸作催化剂，在 110～120℃ 的温度下进行反应制备乙酸乙酯。

$$CH_3COOH + CH_3CH_2OH \underset{水解}{\overset{酯化}{\rightleftharpoons}} CH_3COOCH_2CH_3 + H_2O$$

酯化反应是一个可逆反应，生成的酯可以水解生成羧酸和醇，为了提高酯的产率，可采用下列措施：①使某一反应物醇或酸过量。过量反应物的选择考虑原料是否易得、价格是否便宜或者是否容易回收等因素。②将反应中生成的酯或水及时除去，以破坏反应平衡，使平衡向右移动。

本实验中采用在浓硫酸的催化下，用过量的乙醇与乙酸反应，并将生成的产物用分馏柱分馏，不断地脱离反应体系的方法制备乙酸乙酯。

【仪器和试剂】

仪器：150 mL 三口烧瓶、250 mm 直形冷凝管、125 mL 梨形分液漏斗、接液管、100℃温度计、200℃温度计、500 W 电炉、150 mm 刺形分馏柱、60 mL 蒸馏烧瓶、60 mL 滴液漏斗、50 mL 锥形瓶、沙浴盘（或电热套）、pH 试纸、铁夹、铁架台、软木塞。

试剂：95％乙醇、冰醋酸、浓硫酸、饱和食盐水、无水硫酸镁、2 mol/L 碳酸钠溶液、4.5 mol/L 氯化钙溶液、沸石。

【实验内容】

1. 乙酸乙酯粗品的制备　在 150 mL 三口烧瓶中，加入 4 mL 95％乙醇，在振荡下分次加入 5 mL 浓硫酸，混合均匀，加入 2～3 粒沸石。用铁夹将三口烧瓶固定在铁架台上，左侧瓶口插入 200℃ 温度计，温度计的水银球部分应距离烧瓶底部约 1 cm。右侧瓶口装上 60 mL 滴液漏斗，滴液漏斗的下端应插入液面以下约 1 cm。在滴液漏斗中，加入 10 mL 冰醋酸和 8 mL 乙醇。中间瓶口装上 150 mm 刺形分馏柱，分馏柱的上端用软木塞封闭，它的支管与 250 mm 直形冷凝管连接。冷凝管的下端依次连接接液管、50 mL 锥形瓶（实验图 13-1）。装置完毕后，小心加热，使反应体系升温至 110～120℃，此时冷凝管口应有液体蒸出。保持三口烧瓶中的温度,并将滴液漏斗中的混合液慢慢滴入三口烧瓶中(约30 min 滴完)。滴完后继续保温 10 min。将收集到的馏液置于 125 mL 梨形分液漏斗中,用 10 mL 饱和食盐水洗涤,分离下面水层,上层液体再用 10 mL 2 mol/L 碳酸钠溶液洗涤,一直洗到上层液体 pH 为 7～8 为止。然后再用 10 mL 水洗 1 次,用 4.5 mol/L 氯化钙溶液 10 mL 洗两次。静置,分离掉下面水层,上面酯层自分液漏斗上口倒入干燥的 50 mL 锥形瓶中,加适量无水硫酸镁干燥,加塞放置,直至液体澄清,得到乙酸乙酯粗品。

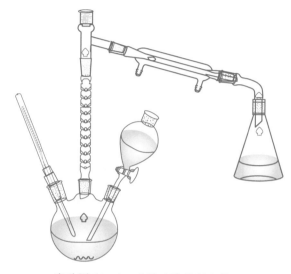

实验图 13-1　乙酸乙酯的制备装置

2. 蒸馏精制　将乙酸乙酯粗品过滤至 60 mL 蒸馏烧瓶中,加沸石,在水浴上加热蒸馏。用已知质量的 50 mL 锥形瓶收集 73～78℃馏液,称量(产品为 5～8 g)。

3. 计算产率

$$产量(\%)=\frac{实际产量}{理论产量}\times100\%$$

【注意事项】

1. 反应温度必须严格控制在 110～120℃,温度低反应不完全,温度过高会增多副产物(如乙醚)而降低酯的产量。

2. 滴液漏斗的下端应插入液面以下 1 cm,若不插入液体中,滴入的乙醇、乙酸受热蒸发,反应不完全。若插入太深,压力增大导致反应物难以滴入。

3. 要控制滴液速度,使与馏液蒸出的速度大体保持同步。若滴加太快会使乙酸和乙醇来不及作用而被蒸出,或使反应温度迅速下降,两者都会影响酯的产量。

4. 乙酸乙酯粗品中含有少量的乙醇、乙醚、乙酸和水,所以需经一系列的洗涤步骤。其目的如下:①用饱和食盐水可洗去部分乙醇和乙酸等水溶性杂质。使用饱和食盐水的目的是增大有机相和水相的密度差别,使分层更加容易。②用碳酸钠溶液可洗去残留在酯中的乙酸。③用水洗去酯中留存的碳酸钠,否则,后面用氯化钙溶液洗去酯中的乙醇时,产生碳酸钙沉淀而难以分离。④用氯化钙溶液洗去残留在酯中的乙醇。

【思考题】

1. 酯化反应有什么特点？本实验采用什么措施使反应尽量向正反应方向进行？

2. 乙酸乙酯粗品中可能有哪些杂质？这些杂质是如何生成的？如何除去？

3. 乙酸乙酯的理论产量怎么计算？

（袁静静）

实验十四　糖类的性质

【实验目的】

1. 巩固糖类的颜色反应、氧化反应等主要化学性质。

2. 掌握糖类的主要鉴别方法。

【实验原理】

糖类在浓硫酸的作用下,与莫立许试剂(α-萘酚的乙醇溶液)生成紫红色物质,常用此颜色反应检验糖类。塞利凡诺夫试剂(间苯二酚的盐酸溶液)与糖类反应产生鲜红色物质,且酮糖比醛糖显色快,可用于醛糖与酮糖的鉴别。

单糖、分子中具有半缩醛或半缩酮羟基的二糖具有还原性,能与弱氧化剂(托伦试剂、班氏试剂等)发生反应,称为还原糖。多糖及分子中没有半缩醛或半缩酮羟基的糖没有还原性,称为非还原糖。

蔗糖属于非还原糖,在稀酸或酶的催化下,水解产生葡萄糖和果糖。淀粉无还原性,但在酸或酶的催化下水解生成麦芽糖、葡萄糖等,则具有还原性。淀粉遇碘呈蓝色,加热蓝色消失,放冷后蓝色重现。

【仪器和试剂】

仪器:试管、试管架、滴管、水浴锅、石蕊试纸、点滴板。

试剂:莫立许试剂、塞利凡诺夫试剂、托伦试剂、班氏试剂、0.1 mol/L 葡萄糖溶液、0.1 mol/L 果糖溶液、0.1 mol/L 麦芽糖溶液、0.1 mol/L 蔗糖溶液、20 g/L 淀粉溶液、浓硫酸、稀盐酸、1 mol/L 碳酸钠溶液、5 g/L 碘液。

【实验内容】

1. 糖类的颜色反应

(1) 莫立许反应:取 5 支试管,编号,分别加入 0.1 mol/L 葡萄糖溶液、0.1 mol/L 果糖溶液、0.1 mol/L 麦芽糖溶液、0.1 mol/L 蔗糖溶液、20 g/L 淀粉溶液各 1 mL,再分别加入莫立许试剂 2 滴,摇匀。将试管倾斜 45°,沿试管壁慢慢加入 1 mL 浓硫酸,切勿振荡。静置片刻,观察两层之间的颜色变化。如几分钟后没有变化,可放在温水浴中再观察变化。观察、记录现象并解释原因。

(2) 塞利凡诺夫反应:取 2 支试管,各加入塞利凡诺夫试剂 1 mL,然后向 2 支试管中分别加入 5 滴 0.1 mol/L 葡萄糖溶液和 0.1 mol/L 果糖溶液,摇匀,放入沸水浴中加热。观察记录现象并解释。

2. 糖类的还原性

（1）与托伦试剂反应：取 4 支试管，编号，各加入 1 mL 托伦试剂，然后分别加入 0.1 mol/L 葡萄糖溶液、0.1 mol/L 果糖溶液、0.1 mol/L 麦芽糖溶液、0.1 mol/L 蔗糖溶液各 5 滴，摇匀，然后将试管放在 80℃ 左右的热水浴中加热数分钟。观察、记录现象并解释原因。

（2）与班氏试剂反应：取 4 支试管，编号，各加入 1 mL 班氏试剂，再分别加入 0.1 mol/L 葡萄糖溶液、0.1 mol/L 果糖溶液、0.1 mol/L 麦芽糖溶液、0.1 mol/L 蔗糖溶液各 5 滴，摇匀，然后放在 80℃ 左右的水浴中加热数分钟。观察、记录现象并解释原因。

3. 淀粉与碘的显色反应　取 1 支试管，加入 20 g/L 淀粉溶液 2 滴，再加入 5 g/L 碘液 1 滴，摇匀，观察颜色变化。

4. 蔗糖、淀粉的水解

（1）蔗糖的水解：取 1 支试管，加入 0.1 mol/L 蔗糖溶液 10 滴，再加入 3 滴浓硫酸，摇匀后将试管放入沸水浴中加热 3～5 min，取出冷却后，在试管中逐滴加入 1 mol/L 碳酸钠溶液中和至弱碱性（加到没有气泡为止）。然后加入班氏试剂 10 滴、摇匀，置于 80℃ 左右的水浴中加热 2～3 min，观察、记录现象并解释原因。

（2）淀粉的水解：在试管中加入 20 g/L 淀粉溶液 20 滴，再加入 3 滴浓硫酸，摇匀后放在热水浴中加热。每隔 2～3 min 用滴管取 1 滴淀粉水解液置于点滴板上，用 5 g/L 碘液检验，观察颜色变化，直至无蓝色出现为止。取出试管冷却后，取 5 滴淀粉水解液放入另一支试管中，再逐滴加入 1 mol/L 碳酸钠溶液中和至弱碱性（加到没有气泡为止）。再取一支试管，加入 20 g/L 淀粉溶液 10 滴，然后再向两支试管中各加入班氏试剂 10 滴、摇匀，置于沸水浴中加热 4～5 min，观察、记录现象并解释原因。

【注意事项】

1. 试管中加入各种糖类后，应做好标记，并按顺序置于水浴锅中。

2. 实验过程中，要仔细观察溶液颜色的变化情况。

3. 莫立许反应非常灵敏，所用的试剂应洁净，不可在样品中混入纸屑等杂物。

【思考题】

1. 在托伦试剂反应中，应注意什么问题？

2. 可用何种颜色反应鉴别酮糖的存在？

（于春霞）

实验十五　乙酰水杨酸的制备

【实验目的】

1. 掌握酰化反应的原理和乙酰水杨酸的制备方法。

2. 巩固抽滤、重结晶、纯化固体等常用的实验操作技能。

【实验原理】

乙酰水杨酸(阿司匹林)是一种广泛使用的解热镇痛药,可用于治疗感冒、发热、神经痛、关节痛及风湿病等,也可预防心脑血管疾病。乙酰水杨酸的化学名称为 2-乙酰氧基苯甲酸,化学结构式为:

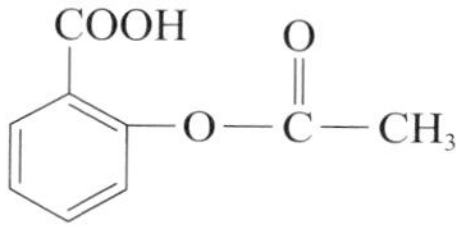

乙酰水杨酸为白色针状或板状结晶,熔点为 $135\sim140\,℃$,味微酸,微溶于水,易溶于乙醇等有机溶剂。实验室制备乙酰水杨酸通常采用水杨酸和乙酸酐在浓硫酸的催化下发生酰基化反应来制取。合成路线如下:

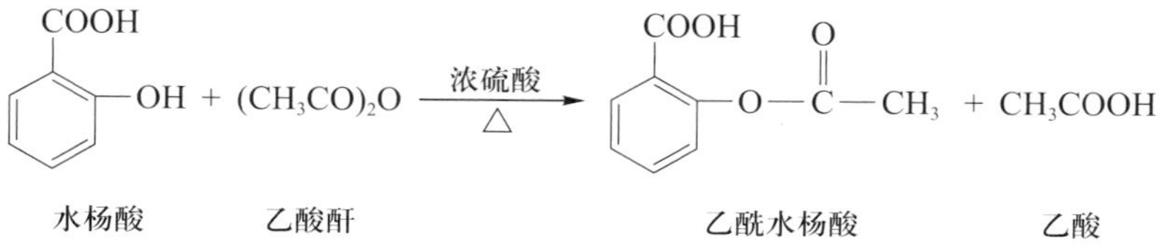

【仪器和试剂】

仪器:50 mL 锥形瓶(配胶塞)、100 mL 烧杯、50 mL 量筒、40 mm 布氏漏斗、药匙、250 mL 抽滤瓶、恒温水浴锅、真空泵、天平、试管、烘箱、滤纸。

试剂:水杨酸、乙酸酐、浓硫酸、无水乙醇、0.06 mol/L $FeCl_3$ 溶液、蒸馏水、冰块。

【实验内容】

1. 乙酰化　称取 3.0 g 水杨酸置于干燥的 50 mL 锥形瓶中,加入 5 mL 乙酸酐,滴加 5 滴浓硫酸,塞紧胶塞,小心振摇混匀,使水杨酸溶解。将锥形瓶置于 80 ℃ 左右的水浴中加热 10~15 min 并不断振摇。取出锥形瓶冷却,加入 20 mL 蒸馏水,并用冰块冷却 10 min,直至白色晶体完全析出,即得乙酰水杨酸粗制品。

2. 抽滤 抽气过滤上述溶液,锥形瓶用 5 mL 蒸馏水洗涤 3 次,洗涤液倒入 40 mm 布氏漏斗中,压紧结晶,抽干,即得粗制的乙酰水杨酸。

取少量粗制品,溶于几滴无水乙醇中,再滴加 0.06 mol/L $FeCl_3$ 溶液 1～2 滴,观察溶液的颜色变化。

视频:乙酰水杨酸的制备

3. 精制 将所得粗品置于 100 mL 烧杯中,加入 10 mL 无水乙醇,于水浴上加热至乙酰水杨酸全部溶解,趁热抽滤。在滤液中加入 30 mL 的蒸馏水,冰块冷却至白色结晶完全析出后,再次抽滤,并用少量蒸馏水洗涤结晶,洗涤 2 次,抽干,即得纯化了的乙酰水杨酸。

干燥后称量,计算产率(理论产量为 3.9 g,实际产量为 2.4～2.5 g,产率为 62%～64%)。

动画:乙酰水杨酸的制备

$$产率 = \frac{实际产量}{理论产量} \times 100\%$$

4. 精制后的乙酰水杨酸纯度检测 在两支试管中分别加入少量水杨酸、乙酰水杨酸精制品,分别加 2 mL 无水乙醇,摇动溶解,再分别滴入 2 滴 0.06 mol/L $FeCl_3$ 溶液,混匀,观察现象并解释。

【注意事项】

1. 乙酰化反应所使用的仪器、量具必须干燥无水。

2. 乙酰化反应的温度不宜太高,否则增加副产物的生成。

3. 抽滤后得到的固体,在洗涤时应该先停止减压,用玻璃棒将滤饼刮松并用水湿润后,再继续减压抽滤。

【数据记录与处理】

将乙酰水杨酸的产率填于实验表 15-1 中。

实验表 15-1 乙酰水杨酸的产率

产品名称	理论产量	实际产量	产率

【思考题】

1. 本实验中加浓硫酸的作用是什么?不加浓硫酸对实验有何影响?

2. 乙酰化反应如果有水进入会产生什么后果?为什么?

(叶群丽)

实验十六　氨基酸和蛋白质的性质

【实验目的】

1. 掌握鉴别氨基酸和蛋白质的原理和化学方法。

2. 能正确进行氨基酸和蛋白质的性质实验操作。

【实验原理】

多数蛋白质是亲水胶体，当其稳定性被破坏或与某些试剂结合成不溶解的盐后，即产生沉淀。在某些物理和化学因素作用下，蛋白质特定的空间构象被破坏，从而导致其理化性质的改变和生理活性的丧失，蛋白质凝结成为不能再溶于水的沉淀，即变性蛋白。在蛋白质溶液中加入大量的无机盐（硫酸铵、硫酸钠、氯化钠等）溶液，使蛋白质溶解度下降、沉淀析出，这种作用称为盐析。盐析的蛋白质仍具有生理活性，除去引起沉淀的因素后，沉淀的蛋白质仍能重新溶解于溶剂中，并保持其天然性质而不变性。

蛋白质的颜色反应是指蛋白质所含的某些氨基酸及其特殊结构，在一定条件下可与某些试剂生成有色物质的反应。不同蛋白质分子所含的氨基酸残基不完全相同，因此所发生的颜色反应也不完全一样。

【仪器和试剂】

仪器：试管、量筒、滴管、水浴锅、酒精灯。

试剂：蛋白质溶液（5%卵清蛋白溶液或鸡蛋清的水溶液）、饱和硫酸铵溶液、硫酸铵粉末、10 g/L $CuSO_4$ 溶液、10 g/L 硝酸银、2 mol/L 乙酸溶液、饱和鞣酸、饱和苦味酸、95% 乙醇、100 g/L NaOH 溶液、0.2 mol/L 甘氨酸溶液、0.2 mol/L 酪氨酸溶液、0.01 mol/L 茚三酮溶液、浓硝酸、蒸馏水。

【实验内容】

1. 蛋白质的盐析　在试管中加入 5 mL 蛋白质溶液，再加等量的饱和硫酸铵溶液，搅拌均匀后静置数分钟则析出球蛋白的沉淀。倒出少量沉淀物，加少量水，观察是否溶解，试解释实验现象。将试管内沉淀物过滤，向滤液中逐渐加入硫酸铵粉末，并慢速搅拌直到硫酸铵粉末不再溶解为止（饱和状态），此时析出的沉淀为白蛋白。取出部分白蛋白沉淀物，加少量蒸馏水，观察沉淀的再溶解现象。

2. 蛋白质的变性

（1）重金属离子沉淀蛋白质：取 2 支试管，编号。各加入蛋白质溶液 1 mL，再分别加入 10 g/L $CuSO_4$ 溶液、10 g/L 硝酸银溶液 1～2 滴，振荡试管，观察是否有沉淀产生。放置片刻，倾去上层清液，加入少量的蒸馏水，观察沉淀是否溶解。

（2）生物碱试剂沉淀蛋白质：取 2 支试管，编号。各加入 1 mL 蛋白质溶液和 2 滴 2 mol/L 乙酸溶液，再分别加入 5 滴饱和鞣酸和饱和苦味酸溶液，振荡试管，观察沉淀的生成。放置片刻，倾出上清液，加入少量蒸馏水，观察沉淀是否溶解。

（3）有机溶剂沉淀蛋白质：取 1 支试管，加入 2 mL 蛋白质溶液，再加入 2 mL 95％乙醇，振荡混匀，观察沉淀的产生。加入少量的蒸馏水，观察沉淀是否溶解。

3. 蛋白质和氨基酸的颜色反应

（1）缩二脲反应：取 1 支试管，加入蛋白质溶液 1 mL、100 g/L NaOH 溶液 1 mL，振荡混匀，再加入 10 g/L $CuSO_4$ 溶液 2 滴，振荡，观察颜色变化。缩二脲反应显示蛋白质分子中有肽键存在。

（2）茚三酮反应：取 3 支试管，编号。分别加入蛋白质溶液、0.2 mol/L 甘氨酸溶液、0.2 mol/L 酪氨酸溶液各 1 mL，再各加入 0.01 mol/L 茚三酮溶液 0.5 mL，混匀后于沸水浴中加热 5～10 min，观察颜色变化，记录结果并解释原因。

（3）黄蛋白反应：取 3 支试管，编号。分别加入蛋白质溶液、0.2 mol/L 甘氨酸溶液、0.2 mol/L 酪氨酸溶液各 1 mL，再加入浓硝酸 5 滴，加热至沸 1～2 min，观察颜色变化。放冷后，于室温下逐滴加入 100 g/L NaOH 溶液直至碱性，观察颜色变化，记录结果并解释现象。

【注意事项】

1. 在使用某些重金属盐（如硫酸铜或硝酸银）沉淀蛋白质时不可过量，否则将引起沉淀再溶解。

2. 浓硝酸需以深色玻璃瓶盛装，避免受到光照反应释出有毒的 NO_2；向蛋白质溶液中加浓硝酸时，所出现的白色沉淀是强酸使蛋白质发生变性所致。

【思考题】

1. 蛋白质的盐析和蛋白质的沉淀有何差别？

2. 临床上急救重金属盐中毒患者，为什么常先服用大量牛奶？

3. 在蛋白质的缩二脲反应中，为什么要控制硫酸铜溶液的加入量？

（于春霞）

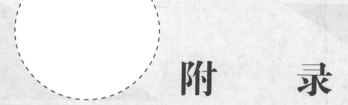

附　　录

附录一　元素的原子量(2007)

原子序数	名称	符号	原子量
1	氢	H	1.007 94(7)
2	氦	He	4.002 602(2)
3	锂	Li	6.941(2)
4	铍	Be	9.012 182(3)
5	硼	B	10.811(7)
6	碳	C	12.010 7(8)
7	氮	N	14.006 7(2)
8	氧	O	15.999 4(3)
9	氟	F	18.998 403 2(5)
10	氖	Ne	20.179 7(6)
11	钠	Na	22.989 769 28(2)
12	镁	Mg	24.305 0(6)
13	铝	Al	26.981 538 6(8)
14	硅	Si	28.085 5(3)
15	磷	P	30.973 762(2)
16	硫	S	32.065(5)
17	氯	Cl	35.453(2)
18	氩	Ar	39.948(1)
19	钾	K	39.098 3(1)
20	钙	Ca	40.078(4)
21	钪	Sc	44.955 912(6)
22	钛	Ti	47.867(1)
23	钒	V	50.941 5(1)

续表

原子序数	名称	符号	原子量
24	铬	Cr	51.996 1(6)
25	锰	Mn	54.938 045(5)
26	铁	Fe	55.845(2)
27	钴	Co	58.933 195(5)
28	镍	Ni	58.693 4(4)
29	铜	Cu	63.546(3)
30	锌	Zn	65.38(2)
31	镓	Ga	69.723(1)
32	锗	Ge	72.64(1)
33	砷	As	74.921 60(2)
34	硒	Se	78.96(3)
35	溴	Br	79.904(1)
36	氪	Kr	83.798(2)
37	铷	Rb	85.467 8(3)
38	锶	Sr	87.62(1)
39	钇	Y	88.905 85(2)
40	锆	Zr	91.224(2)
41	铌	Nb	92.906 38(2)
42	钼	Mo	95.96(2)
43	锝	Tc	[97.907 2]
44	钌	Ru	101.07(2)
45	铑	Rh	102.905 50(2)
46	钯	Pd	106.42(1)
47	银	Ag	107.868 2(2)
48	镉	Cd	112.411(8)
49	铟	In	114.818(3)
50	锡	Sn	118.710(7)
51	锑	Sb	121.760(1)
52	碲	Te	127.60(3)
53	碘	I	126.904 47(3)

原子序数	名称	符号	原子量
54	氙	Xe	131.293(6)
55	铯	Cs	132.905 451 9(2)
56	钡	Ba	137.327(7)
57	镧	La	138.905 47(7)
58	铈	Ce	140.116(1)
59	镨	Pr	140.907 65(2)
60	钕	Nd	144.242(3)
61	钷	Pm	[145]
62	钐	Sm	150.36(2)
63	铕	Eu	151.964(1)
64	钆	Gd	157.25(3)
65	铽	Tb	158.925 35(2)
66	镝	Dy	162.500(1)
67	钬	Ho	164.930 32(2)
68	铒	Er	167.259(3)
69	铥	Tm	168.934 21(2)
70	镱	Yb	173.054(5)
71	镥	Lu	174.966 8(1)
72	铪	Hf	178.49(2)
73	钽	Ta	180.947 88(2)
74	钨	W	183.84(1)
75	铼	Re	186.207(1)
76	锇	Os	190.23(3)
77	铱	Ir	192.217(3)
78	铂	Pt	195.084(9)
79	金	Au	196.966 569(4)
80	汞	Hg	200.59(2)
81	铊	Tl	204.383 3(2)
82	铅	Pb	207.2(1)
83	铋	Bi	208.980 40(1)

续表

原子序数	名称	符号	原子量
84	钋	Po	[208.982 4]
85	砹	At	[209.987 1]
86	氡	Rn	[222.017 6]
87	钫	Fr	[223]
88	镭	Re	[226]
89	锕	Ac	[227]
90	钍	Th	232.038 06(2)
91	镤	Pa	231.035 88(2)
92	铀	U	238.028 91(3)
93	镎	Np	[237]
94	钚	Pu	[244]
95	镅	Am	[243]
96	锔	Cm	[247]
97	锫	Bk	[247]
98	锎	Cf	[251]
99	锿	Es	[252]
100	镄	Fm	[257]
101	钔	Md	[258]
102	锘	No	[259]
103	铹	Lr	[262]
104		Rf	[261]
105		Db	[262]
106		Sg	[266]
107		Bh	[264]
108		Hs	[277]
109		Mt	[268]
110		Ds	[271]
111		Rg	[272]
112		Uub	[285]
113		Uut	[284]

续表

原子序数	名称	符号	原子量
114		Uuq	[289]
115		Uup	[288]
116		Uuh	[292]
117		Uus	[291]
118		Uuo	[293]

本表数据源自 2007 年 IUPAC 元素周期表(IUPAC 2007 standard atomic weights),以 12C=12 为标准

附录二 常用酸碱的相对密度和浓度

试剂名称	相对密度	质量分数	$c/(\text{mol} \cdot \text{L}^{-1})$
盐酸	1.18～1.19	36%～38%	11.6～12.4
硝酸	1.39～1.40	65%～68%	14.4～15.2
硫酸	1.83～1.84	95%～98%	17.8～18.4
磷酸	1.69	85%	14.6
高氯酸	1.67～1.68	70%～72%	11.7～12.0
氢氟酸	1.13～1.14	40%	22.5
氢溴酸	1.49	47%	8.6
冰醋酸	1.05	99.8%(GR) 99.0%(CR)	17.4
醋酸	1.05	36%～37%	6.0
氨水	0.88～0.90	25%～28%	13.3～14.8
三乙醇胺	1.12	—	7.5
氢氧化钠	1.109	10%	2.8

附录三　常用质子酸的解离常数（298.15 K）

名称	化学式	K_a	pK_a	名称	化学式	K_a	pK_a
醋酸	HAc	1.76×10^{-5}	4.75	亚砷酸	H_3AsO_3	5.1×10^{-10}	9.29
氢氰酸	HCN	6.2×10^{-10}	9.21	水	H_2O	1.00×10^{-14}	14.0
甲酸	HCOOH	1.77×10^{-4}	3.75	硼酸	H_3BO_3	5.8×10^{-10}	9.24
碳酸	H_2CO_3	$K_{a1} = 4.3 \times 10^{-7}$	6.37	过氧化氢	H_2O_2	2.2×10^{-12}	11.65
		$K_{a2} = 5.61 \times 10^{-11}$	10.25	硫代硫酸	$H_2S_2O_3$	0.25	0.60
氢硫酸	H_2S	$K_{a1} = 1.3 \times 10^{-7}$	6.89			1.9×10^{-2}	1.72
		$K_{a2} = 7.1 \times 10^{-15}$	14.15	铬酸	H_2CrO_4	$K_{a1} = 1.8 \times 10^{-1}$	0.74
草酸	$H_2C_2O_4$	$K_{a1} = 5.9 \times 10^{-2}$	1.23			$K_{a2} = 3.2 \times 10^{-7}$	6.49
		$K_{a2} = 6.4 \times 10^{-5}$	4.19	邻苯二甲酸	$C_6H_4(COOH)_2$	$K_{a1} = 1.1 \times 10^{-3}$	2.95
磷酸	H_3PO_4	$K_{a1} = 7.6 \times 10^{-3}$	2.12			$K_{a2} = 2.9 \times 10^{-6}$	5.54
		$K_{a2} = 6.3 \times 10^{-8}$	7.20	柠檬酸	$C_6H_8O_7$	$K_{a1} = 7.4 \times 10^{-4}$	3.13
		$K_{a3} = 4.5 \times 10^{-13}$	12.35			$K_{a2} = 1.7 \times 10^{-5}$	4.76
亚磷酸	H_3PO_3	$K_{a1} = 3.7 \times 10^{-2}$	1.43			$K_{a3} = 4.0 \times 10^{-7}$	6.40
		$K_{a2} = 2.9 \times 10^{-7}$	6.54	酒石酸	$C_4H_6O_6$	$K_{a1} = 9.1 \times 10^{-4}$	3.04
氢氟酸	HF	6.8×10^{-4}	3.17			$K_{a2} = 4.3 \times 10^{-5}$	4.37
硫酸	H_2SO_4	$K_{a2} = 1.0 \times 10^{-2}$	1.99	苯酚	C_6H_5OH	1.1×10^{-10}	9.95
亚硫酸	H_2SO_3	$K_{a1} = 1.2 \times 10^{-2}$	1.91	苯甲酸	C_6H_5COOH	6.2×10^{-5}	4.21
		$K_{a2} = 1.6 \times 10^{-8}$	7.18	羟胺	NH_2OH	1.1×10^{-6}	5.96
碘酸	HIO_3	0.49	0.31	肼	NH_2NH_2	8.5×10^{-9}	8.07
次氯酸	HClO	3.2×10^{-8}	7.50	氨水	NH_3	5.68×10^{-10}	9.25
次溴酸	HBrO	2.3×10^{-9}	8.63	甲胺	CH_5N	2.3×10^{-11}	10.64
次碘酸	HIO	2.3×10^{-11}	10.64	苯胺	$C_6H_5NH_2$	2.51×10^{-5}	4.60
亚氯酸	$HClO_2$	1.1×10^{-2}	1.95	乙醇胺	C_2H_7ON	3.18×10^{-10}	9.50
亚硝酸	HNO_2	7.1×10^{-4}	3.15	吡啶	C_5H_5N	5.90×10^{-6}	5.23
砷酸	H_3AsO_4	$K_{a1} = 6.2 \times 10^{-3}$	2.21				
		$K_{a2} = 1.2 \times 10^{-7}$	6.93				
		$K_{a3} = 3.1 \times 10^{-12}$	11.51				

附录四 常用酸碱指示剂

序号	名称	pH 变色范围	酸式色	碱式色	pK_a	含量
1	甲基紫(第一次变色)	0.13~0.5	黄	绿	0.8	0.1%水溶液
2	甲酚红(第一次变色)	0.2~1.8	红	黄	—	0.04%乙醇(50%)溶液
3	甲基紫(第二次变色)	1.0~1.5	绿	蓝	—	0.1%水溶液
4	百里酚蓝(第一次变色)	1.2~2.8	红	黄	1.65	0.1%乙醇(20%)溶液
5	茜素黄 R(第一次变色)	1.9~3.3	红	黄	—	0.1%水溶液
6	甲基紫(第三次变色)	2.0~3.0	蓝	紫	—	0.1%水溶液
7	甲基黄	2.9~4.0	红	黄	3.3	0.1%乙醇(90%)溶液
8	溴酚蓝	3.1~4.6	黄	蓝	3.85	0.1%乙醇(20%)溶液
9	甲基橙	3.1~4.4	红	黄	3.40	0.1%水溶液
10	溴甲酚绿	3.8~5.4	黄	蓝	4.68	0.1%乙醇(20%)溶液
11	甲基红	4.4~6.2	红	黄	4.95	0.1%乙醇(60%)溶液
12	溴百里酚蓝	6.0~7.6	黄	蓝	7.1	0.1%乙醇(20%)
13	中性红	6.8~8.0	红	黄	7.4	0.1%乙醇(60%)溶液
14	酚红	6.8~8.0	黄	红	7.9	0.1%乙醇(20%)溶液
15	甲酚红(第二次变色)	7.2~8.8	黄	红	8.2	0.04%乙醇(50%)溶液
16	百里酚蓝(第二次变色)	8.0~9.6	黄	蓝	8.9	0.1%乙醇(20%)溶液
17	酚酞	8.0~10.0	无色	紫红	9.1	0.1%乙醇(60%)溶液
18	百里酚酞	9.4~10.6	无色	蓝	10.0	0.1%乙醇(90%)溶液
19	茜素黄 R(第二次变色)	10.1~12.1	黄	紫	11.16	0.1%水溶液
20	靛胭脂红	11.6~14.0	蓝	黄	12.2	25%乙醇(50%)溶液

附录五　常用缓冲溶液的配制方法和 pH

序号	溶液名称	配制方法	pH
1	氯化钾—盐酸	13.0 mL 0.2 mol/L HCl 与 25.0 mL 0.2 mol/L KCl 混合均匀后,加水稀释至 100 mL	1.7
2	氨基乙酸—盐酸	在 500 mL 水中溶解氨基乙酸 150 g,加 480 mL 浓盐酸,再加水稀释至 1 L	2.3
3	一氯乙酸—氢氧化钠	在 200 mL 水中溶解 2 g 一氯乙酸后,加 40 g NaOH,溶解完全后再加水稀释至 1 L	2.8
4	邻苯二甲酸氢钾—盐酸	将 25.0 mL 0.2 mol/L 的邻苯二甲酸氢钾溶液与 6.0 mL 0.1 mol/L HCl 混合均匀,加水稀释至 100 mL	3.6
5	邻苯二甲酸氢钾—氢氧化钠	将 25.0 mL 0.2 mol/L 的邻苯二甲酸氢钾溶液与 17.5 mL 0.1 mol/L NaOH 混合均匀,加水稀释至 100 mL	4.8
6	六亚甲基四胺—盐酸	在 200 mL 水中溶解六亚甲基四胺 40 g,加浓 HCl 10 mL,再加水稀释至 1 L	5.4
7	磷酸二氢钾—氢氧化钠	将 25.0 mL 0.2 mol/L 的磷酸二氢钾与 23.6 mL 0.1 mol/L NaOH 混合均匀,加水稀释至 100 mL	6.8
8	硼酸—氯化钾—氢氧化钠	将 25.0 mL 0.2 mol/L 的硼酸—氯化钾与 4.0 mL 0.1 mol/L NaOH 混合均匀,加水稀释至 100 mL	8.0
9	氯化铵—氨水	将 0.1 mol/L 氯化铵与 0.1 mol/L 氨水以 2∶1 比例混合均匀	9.1
10	硼酸—氯化钾—氢氧化钠	将 25.0 mL 0.2 mol/L 的硼酸—氯化钾与 43.9 mL 0.1 mol/L NaOH 混合均匀,加水稀释至 100 mL	10.0
11	氨基乙酸—氯化钠—氢氧化钠	将 49.0 mL 0.1 mol/L 氨基乙酸—氯化钠与 51.0 mL 0.1 mol/L NaOH 混合均匀	11.6
12	磷酸氢二钠—氢氧化钠	将 50.0 mL 0.05 mol/L Na_2HPO_4 与 26.9 mL 0.1 mol/L NaOH 混合均匀,加水稀释至 100 mL	12.0
13	氯化钾—氢氧化钠	将 25.0 mL 0.2 mol/L KCl 与 66.0 mL 0.2 mol/L NaOH 混合均匀,加水稀释至 100 mL	13.0

难溶化合物	K_{sp}	难溶化合物	K_{sp}
AgAc	1.94×10^{-3}	$CaCO_3$	3.36×10^{-9}
AgBr	5.35×10^{-13}	$CaC_2O_4 \cdot H_2O$	2.32×10^{-9}
AgCl	1.77×10^{-10}	$CaCrO_4$	7.1×10^{-4}
Ag_2CO_3	8.46×10^{-12}	CaF_2	3.45×10^{-11}
$Ag_2C_2O_4$	5.40×10^{-12}	$CaHPO_4$	1.0×10^{-7}
Ag_2CrO_4	1.12×10^{-12}	$Ca(OH)_2$	5.02×10^{-6}
$Ag_2Cr_2O_7$	2.0×10^{-7}	$Ca_3(PO_4)_2$	2.07×10^{-33}
AgI	8.52×10^{-17}	$CaSO_4$	4.93×10^{-5}
$AgIO_3$	3.17×10^{-8}	$CaSO_3 \cdot 0.5H_2O$	3.1×10^{-7}
$AgNO_2$	6.0×10^{-4}	$CdCO_3$	1.0×10^{-12}
AgOH	2.0×10^{-8}	$CdC_2O_4 \cdot 3H_2O$	1.42×10^{-8}
Ag_3PO_4	8.89×10^{-17}	$Cd(OH)_2$(新析出)	2.5×10^{-14}
Ag_2S	6.3×10^{-50}	CdS	8.0×10^{-27}
Ag_2SO_4	1.20×10^{-5}	$CoCO_3$	1.40×10^{-13}
$Al(OH)_3$	1.3×10^{-33}	$Co(OH)_2$(新析出)	1.6×10^{-15}
AuCl	2.0×10^{-13}	$Co(OH)_3$	1.6×10^{-44}
$AuCl_3$	3.2×10^{-25}	α-CoS(新析出)	4.0×10^{-21}
$Au(OH)_3$	5.5×10^{-46}	β-CoS(陈化)	2.0×10^{-25}
$BaCO_3$	2.58×10^{-9}	$Cr(OH)_3$	6.3×10^{-31}
BaC_2O_4	1.6×10^{-7}	CuBr	6.27×10^{-9}
$BaCrO_4$	1.17×10^{-10}	CuCl	1.72×10^{-7}
BaF_2	1.84×10^{-7}	CuCN	3.47×10^{-20}
$Ba_3(PO_4)_2$	3.4×10^{-23}	$CuCO_3$	1.4×10^{-10}
$BaSO_3$	5.0×10^{-10}	$CuCrO_4$	3.6×10^{-6}
$BaSO_4$	1.08×10^{-10}	CuI	1.27×10^{-12}
BaS_2O_3	1.6×10^{-5}	CuOH	1.0×10^{-14}
$Bi(OH)_3$	4.0×10^{-31}	$Cu(OH)_2$	2.2×10^{-20}
BiOCl	1.8×10^{-31}	$Cu_3(PO_4)_2$	1.40×10^{-37}
Bi_2S_3	1.0×10^{-97}	$Cu_2P_2O_7$	8.3×10^{-16}

难溶化合物	K_{sp}	难溶化合物	K_{sp}
CuS	6.3×10^{-36}	Ni(OH)$_2$(新析出)	2.0×10^{-15}
Cu$_2$S	2.5×10^{-48}	α-NiS	3.2×10^{-19}
FeCO$_3$	3.2×10^{-11}	β-NiS	1.0×10^{-24}
FeC$_2$O$_4 \cdot 2H_2O$	3.2×10^{-7}	γ-NiS	2.0×10^{-26}
Fe(OH)$_2$	4.87×10^{-17}	PbBr$_2$	6.60×10^{-6}
Fe(OH)$_3$	2.79×10^{-39}	PbCl$_2$	1.70×10^{-5}
FeS	6.3×10^{-18}	PbCO$_3$	7.4×10^{-14}
Hg$_2$Cl$_2$	1.43×10^{-18}	PbC$_2$O$_4$	4.8×10^{-10}
Hg$_2$I$_2$	5.2×10^{-29}	PbCrO$_4$	2.8×10^{-13}
Hg(OH)$_2$	3.0×10^{-26}	PbI$_2$	9.8×10^{-9}
Hg$_2$S	1.0×10^{-47}	PbMoO$_4$	1.0×10^{-13}
HgS(红)	4.0×10^{-53}	Pb(OH)$_2$	1.43×10^{-20}
HgS(黑)	1.6×10^{-52}	Pb(OH)$_4$	3.2×10^{-44}
Hg$_2$SO$_4$	6.5×10^{-7}	Pb$_3$(PO$_4$)$_2$	8.0×10^{-40}
KIO$_4$	3.71×10^{-4}	PbS	8.0×10^{-28}
K$_2$[PtCl$_6$]	7.48×10^{-6}	PbSO$_4$	2.53×10^{-8}
K$_2$[SiF$_6$]	8.7×10^{-7}	Sn(OH)$_2$	5.45×10^{-27}
Li$_2$CO$_3$	8.15×10^{-4}	Sn(OH)$_4$	1.0×10^{-56}
LiF	1.84×10^{-3}	SnS	1.0×10^{-25}
MgCO$_3$	6.82×10^{-6}	SrCO$_3$	5.60×10^{-10}
MgF$_2$	5.16×10^{-11}	SrC$_2$O$_4 \cdot H_2O$	1.60×10^{-7}
Mg(OH)$_2$	5.61×10^{-12}	SrC$_2$O$_4$	2.2×10^{-5}
MnCO$_3$	2.24×10^{-11}	SrSO$_4$	3.44×10^{-7}
Mn(OH)$_2$	1.9×10^{-13}	ZnCO$_3$	1.46×10^{-10}
MnS(无定形)	2.5×10^{-10}	ZnC$_2$O$_4 \cdot 2H_2O$	1.38×10^{-9}
(结晶)	2.5×10^{-13}	Zn(OH)$_2$	3.0×10^{-17}
Na$_3$AlF$_6$	4.0×10^{-10}	α-ZnS	1.6×10^{-24}
NiCO$_3$	1.42×10^{-7}	β-ZnS	2.5×10^{-22}

附录七　常见配离子的稳定常数(298.15 K)

配离子	$K_{稳}$	配离子	$K_{稳}$
$[AuCl_2]^+$	6.3×10^9	$[Cr(NCS)_2]^+$	9.52×10^2
$[CdCl_4]^{2-}$	6.33×10^2	$[Cu(SCN)_2]^-$	1.51×10^5
$[CuCl_3]^{2-}$	5.0×10^5	$[Fe(NCS)_2]^+$	2.29×10^3
$[CuCl_4]^{2-}$	3.1×10^5	$[Hg(SCN)_4]^{2-}$	1.70×10^{21}
$[FeCl]^+$	2.29	$[Ni(SCN)_3]^-$	64.5
$[FeCl_4]^-$	1.02	$[Ag(EDTA)]^{3-}$	2.09×10^7
$[HgCl_4]^{2-}$	1.17×10^{15}	$[Al(EDTA)]^-$	1.29×10^{16}
$[PbCl_4]^{2-}$	39.8	$[Ca(EDTA)]^{2-}$	1.0×10^{11}
$[PtCl_4]^{2-}$	1.0×10^{16}	$[Cd(EDTA)]^{2-}$	2.5×10^{16}
$[SnCl_4]^{2-}$	30.2	$[Co(EDTA)]^{2-}$	2.04×10^{16}
$[ZnCl_4]^{2-}$	1.58	$[Co(EDTA)]^-$	1.0×10^{36}
$[Ag(CN)_2]^-$	1.3×10^{21}	$[Cu(EDTA)]^{2-}$	5.0×10^{18}
$[Ag(CN)_4]^{3-}$	4.0×10^{20}	$[Fe(EDTA)]^{2-}$	2.14×10^{14}
$[Au(CN)_2]^-$	2.0×10^{38}	$[Fe(EDTA)]^-$	1.70×10^{24}
$[Cd(CN)_4]^{2-}$	6.02×10^{18}	$[Hg(EDTA)]^{2-}$	6.33×10^{21}
$[Cu(CN)_2]^-$	1.0×10^{16}	$[Mg(EDTA)]^{2-}$	4.37×10^8
$[Cu(CN)_4]^{3-}$	2.00×10^{30}	$[Mn(EDTA)]^{2-}$	6.3×10^{13}
$[Fe(CN)_6]^{4-}$	1.0×10^{35}	$[Ni(EDTA)]^{2-}$	3.64×10^{18}
$[Fe(CN)_6]^{3-}$	1.0×10^{42}	$[Zn(EDTA)]^{2-}$	2.5×10^{16}
$[Hg(CN)_4]^{2-}$	2.5×10^{41}	$[Ag(en)_2]^+$	5.00×10^7
$[Ni(CN)_4]^{2-}$	2.0×10^{31}	$[Cd(en)_3]^{2+}$	1.20×10^{12}
$[Zn(CN)_4]^{2-}$	5.0×10^{16}	$[Co(en)_3]^{2+}$	8.69×10^{13}
$[Ag(SCN)_4]^{3-}$	1.20×10^{10}	$[Co(en)_3]^{3+}$	4.90×10^{48}
$[Ag(SCN)_2]^-$	3.72×10^7	$[Cr(en)_2]^{2+}$	1.55×10^9
$[Au(SCN)_4]^{3-}$	1.0×10^{42}	$[Cu(en)_2]^+$	6.33×10^{10}
$[Au(SCN)_2]^-$	1.0×10^{23}	$[Cu(en)_3]^{2+}$	1.0×10^{21}
$[Cd(SCN)_4]^{2-}$	3.98×10^3	$[Fe(en)_3]^{2+}$	5.00×10^9
$[Co(SCN)_4]^{2-}$	1.00×10^5	$[Hg(en)_2]^{2+}$	2.00×10^{23}

配离子	$K_{稳}$	配离子	$K_{稳}$
$[Mn(en)_3]^{2+}$	4.67×10^5	$[Ni(NH_3)_4]^{2+}$	9.09×10^7
$[Ni(en)_3]^{2+}$	2.14×10^{18}	$[Pt(NH_3)_6]^{2+}$	2.00×10^{35}
$[Zn(en)_3]^{2+}$	1.29×10^{14}	$[Zn(NH_3)_4]^{2+}$	2.88×10^9
$[AlF_6]^{3-}$	6.94×10^{19}	$[Al(OH)_4]^-$	1.07×10^{33}
$[FeF_6]^{3-}$	1.0×10^{16}	$[Bi(OH)_4]^-$	1.59×10^{35}
$[AgI_3]^{2-}$	4.78×10^{13}	$[Cd(OH)_4]^{2-}$	4.17×10^8
$[AgI_2]^-$	5.94×10^{11}	$[Cr(OH)_4]^-$	7.94×10^{29}
$[CdI_4]^{2-}$	2.57×10^5	$[Cu(OH)_4]^{2-}$	3.16×10^{18}
$[CuI_2]^-$	7.09×10^8	$[Fe(OH)_4]^{2-}$	3.80×10^8
$[PbI_4]^{2-}$	2.95×10^4	$[Ca(P_2O_7)]^{2-}$	4.0×10^4
$[HgI_4]^{2-}$	6.76×10^{29}	$[Cd(P_2O_7)]^{2-}$	4.0×10^5
$[Ag(NH_3)_2]^+$	1.12×10^7	$[Cu(P_2O_7)]^{2-}$	1.0×10^8
$[Cd(NH_3)_6]^{2+}$	1.38×10^5	$[Pb(P_2O_7)]^{2-}$	2.0×10^5
$[Cd(NH_3)_4]^{2+}$	1.32×10^7	$[Ni(P_2O_7)_2]^{6-}$	2.5×10^2
$[Co(NH_3)_6]^{3+}$	1.58×10^{35}	$[Ag(S_2O_3)]^-$	6.62×10^8
$[Cu(NH_3)_2]^+$	7.25×10^{10}	$[Ag(S_2O_3)_2]^{3-}$	2.88×10^{13}
$[Cu(NH_3)_4]^{2+}$	2.09×10^{13}	$[Cd(S_2O_3)_2]^{2-}$	2.75×10^6
$[Fe(NH_3)_2]^{2+}$	1.6×10^2	$[Cu(S_2O_3)_2]^{3-}$	1.66×10^{12}
$[Hg(NH_3)_4]^{2+}$	1.90×10^{19}	$[Pb(S_2O_3)_2]^{2-}$	1.35×10^5
$[Mg(NH_3)_2]^{2+}$	20	$[Hg(S_2O_3)_4]^{6-}$	1.74×10^{33}
$[Ni(NH_3)_6]^{2+}$	5.49×10^8	$[Hg(S_2O_3)_2]^{2-}$	2.75×10^{29}

附录八 常用电对的标准电极电势(298.15 K)

电极反应	$\varphi^{\ominus}/V$
A. 在酸性溶液中	
$Li^+ + e^- \Longrightarrow Li$	$-3.040\ 3$
$Cs^+ + e^- \Longrightarrow Cs$	-3.02
$Rb^+ + e^- \Longrightarrow Rb$	-2.98
$K^+ + e^- \Longrightarrow K$	-2.931
$Ba^{2+} + 2e^- \Longrightarrow Ba$	-2.912
$Sr^{2+} + 2e^- \Longrightarrow Sr$	-2.899
$Ca^{2+} + 2e^- \Longrightarrow Ca$	-2.868
$Na^+ + e^- \Longrightarrow Na$	-2.71
$Mg^{2+} + 2e^- \Longrightarrow Mg$	-2.372
$\frac{1}{2}H_2 + e^- \Longrightarrow H^-$	-2.23
$Sc^{3+} + 3e^- \Longrightarrow Sc$	-2.077
$[AlF_6]^{3-} + 3e^- \Longrightarrow Al + 6F^-$	-2.069
$Be^{2+} + 2e^- \Longrightarrow Be$	-1.847
$Al^{3+} + 3e^- \Longrightarrow Al$	-1.662
$Ti^{2+} + 2e^- \Longrightarrow Ti$	-1.37
$[SiF_6]^{2-} + 4e^- \Longrightarrow Si + 6F^-$	-1.24
$Mn^{2+} + 2e^- \Longrightarrow Mn$	-1.185
$V^{2+} + 2e^- \Longrightarrow V$	-1.175
$Cr^{2+} + 2e^- \Longrightarrow Cr$	-0.913
$TiO^{2+} + 2H^+ + 4e^- \Longrightarrow Ti + H_2O$	-0.89
$H_3BO_3 + 3H^+ + 3e^- \Longrightarrow B + 3H_2O$	$-0.870\ 0$
$Zn^{2+} + 2e^- \Longrightarrow Zn$	$-0.760\ 0$
$Cr^{3+} + 3e^- \Longrightarrow Cr$	-0.744
$As + 3H^+ + 3e^- \Longrightarrow AsH_3$	-0.608

电极反应	$\varphi^{\ominus}/\mathrm{V}$
A. 在酸性溶液中	
$Ga^{3+}+3e^- \Longrightarrow Ga$	-0.549
$Fe^{2+}+2e^- \Longrightarrow Fe$	-0.447
$Cr^{3+}+e^- \Longrightarrow Cr^{2+}$	-0.407
$Cd^{2+}+2e^- \Longrightarrow Cd$	$-0.403\,2$
$PbI_2+2e^- \Longrightarrow Pb+2I^-$	-0.365
$PbSO_4+2e^- \Longrightarrow Pb+SO_4^{2-}$	$-0.359\,0$
$Co^{2+}+2e^- \Longrightarrow Co$	-0.28
$H_3PO_4+2H^++2e^- \Longrightarrow H_3PO_3+H_2O$	-0.276
$Ni^{2+}+2e^- \Longrightarrow Ni$	-0.257
$CuI+e^- \Longrightarrow Cu+I^-$	-0.180
$AgI+e^- \Longrightarrow Ag+I^-$	$-0.152\,41$
$GeO_2+4H^++4e^- \Longrightarrow Ge+2H_2O$	-0.15
$Sn^{2+}+2e^- \Longrightarrow Sn$	$-0.137\,7$
$Pb^{2+}+2e^- \Longrightarrow Pb$	$-0.126\,4$
$WO_3+6H^++6e^- \Longrightarrow W+3H_2O$	-0.090
$[HgI_4]^{2-}+2e^- \Longrightarrow Hg+4I^-$	-0.04
$2H^++2e^- \Longrightarrow H_2$	0
$[Ag(S_2O_3)_2]^{3-}+e^- \Longrightarrow Ag+2S_2O_3^{2-}$	0.01
$AgBr+e^- \Longrightarrow Ag+Br^-$	$0.071\,16$
$S_4O_6^{2-}+2e^- \Longrightarrow 2S_2O_3^{2-}$	0.08
$S+2H^++2e^- \Longrightarrow H_2S$	0.142
$Sn^{4+}+2e^- \Longrightarrow Sn^{2+}$	0.151
$SO_4^{2-}+4H^++2e^- \Longrightarrow H_2SO_3+H_2O$	0.172
$AgCl+e^- \Longrightarrow Ag+Cl^-$	$0.222\,16$
$Hg_2Cl_2+2e^- \Longrightarrow 2Hg+2Cl^-$	$0.267\,91$
$VO^{2+}+2H^++e^- \Longrightarrow V^{3+}+H_2O$	0.337
$Cu^{2+}+2e^- \Longrightarrow Cu$	$0.341\,7$
$[Fe(CN)_6]^{3-}+e^- \Longrightarrow [Fe(CN)_6]^{4-}$	0.358
$[HgCl_4]^{2-}+2e^- \Longrightarrow Hg+4Cl^-$	0.38
$Ag_2CrO_4+2e^- \Longrightarrow 2Ag+CrO_4^{2-}$	$0.446\,8$

续表

电极反应	$\varphi^{\ominus}/V$
A. 在酸性溶液中	
$H_2SO_3 + 4H^+ + 4e^- \rightleftharpoons S + 3H_2O$	0.449
$Cu^+ + e^- \rightleftharpoons Cu$	0.521
$I_2 + 2e^- \rightleftharpoons 2I^-$	0.535 3
$MnO_4^- + e^- \rightleftharpoons MnO_4^{2-}$	0.558
$H_3AsO_4 + 2H^+ + 2e^- \rightleftharpoons H_2AsO_3 + H_2O$	0.560
$Cu^{2+} + Cl^- + e^- \rightleftharpoons CuCl$	0.56
$Sb_2O_5 + 6H^+ + 4e^- \rightleftharpoons 2SbO^+ + 3H_2O$	0.581
$TeO_2 + 4H^+ + 4e^- \rightleftharpoons Te + 2H_2O$	0.593
$O_2 + 2H^+ + 2e^- \rightleftharpoons H_2O_2$	0.695
$H_2SeO_3 + 4H^+ + 4e^- \rightleftharpoons Se + 3H_2O$	0.74
$H_3SbO_4 + 2H^+ + 2e^- \rightleftharpoons H_3SbO_3 + H_2O$	0.75
$Fe^{3+} + e^- \rightleftharpoons Fe^{2+}$	0.771
$Hg_2^{2+} + 2e^- \rightleftharpoons 2Hg$	0.797 1
$Ag^+ + e^- \rightleftharpoons Ag$	0.799 4
$2NO_3^- + 4H^+ + 2e^- \rightleftharpoons N_2O_4 + 2H_2O$	0.803
$Hg^{2+} + 2e^- \rightleftharpoons Hg$	0.851
$HNO_2 + 7H^+ + 6e^- \rightleftharpoons NH_4^+ + 2H_2O$	0.86
$NO_3^- + 3H^+ + 2e^- \rightleftharpoons HNO_2 + H_2O$	0.934
$NO_3^- + 4H^+ + 3e^- \rightleftharpoons NO + 2H_2O$	0.957
$HIO + H^+ + 2e^- \rightleftharpoons I^- + H_2O$	0.987
$HNO_2 + H^+ + e^- \rightleftharpoons NO + H_2O$	0.983
$VO_4^{3-} + 6H^+ + e^- \rightleftharpoons VO^{2+} + 3H_2O$	1.031
$N_2O_4 + 4H^+ + 4e^- \rightleftharpoons 2NO + 2H_2O$	1.035
$N_2O_4 + 2H^+ + 2e^- \rightleftharpoons 2HNO_2$	1.065
$Br_2 + 2e^- \rightleftharpoons 2Br^-$	1.066
$IO_3^- + 6H^+ + 6e^- \rightleftharpoons I^- + 3H_2O$	1.085
$SeO_4^{2-} + 4H^+ + 2e^- \rightleftharpoons H_2SeO_3 + H_2O$	1.151
$ClO_4^- + 2H^+ + 2e^- \rightleftharpoons ClO_3^- + H_2O$	1.189
$IO_3^- + 6H^+ + 5e^- \rightleftharpoons \frac{1}{2}I_2 + 3H_2O$	1.195
$MnO_2 + 4H^+ + 2e^- \rightleftharpoons Mn^{2+} + 2H_2O$	1.224

电极反应	$\varphi^{\ominus}/V$
A. 在酸性溶液中	
$O_2 + 4H^+ + 4e^- \Longrightarrow 2H_2O$	1.229
$Cr_2O_7^{2-} + 14H^+ + 6e^- \Longrightarrow 2Cr^{3+} + 7H_2O$	1.232
$2HNO_2 + 4H^+ + 4e^- \Longrightarrow N_2O + 3H_2O$	1.297
$HBrO + H^+ + 2e^- \Longrightarrow Br^- + H_2O$	1.331
$Cl_2 + 2e^- \Longrightarrow 2Cl^-$	1.357 93
$ClO_4^- + 8H^+ + 7e^- \Longrightarrow \frac{1}{2}Cl_2 + 4H_2O$	1.39
$IO_4^- + 8H^+ + 8e^- \Longrightarrow I^- + 4H_2O$	1.4
$BrO_3^- + 6H^+ + 6e^- \Longrightarrow Br^- + 3H_2O$	1.423
$ClO_3^- + 6H^+ + 6e^- \Longrightarrow Cl^- + 3H_2O$	1.451
$PbO_2 + 4H^+ + 2e^- \Longrightarrow Pb^{2+} + 2H_2O$	1.455
$ClO_3^- + 6H^+ + 5e^- \Longrightarrow \frac{1}{2}Cl_2 + 3H_2O$	1.47
$HClO + H^+ + 2e^- \Longrightarrow Cl^- + H_2O$	1.482
$2BrO_3^- + 12H^+ + 10e^- \Longrightarrow Br_2 + 6H_2O$	1.482
$Au^{3+} + 3e^- \Longrightarrow Au$	1.498
$MnO_4^- + 8H^+ + 5e^- \Longrightarrow Mn^{2+} + 4H_2O$	1.507
$NaBiO_3 + 6H^+ + 2e^- \Longrightarrow Bi^{3+} + Na^+ + 3H_2O$	1.60
$2HClO + 2H^+ + 2e^- \Longrightarrow Cl_2 + 2H_2O$	1.611
$MnO_4^- + 4H^+ + 3e^- \Longrightarrow MnO_2 + 2H_2O$	1.679
$Au^+ + e^- \Longrightarrow Au$	1.692
$Ce^{4+} + e^- \Longrightarrow Ce^{3+}$	1.72
$H_2O_2 + 2H^+ + 2e^- \Longrightarrow 2H_2O$	1.776
$Co^{3+} + e^- \Longrightarrow Co^{2+}$	1.92
$S_2O_8^{2-} + 2e^- \Longrightarrow 2SO_4^{2-}$	2.010
$O_3 + 2H^+ + 2e^- \Longrightarrow O_2 + H_2O$	2.076
$F_2 + 2e^- \Longrightarrow 2F^-$	2.866
B. 在碱性溶液中	
$Mg(OH)_2 + 2e^- \Longrightarrow Mg + 2OH^-$	-2.690
$Al(OH)_3 + 3e^- \Longrightarrow Al + 3OH^-$	-2.31
$SiO_3^{2-} + 3H_2O + 4e^- \Longrightarrow Si + 6OH^-$	-1.679
$Mn(OH)_2 + 2e^- \Longrightarrow Mn + 2OH^-$	-1.56

续表

电极反应	$\varphi^{\ominus}/V$
B. 在碱性溶液中	
$As+3H_2O+3e^- \Longrightarrow AsH_3+3OH^-$	-1.37
$Cr(OH)_3+3e^- \Longrightarrow Cr+3OH^-$	-1.48
$[Zn(CN)_4]^{2-}+2e^- \Longrightarrow Zn+4CN^-$	-1.26
$Zn(OH)_2+2e^- \Longrightarrow Zn+2OH^-$	-1.249
$N_2+4H_2O+4e^- \Longrightarrow N_2H_4+4OH^-$	-1.15
$PO_4^{3-}+2H_2O+2e^- \Longrightarrow HPO_3^{2-}+3OH^-$	-1.05
$[Sn(OH)_6]^{2-}+2e^- \Longrightarrow H_2SnO_2+4OH^-$	-0.93
$SO_4^{2-}+H_2O+2e^- \Longrightarrow SO_3^{2-}+2OH^-$	-0.93
$P+3H_2O+3e^- \Longrightarrow PH_3+3OH^-$	-0.87
$Fe(OH)_2+2e^- \Longrightarrow Fe+2OH^-$	-0.877
$2NO_3^-+2H_2O+2e^- \Longrightarrow N_2O_4+4OH^-$	-0.85
$[Co(CN)_6]^{3-}+e^- \Longrightarrow [Co(CN)_6]^{4-}$	-0.83
$2H_2O+2e^- \Longrightarrow H_2+2OH^-$	$-0.827\ 7$
$AsO_4^{3-}+2H_2O+2e^- \Longrightarrow AsO_2^-+4OH^-$	-0.71
$AsO_2^-+2H_2O+3e^- \Longrightarrow As+4OH^-$	-0.68
$SO_3^{2-}+3H_2O+6e^- \Longrightarrow S^{2-}+6OH^-$	-0.61
$[Au(CN)_2]^-+e^- \Longrightarrow Au+2CN^-$	-0.60
$2SO_3^{2-}+3H_2O+4e^- \Longrightarrow S_2O_3^{2-}+6OH^-$	-0.571
$Fe(OH)_3+e^- \Longrightarrow Fe(OH)_2+OH^-$	-0.56
$S+2e^- \Longrightarrow S^{2-}$	$-0.476\ 44$
$NO_2^-+H_2O+e^- \Longrightarrow NO+2OH^-$	-0.46
$[Cu(CN)_2]^-+e^- \Longrightarrow Cu+2CN^-$	-0.43
$[Co(NH_3)_6]^{2+}+2e^- \Longrightarrow Co+6NH_3(aq)$	-0.422
$[Hg(CN)_4]^{2-}+2e^- \Longrightarrow Hg+4CN^-$	-0.37
$[Ag(CN)_2]^-+e^- \Longrightarrow Ag+2CN^-$	-0.30
$NO_3^-+5H_2O+6e^- \Longrightarrow NH_2OH+7OH^-$	-0.30
$Cu(OH)_2+2e^- \Longrightarrow Cu+2OH^-$	-0.222
$PbO_2+2H_2O+4e^- \Longrightarrow Pb+4OH^-$	-0.16
$CrO_4^{2-}+4H_2O+3e^- \Longrightarrow Cr(OH)_3+5OH^-$	-0.13
$[Cu(NH_3)_2]^++e^- \Longrightarrow Cu+2NH_3(aq)$	-0.11

电极反应	$\varphi^{\ominus}/V$
B. 在碱性溶液中	
$O_2 + H_2O + 2e^- \Longrightarrow HO_2^- + OH^-$	-0.076
$MnO_2 + 2H_2O + 2e^- \Longrightarrow Mn(OH)_2 + 2OH^-$	-0.05
$NO_3^- + H_2O + 2e^- \Longrightarrow NO_2^- + 2OH^-$	0.01
$[Co(NH_3)_6]^{3+} + e^- \Longrightarrow [Co(NH_3)_6]^{2+}$	0.108
$2NO_2^- + 3H_2O + 4e^- \Longrightarrow N_2O + 6OH^-$	0.15
$IO_3^- + 2H_2O + 4e^- \Longrightarrow IO^- + 4OH^-$	0.15
$Co(OH)_3 + e^- \Longrightarrow Co(OH)_2 + OH^-$	0.17
$IO_3^- + 3H_2O + 6e^- \Longrightarrow I^- + 6OH^-$	0.26
$ClO_3^- + H_2O + 2e^- \Longrightarrow ClO_2^- + 2OH^-$	0.33
$Ag_2O + H_2O + 2e^- \Longrightarrow 2Ag + 2OH^-$	0.342
$ClO_4^- + H_2O + 2e^- \Longrightarrow ClO_3^- + 2OH^-$	0.36
$[Ag(NH_3)_2]^+ + e^- \Longrightarrow Ag + 2NH_3(aq)$	0.373
$O_2 + 2H_2O + 4e^- \Longrightarrow 4OH^-$	0.401
$2BrO^- + 2H_2O + 2e^- \Longrightarrow Br_2 + 4OH^-$	0.45
$NiO_2 + 2H_2O + 2e^- \Longrightarrow Ni(OH)_2 + 2OH^-$	0.490
$IO^- + H_2O + 2e^- \Longrightarrow I^- + 2OH^-$	0.485
$ClO_4^- + 4H_2O + 8e^- \Longrightarrow Cl^- + 8OH^-$	0.51
$2ClO^- + 2H_2O + 2e^- \Longrightarrow Cl_2 + 4OH^-$	0.52
$BrO_3^- + 2H_2O + 4e^- \Longrightarrow BrO^- + 4OH^-$	0.54
$MnO_4^- + 2H_2O + 3e^- \Longrightarrow MnO_2 + 4OH^-$	0.595
$MnO_4^{2-} + 2H_2O + 2e^- \Longrightarrow MnO_2 + 4OH^-$	0.60
$BrO_3^- + 3H_2O + 6e^- \Longrightarrow Br^- + 6OH^-$	0.61
$ClO_3^- + 3H_2O + 6e^- \Longrightarrow Cl^- + 6OH^-$	0.62
$ClO_2^- + H_2O + 2e^- \Longrightarrow ClO^- + 2OH^-$	0.66
$BrO^- + H_2O + 2e^- \Longrightarrow Br^- + 2OH^-$	0.761
$ClO^- + H_2O + 2e^- \Longrightarrow Cl^- + 2OH^-$	0.81
$N_2O_4 + 2e^- \Longrightarrow 2NO_2^-$	0.867
$HO_2^- + H_2O + 2e^- \Longrightarrow 3OH^-$	0.878
$FeO_4^{2-} + 2H_2O + 3e^- \Longrightarrow FeO_2^- + 4OH^-$	0.9
$O_3 + H_2O + 2e^- \Longrightarrow O_2 + 2OH^-$	1.24

参 考 文 献

［1］于敬海.医用化学. 3 版.北京:高等教育出版社,2016.

［2］李炳诗.医学化学. 2 版.北京:高等教育出版社,2015.

［3］陈常兴,秦子平.医学化学. 8 版.北京:人民卫生出版社,2018.

［4］刘斌,付红涛.无机化学.北京:人民卫生出版社,2019.

［5］张韶虹.医用化学.南京:江苏科学技术出版社,2012.

［6］曹晓群,张威.有机化学. 3 版.北京:人民卫生出版社,2017.

［7］刘斌,卫月琴.有机化学. 3 版.北京:人民卫生出版社,2018.

［8］张韶虹.医用化学检测技术.北京:化学工业出版社,2013.

［9］杨艳杰,彭裕红.医用化学. 3 版.西安:第四军医大学出版社,2015.

［10］刘德云,李平忠.医用化学.北京:科学出版社,2016.

［11］邬瑞斌,徐伟刚.有机化学.北京:科学出版社,2015.

［12］钟鸣,殷杰.医学化学.郑州:河南科学技术出版社,2018.

［13］李军,张培宇,张勇.有机化学.武汉:华中科技大学出版社,2017.

［14］李峰,田建坤.医学化学.成都:四川大学出版社,2017.

［15］陆阳.有机化学. 9 版.北京:人民卫生出版社,2018.